CB071259

Cirurgia Endoscópica Nasossinusal
Básica e Avançada

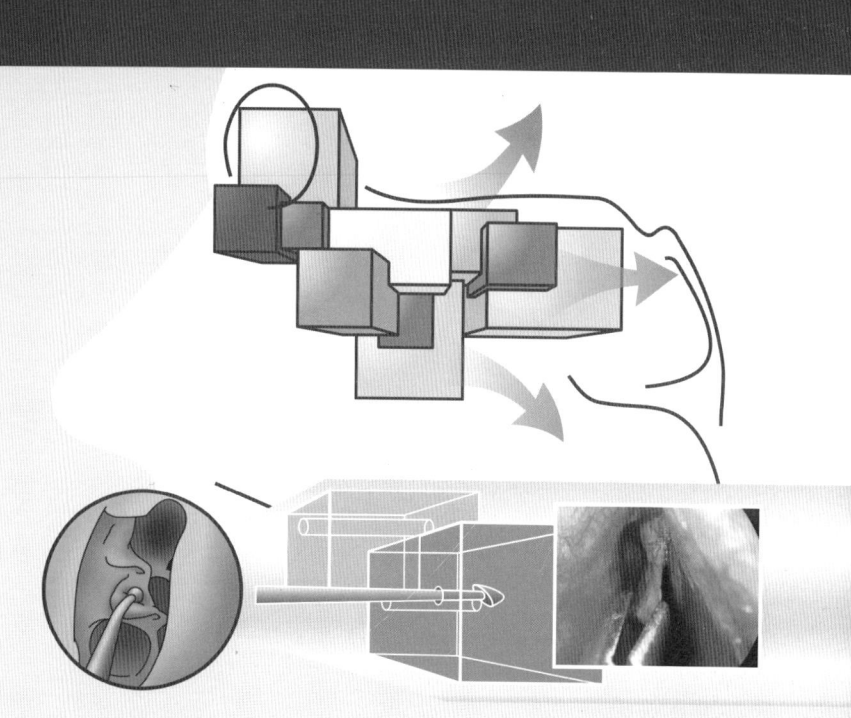

11 Dicas — 169

- **Na sala de operações** 169
- **Objetivos do anestesista**.......... 169
- **Preparação** 169
- **Dicas cirúrgicas** 169
- **Objetivos da operação** 170

12 Prevenção e Tratamento de Complicações — 171

- **Complicações peroperatórias** 171
  - Sangramento 171
  - Hérnia de gordura e violação da órbita 173
  - Vazamento de LCR 177
  - Tratamento de um vazamento intra-operatório de LCR 180
  - Hemorragia retroorbitária 181
  - Cantotomia lateral e cantólise inferior . 181
  - Lesão do reto medial............... 183
  - Lesão do nervo óptico.............. 183
- **Complicações pós-operatórias** 183
  - Sangramento 183
  - Aderências 184
  - Epífora 184
  - Enfisema periorbitário 185
  - Anosmia.......................... 185
  - Estenose do recesso frontal........ 186
  - Formação de crostas 187
  - Infecção 187
  - Osteíte 187
  - Dor neuropática 188

13 Tratamento Pós-Operatório — 189

- **Evolução pós-operatória** 189
- **No hospital** 189
  - Tamponamentos nasais 189
  - Irrigação......................... 190
  - Tratamento clínico................. 191
- **Retorno dos pacientes com uma semana** 191
  - Desbridamento 191
  - Tratamento clínico................. 192
- **Problemas pós-operatórios** 192
  - Formação de crostas 192
  - Sangramento 192
  - Dor.............................. 193
  - Obstrução nasal 193

14 Procedimentos Selecionados — 194

- **Dacriocistorrinostomia (DCR)** 194
  - Terminologia e classificação........ 194
  - Indicações........................ 194
  - Anatomia cirúrgica 195
  - Avaliação 195
  - Técnica cirúrgica 196
  - DCR a *laser*..................... 199
  - Princípios de técnica cirúrgica em DCR . 201
  - Técnicas cirúrgicas alternativas..... 201
  - *Stents*.......................... 201
  - Instrumentos úteis................ 202
  - DCR revisional.................... 202
  - Patologia de canalículo comum 202
- **Manejo da artéria esfenopalatina** .. 202
  - Terminologia e classificação........ 202
  - Indicações........................ 203
  - Anatomia 203
  - Técnica cirúrgica 204
  - Técnicas cirúrgicas alternativas..... 206
  - Instrumentos úteis................ 207
- **Manejo da artéria etmoidal anterior** 207
  - Terminologia e classificação........ 207
  - Indicações........................ 207
  - Anatomia cirúrgica 207
  - Técnica cirúrgica 208
  - Técnicas cirúrgicas alternativas..... 209
  - Instrumentos úteis................ 209
- **Procedimento de drenagem do seio frontal** 209
  - Terminologia e classificação........ 209
  - Indicações........................ 209
  - Contra-indicações 210
  - Anatomia cirúrgica 210
  - Técnica cirúrgica 212
  - Técnicas cirúrgicas alternativas..... 218
  - Instrumentos úteis................ 219
- **Descompressão orbitária** 221
  - Terminologia e classificação........ 221
  - Indicações........................ 221
  - Anatomia cirúrgica 221
  - Técnica cirúrgica 222
  - Instrumentos úteis................ 225
- **Descompressão do nervo óptico** ... 225
  - Terminologia e classificação........ 225
  - Indicações........................ 225
  - Anatomia cirúrgica 226
  - Técnica cirúrgica 226
  - Instrumentos úteis................ 227
- **Cirurgia de atresia coanal** 228
  - Terminologia e classificação........ 228
  - Indicações........................ 228
  - Anatomia cirúrgica 228
  - Técnica cirúrgica 228
  - Técnicas cirúrgicas alternativas..... 230
  - Instrumentos úteis................ 230

- **Maxilectomia medial**........ 230
  - Terminologia e classificação......... 230
  - Indicações.......................... 230
  - Anatomia cirúrgica 231
  - Técnica cirúrgica 231
  - Técnicas alternativas 232
  - Instrumentos úteis................ 232

- **Cirurgia da hipófise**............... 235
  - Terminologia e classificação......... 235
  - Indicações.......................... 235
  - Anatomia cirúrgica 236
  - Técnica cirúrgica 237
  - Técnicas cirúrgicas alternativas....... 238
  - Instrumentos úteis................ 239

15 Cirurgia da Base do Crânio — 240

- **Tratamento das lesões da base do crânio com um vazamento de LCR** .. 240
  - Terminologia e classificação......... 240
  - Indicações.......................... 240
  - Anatomia cirúrgica 240
  - Diagnóstico........................ 242
  - Técnica cirúrgica 245
  - Comentário........................ 248
  - Modificações e alternativas 251
- **Encefaloceles**..................... 251
  - Terminologia e classificação......... 251
  - Indicações.......................... 251
  - Anatomia cirúrgica 251
  - Técnica cirúrgica 253
  - Técnicas cirúrgicas alternativas....... 253

- **Papel da cirurgia endonasal em tumores benignos**................ 254
  - Princípios gerais 254
  - Condições específicas 255
  - Condutas cirúrgicas para lesões benignas paranasais e da base do crânio 268
- **Papel da cirurgia endonasal na ressecção de tumores malignos** 272
  - Técnica cirúrgica 272
  - Ressecção endoscópica de tumores malignos da base anterior do crânio .. 272
  - Condições malignas específicas 274
  - Outros tumores malignos da base do crânio............................. 276
  - Doença maligna recorrente ou residual 279

16 O Caminho à Frente — 280

- **Avanços no tratamento clínico** 280
  - Pólipos nasais 280
  - Imunoglobulina E, citocinas e quimiocinas na rinite 280
  - Óxido nítrico..................... 280
  - Novas estratégias terapêuticas....... 281
  - Imunoterapia 282

- Marcadores de atopia 282
- Radiologia......................... 282
- **Ferramentas cirúrgicas** 283
  - Óptica e sistemas de câmeras em cirurgia........................... 283
  - Treinamento cirúrgico 284

Apêndice
Informação para os Pacientes — 285

- **Cirurgia sinusal endoscópica** 285
  - O que é cirurgia sinusal endoscópica? . 285
  - O que eu posso esperar quando fizer esta operação?..................... 285
  - Que complicações podem ocorrer? ... 285
- **Irrigação** 286
- **Alergia nasal** 286
  - Alergia 286
  - O que é um alérgeno? 286
  - Alergia intermitente................ 286
  - Alergia persistente................. 286
  - Diagnóstico....................... 286
  - Tratamento....................... 287
- **Infecção dos seios** 288
- **Causas associadas** 288

- Sintomas.......................... 288
- Tratamento....................... 288
- Complicações 288
- **Pólipos nasais** 289
  - Condições associadas a pólipos nasais............................. 289
  - Sintomas e sinais.................. 289
  - Pólipos unilaterais (em um só lado) ... 289
  - Investigações 289
  - Tratamento....................... 289
- **Aconselhamento para os pacientes após cirurgia endoscópica de pólipos nasais** 289
- **Complicações da cirurgia endoscópica de pólipos nasais** 290

Referências — 291

Índice Remissivo — 296

1 Princípios Clínicos

■ Diagnóstico preciso é a chave do sucesso

Um bom cirurgião é também um bom clínico. Os melhores resultados cirúrgicos muitas vezes são obtidos pela otimização do tratamento clínico pré e pós-operatoriamente (Fig. 1.1 a, b). A otimização do tratamento clínico antes da cirurgia torna-a menos traumática, reduz a probabilidade de complicações, e ajuda a preservar a mucosa olfatória. A fim de otimizar o tratamento clínico, é necessário que o cirurgião possua compreensão da doença mucosa. Tratamento clínico pós-operatório freqüentemente é necessário para manter a melhora que a cirurgia produz.

O cirurgião necessita ter uma boa compreensão da doença mucosa. A história e o exame físico devem permitir a classificação básica da doença presente, mas muitas vezes são insuficientes para fazer um diagnóstico preciso. Muitas vezes, é necessário efetuar outras investigações (ver Capítulo 3) ou fazer um tratamento clínico para esclarecer a patologia subjacente.

Cada um dos aspectos mostrados na Tabela 1.1 pode ser associado a diferentes processos patológicos (Fig. 1.2 a–f). Procure chegar a um diagnóstico que se encaixe em um dos grandes grupos que são usados para a classificação da rinossinusite. Estes grupos estão apresentados na Tabela 1.2.

À luz da história e exame físico, juntamente com as investigações especiais relevantes, o médico pode ob-

Tabela **1.1** Critérios clínicos possíveis para diagnóstico da rinossinusite baseando-se na duração da história e observação clínica

Observação	Duração da história		
	Aguda < 3 semanas	**Subaguda** > 3 semanas, < 3 meses	**Crônica** > 3 meses
Eritema			
Edema			
Mucosa hiperplásica			
Polipose			
Granulação da mucosa			
Secreção purulenta			
Mucosa ressecada			

Tabela **1.2** Classificação da rinossinusite

Infecciosa	**Não-infecciosa**
Viral	*Alérgica:*
Bacteriana	Intermitente ou persistente
Fúngica	*Não-alérgica:*
	Hormonal
	Relacionada a droga
	Vasculite
	Granulomatosa
	Autonômica
	Idiopática

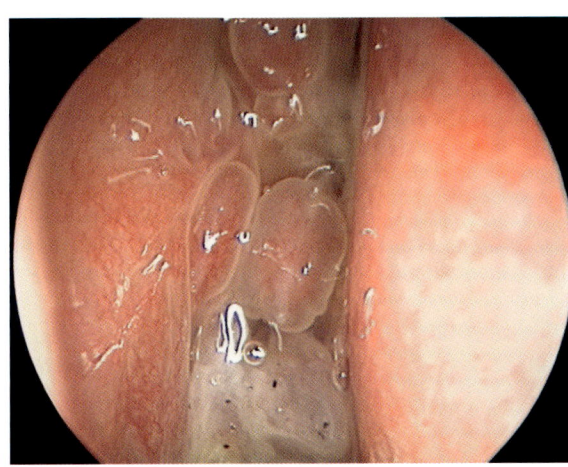 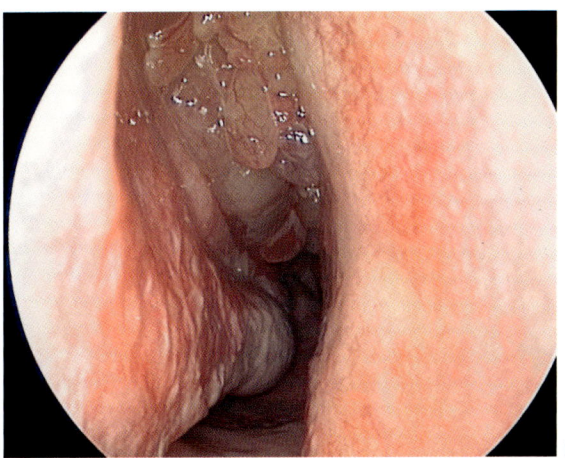

Fig. 1.**1** Pólipos nasais **a** antes e **b** depois do tratamento clínico.

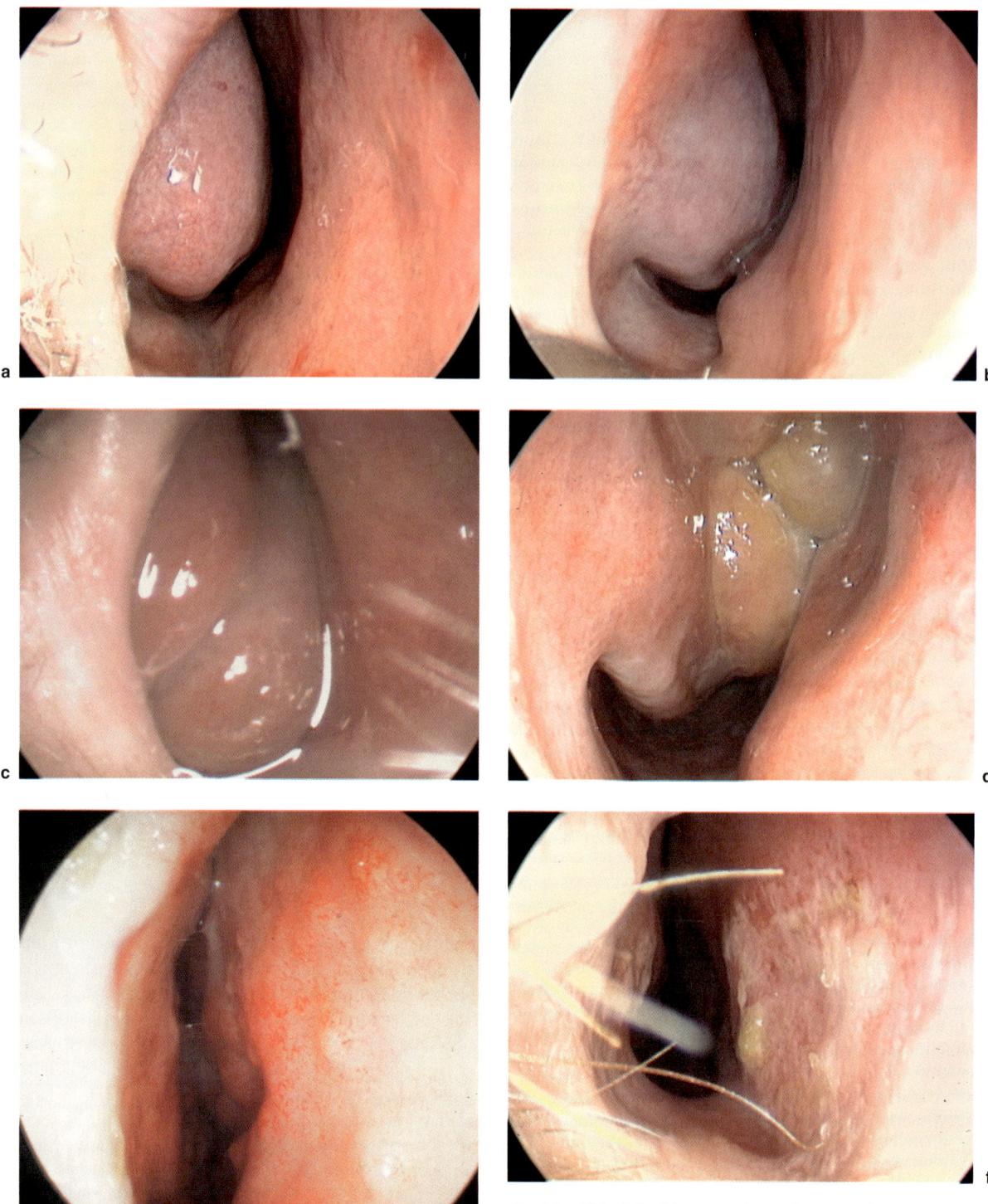

Fig. 1.2 **a** Rinite idiopática com eritema. **b** Mucosa hiperplásica devida a rinite alérgica. **c** Hipertrofia grave com edema. **d** Polipose em um paciente não-atópico. **e** Mucosa granulosa. **f** Mucosa seca.

ter uma idéia da patologia subjacente (Tabela 1.3; Figs. 1.3 a–d, 1.4 a–d). Com base nisto, os tratamentos clínico e cirúrgico podem ser maximizados.

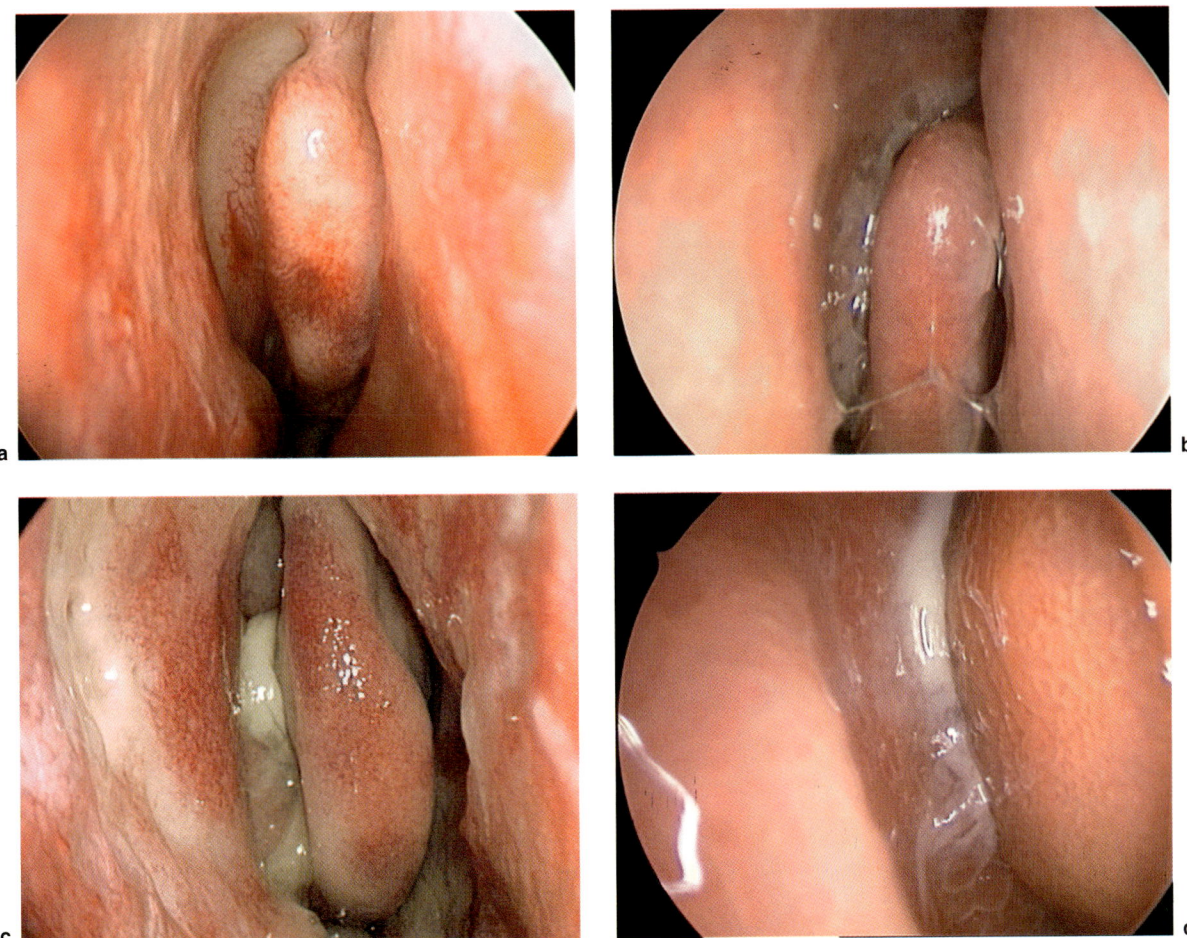

Fig. 1.**3 a** Meato médio normal. **b** Secreção serosa em rinite alérgica intensa. **c** Secreção purulenta bacteriana. **d** Secreção purulenta fúngica.

Tabela 1.**3** Patologia da rinossinusite

Infecciosa	
Viral	
Bacteriana (incluindo tuberculose, hanseníase, sífilis etc.)	
Fúngica	
Não-infecciosa	
Alérgica	Estacional (intermitente)
	Perene (persistente)
Idiopática (ausência de evidência sistêmica de alergia ou de infecção local)	
Rinite medicamentosa	Uso excessivo de agentes simpaticomiméticos locais
Hormonal	Pílula anticoncepcional com alta concentração de estrógeno
Autonômica	Sintoma principal é uma rinorréia que freqüentemente melhora com brometo de ipratrópio; poucos outros sintomas nasais; Pacientes freqüentemente mais velhos. É importante não incluir no grupo idiopático
Sarcoidose	
Vasculites	Granulomatose de Wegener, lúpus eritematoso sistêmico
Induzida por drogas	Betabloqueadores inibidores da enzima conversora da angiotensina

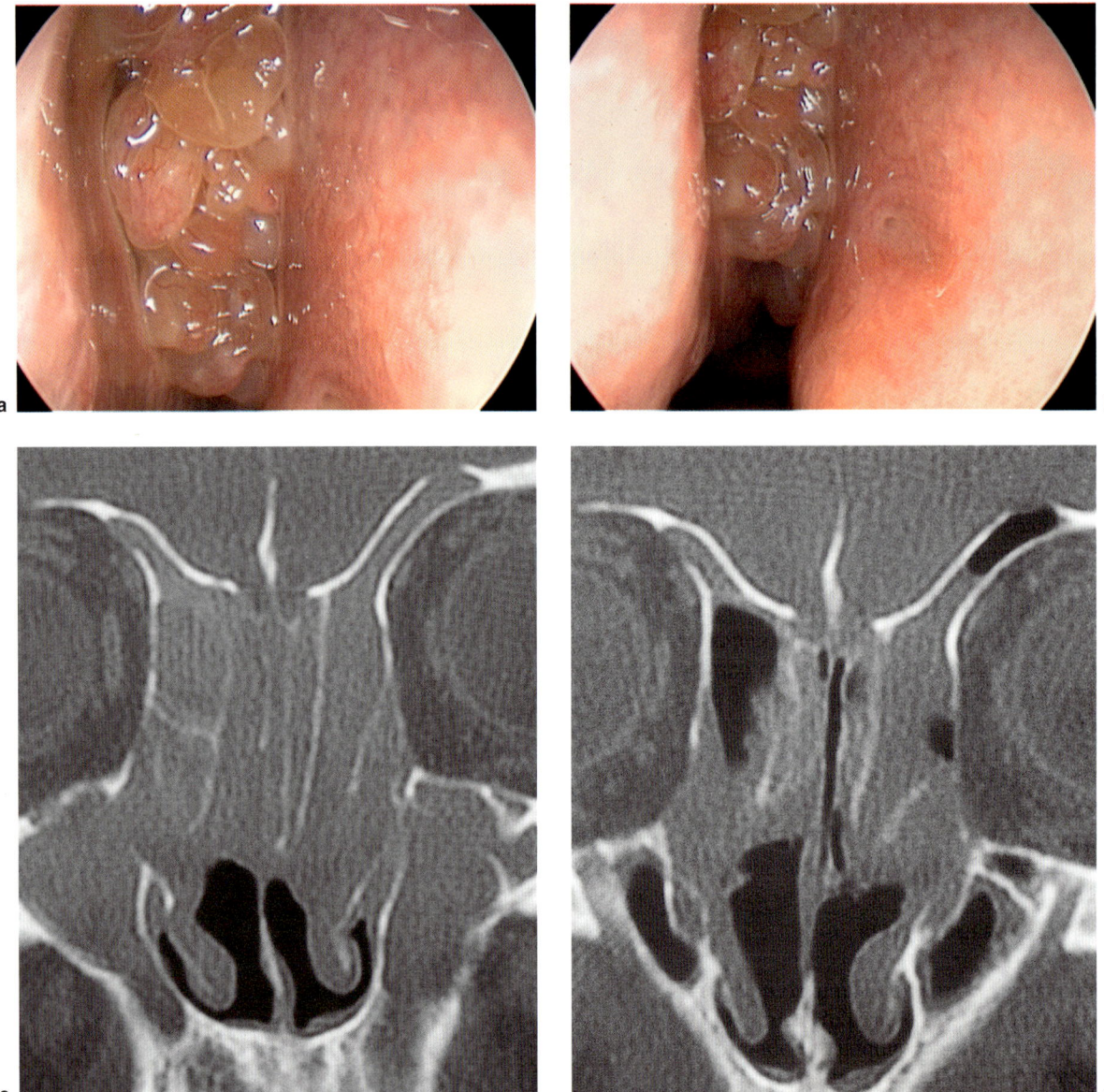

Fig. 1.**6 a, b** Visão endoscópica e **c, d** imagens de TC antes e depois de esteróides orais.

■ Adaptar a cirurgia para adequar-se à extensão do problema

Há um preço a ser pago pela remoção extensa de tecido. Esse preço pode incluir a perda de mucosa olfatória, estenose frontonasal, alteração de sensibilidade, secura nasal, e um risco aumentado de violar os limites dos seios paranasais (Fig. 1.7 **a, b**).

A cirurgia visa principalmente melhorar a ventilação dos seios e restaurar a limpeza mucociliar. Remoção de tecido, isoladamente, não cura doença da mucosa. Depois de uma experiência de tratamento clínico completo, é possível ver onde a cirurgia será de maior benefício. Isto significa que muitas vezes é possível preservar tecido valioso, como mucosa na fenda olfatória, que de outro modo poderia ser removida (Fig. 1.8 **a–d**). Uma cirurgia muito menos extensa será necessária se o tratamento clínico tiver sido bem-sucedido.

■ Minimizar a morbidade cirúrgica

Morbidade pode ser causada por má técnica cirúrgica, mas também pode originar-se pela remoção extensa de tecido. Boa técnica cirúrgica é baseada no estabelecimento de objetivos explícitos e realização destes com uma quantidade mínima de trauma tecidual.

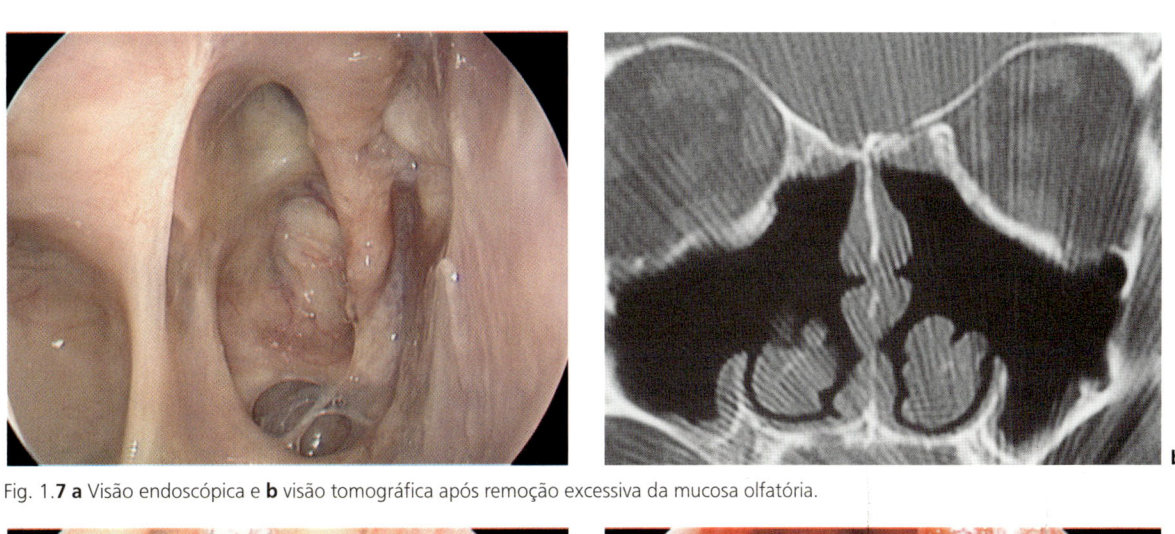

Fig. 1.**7 a** Visão endoscópica e **b** visão tomográfica após remoção excessiva da mucosa olfatória.

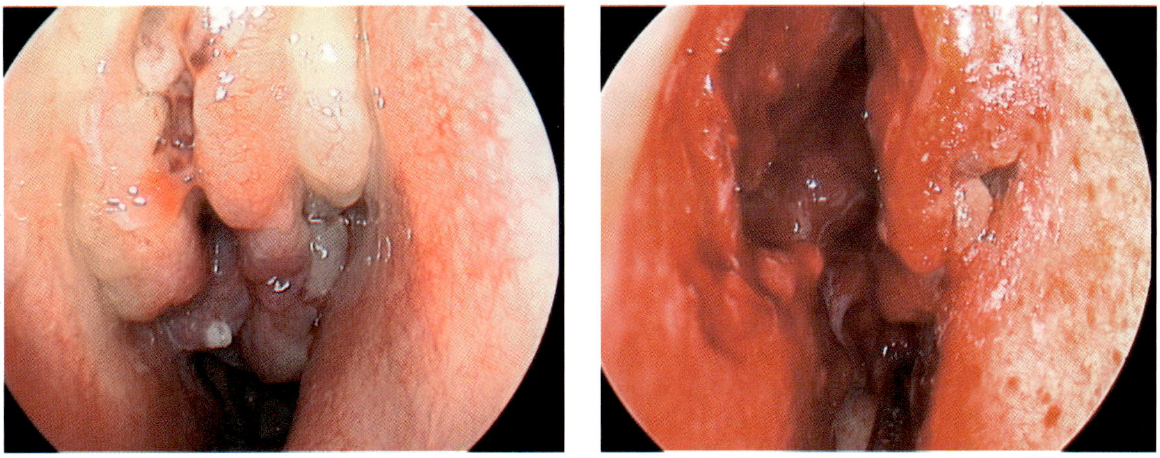

Fig. 1.**8 a** Fossa nasal direita mostrando polipose nasal extensa após esteróides orais, imediatamente antes da cirurgia. **b** Visão transoperatória após etmoidectomia. **c** Lateralização delicada transoperatória da concha média (notar preservação da mucosa olfatória). **d** Imagem de TC pós-operatória para mostrar a fenda olfatória aberta.

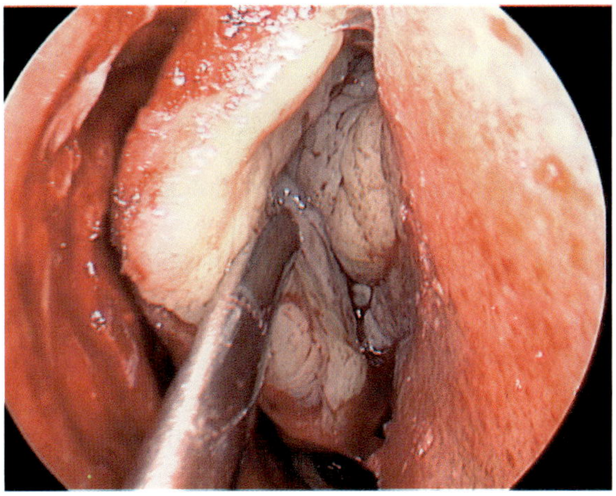

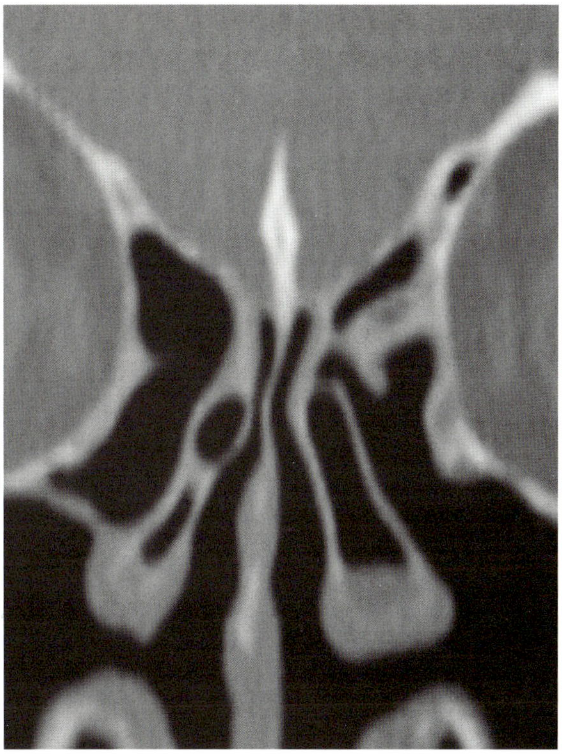

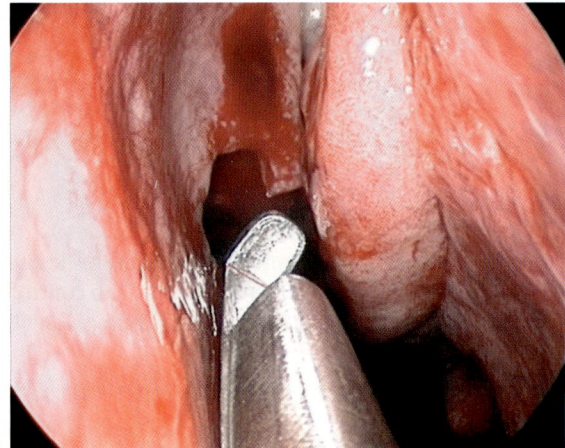
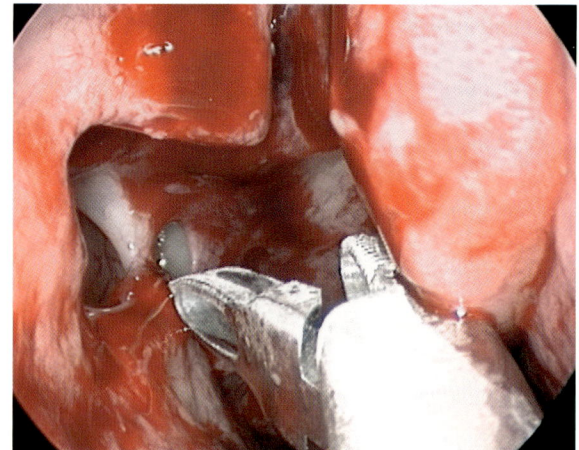

Fig. 1.**9 a** Uso de uma pinça de Hajek para remover com precisão a mucosa e o osso de um processo uncinado direito. **b** Pinça cortante unindo os óstios natural e acessório.

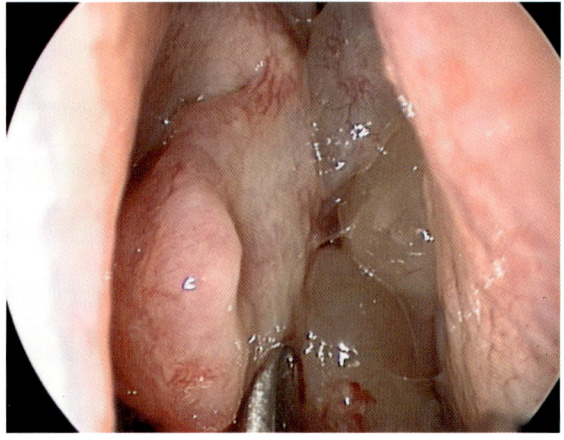
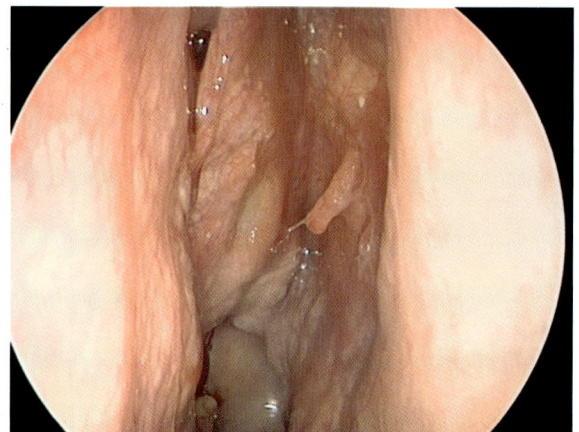

Fig. 1.**10 a** Pólipos nasais na área olfatória medial à concha média, deliberadamente não removida na cirurgia. **b** A concha superior pode agora ser vista após lateralização da concha média juntamente com 2 meses de esteróides nasais tópicos.

Como isto pode ser realizado?

Estabeleça que passos cirúrgicos são necessários, e a seguir execute-os sistematicamente. Esta estratégia não apenas evitará remoção desnecessária de tecido, como também será muito eficiente. A programação cirúrgica é feita passo a passo em vez de exploração desordenada dos seios. Você deve decidir que passo necessita ser efetuado a seguir, e então executá-lo tão atraumaticamente quanto possível. Isto significa:

- Extrair tecidos em vez de rasgá-los.
- Preservar a integridade da mucosa no recesso frontonasal.
- Respeitar a mucosa olfatória.
- Evitar dano à mucosa em superfícies adjacentes (Fig. 1.**9 a, b**).

O cirurgião deve ser conhecedor das variações que podem ocorrer na anatomia e do potencial de causar dano às estruturas circunjacentes (ver discussão adicional no Capítulo 6).

■ O sentido do olfato deve ser preservado a todo custo

Infelizmente, os cirurgiões muitas vezes subestimam a importância do sentido do olfato para os pacientes. Ele é um sentido que, freqüentemente, é esquecido e pode escapar à atenção dos cirurgiões e pacientes. A razão para isto pode ser que a perda deste sentido muitas vezes avança lentamente no paciente, ou que o paciente não reconhece que esta perda é responsável pela apreciação reduzida do alimento. De qualquer maneira, as recompensas para os pacientes com a preservação ou restauração do seu sentido do olfato são enormes.

Importância do tratamento pós-operatório

Infelizmente, a cirurgia por si própria não é capaz de obter ou manter mucosa nasal sadia na maioria dos pacientes com rinossinusite não-infecciosa. Tratamento clínico associado assume um papel central. Durante a operação, é removida a mucosa doente que não se recuperou durante o tratamento clínico pré-operatório, desse modo otimizando as zonas de drenagem a partir dos seios. A cirurgia pode conseguir evitar o contato mucosa-mucosa e restaurar a remoção mucociliar, remover tecido doente e possibilitar acesso do tratamento nasal tópico, mas a cirurgia por si própria e isoladamente não é capaz de curar doença nasal intrínseca (Fig. 1.**10 a, b**).

Os pacientes precisam ser conscientizados da necessidade de continuar o tratamento a fim de alcançar o melhor resultado possível e uma qualidade de vida melhorada. Uma maneira de transmitir esta mensagem aos seus pacientes com doença intrínseca da mucosa é dizer-lhes que ela é como "asma do nariz", e que eles necessitarão manter o revestimento mucoso sob controle por meio de tratamento clínico regular. Isto ajudará a evitar desapontamentos.

2 Quem?
Seleção dos Pacientes

■ Quem tem maior probabilidade de tirar proveito da cirurgia?

Ao determinar que pacientes selecionar para cirurgia, a decisão deve ser baseada na probabilidade de que o tratamento cirúrgico seja capaz de oferecer a melhora desejada. Os pacientes com um diagnóstico de rinossinusite e polipose nasal que não ficaram livres de sintomas após tratamento clínico máximo são os mais tendentes a aproveitar a cirurgia. Estes pacientes podem ter tido uma resposta muito boa a esteróides orais, mas os seus sintomas de hiposmia e congestão podem começar a retornar, mesmo com tratamento tópico continuado.

A pergunta-chave é: **Que sintomas o paciente tem, e quão pronunciados eles são?**

A fazer a sua seleção, a história cirúrgica do paciente também deve ser considerada cuidadosamente. Se o paciente tiver recebido cirurgia sinusal prévia que não ajudou, pense duas vezes antes de operar novamente. Se a cirurgia falhou na primeira vez, por que deveria funcionar na segunda? É importante ter certeza de que a cirurgia foi bem feita na primeira vez, de que os óstios sinusais estão abertos, e de que não há doença residual.

É comum constatar que os pacientes que fizeram cirurgia prévia têm algum espessamento mucoso do revestimento dos seus seios na TC, apesar de os óstios sinusais estarem abertos. Isto não significa necessariamente que eles tenham doença sinusal importante em continuação. Nesta situação, é importante repassar a história, o exame físico e a resposta ao tratamento detalhadamente antes de partir para a cirurgia novamente (Fig. 2.1 a, b).

■ Seleção dos pacientes orientada para os sintomas

Outros critérios para determinar que pacientes selecionar são, evidentemente, os seus sintomas. Embora a cirurgia possa proporcionar um benefício valioso de restauração da saúde e do bem-estar do paciente, advogar à cirurgia uma resposta apropriada a todos os sintomas que os nossos pacientes relatam não procede. **Quais são os sintomas cardeais?**

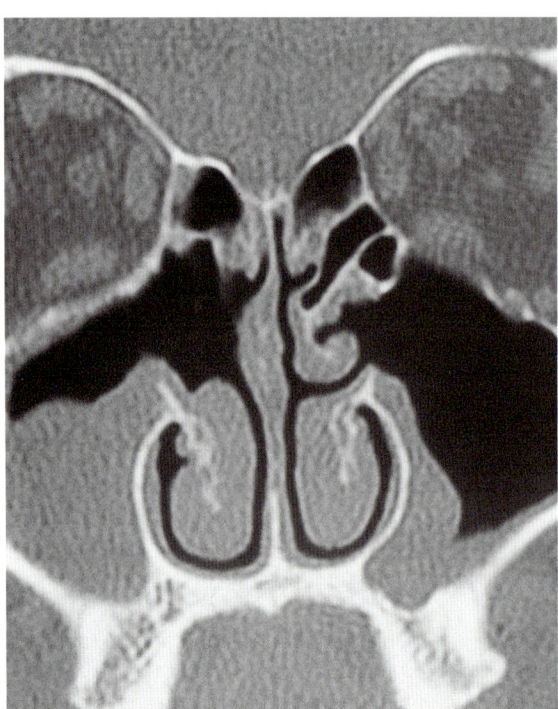 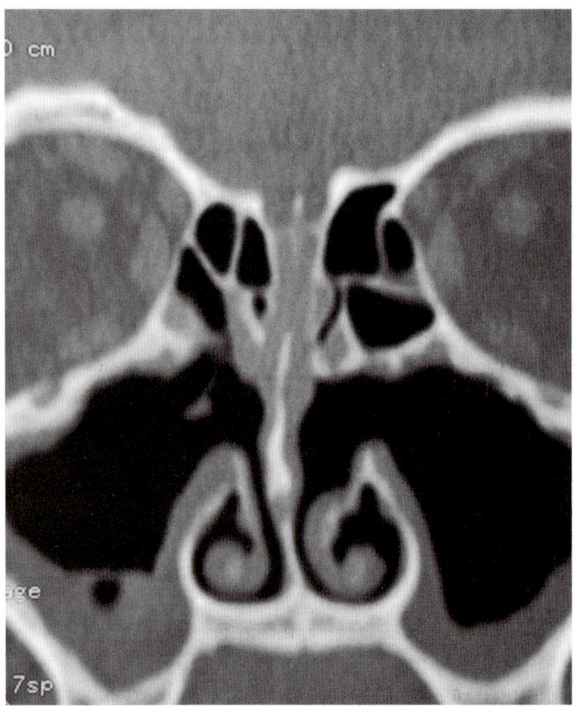

Fig. 2.**1 a, b** Imagens de TC típicas em dois pacientes diferentes mostrando alterações depois da cirurgia. Estas alterações mucosas por si mesmas não significam que cirurgia revisional esteja justificada.

Obstrução nasal

Esta é a principal razão para operar, uma vez que é um sintoma que a cirurgia quase garantidamente pode corrigir (Fig. 2.2). Entretanto, seja cuidadoso a respeito de operar todo aquele cujo sintoma principal não seja obstrução nasal – **pense duas vezes!**

Tenha cuidado também ao operar alguém que se queixa de congestão nasal mas em quem não haja nenhum sinal objetivo de mau fluxo de ar.

Dor e pressão faciais

Dor e pressão faciais são muitas vezes erradamente atribuídas pelos pacientes e seus médicos de atenção primária como sendo devidas a rinossinusite (West e Jones, 2001).

Em pacientes com dor crônica afetando a face e/ou a cabeça, é importante ver se os seus sintomas são associados a, ou exacerbados por, uma infecção do trato respiratório superior e, além disso, ver se há uma relação temporal com qualquer corrimento purulento. Se eles não tiverem sintomas nasais importantes e se a sua endoscopia nasal for normal, é improvável que a sua dor facial seja devida a rinossinusite. Entretanto, os pacientes que têm dor facial e secreções purulentas na endoscopia evoluem bem com tratamento cirúrgico ou clínico, uma vez que mais de 80% serão beneficiados.

Seja precavido se dor e pressão forem os sintomas principais do paciente. A maioria dos pacientes com polipose nasal não tem dor ou pressão faciais devidas a rinossinusite, a não ser que haja também secreções purulentas presentes (Fahy e Jones, 2001) (Fig. 2.3 a, b).

Entretanto, se os pacientes tiverem sintomas de dor ou pressão além de obstrução nasal e uma perda do sentido do olfato, especialmente se a dor e a pressão piorarem com um resfriado ou durante viagem de avião ou prática de esqui, então você pode aconselhar o paciente no sentido de que estes sintomas podem ser ajudados pela cirurgia.

Transtorno do sentido do olfato

O paciente cujo sentido do olfato retorna depois de esteróides orais, apenas para se deteriorar depois, é o paciente cujo sentido do olfato pode beneficiar-se com cirurgia. Um paciente com anosmia que foi operado previamente não tende a recuperar qualquer sentido do olfato, se esteróides sistêmicos não tiverem ajudado (Fig. 2.4). Entretanto, um paciente com anosmia que não recebeu cirurgia prévia e não respondeu a esteróides orais ainda tem uma pequena possibilidade de recuperar seu sentido do olfato através de uma etmoidectomia e lateralização delicada da concha média. É vital que a concha média e a superior sejam tratadas com absoluto cuidado nestes pacientes, quando é feita cirurgia para abrir a fenda olfatória (Fig. 2.5 a–d).

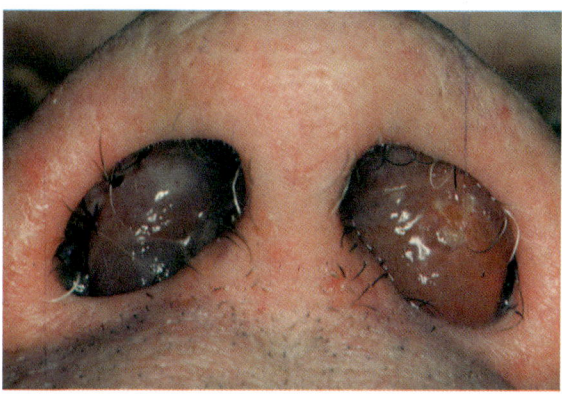

Fig. 2.**2** Polipose extensa na qual o paciente apreciará a melhora na sua via aérea depois da remoção dos pólipos.

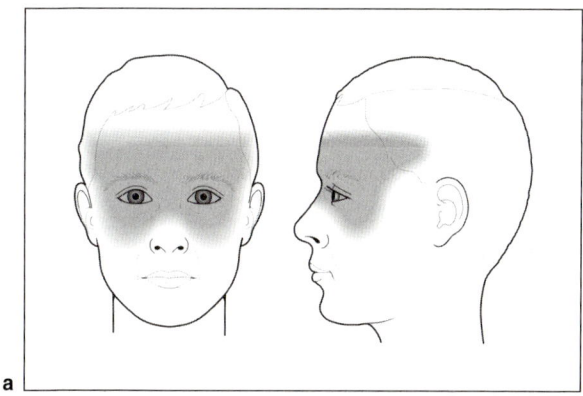

a

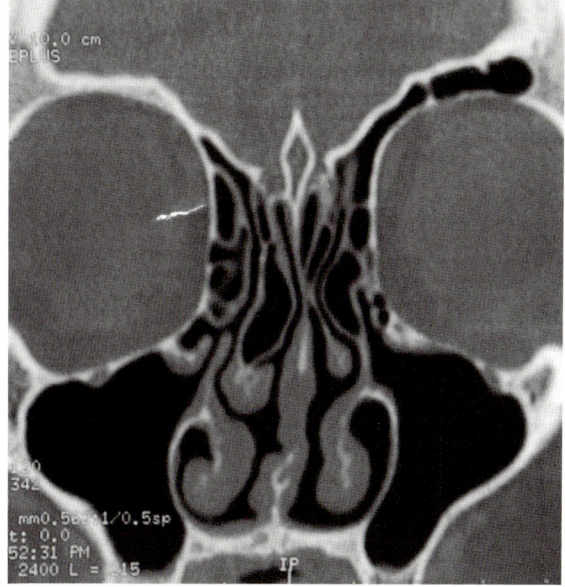

b

Fig. 2.**3 a** A distribuição da dor em um paciente com via aérea pérvea e **b** imagem de TC normal em um paciente cujos sintomas eram devidos a dor no segmento facial médio.

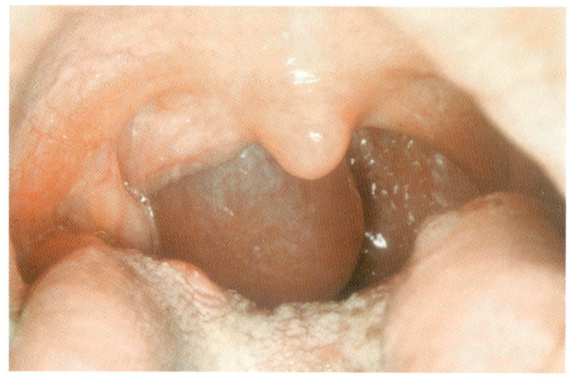
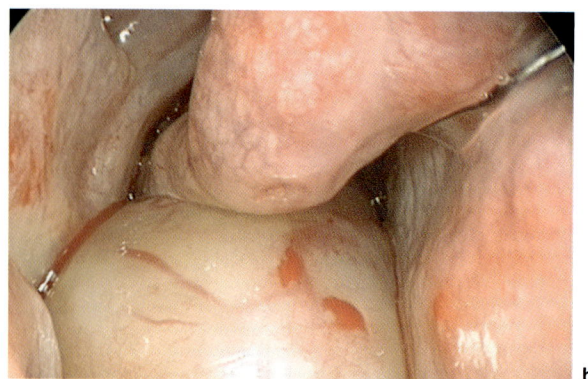
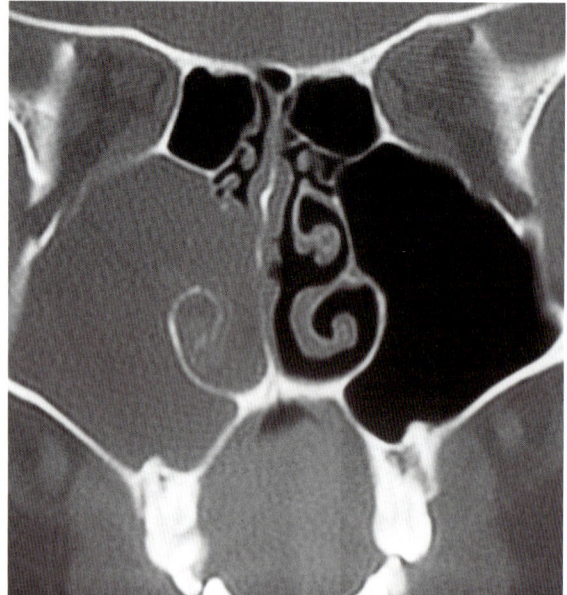
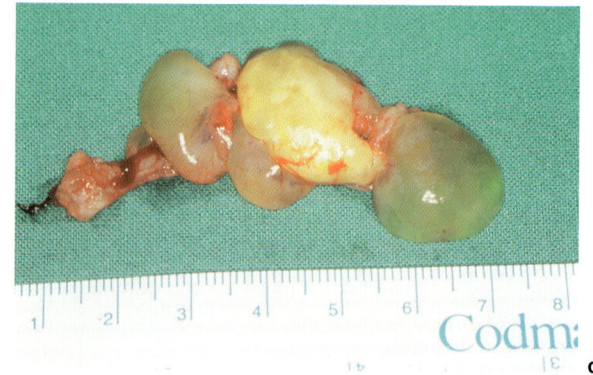

Fig. 2.**10 a** Um pólipo antrocoanal na nasofaringe. **b** Um pólipo antrocoanal na via aérea nasal. **c** TC coronal de um pólipo antrocoanal. **d** Peça cirúrgica de um pólipo antrocoanal com seu pedículo.

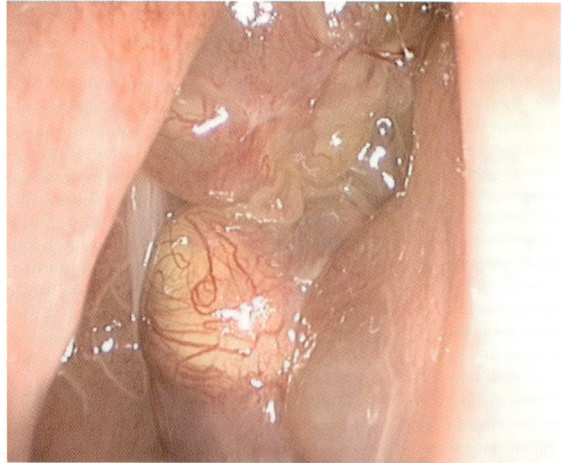
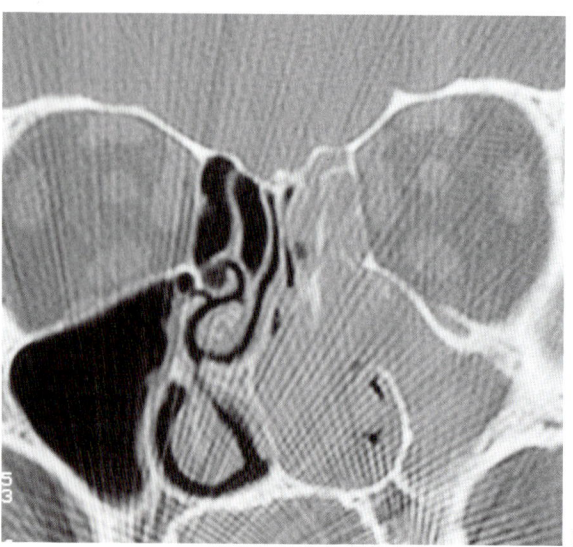

Fig. 2.**11 a** O aspecto endoscópico de um papiloma invertido é tipicamente mais branco e menos transparente do que os pólipos inflamatórios. **b** Aspecto em TC de papiloma invertido com alguma perda de definição óssea e expansão em torno da massa de tecido mole.

Seleção dos pacientes orientada conforme a patologia

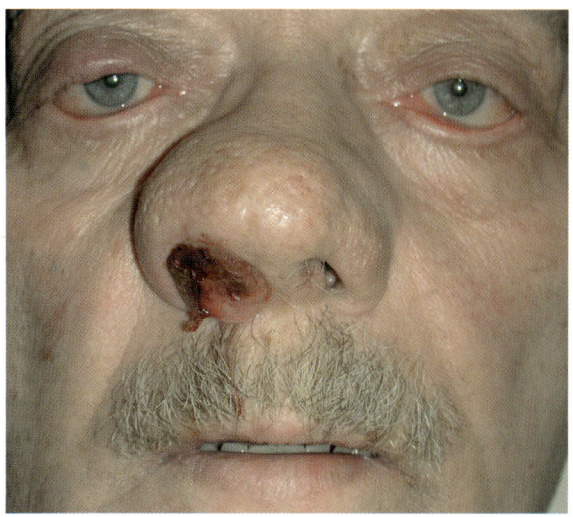
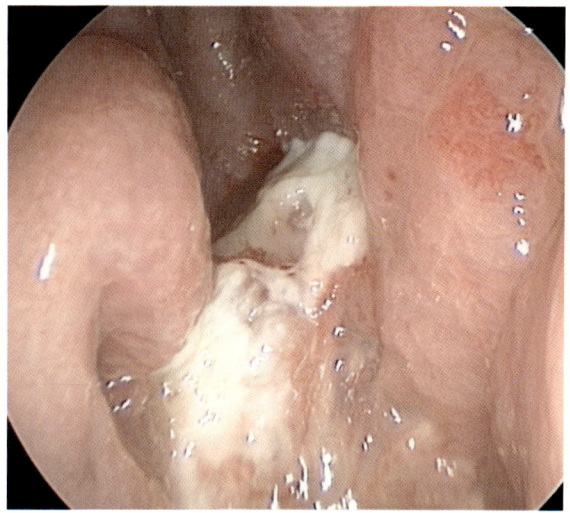

Fig. 2.**12 a** Lesão nasal unilateral devida a adenocarcinoma. **b** Aspecto endoscópico de um adenocarcinoma dos seios etmoidais.

Papiloma invertido

É vital enviar a peça inteira para exame histopatológico, uma vez que 8–15% dos papilomas invertidos são associados a malignidade ou atipia. Se não houver características de malignidade, o prognóstico depende da remoção de todo o tecido doente (Fig. 2.**11 a, b**). Se houver qualquer atipia ou malignidade, está indicado um procedimento em bloco mais radical.

Pólipos nasais unilaterais associados a neoplasia

Cirurgia é necessária para biópsia e/ou excisão (Fig. 2.**12 a, b**). Qualquer pólipo nasal unilateral deve ser tratado com suspeita, mesmo se parecer inofensivo (Fig. 2.**13**). Ele pode dissimular um tumor subjacente ou uma infecção atípica (Fig. 2.**14**). Uma biópsia deve ser colhida, a fim de assegurar que nenhuma infecção ou tumor passem despercebidos.

Tumores benignos e malignos

Hoje, muitos tumores podem ser removidos por via endonasal. Aqui, a remoção completa da base do tumor é crítica. Se esta não for livre de tumor, o procedimento endonasal deve ser acompanhado por um externo.

Rinossinusite pediátrica

É bem reconhecido que hipertrofia adenóide e rinite alérgica são comuns em crianças, do mesmo modo que infecções recorrentes do trato respiratório superior (Fig. 2.**15**). As principais causas de sintomas associados a rinossinusite em crianças são rinorréia, obstrução nasal, respiração pela boca, fala hiponasal e ronco. Em crianças, a hipertrofia adenóide reduz-se em tamanho e

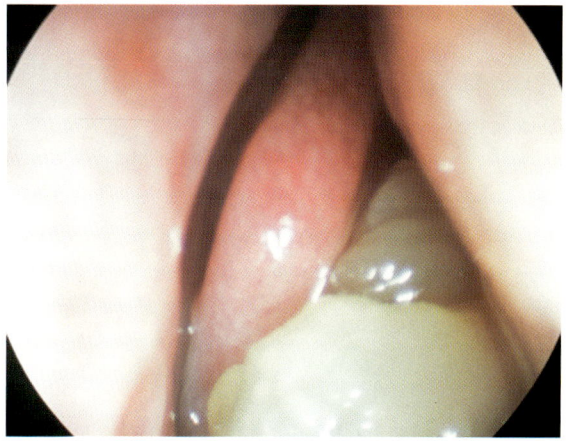

Fig. 2.**13** Um neurofibroma originando-se da área esfenopalatina. Um pólipo unilateral pode ocultar um tumor subjacente ou uma infecção atípica.

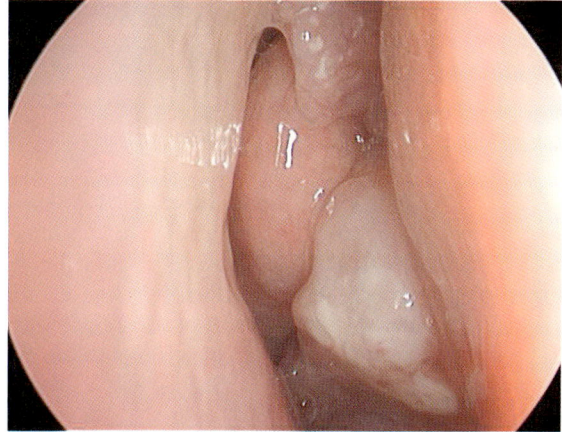

Fig. 2.**14** Um pólipo de aspecto inocente medial à concha média e um pólipo de aspecto infeccioso na origem da concha – na histologia, um adenocarcinoma.

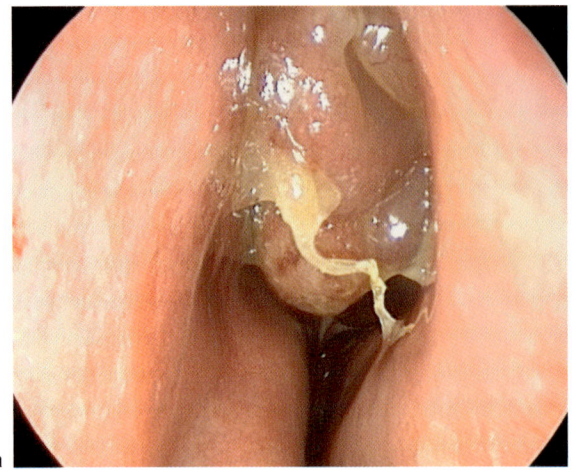
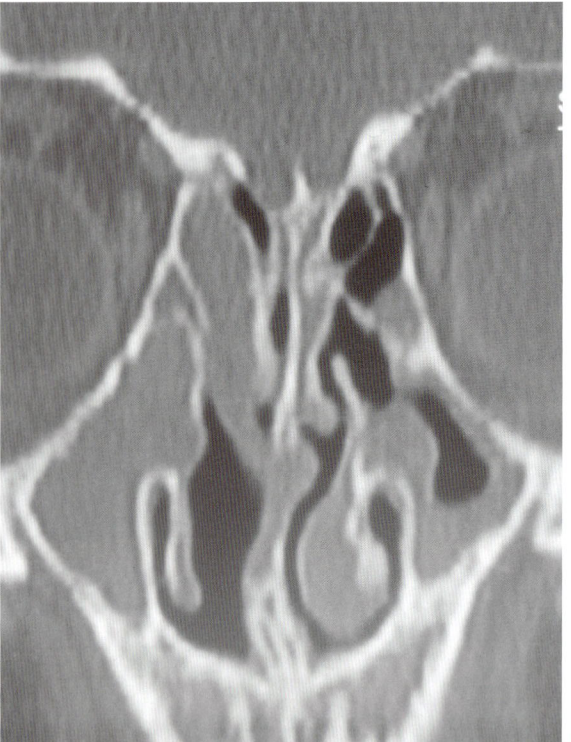

Fig. 2.**18 a** Pólipos do meato médio e uma crosta de mucopurulenta em uma criança que é compatível com fibrose cística. **b** Imagem de TC coronal correspondente.

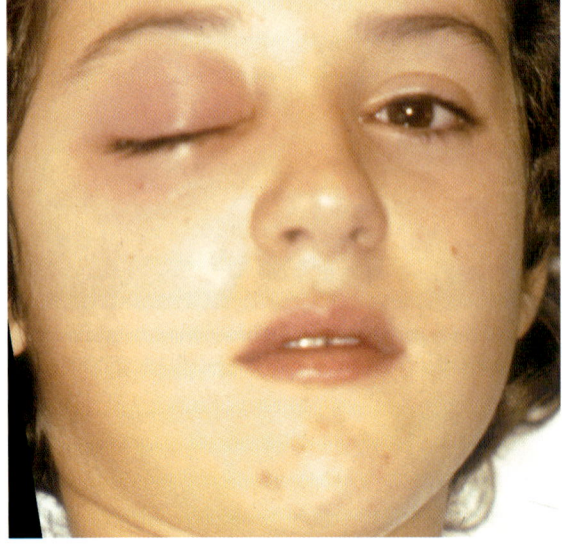
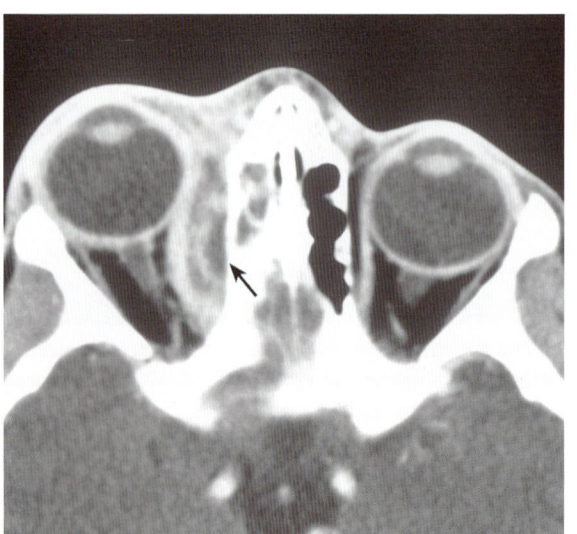

Fig. 2.**19 a** Exame clínico e **b** Imagem de TC mostrando um abscesso periorbitário direito (seta).

que eles não mencionaram. Assegure-se de esclarecer os sintomas que podem ser ajudados e aqueles que não tendem a melhorar. Pacientes ocasionalmente têm pólipos nasais de tamanho apreciável sem quaisquer sintomas. Antes de operar, você estaria bem orientado a tratar estes pacientes clinicamente, retardando a cirurgia até eles desenvolverem sintomas.

■ **Expectativas dos pacientes**

Finalmente, é necessário que asseguremos que os pacientes compreendam que geralmente não é possível curá-los dos seus pólipos para sempre ou erradicar todos os seus sintomas. Nós explicamos aos nossos pacientes que os seus sintomas são como uma pessoa tentando ir

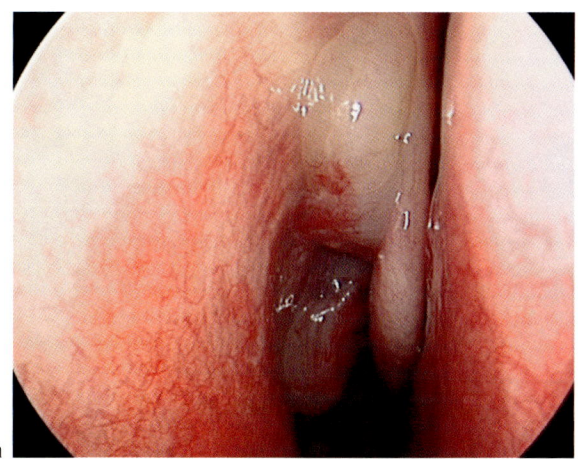 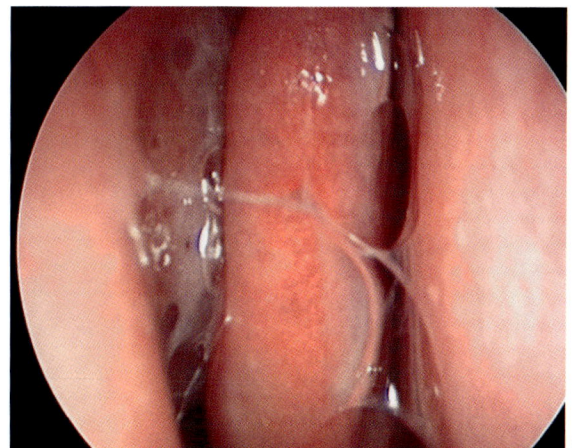

Fig. 2.**20 a** Um paciente com pólipos nasais bilaterais visíveis na endoscopia, mas que é assintomático. **b** Um paciente com rinite alérgica cujos sintomas não tendem a ser ajudados pela cirurgia.

do andar térreo de um arranha-céu ao andar do topo a fim de ter uma boa vista. No andar térreo, eles se sentem bloqueados, com um mau sentido do paladar e muco pós-nasal. Tratamento clínico pode levá-los para cima alguns lances de escada, e esteróides orais podem levá-los até perto do topo em um elevador, mas o elevador muitas vezes desce novamente. Cirurgia junto com tratamento clínico os ajudará a obter uma vista melhor durante um período mais longo, mas ela não os levará necessariamente ao andar do topo (Fig. 2.**21**).

Embora os sintomas de obstrução sejam muitas vezes grandemente melhorados, os de uma sensação de corrimento pós-nasal podem muito bem não ser alterados. A hiposmia muitas vezes é melhorada se a mucosa na fenda olfatória for preservada e o tratamento clínico for continuado.

Apenas uma minoria dos pacientes com pólipos nasais tem sintomas de dor ou pressão. Se os seus sintomas forem exacerbados por uma infecção do trato respiratório ou uma alteração na pressão barométrica, é mais provável que eles sejam beneficiados pela cirurgia. Seja cauteloso se a sua dor sua pressão não tiverem estas características, porque elas pode ser incidentais e não ajudadas pela cirurgia.

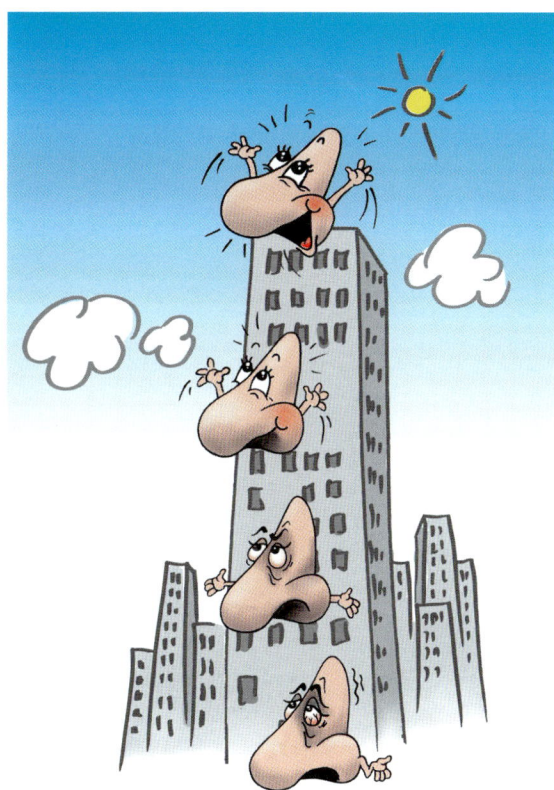

Fig. 2.**21** Analogia do arranha-céu. O cirurgião pode usar esta ilustração para explicar objetivos de sintomas aos pacientes.

3 Quando?
Otimização do Diagnóstico, Tratamento Clínico e Cronologia da Cirurgia

A decisão de operar é muitas vezes tomada quando o tratamento clínico falhou ou forneceu apenas uma melhora pequena ou temporária dos sintomas do paciente. Isto não significa que o tratamento clínico deva ser posto de lado, porque não curou o paciente. Para a cronologia da cirurgia, é importante maximizar o tratamento clínico imediatamente antes de operar, de modo que a mucosa do paciente esteja tão sadia quanto possível. Por exemplo, assegurar que qualquer componente alérgico esteja completamente controlado minimizará a quantidade de "hiper-reatividade" da mucosa imediatamente depois da cirurgia. isto reduzirá a quantidade de exsudato que se forma depois da cirurgia, diminuirá a formação de aderências e ajudará a preservação da mucosa olfatória. Também tornará claro para o paciente que a alergia é um componente do seu problema. Em pacientes com uma infecção bacteriana ativa, tratar esta insuficientemente resultará em uma operação com mais sangramento e difícil.

■ Otimização do diagnóstico

Fazer um diagnóstico preciso é uma parte importante quando se pretende otimizar o tratamento clínico pré-operatório. Uma atitude importante ao fazer ou confirmar um diagnóstico é medir a resposta do paciente ao tratamento clínico.

O diagnóstico é baseado principalmente na história do paciente, com uma contribuição pequena mas importante do exame físico, em particular a endoscopia (Fig. 3.1 a, b). A radiologia deve ser interpretada à luz da história e achados endoscópicos (Fig. 3.2). A histologia pode ter um papel valioso, porém apenas em uma minoria de pacientes.

Os pacientes podem mencionar uma ampla gama de sintomas nasais; em vez de se envolver com todos estes, é útil focalizar-se nos quatro sintomas principais do paciente. Acautele-se se dor, catarro ou muco pós-nasal forem os sintomas principais, uma vez que, nestes pacientes, a cirurgia não tende a trazer benefício.

História do paciente

Obstrução nasal

Pergunte ao paciente se ele tem obstrução unilateral ou obstrução bilateral, ou se ela se alterna de lado para lado. Obstrução nasal bilateral é muitas vezes associada a rinossinusite generalizada, do mesmo modo que a obstrução que se alterna de lado para lado. Se este for o

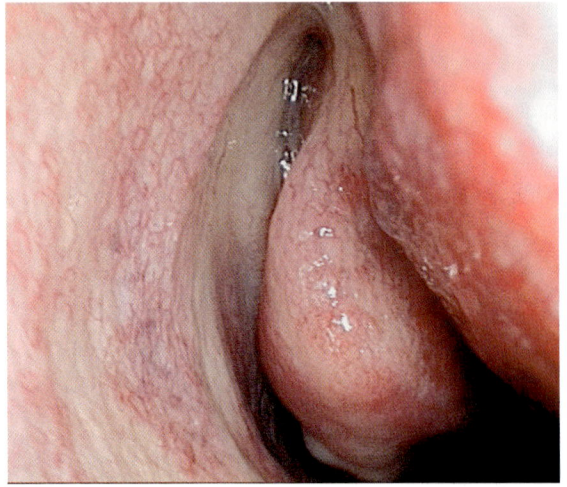 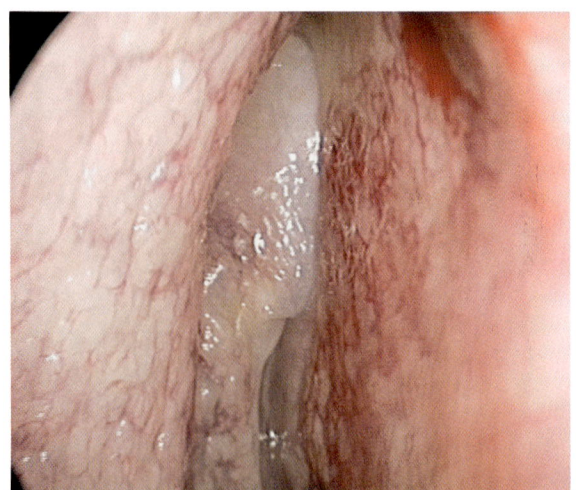

Fig. 3.1 a, b Alterações sutis de etmoidite visíveis somente ao exame endoscópico magnificado.

Otimização do diagnóstico ■ **23**

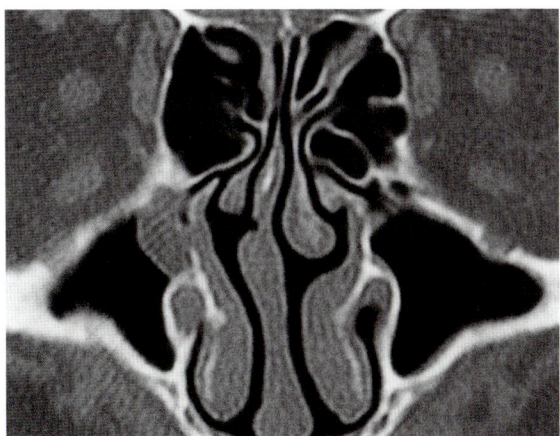

Fig. 3.2 Alterações mucosas incidentais são encontradas em uma de cada três pessoas assintomáticas.

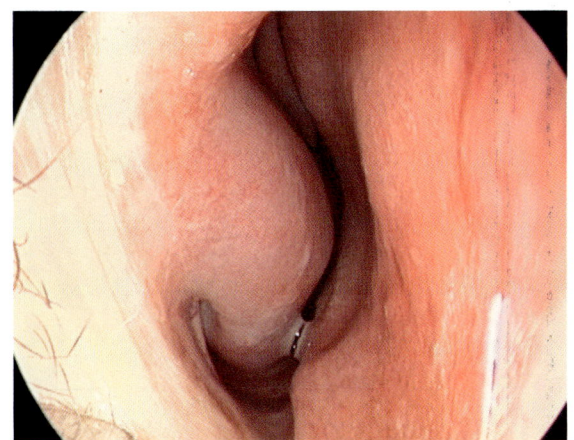

Fig. 3.3 **a, b** As conchas inferiores e **c** imagem de RM axial mostrando um lado congestionado conseqüentes ao ciclo nasal.

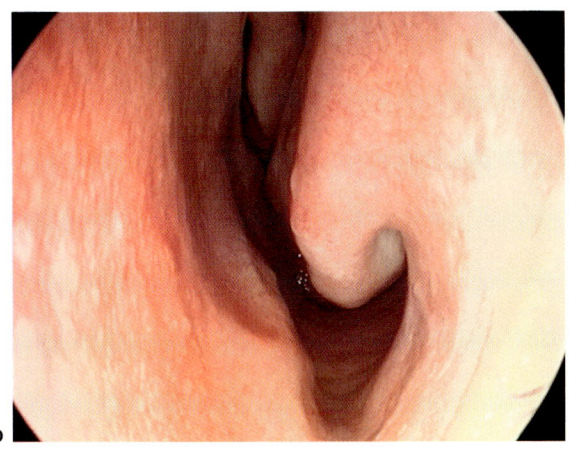

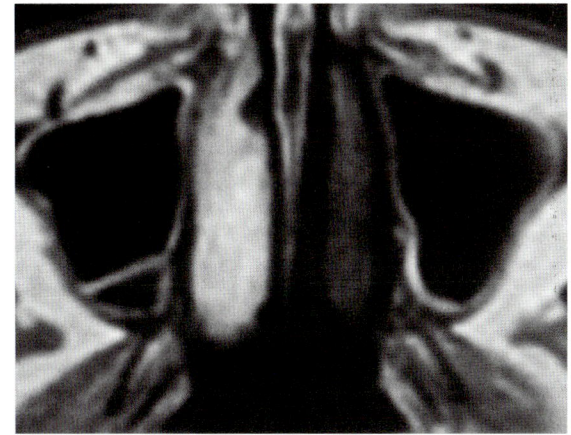

caso, é provável que o paciente tenha intumescimento generalizado da mucosa nasal por qualquer causa que possa produzir rinossinusite bilateral.

O ciclo nasal acontece em cerca de 80% dos pacientes a cada 3–8 horas, com um lado estando congestionado enquanto o outro está desobstruído (Fig. 3.3 a–c). Qualquer doença que cause um intumescimento generalizado do revestimento intranasal pode fazer com que o ciclo nasal seja observado, de modo que o paciente observa que um lado está parcialmente bloqueado. No indivíduo livre de doença, a quantidade de tumefação do revestimento nasal que ocorre no ciclo nasal geralmente é insuficiente para causar quaisquer sintomas.

Se o paciente tiver obstrução nasal unilateral persistente, a causa mais comum é desvio do septo (Fig. 3.4). Se houver qualquer outra patologia, como uma doença maligna, há freqüentemente outros sintomas associados na história, como um corrimento mucóide sangüíneo, dentes frouxos, diplopia ou deformação da bochecha (Fig. 3.5).

Seja específico ao perguntar ao paciente se a sensação é de "bloqueio" ou se há uma sensação de que o seu fluxo aéreo nasal está comprometido. Há uma distinção sutil mas importante entre estes dois sintomas. Uma pessoa com um prejuízo no seu fluxo de ar normalmente tem uma obstrução mecânica, enquanto um paciente que se queixa de "bloqueio" sem qualquer obstrução do fluxo de ar tende a não ter patologia intranasal que irá se beneficiar com cirurgia. Tenha cuidado acerca de operar alguém que tem uma sensação de "bloqueio" mas cujo fluxo aéreo é normal, uma vez que estes pacientes podem ter uma sensação de pressão embaixo da ponte do nariz, em cada lado da ponte do nariz, ou atrás dos olhos ou margens supra-orbitárias e infra-orbitárias. Esta sensação de pressão muitas vezes não é relacionada com a obstrução do complexo ostiomeatal, como é dado a entender nos livros mais ortodoxos. Estes pacientes muitas vezes têm uma variedade de cefaléia do tipo de tensão, chamada dor do segmento mediofacial, que afeta o meio da face. Ela lhes dá uma sensação de bloqueio nesta área (Jones, 2001a) e pode produzir uma sensação de pressão ou congestão em vez de dor. Estes sintomas geralmente respondem a baixas doses de amitriptilina (Fig. 3.6).

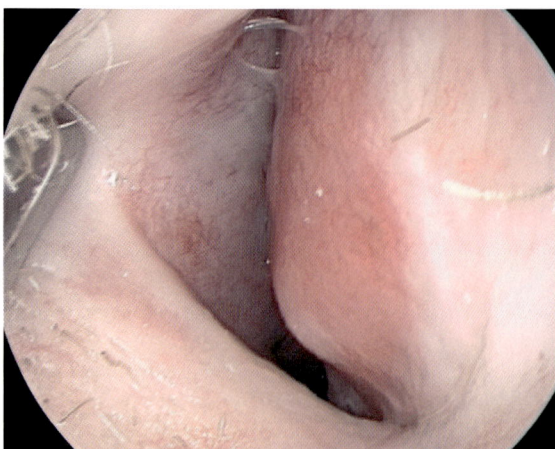

Fig. 3.**4** Desvio do septo.

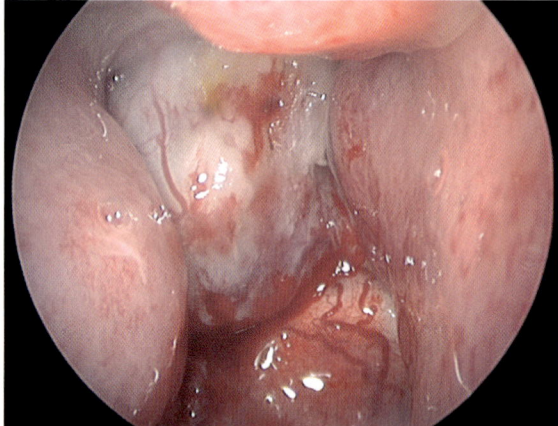

Fig. 3.**5** Massa unilateral que causa epistaxes – um angiofibroma.

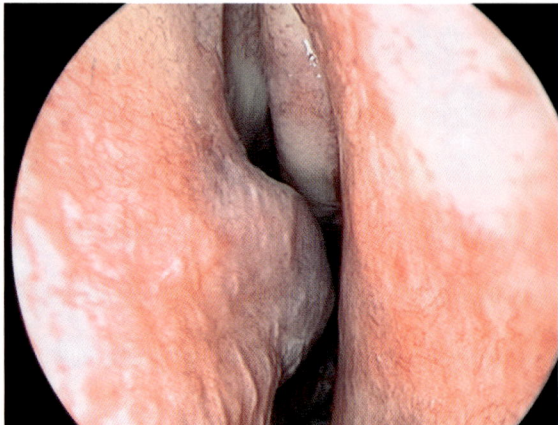

Fig. 3.**6** Um paciente com sintomas de "bloqueio" mas cujo fluxo aéreo e endoscopia foram normais e respondeu a amitriptilina em baixas doses.

Catarro

O termo "catarro" significa diferentes coisas para diferentes pacientes, e é necessário que você seja muito direto para descobrir o que eles podem entender por este sintoma. Perguntar se é anterior ou posterior, espesso ou fino? Leva-o a assoar freqüentemente o nariz ou pigarrear?

Se for anterior, ou ele é devido a uma produção excessiva de muco, como na rinite alérgica, ou a cílios funcionando mal, como em uma infecção do trato respiratório superior, quando o vírus ou as toxinas bacterianas paralisam os cílios (Fig. 3.**7**). Se for posterior, então é necessário mais trabalho investigativo para estabelecer se o paciente se tornou excessivamente perceptivo ao muco normal, ou se ele realmente tem uma produção excessiva de muco.

Há muitas razões pelas quais o revestimento do nariz pode produzir mais muco; estas, essencialmente incluem todas as causas de rinossinusite crônica. É importante que estes problemas sejam distinguidos de assoar ou limpar a garganta habituais. Muitas vezes o paciente que assoa com freqüência o nariz e cuja úvula está edemaciada queixa-se de uma sensação de "alguma coisa" em torno do palato mole, e pode usar o termo "catarro" para descrever isto (Fig. 3.8). Para complicar ainda mais o assunto, alguns pacientes com *globus pharyngeus* podem queixar-se de catarro, e eles têm uma sensação de acumulação de muco no nível da cartilagem cricóide. Perguntar ao paciente a cor do muco. É transparente, amarelo ou verde, ou varia de cor? Muitos pacientes que respiram pela boca quando dormem acordam com algum muco de coloração verde que se coletou na sua nasofaringe ou orofaringe à medida que o muco secou nesta área e sofreu alteração de cor pelos comensais orofaríngeos (Fig. 3.**9**). Por essa razão é importante perguntar aos pacientes que se queixam de muco com mudança de cor se isso é apenas pela manhã ou durante todo o dia. É útil pedir-lhes para assoar o nariz em um lenço e ver se têm algum muco colorido, para confirmar que esse é o caso. Se eles assoarem mucopus purulento dentro do seu lenço, é provável que tenham uma rinossinusite infecciosa crônica. Isto é relativamente incomum.

É muito mais comum os pacientes terem uma percepção excessiva de muco pós-nasal normal, e por repetidamente limparem a garganta ou resfolegarem, terem "sensibilizado" estas áreas à xícara e meia de muco que normalmente é produzido dos seios paranasais a cada 24 horas. Pacientes com rinite alérgica ou polipose nasal muitas vezes produzem uma boa quantidade de muco amarelado, que é devido à presença de eosinófilos, e esta coloração não significa necessariamente que ele é infectado (Fig. 3.**10 a, b**). No contexto do grande número de pessoas com rinite alérgica e um aumento na sua produção de muco, poucos se queixam de muco pós-nasal excessivo pelas razões expostas anteriormente.

Otimização do diagnóstico ■ 25

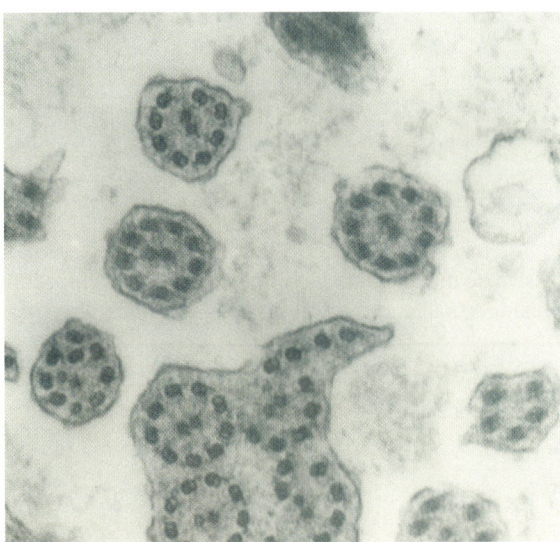

Fig. 3.7 Cílios fundidos depois de uma infecção por rinovírus.

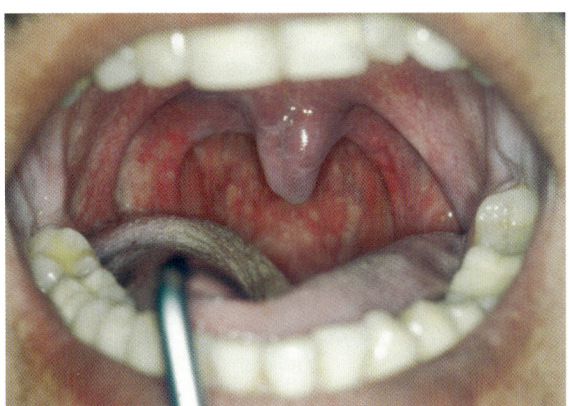

Fig. 3.8 Úvula edematosa em um paciente que assoa o nariz com freqüência, ronca e que também apresenta percepção excessiva do muco normal.

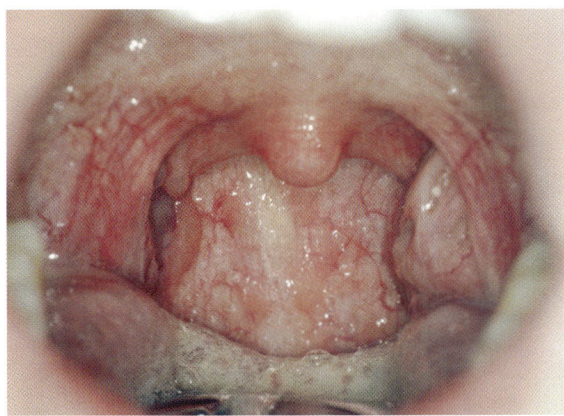

Fig. 3.9 Um roncador que respira pela boca e tem muco seco, com alteração de cor pela manhã, o que é sugestivo de faringite. Durante o dia, o muco é transparente, do mesmo modo que os seios.

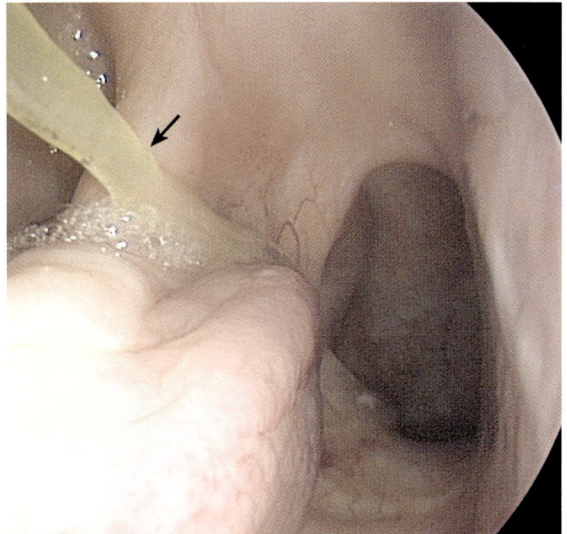

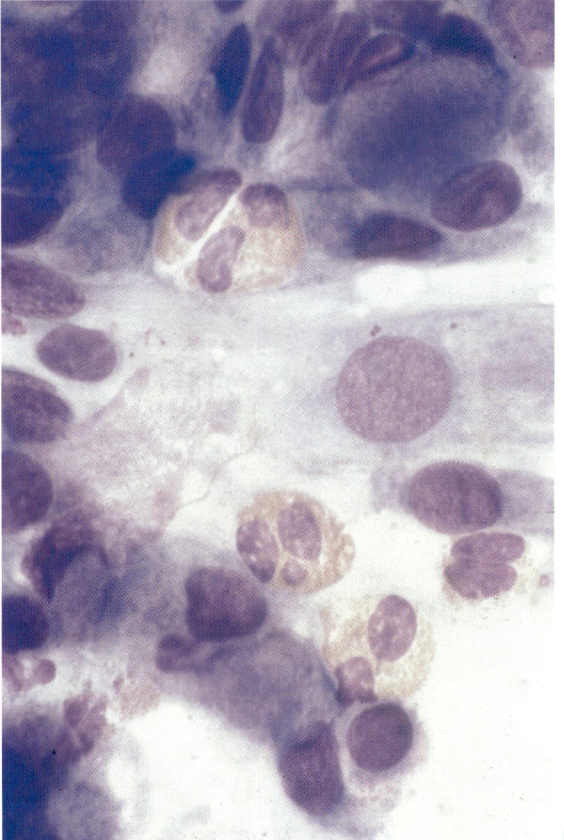

Fig. 3.10 a Muco corado de amarelo devido a eosinofilia (seta). b Um esfregaço citológico mostrando eosinofilia.

Espirros

A maioria das pessoas espirra, porém mais de três espirros seqüenciais são quase patognomônicos de rinite alérgica. Se um paciente espirrar muito pela manhã, então você deve suspeitar de que ele tem alergia ao ácaro da poeira doméstica, tendo sido exposto a ele ao longo das várias horas precedentes na sua roupa de cama (Fig. 3.11 a, b).

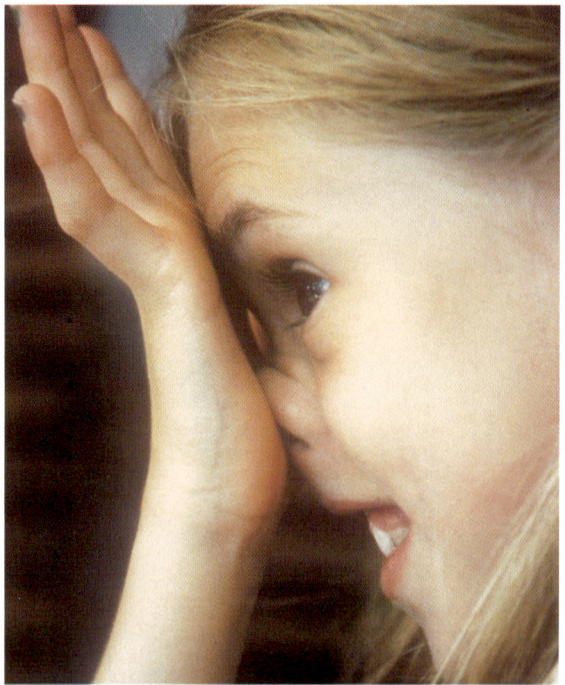 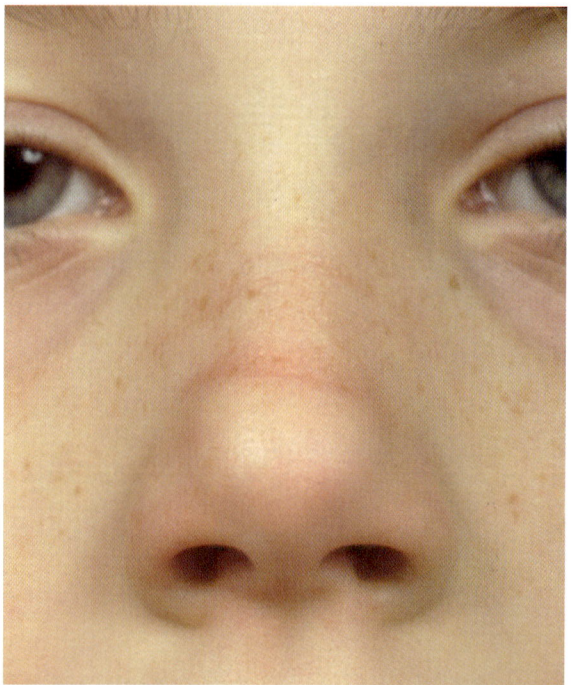

Fig. 3.**11 a** Saudação alérgica do paciente rinítico e **b** o sulco sobre o dorso do nariz que ela cria por esfregar repetidamente o nariz.

Olhos coçando e lacrimosos são compatíveis com uma rinite alérgica, quer esta seja persistente ou intermitente.

Sentido do olfato

Muitos pacientes se queixam de ter um mau sentido do paladar, não percebendo que o problema é um sentido do olfato reduzido, o que necessita ser esclarecido (Fig. 3.12). O sentido do paladar é capaz apenas de discernir salgado, doce, amargo ou azedo. A fim de sentir o paladar ou cheirar qualquer outra coisa, você necessita de um epitélio olfatório funcionante.

Pergunte ao paciente se a perda do sentido do olfato é total ou parcial. Se for total, você deve indagar se ocorreu imediatamente depois de um traumatismo craniano, após uma doença semelhante a gripe, ou lentamente em conjunção com outros sintomas nasais, como em rinossinusite crônica. Uma história de traumatismo craniano deve levantar a suspeita de que os nervos olfatórios tenham sido seccionados ao passarem através da placa cribriforme. Se a perda seguiu-se a uma doença semelhante à gripe e é total, então é provável que seja secundária a um vírus de gripe neuropático (Fig. 3.13 a, b).

Muitos pacientes dizem que sua perda do olfato é absoluta, mas à inquirição mais estreita eles mencionarão que recentemente observaram um cheiro de torrada queimando, digamos, ou algum perfume. Isto indica que há alguma mucosa olfatória funcionando (Fig. 3.14 a, b). Nestes pacientes, é provável que haja alguma doença da mucosa, e é possível que o seu sentido do olfato possa ser melhorado revertendo esta situação. Uma minoria de pacientes tem sentido do olfato distorcido, e vale a pena consultar um tratado especializado para mais informação sobre este tópico (Jones e Rog, 1998).

Dor e pressão

Rinossinusite aguda subseqüente a uma infecção do trato respiratório superior é extremamente dolorosa e geralmente se associa a pirexia, obstrução nasal e rinorréia, a qual muitas vezes é purulenta, mas não necessariamente.

Se a rinossinusite aguda for no seio maxilar, há dor terrível em dentes e bochecha. Se for no seio frontal, geralmente é unilateral e associada à dor nesta área e extrema sensibilidade da borda inferior da margem supra-orbitária (Fig. 3.15). Os pacientes que se apresentam com isto estão em sofrimento extremo, têm febre e geralmente parecem estar em estado tóxico com gotas de suor nas têmporas.

Os pacientes com dor episódica aguda de curta duração em uma base regular improvavelmente têm sinusite infecciosa recorrente. Se a tiverem, ela deve ser associada a infecções recorrentes do trato respiratório superior e um corrimento purulento concomitante. Se a endoscopia nasal for limpa quando você examina estes pacientes, você deve pedir-lhes para retornarem quan-

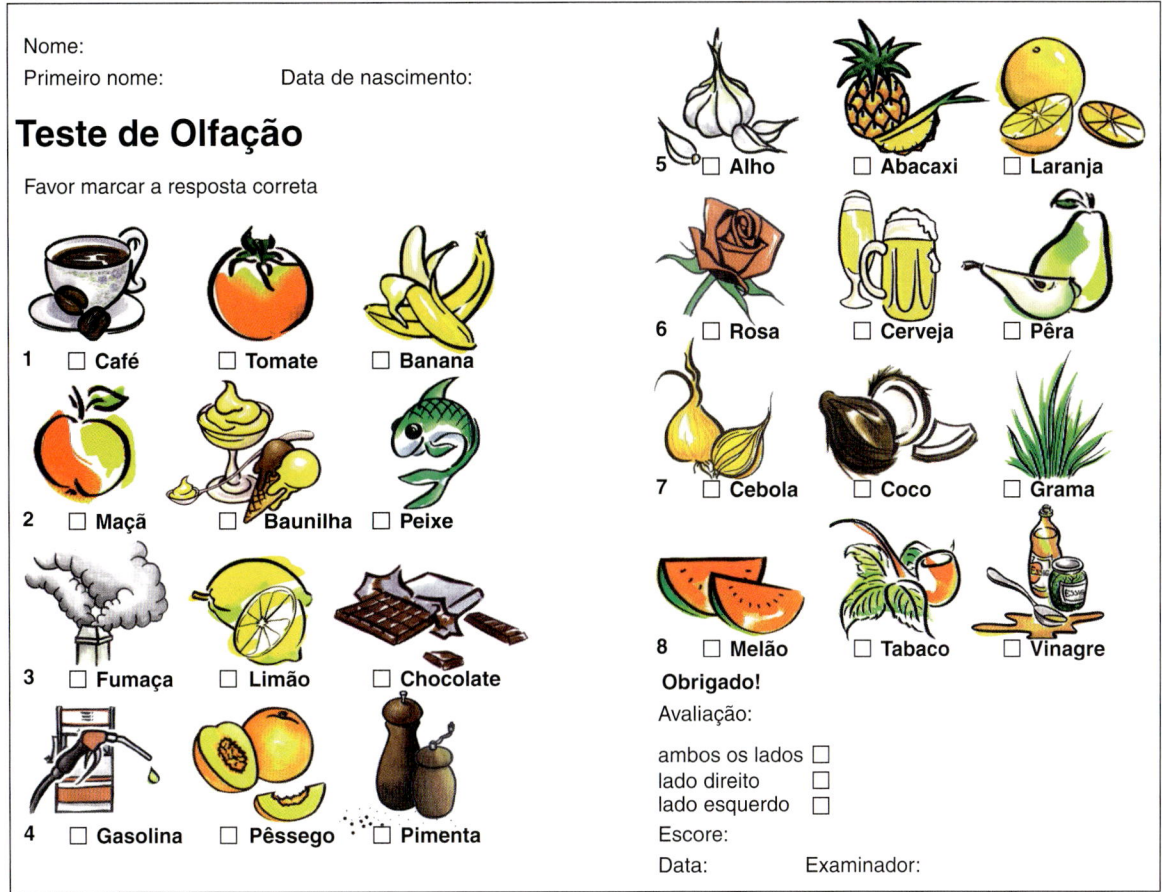

Fig. 3.**12** Teste de triagem do olfato (questionário do paciente).

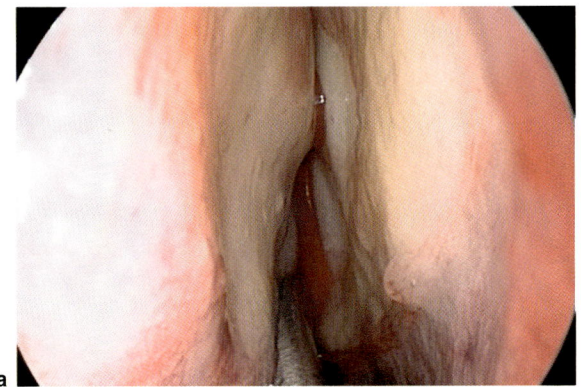
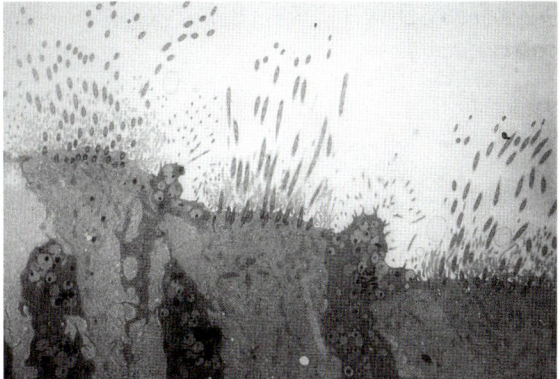

Fig. 3.**13 a** A cor amarela às vezes vista na mucosa olfatória funcionante. A cor amarela tende a estar ausente no caso de anosmia depois que um vírus neuropático a lesou. **b** Microscopia eletrônica da mucosa olfatória.

do estiverem sintomáticos, para assegurar que eles têm genuína rinossinusite purulenta aguda recorrente. Em muitos pacientes que têm dor facial recorrente, acaba-se evidenciando que os seus sintomas devem-se a outras causas neurológicas de dor facial.

Rinossinusite crônica raramente causa dor, a não ser que seja exacerbada por uma infecção do trato respiratório superior. Rinossinusite crônica pode causar sintomas de pressão, mas estes geralmente coexistem com outros sintomas nasais, como obstrução nasal, rinorréia purulenta e um sentido do olfato prejudicado.

Em pacientes com polipose nasal, dor facial que é devida a rinossinusite está presente apenas em cerca de 12% dos pacientes, a não ser que eles tenham doença purulenta coexistente, quando ela ocorre em cerca de 25% destes pacientes (Fig. 3.16).

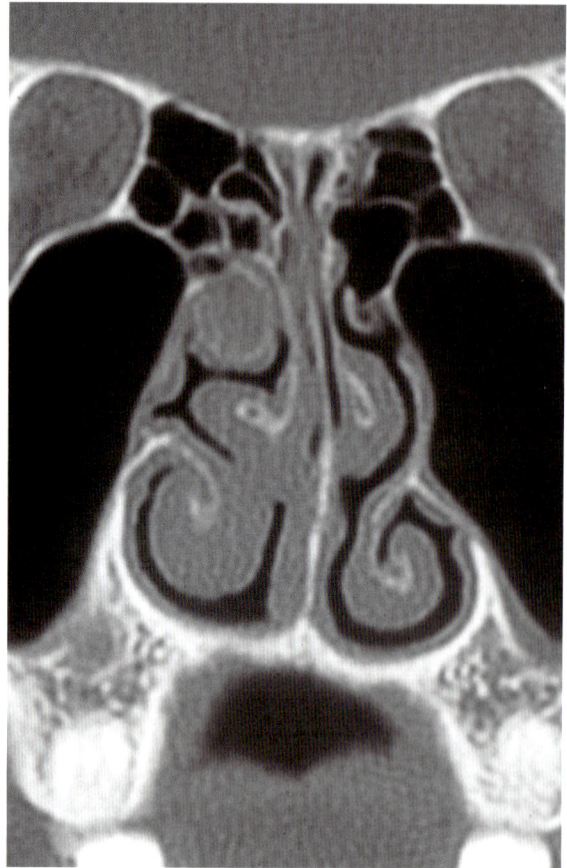
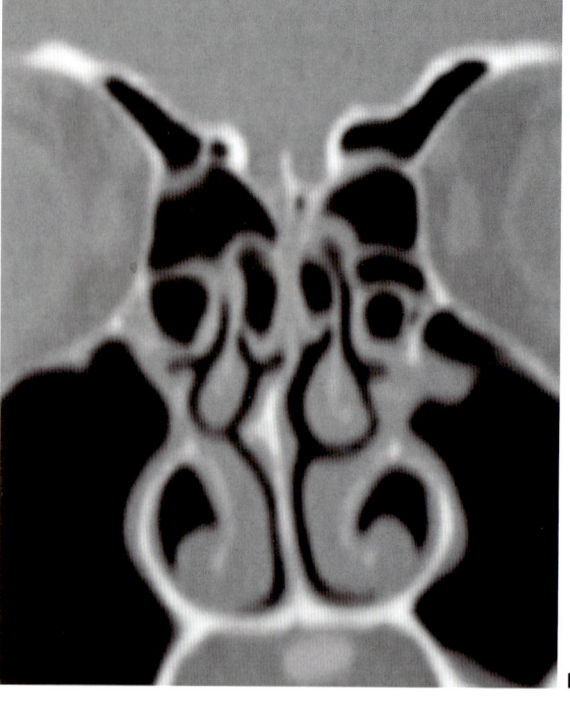

Fig. 3.**14 a, b** TCs de pacientes com obstrução da fenda olfatória e hiposmia, apesar de seios normais.

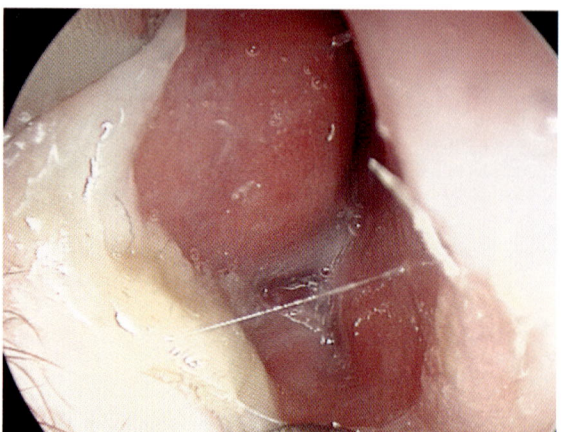

Fig. 3.**15** Edema e secreção em um paciente com rinossinusite aguda.

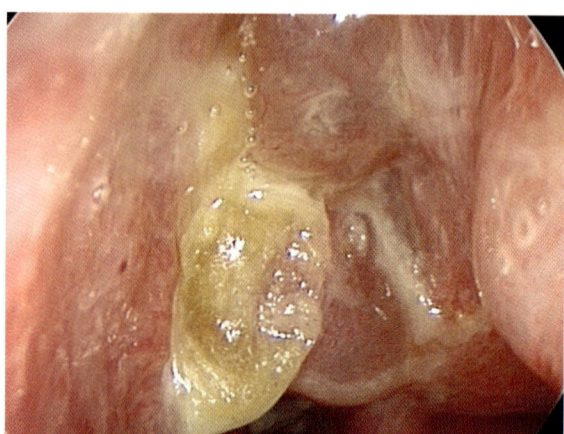

Fig. 3.**16** Pacientes com polipose que têm mucopus tendem a ter sintomas de dor coexistentes.

Crostas

Formação de crostas é um sintoma relativamente incomum em pacientes que não se submeteram a cirurgia nasal. Ela normalmente é secundária a uma perfuração septal ou uma doença granulomatosa, como granulomatose de Wegener ou sarcoidose (Jennings *et al.*, 1998; Fergie *et al.*, 1999; Jones, 1999b). É um sintoma que deve fazer você tomar nota imediatamente e pensar em diagnósticos outros que não rinossinusite alérgica ou infecciosa (Fig. 3.**17 a, b**).

Sangramento

Muco tingido de sangue é um sintoma preocupante e deve alertar o cirurgião para uma possível malignidade ou processo infeccioso. Muitos pacientes que estão usando esteróides nasais tópicos apresentam algumas "manchas" intermitentes de sangue fresco quando assoam o nariz.

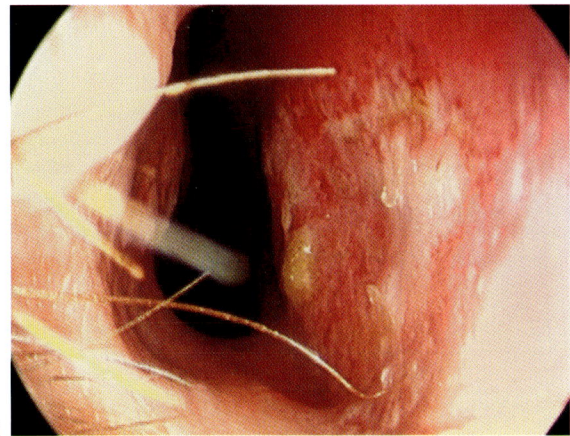 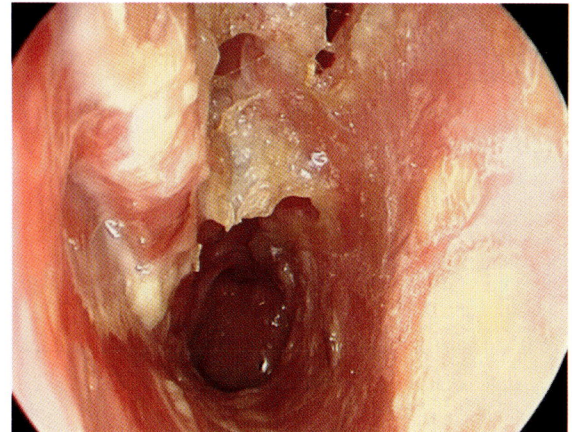

Fig. 3.**17 a** Secura e formação de crostas devidas a repetida manipulação do nariz. **b** Os aspectos da mucosa vistos na granulomatose de Wegener, com granulações e crostas.

Sintomas relevantes fora do trato respiratório superior

Edema facial

Edema facial, e em particular edema da bochecha, é incomum com rinossinusite infecciosa exceto quando acompanhada por celulite periorbitária. As causas mais comuns de edema da bochecha são de origem dentária (Fig. 3.18). Em mucoceles maxilares, tumores ou quando há uma deiscência na parede do seio maxilar, sinusite aguda pode causar edema facial – mas isto é incomum. Rinossinusite infecciosa raramente causa edema da bochecha. Muitos pacientes com dor de segmento mediofacial (uma forma de cefaléia do tipo de tensão do meio da face) se queixam de que sua bochecha está inchada quando não há nenhuma anormalidade para detectar. Isto parece ser devido a uma perturbação sensitiva, e muitos destes pacientes também têm hiperestesia da pele ou dos tecidos moles da bochecha ou testa. Parece que o limiar das fibras somatossensitivas e nociceptivas está reduzido nestes pacientes.

Problemas do trato respiratório inferior

O paciente tem qualquer problema do trato respiratório inferior? Por que perguntamos isto? Porque o trato respiratório superior e o inferior estão em continuidade e compartilham muitas características – "As Vias Aéreas Unidas" (Fig. 3.19). O paciente tem asma ou bronquiectasia? Asma na infância é muitas vezes associada a evidência de hipersensibilidade tipo 1 e uma tendência a rinite intermitente, embora rinite persistente também seja comum. Pode haver uma história de alérgenos exacerbando sintomas nestes pacientes, p. ex., febre do feno, sintomas matinais com uma alergia ao ácaro de poeira doméstica, piora com animais de estimação etc.

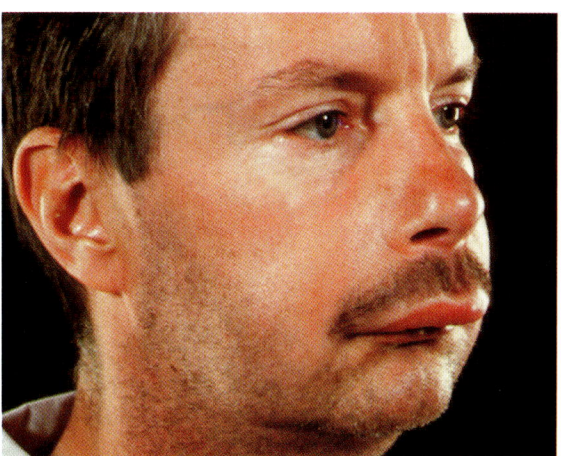

Fig. 3.**18** Bochecha inchada devido a infecção dentária – a causa mais comum.

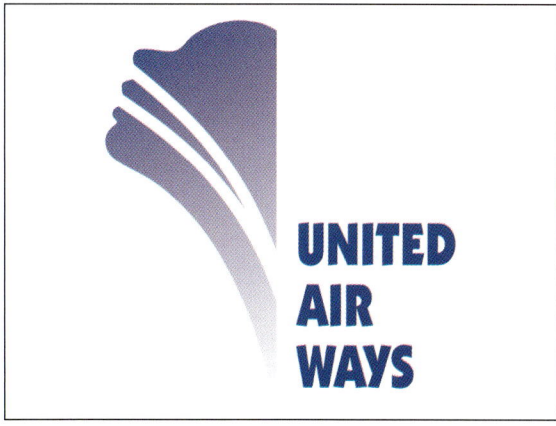

Fig. 3.**19** Um "logotipo" para enfatizar uma única via respiratória com a mucosa nasal revestindo-a até a traquéia e brônquios. As Vias Aéreas Unidas. (© Erich W. Russi, Felix H. Sennhauser, Daniel B. Simmen, Universidade de Zurique.).

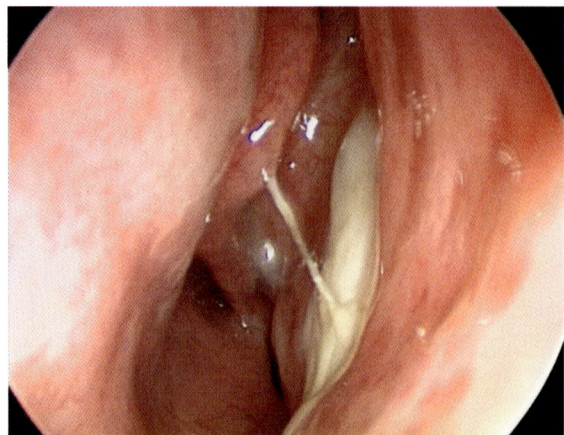

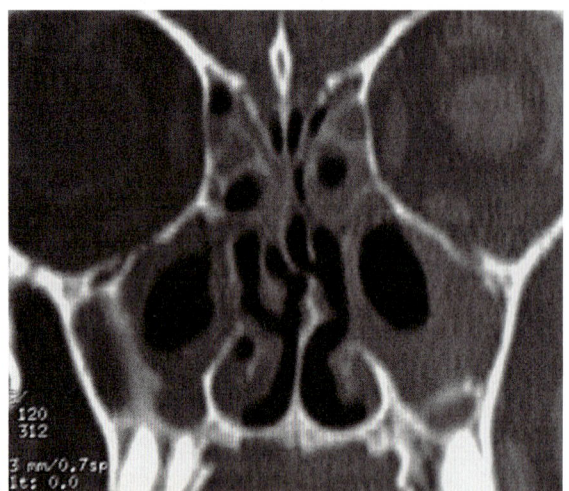

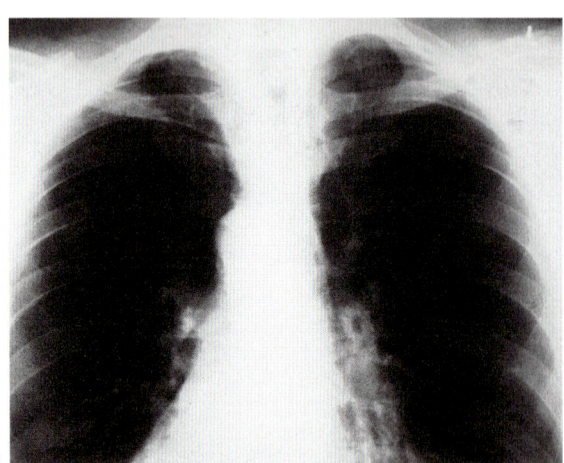

Fig. 3.**20 a** Secreções nasais purulentas em um paciente com dismotilidade ciliar. **b** TC mostrando pan-rinossinusite em um paciente com síndrome de Kartagener. **c** Dextrocardia na síndrome de Kartagener.

Os pacientes com rinite alérgica e asma na infância são muitas vezes atópicos com testes de picada cutânea positivos e níveis elevados de IgE, e diferem dos pacientes com asma de início tardio, os quais freqüentemente são negativos em testes cutâneos e negativos para IgE, e que não possuem componente estacional ou evidência de uma predisposição atópica. Em pacientes com uma história de bronquiectasia, a possibilidade de dismotilidade ciliar deve ser considerada (Fig. 3.20 a–c).

Outras infecções ou imunodeficiência

O paciente tem outras infecções ou há evidência de imunodeficiência? Ele teve qualquer um dos seguintes:

- Oito ou mais infecções de ouvido dentro de um ano?
- Duas ou mais infecções sinusais sérias dentro de um ano?
- Dois ou mais meses sob antibióticos com pouco efeito?
- Duas ou mais pneumonias dentro de um ano?
- Em um lactente, deixar de ganhar peso ou de crescer normalmente?
- Abscessos recorrentes da pele ou órgãos?
- Candidíase persistente na boca ou em outro local depois da idade de um ano?
- Necessidade de antibióticos intravenosos para remover infecções?
- Duas ou mais infecções em localizações profundas?
- Uma história familial de imunodeficiência?

Nestes pacientes, o sistema imune deve ser investigado (Cooney e Jones, 2001).

Cirurgia sinusal prévia

Ver Capítulo 2, p. 10.

O paciente está sistemicamente bem ou doente?

Se o paciente está sistemicamente enfermo e parece sentir-se doente, então considerar doença do tecido conjuntivo e em particular vasculite.

Exame

O exame fornecerá informação objetiva para suportar ou lançar dúvida sobre o diagnóstico provisório que pode ser feito com base na história. Endoscopia nasal rígida é valiosa para avaliar o revestimento do nariz e do meato médio, bem como aquele no recesso esfenoetmoidal (Fig. 3.21). Se a endoscopia nasal for normal, o cirurgião deve ser muito cauteloso em atribuir quaisquer sintomas à rinossinusite. Se o paciente disser que está atravessando um período bom e que esta não é uma época representativa, então é aconselhável vê-lo quando estiver sintomático, para confirmar que a rinossinusite é a causa do seu problema. A maioria dos pacientes com rinite alérgica tem alterações mucosas limitadas à concha inferior, mas alguns terão edema mais generalizado e este aspecto endoscópico deve ser interpretado à luz dos seus sintomas. Pacientes com asma de início tardio e rinite têm doença mucosa mais generalizada afetando o revestimento da sua via aérea nasal. É necessário mais pesquisa para melhorar nossa compreensão sobre a patogênese da rinossinusite associada a asma de início tardio. É importante procurar as granulações associadas a granulomatose de Wegener ou sarcoidose, uma vez que a cirurgia não ajudará pacientes com estas condições. Verificar se não há nenhum desvio da órbita, o qual pode ocorrer com uma mucocele (Beasley e Jones, 1995 b; Muneer *et al.*, 1998).

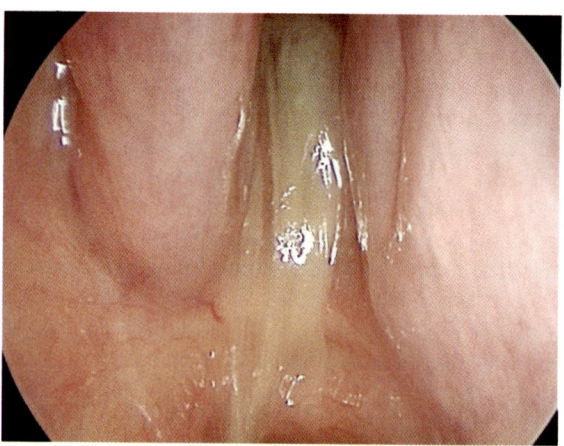

Fig. 3.**21** Endoscopia nasal mostrando mucopus escorrendo para fora do seio esfenoidal.

Investigações

Testes de picada cutânea *(prick-tests)* são úteis para determinar se uma pessoa tem uma rinite alérgica, e para demonstrar que sua resposta a alérgenos é parcial ou totalmente responsável pelos seus sintomas (Fig. 3.**22 a, b**). Isto pode ajudar a motivar um paciente a obedecer ao tratamento e considerar a evitação de alérgenos. Testes de IgE total ou específica são menos específicos mas podem ajudar a sustentar um diagnóstico em pacientes que estão sob anti-histamínicos ou esteróides ou nos quais um *prick-test* não é útil, p. ex., no dermatografismo.

É útil usar um teste de *peak flow* em adultos e crianças. Até 20% dos pacientes com rinite alérgica têm asma, e em alguns pacientes a asma coexistente pode não ter sido diagnosticada previamente (Fig. 3.**23**).

Investigações imunológicas são apropriadas em pacientes que têm os sinais de advertência já mencionados anteriormente neste capítulo (ver p. 30). As investigações devem incluir um hemograma completo e leucocitograma diferencial, e concentrações totais de imunoglobulinas IgG, IgA e IgM.

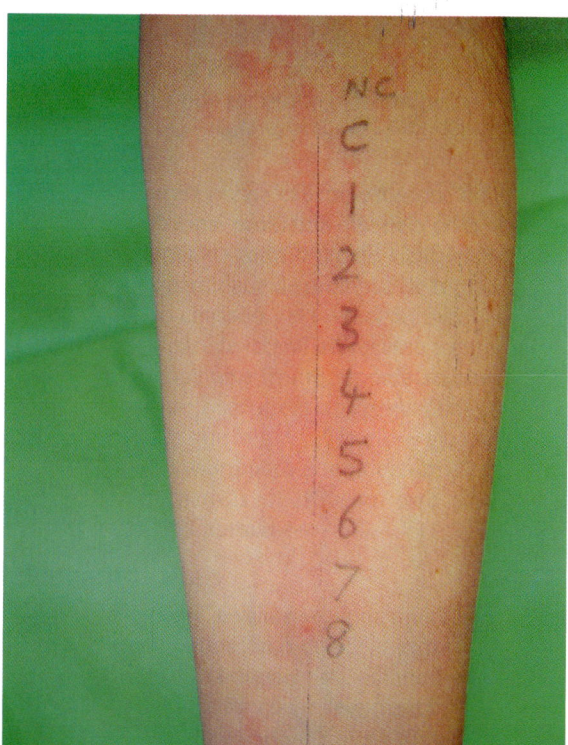
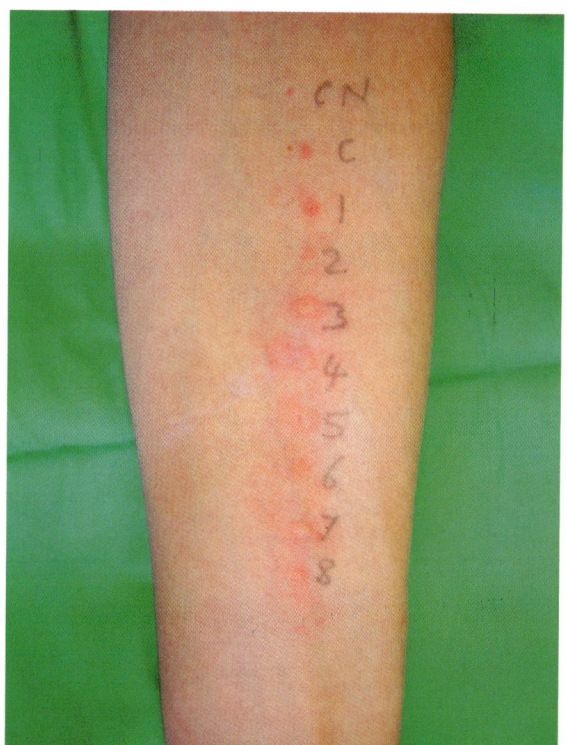

Fig. 3.**22 a** *Prick-test* positivo para duas espécies de alérgenos de ácaro de poeira doméstica. **b** *Prick-test* positivo para uma variedade de alérgenos inalados.

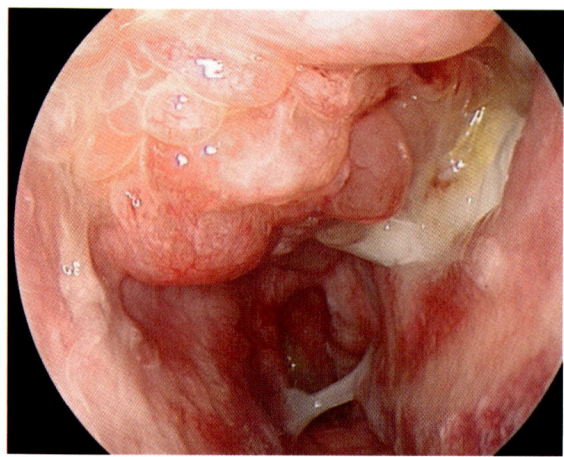
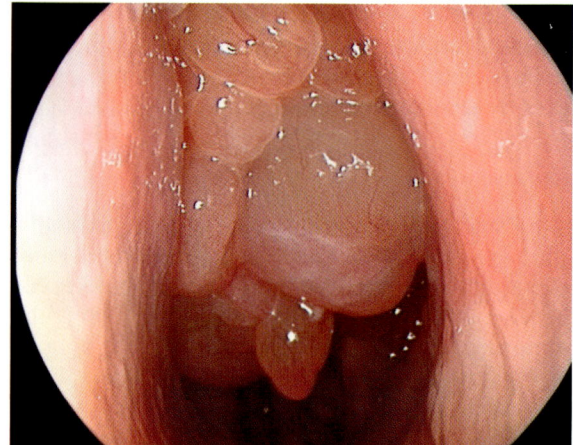

Fig. 3.**29 a, b** Um paciente com polipose recorrente após cirurgia prévia que tinha uma infecção coexistente e respondeu ao tratamento antibacteriano e esteróides nasais tópicos.

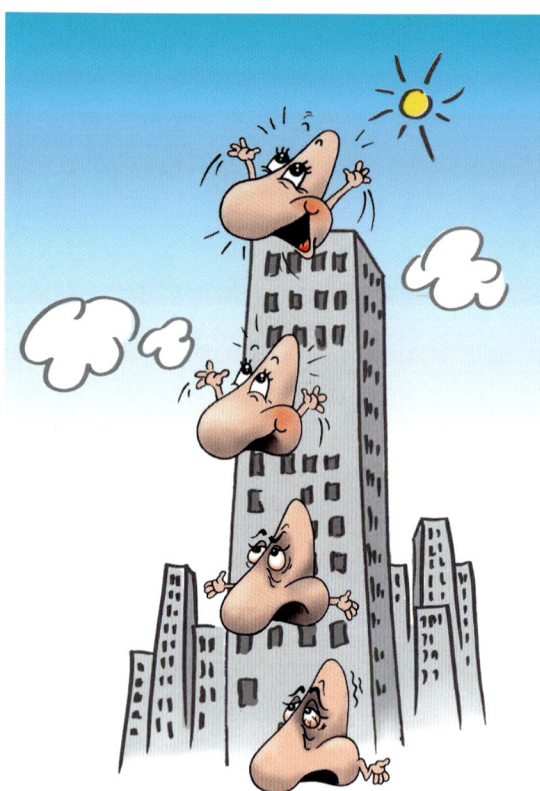

Fig. 3.**30** Arranha-céu que ilustra os níveis de sucesso do tratamento. Nós usamos esta ilustração ao discutir opções de tratamento com os pacientes.

A razão para usar esteróides orais na polipose nasal é reverter alterações da mucosa quando outras medidas falharam (Fig. 3.31 a, b). Normalmente, esteróides nasais tópicos, juntamente com evitação de alérgenos e anti-histamínicos, controlarão os sintomas. Entretanto, um pequeno grupo de fato tem sintomas como edema da mucosa que persistem mesmo depois que eles cumpriram o tratamento por mais de 8 semanas. Isto é mais comum em pacientes não-alérgicos, particularmente aqueles com asma de início tardio. Sob estas circunstâncias, esteróides orais podem reverter o edema da mucosa, mas o grau de sucesso varia, do mesmo modo que a duração da melhora.

As razões para usar esteróides orais na rinossinusite com polipose nasal são:

- Reduzir a massa de pólipos, possibilitando acesso para os esteróides tópicos.
- Determinar a extensão da "reserva olfatória".
- Ajudar pré-operatoriamente a reduzir a inflamação da mucosa.

Na maioria dos pacientes, o efeito de uma experiência de esteróides orais dura apenas algumas semanas e, apesar do tratamento de manutenção com esteróides tópicos, seus sintomas retornam. Nestes pacientes, a cirurgia pode ajudar se obstrução ou hiposmia forem seus sintomas principais, embora seja vital que o paciente esteja consciente de que a cirurgia não é uma "cura" para sua doença da mucosa. Se for planejada a cirurgia, uma série adicional de esteróides pré-operatórios reduzirá o sangramento e a quantidade de cirurgia requerida. Ao possibilitarem que mais mucosa seja preservada, particularmente na fenda olfatória, aderências serão minimizadas e a recuperação pós-operatória será melhorada, uma vez que a recuperação ciliar será melhor.

Uma dose de 40–70 mg (dependendo da massa corporal) de prednisolona com o desjejum durante 4–7 dias é recomendada como meio de maximizar o componente antiinflamatório do tratamento clínico da polipose nasal em pacientes com rinite alérgica ou rinite não-alérgica acentuadas, quando outros tratamentos falharam ou no período pré-operatório imediato.

É importante verificar se não há contra-indicações (diabete, cardiopatia, úlcera gástrica ou duodenal, osteo-

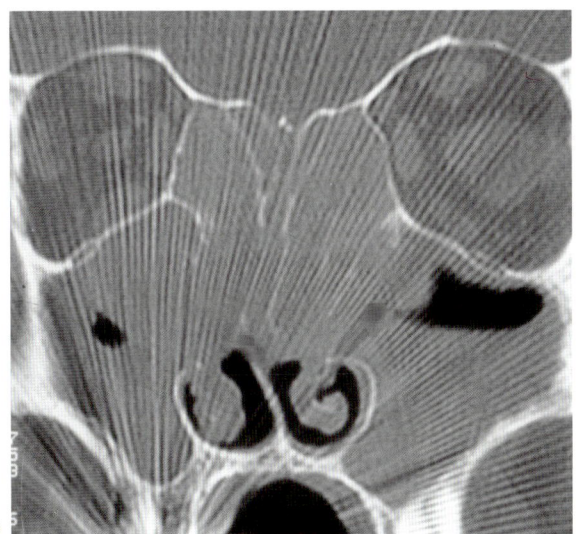 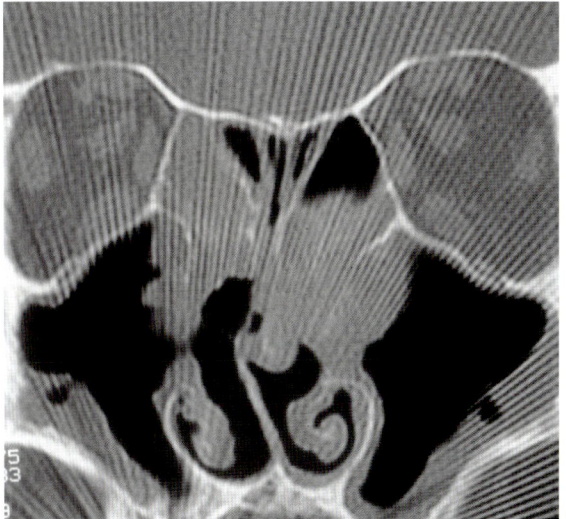

Fig. 3.**31 a, b** Imagens de TC mostrando o efeito de uma série de esteróides orais na polipose. **a** Antes, **b** depois.

porose etc.). Os pacientes devem ser avisados dos efeitos colaterais potenciais: os pacientes às vezes tornam-se excitados ou muito ativos, alguns se tornam deprimidos; os esteróides devem ser suspensos se causarem indigestão ou dor de estômago. A possibilidade de raras complicações, como necrose da cabeça do fêmur ou colapso vertebral, deve ser mencionada (Fig. 3.32).

■ Otimização da cronologia da cirurgia

É importante não somente maximizar o tratamento clínico pré-operatório a fim de ver quanto a doença do paciente pode ser revertida por meios clínicos. É valioso continuar este tratamento sem interrupção até o momento da sua cirurgia potencial. Isto torna a cirurgia mais fácil e reduz o sangramento peroperatório, o que ajuda a visibilidade e reduz o risco de complicações peroperatórias (Fig. 3.33 **a, b**). Reduz a possibilidade de formação de aderências e ajuda o cirurgião a preservar mucosa. Isto é particularmente importante na área olfatória, onde é vital preservar tanta mucosa olfatória quanto possível (Fig. 3.34 **a, b**). A falha em controlar por completo a doença do paciente com tratamento clínico não significa que ele deve ser abandonado no ponto em que você o programa para cirurgia.

Tratamento clínico máximo demonstra muitas vezes ao paciente e ao cirurgião a quantidade de reserva ou potencial olfatório que há disponível. Entretanto, muito freqüentemente, o benefício dos esteróides sistêmicos para a capacidade de olfato do paciente é de curta duração. O cirurgião está então em uma boa posição para explicar ao paciente que ele necessita de cirurgia em conjunção com o tratamento clínico para prover benefício em longo prazo (Fig. 3.35). Se o sentido do olfato do paciente deixar de retornar depois de uma série de esteróides e ele tiver feito cirurgia nasal prévia, isso pode significar que a sua mucosa olfatória já foi re-

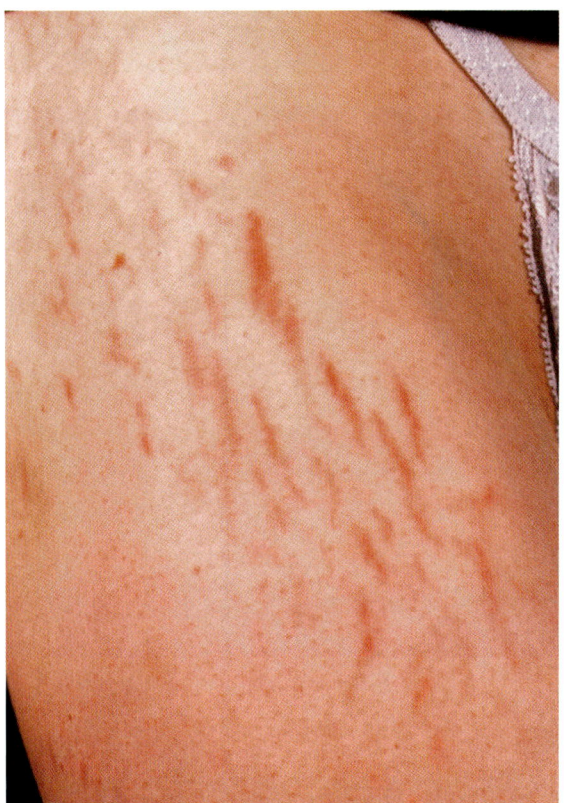

Fig. 3.**32** Estrias na coxa após esteróides orais e excesso de gotas nasais de betametasona.

movida, de modo que então é aconselhável ser cauteloso quanto a dizer se cirurgia adicional ajudará o seu sentido do olfato.

Se um paciente tiver pólipos nasais graves, particularmente mediais à concha média, é valioso dar-lhe uma série pré-operatória de esteróides orais para reduzir a quantidade de intumescimento da mucosa, contanto

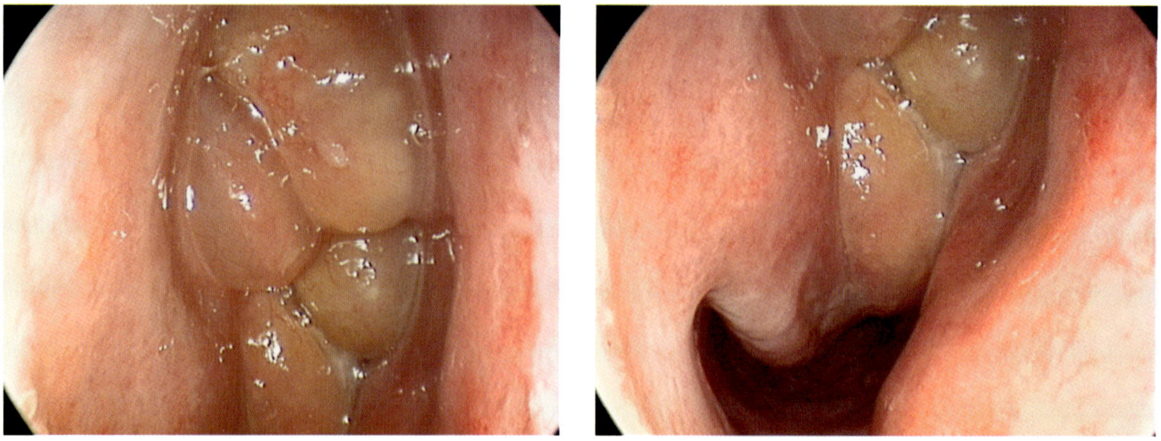

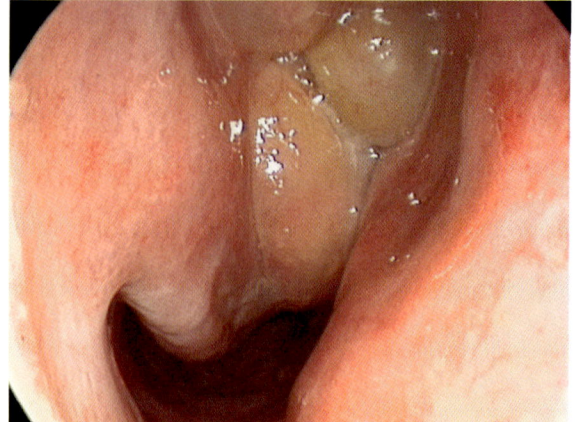

Fig. 3.**33** Pólipos nasais **a** antes e **b** depois de esteróides orais imediatamente antes da cirurgia.

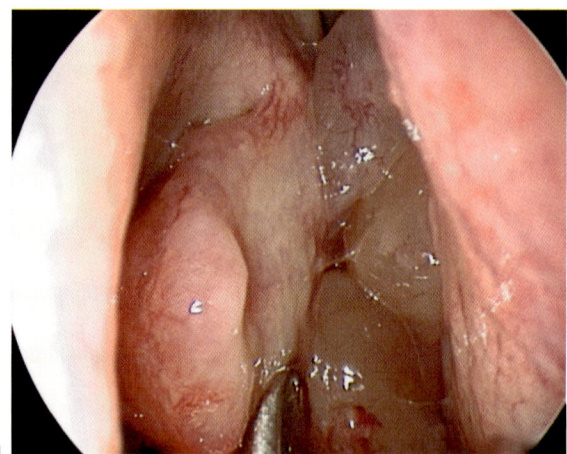
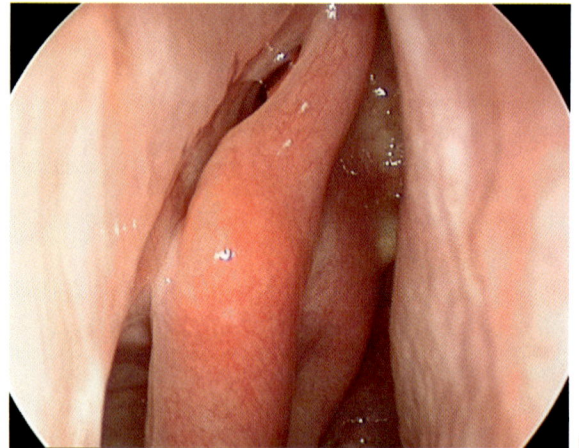

Fig. 3.**34** Pólipos na fenda olfatória **a** antes e **b** depois da cirurgia. Os pólipos não foram removidos medialmente à concha média. Eles responderam à abertura da fenda e a esteróides nasais tópicos.

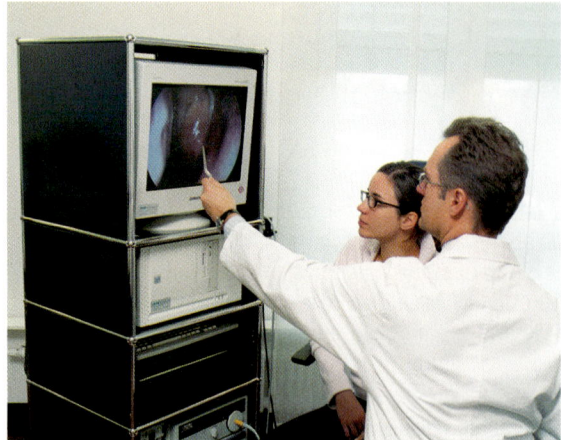

Fig. 3.**35** É vital explicar ao paciente o que pode ser obtido realisticamente.

que não haja contra-indicações (Fig. 3.**36 a–d**). Isto habilitará o cirurgião a preservar tanta mucosa olfatória quanto possível.

Uma perda de mucosa em espessura total resulta em cura por segunda intenção e encrostamento que dura até um ano para que a mucosa com cílios se regenere (Fig. 3.**37**). Se a mucosa for relativamente sadia no momento, é mais fácil preservá-la e remover o osso, que possibilitará que os seios fiquem abertos, embora com a mucosa que é sobrejacente a estes segmentos de osso. A finalidade da cirurgia não é desnudar o osso de mucosa. Osso exposto pode causar um dolorimento grave, detestável, importuno, devido a osteíte (parecida com um "alvéolo seco" depois de uma extração dentária), com dor durando 10 dias – outra razão para preservar mucosa. Leva 3 meses para os cílios retornarem à mucosa parcialmente desnudada, e o paciente terá que continuar lavando-a durante este período para reduzir ao mínimo o encrostamento e a estagnação de muco.

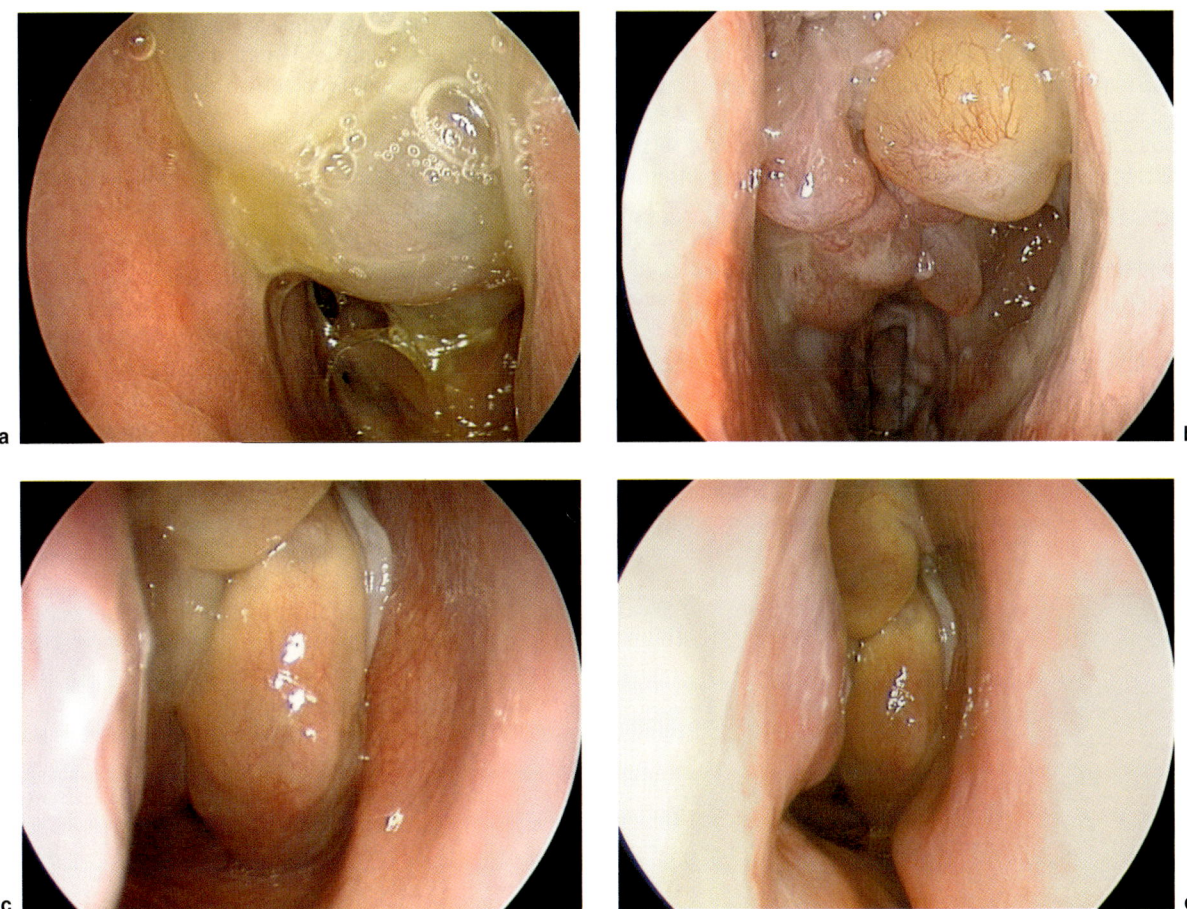

Fig. 3.**36 a, b** O efeito de esteróides orais pré-operatórios. Com pólipos menos inflamados o sangramento e o potencial de complicações são reduzidos em virtude da visibilidade melhorada. **c, d** Um caso diferente antes e depois de esteróides orais.

É judicioso não partir para cirurgia quando um paciente desenvolveu, ou acabou de ter, uma infecção do trato respiratório superior, uma vez que a quantidade de sangramento será aumentada e o risco de desenvolver uma infecção torácica também será aumentado.

Em suma, nós aconselharíamos operar os pacientes quando sua mucosa estiver tão sadia quanto for possível conseguir por meios clínicos.

Lembrar:

- Qualquer cirurgião pode operar; um bom cirurgião opera o paciente certo no momento certo.
- Só operar quando for provável resultar em benefício substancial para o paciente.

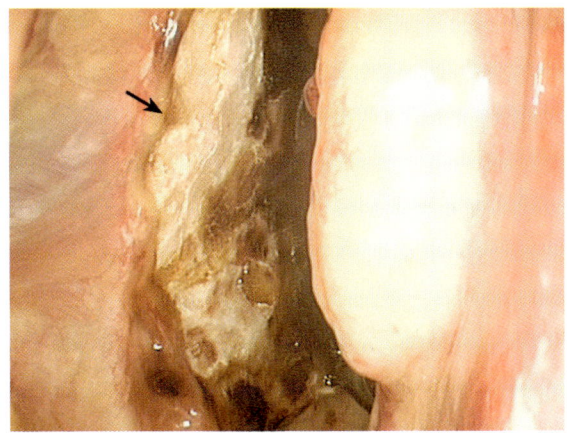

Fig. 3.**37** Formação de crostas sobre uma área de osso exposto (seta) onde a espessura total da mucosa foi perdida.

4 Por quê?
Objetivos da Cirurgia nos Pacientes com Rinossinusite

■ Porque a cirurgia pode ajudar a mucosa doente

A cirurgia em pacientes com rinossinusite pode ter diversos objetivos. Estes objetivos dependem muito da natureza da patologia subjacente (Tabela 4.1; Fig. 4.1 a, b):

- Abrir os óstios dos seios para ajudar a restaurar a função mucociliar.
- Remover tecido doente para aliviar os sintomas de obstrução nasal.
- Ajudar a aplicação e a distribuição do tratamento nasal tópico a qualquer mucosa doente, e em particular aos seios paranasais.
- Reduzir a área de superfície da qual se origina a mucosa doente, p. ex., polipose.
- Abrir a fenda olfatória para melhorar o sentido do olfato.
- Remoção de tecido doente nas lesões nasais benignas (o tratamento do papiloma invertido necessita obedecer a requisitos).
- Remoção de material estranho dos seios: p. ex., uma raiz dentária no seio maxilar, aspergilose saprofítica.
- Reduzir o contato mucosa-mucosa: este é considerado por alguns como um fator na etiologia da polipose. Remover áreas de contato também melhora a limpeza mucociliar.
- Remoção de variações anatômicas ósseas que estão causando obstrução da via aérea, p. ex., uma concha bolhosa muito grande.

Entretanto, é importante enfatizar que muitas condições nasais e dos seios paranasais são devidas a doença da mucosa que é associada à regulação para cima e a produção de mediadores inflamatórios ou uma imunidade reduzida. Pode haver uma predisposição genética, p. ex., atopia e rinite alérgica, ou em alguns casos uma imunodeficiência hereditária; porém em muitos há alterações inflamatórias que estão precariamente compreendidas, p. ex., asma de início tardio e polipose.

■ Fundamentos lógicos e objetivos da cirurgia em condições específicas

Razões para cirurgia em condições específicas outras que não rinossinusite são mais simples e encontram-se discutidas a seguir.

Patologia desconhecida/biópsia
- Histologia é vital a fim de fazer o plano certo de tratamento (Diamantopoulos e Jones, 2000) (Fig. 4.2 a, b).

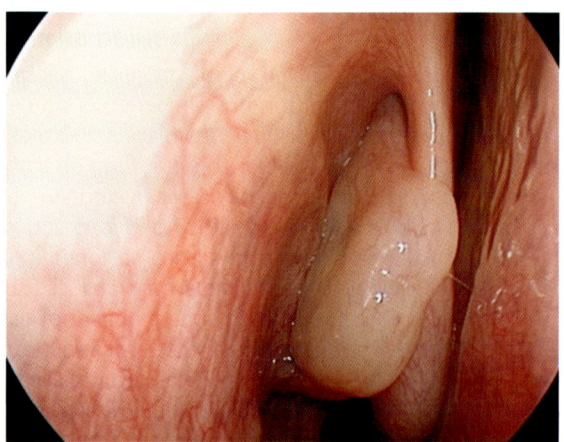
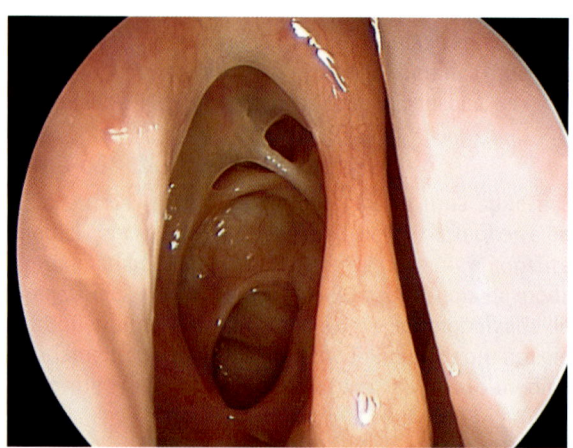

Fig. 4.1 a Vista pré-operatória e b pós-operatória depois de uma esfenoetmoidectomia – isto ilustra muitos dos objetivos listados.

Tabela 4.1 Objetivos da cirurgia na rinossinusite crônica

Patologia	Objetivos	Expectativas realísticas para cada categoria de sintoma
Rinossinusite bacteriana crônica (resistente ao tratamento clínico)	Melhorar limpeza mucociliar e aeração dos seios; possibilitar lavagem (Stammberger, 1986)	• *Obstrução:* Melhora • *Olfato:* Perda parcial muitas vezes é corrigida • *Muco:* Com muco. Torna-se claro mas pode não cessar • *Pressão ou dor:* Pode ser melhorada se houver uma boa associação aos sintomas acima, se houver exacerbações com episódios purulentos, e se a dor for menor quando o muco não está mais purulento depois de antibióticos
Rinossinusite bacteriana aguda recorrente (verificar se genuína, melhor presenciar pelo menos um episódio e confirmar com endoscópio)	Melhorar limpeza mucociliar e aeração dos seios, e alterar o ambiente para torná-lo menos favorável para patógenos	• *Obstrução:* Não é um sintoma associado • *Olfato:* Não é um sintoma associado • *Muco:* Não é um sintoma associado • *Pressão ou dor:* Pode ser melhorada, mas seja cauteloso, uma vez que muitos tipos de dor e pressão faciais não são devidos a rinossinusite. É melhor dispor de boa evidência objetiva na endoscopia ou TC (mesmo então, uma em três pessoas assintomáticas tem alterações na TC)
Rinossinusite fúngica (micetoma, forma não-alérgica, não-invasiva de aspergilose)	Melhorar limpeza mucociliar e aeração dos seios, e alterar o ambiente para torná-lo inadequado para patógenos	• *Obstrução:* Se houver polipose, cirurgia ajudará • *Olfato:* Se associado a polipose, ajudará • *Muco:* Uma das poucas condições nas quais cirurgia geralmente reduz a produção de muco • *Pressão ou dor:* É incomum que dor ou pressão sejam características de qualquer forma de infecção fúngica
Polipose idiopática (inflamatória "simples")	Diminuir massa de mucosa doente; reduzir área de superfície da mucosa; melhorar acesso para lavagem e tratamento nasal tópico	• *Obstrução:* Melhora, retorno dos sintomas em média após 6 anos • *Olfato:* Normalmente citado como 70% melhor, mas freqüentemente não persiste durante > 6 meses apesar do tratamento tópico. Com abertura da fenda olfatória (ver o texto), os resultados são melhores • *Muco:* Desapontamento • *Pressão ou dor:* Infreqüentemente associadas a polipose
Polipose associada a asma de início tardio	Reduzir a área de superfície da mucosa; reduzir contato mucosa-mucosa; restaurar limpeza mucociliar; melhorar acesso para tratamento tópico	• *Obstrução:* Melhora • *Olfato:* Geralmente citado como 70% melhor mas muitas vezes durante < 6 meses. Se os seios etmoidais forem removidos para possibilitar lateralização da concha média, a melhora é superior em qualidade e duração de tempo • *Muco:* Inconstante • *Pressão ou dor:* Raramente um sintoma
Polipose associada a asma e sensibilidade a aspirina	Diminuir massa de doença e reduzir a área de superfície da qual pólipos podem originar-se	• *Obstrução:* Melhora, mas os sintomas muitas vezes por apenas 12–48 meses • *Olfato:* Desapontamento • *Muco:* Desapontamento • *Pressão ou dor:* Raramente um sintoma
Polipose associada a doença purulenta	Restaurar limpeza mucociliar, reduzir a área de superfície da mucosa, aerar os seios	• *Obstrução:* Boa • *Olfato:* Bom • *Muco:* Bom • *Pressão ou dor:* Boas
Polipose associada a fibrose cística	Diminuir massa de tecido doente; reduzir a área de superfície da mucosa; restaurar limpeza mucociliar; ajudar acesso para lavagem e tratamento nasal tópico	• *Obstrução:* Boa, mas muitas vezes durante não > 12 meses • *Olfato:* Mau • *Muco:* Nenhuma melhora – necessita lavagem regular • *Pressão ou dor:* Raramente um sintoma nesta condição

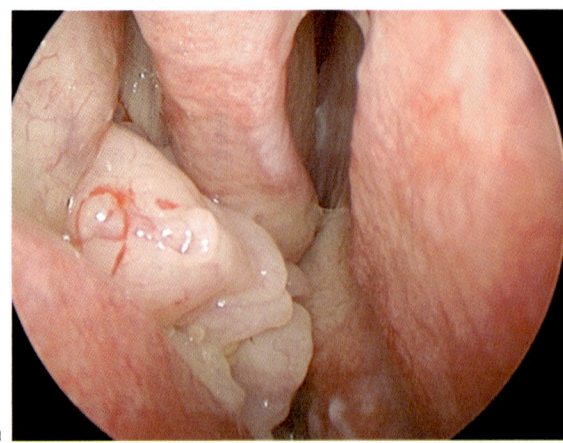
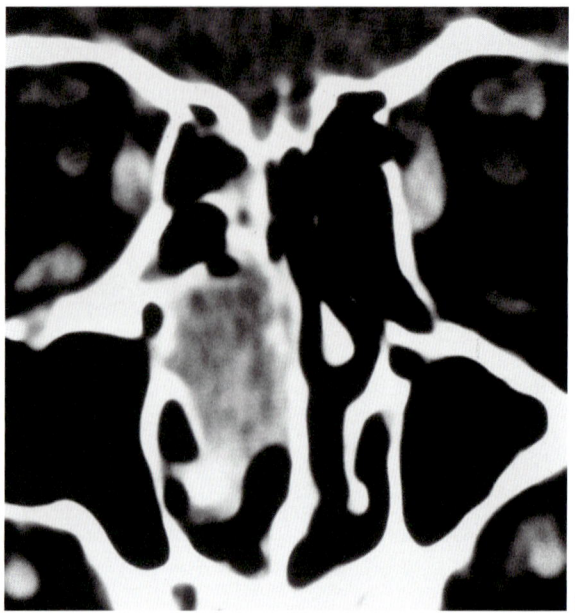

Fig. 4.2 a Um pólipo de aparência inofensiva no meato médio direito. b Uma imagem de TC do pólipo de aspecto inocente em a, o qual comprovou ser um adenocarcinoma.

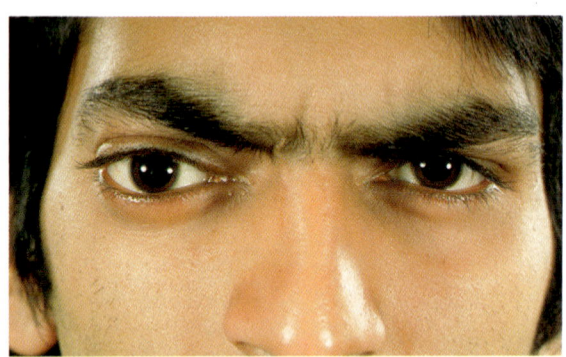
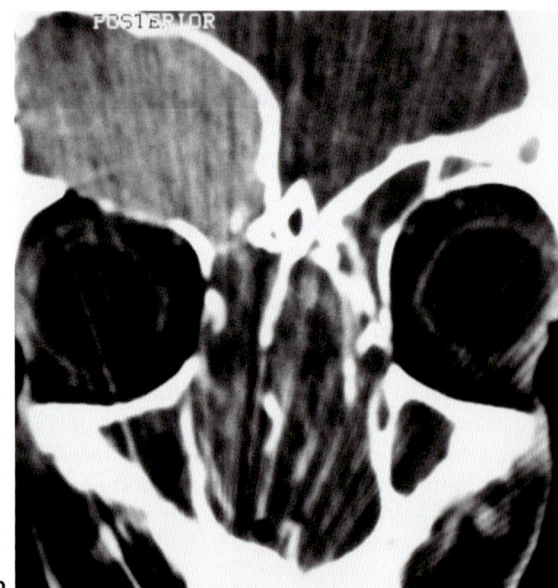

Fig. 4.3 a Vista clínica e b imagem de TC mostrando uma mucocele frontal direita.

- Acesso e visibilidade endoscópicos freqüentemente são melhores (Howard e Lund, 1993).
- Estudo da imagem de TC ajuda a definir o local para biópsia.
- Pólipos inflamatórios ocorrem em torno de uma lesão maligna – evitar tirar amostra apenas destes.
- Biópsia endoscópica é associada a menos morbidade que uma via de acesso externa em algumas circunstâncias, p. ex., a fossa pterigopalatina ou a órbita.
- Uma exceção é um angiofibroma, uma vez que suas características na RM são diagnósticas.

Mucoceles

- O objetivo principal é marsupialização e não enucleação.
- Drenagem ampla com preservação de mucosa em torno da luz (Fig. 4.3 a, b).
- Se acessível, drenagem endoscópica causa menos morbidade (Kennedy, 1994).

Pólipo antrocoanal

Remover o pólipo inteiro junto com seu pedículo e base (Fig. 4.4 a, b).

Tumores benignos e malignos

- Assegurar-se de que a ressecção total é possível endoscopicamente, ou avisar o paciente de que uma via de acesso externa pode ser necessária (Figs. 4.5 a–4.7 b).
- Acompanhamento pós-operatório endoscópico ajuda a detectar qualquer recorrência.

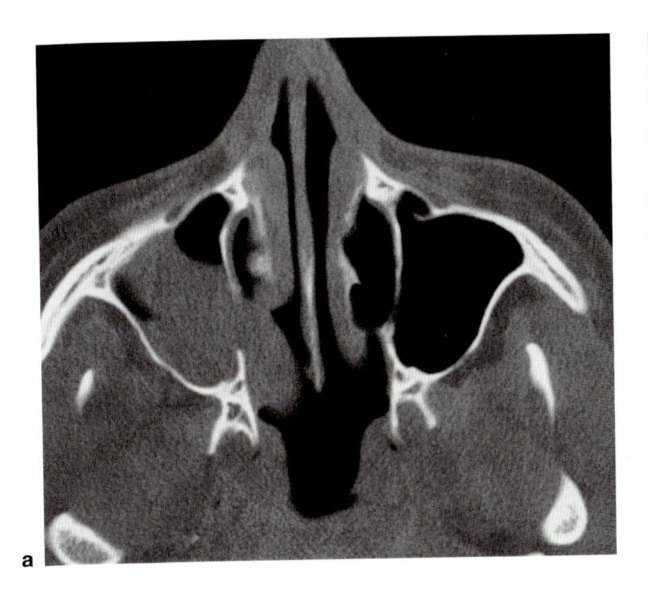

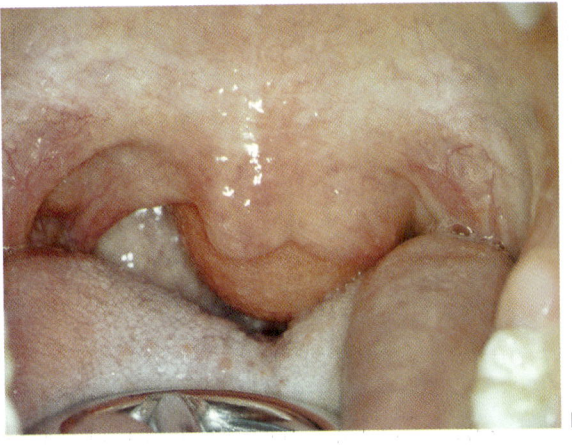

Fundamentos lógicos e objetivos da cirurgia em condições específicas ■ 43

Fig. 4.**4 a** TC axial e **b** uma vista endoscópica de um pólipo antrocoanal que se estendeu para dentro da nasofaringe e orofaringe.

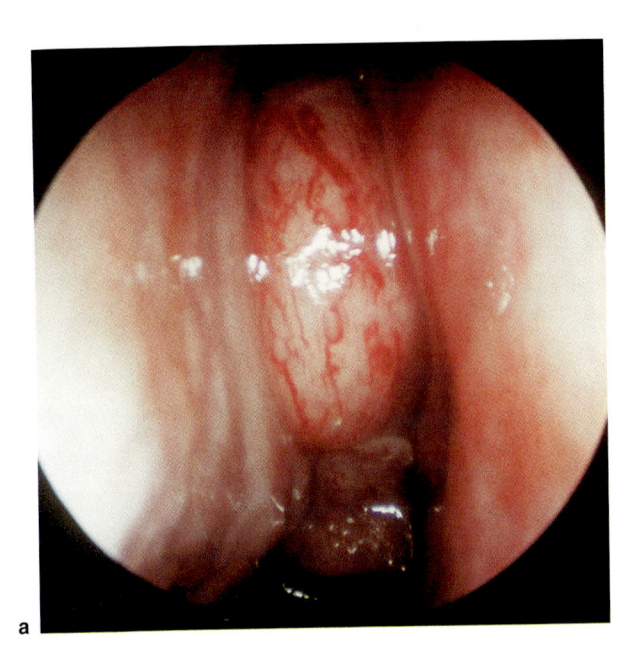

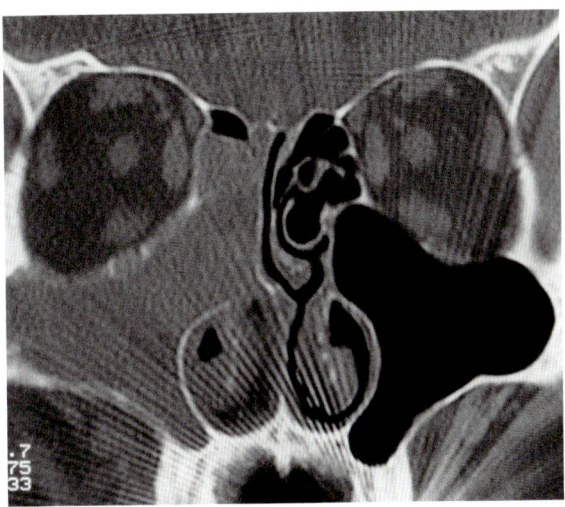

Fig. 4.**5 a, b** Adenoameloblastoma que se originou da maxila, para o qual uma rinotomia lateral pode ser necessária para completar a ressecção.

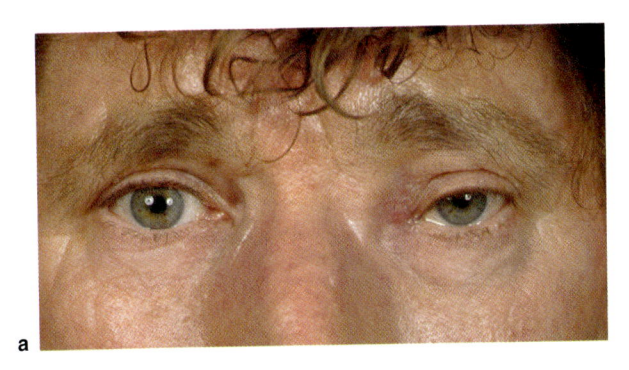

Fig. 4.**6 a, b** Linfoma da órbita esquerda que produziu também um pólipo nasal. Uma biópsia deste ajudou a fazer o diagnóstico.

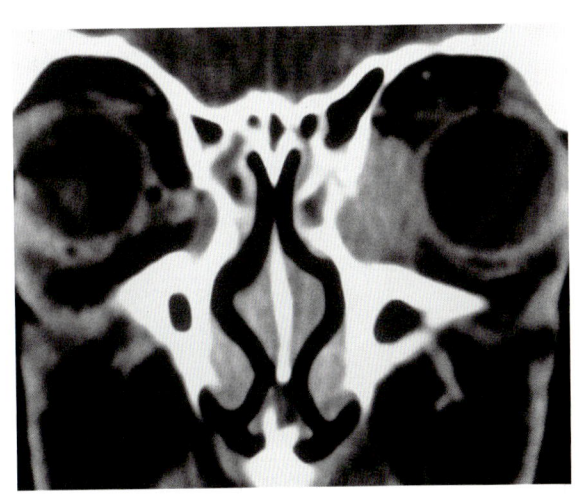

5 Como?
Procedimentos Operatórios – Uma Abordagem Segura e Lógica Passo a Passo

Este capítulo focaliza-se na técnica. À medida que o capítulo progride, o mesmo acontece com a complexidade dos procedimentos descritos, mas nós o tempo todo enfatizamos a necessidade de considerar se o cirurgião realmente necessita fazer mais ou não. O formato é deliberadamente didático, a fim de tornar clara ao leitor a extensão de cada procedimento (Fig. 5.1).

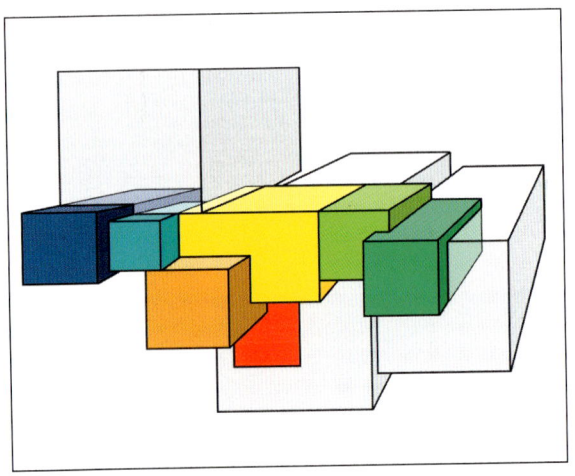

Fig. 5.1 Diagrama esquemático tridimensional para representar os compartimentos anatômicos e os passos cirúrgicos possíveis em cirurgia sinusal endoscópica.

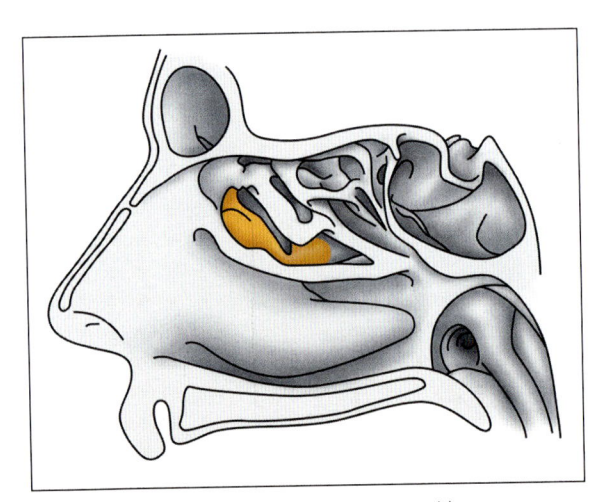

Fig. 5.2 Diagrama linear mostrando a área removida em uma infundibulotomia (uncinectomia).

■ Procedimentos

Terminologia dos procedimentos:

- Infundibulotomia (uncinectomia) ■
  ± Sinusotomia maxilar (I, II, III) ■
- Etmoidectomia anterior parcial ■ ■
- Frontoetmoidectomia ■ ■ ■
  ± Sinusotomia frontal (I, II, III), ■
- Esfenoetmoidectomia ■ ■ ■
  ± Sinusotomia esfenoidal (I, II, III) ■
- Frontoesfenoetmoidectomia ■ ■ ■ ■
  ± Sinusotomia maxilar (I, II, III) ■
  ± Sinusotomia frontal (I, II, III) ■
  ± Sinusotomia esfenoidal (I, II, III) ■
- Sinusotomia esfenoidal (I, II, III) ■

■ Infundibulotomia (uncinectomia) ■
± sinusotomia maxilar (I, II, III) ■

Terminologia e classificação

Infundibulotomia: Remoção do processo uncinado com preservação da mucosa em torno do óstio maxilar natural (Fig. 5.2). A parte superior do processo uncinado é deixada intacta se estiver fixada à base do crânio ou na concha média, a fim de evitar qualquer instrumentação próxima ao recesso frontal.

Muitas vezes parece mais fácil continuar em vez de parar, mas pergunte a você mesmo por que deveria fazer qualquer cirurgia a mais. Fazer cirurgia desnecessária aumenta não somente o sangramento mas também o risco de complicações, como formação de aderência, fístula liquórica e, em particular, lesão do recesso frontal. Este é um bom exemplo de que "menos é mais".

Sinusotomia maxilar I: O óstio maxilar natural é aumentado posteriormente em uma extensão limitada, em não mais que 1 cm. Se houver um óstio acessório, este é unido ao óstio natural (Fig. 5.3).

Sinusotomia maxilar II: Abrir a antrostomia a um diâmetro de aproximadamente 2 cm, abrindo-a posterior e inferiormente (Fig. 5.).

Sinusotomia maxilar III: A antrostomia é estendida junto ao nível da parede posterior do antro maxilar e anterior ao saco lacrimal e inferiormente até a base da concha inferior (Fig. 5.5).

Indicações

- Uma infundibulotomia como único procedimento é feita para sinusite maxilar purulenta isolada.
- Uma infundibulotomia é o primeiro passo-chave na maioria dos procedimentos para rinossinusite crônica.
- Juntar fontanelas acessórias anterior ou posterior, uma vez que é dito que se corre o risco de produzir um movimento circular de muco de um óstio para o outro, assim fornecendo um ciclo incessante que é propenso à infecção (Fig. 5.6 a–c).
- Na fibrose cística, um óstio amplo pode ajudar a irrigação local e a remoção mecânica de secreções retidas.
- Há alguma evidência de que uma sinusotomia maxilar tipo II ajuda os pacientes atópicos, uma vez que uma sinusotomia maxilar tipo I tende a fechar-se por hipertrofia da mucosa (Davis *et al.*, 1991).
- Se houver patologia do seio maxilar que exija mais acesso (sinusotomia maxilar tipo III): p. ex., um pólipo antrocoanal, no qual é importante remover a base do cisto de retenção; de outro modo, ele se formará novamente.
- Um micetoma (Fig. 5.7 a, b), corpo estranho ou problemas persistentes do seio maxilar secundários a problemas dentários que receberam tratamento, e também em doença maxilar polipóide.
- Se houver pólipos extensos dentro do seio maxilar, recomendamos usar um microdebridador ou pinça de cortar de lado a lado para diminuir o volume destes, e não desnudar a mucosa, uma vez que removê-la resultaria em cura por segunda intenção com encrostamento de longa duração ou acumulação de pus.
- Em pacientes que vão ser submetidos a cirurgia etmoidal extensa ou cirurgia dirigida para melhorar seu sentido do olfato, é necessário abrir o óstio maxilar inferiormente, de modo que quando a concha média for lateralizada para abrir a fenda olfatória, ainda seja possível ao seio drenar-se, e ao cirurgião obter acesso para conseguir inspecioná-lo (Fig. 5.8 a, b). Note que nos pacientes que necessitam que seja aberta sua fenda olfatória, a sinusotomia maxilar deve estender-se abaixo da borda inferior da concha média, de modo que ela permaneça desobstruída.

Anatomia

O processo uncinado tem a forma de um leme (Fig. 5.9); sua extensão superior pode fazer uma das seguintes:

- Fundir-se com uma célula aérea da *agger nasi* ou a parede nasal lateral para formar uma bolsa de terminação cega chamada *sulcus terminalis*.
- Inserir-se na base do crânio, formando uma projeção que pode limitar acesso anterior ao recesso frontal.
- Inserir-se na concha média e formar uma membrana que protege o recesso frontal.

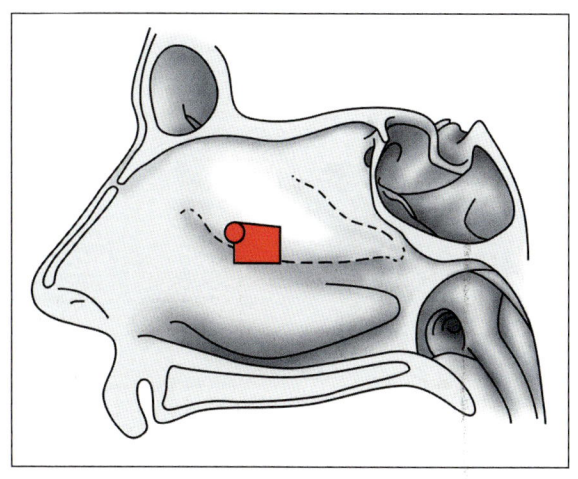

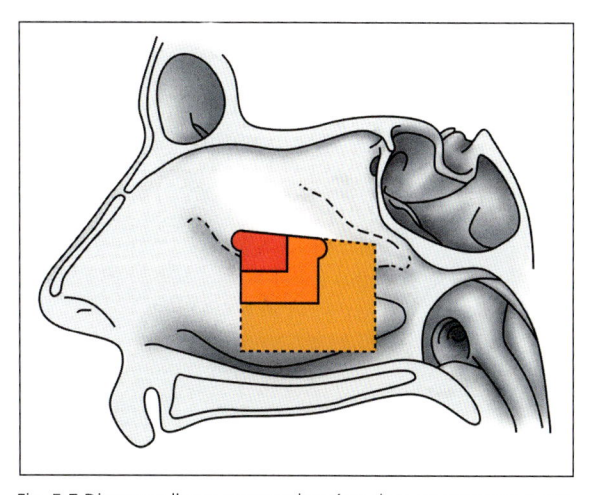

Fig. 5.**3** Diagrama linear mostrando a área de osso e mucosa a ser removida em uma sinusotomia maxilar tipo I.

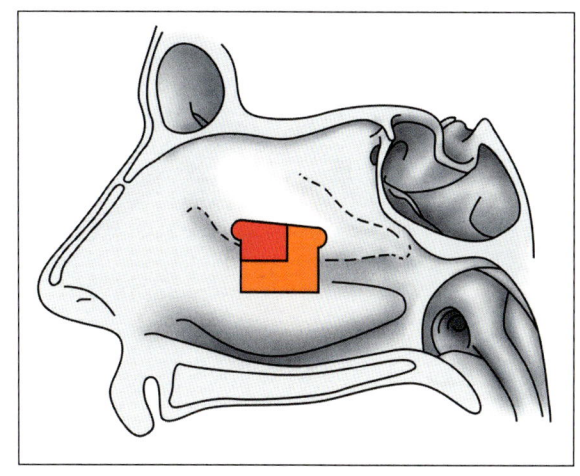

Fig. 5.**4** Diagrama linear mostrando a área de osso e mucosa a ser removida em uma sinusotomia maxilar tipo II.

Fig. 5.**5** Diagrama linear mostrando a área de osso e mucosa a ser removida em uma sinusotomia maxilar tipo III.

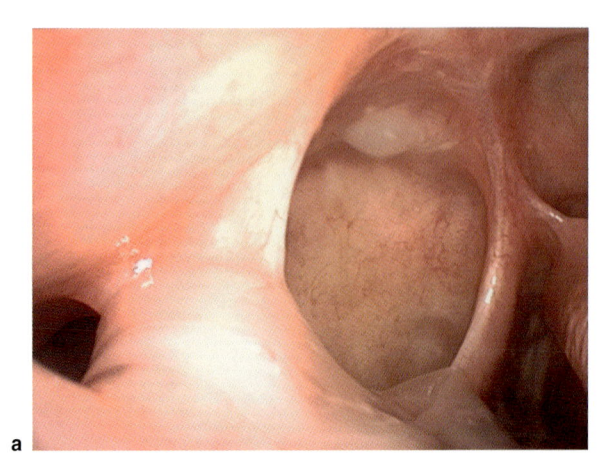

Fig. 5.**6 a** Vista endoscópica do muco circulando entre uma abertura incompleta do óstio natural anterior e um grande óstio posterior. **b** As imagens de TC coronal mostram o óstio natural obstruído e **c** o óstio posterior mais largo, afastado do óstio natural.

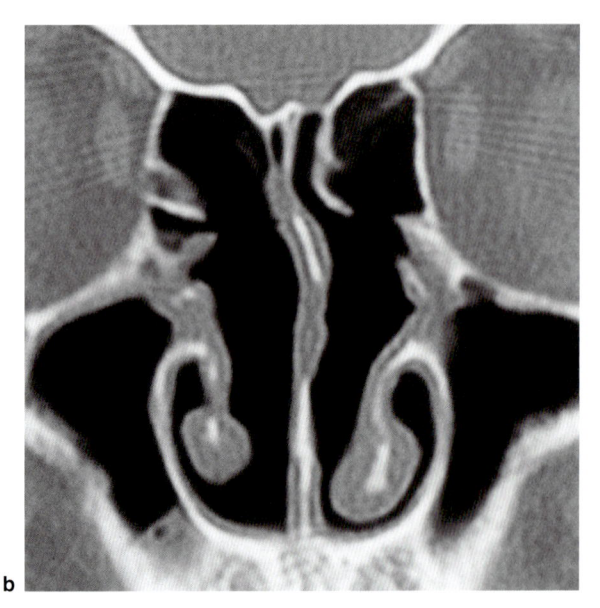

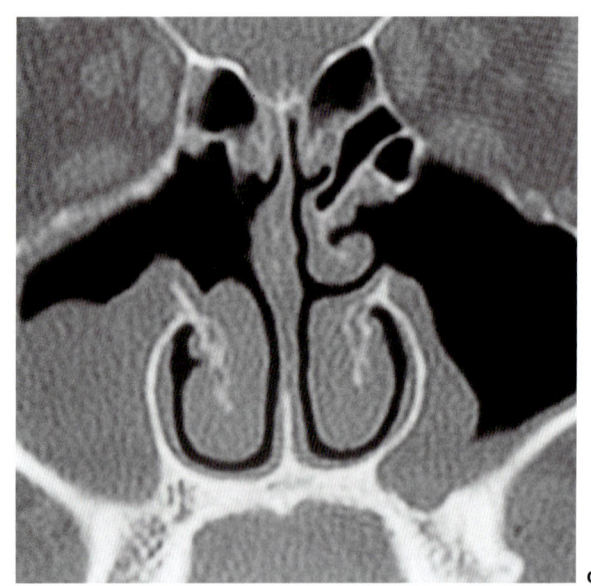

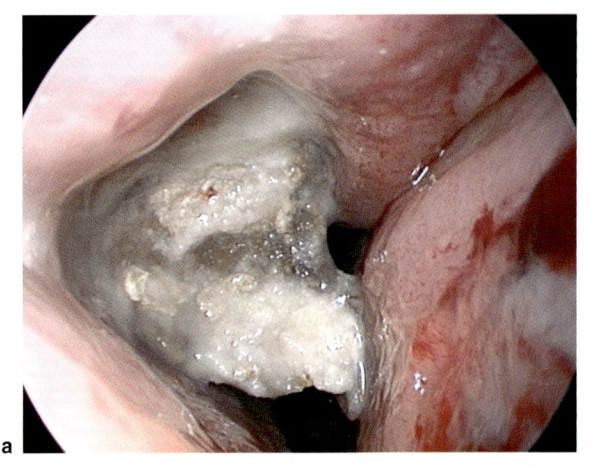

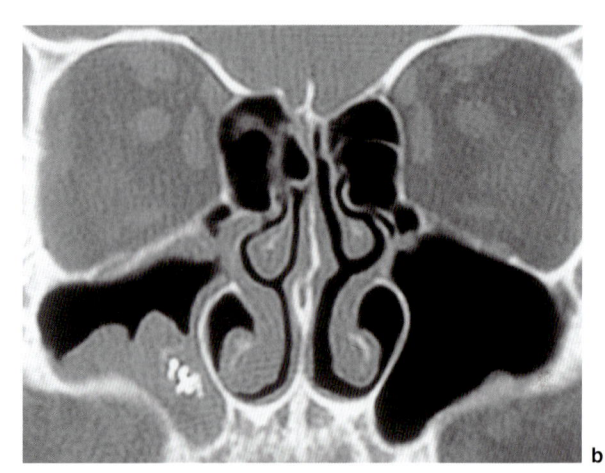

Fig. 5.**7 a** Vista endoscópica de um micetoma no seio maxilar direito. **b** Imagem de TC coronal do paciente.

Infundibulotomia (uncinectomia) ± sinusotomia maxilar (I, II, III)

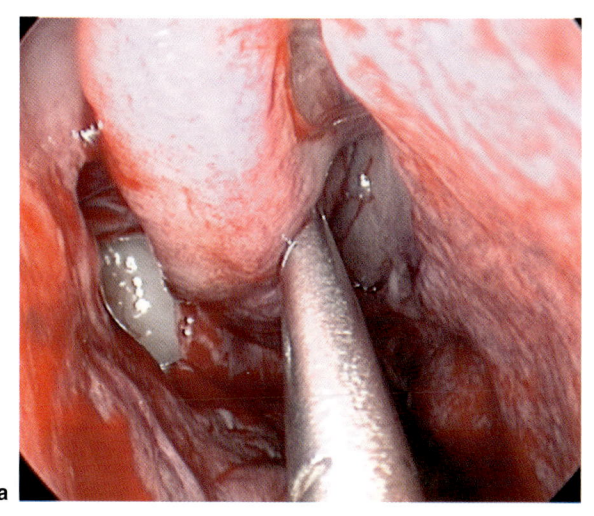

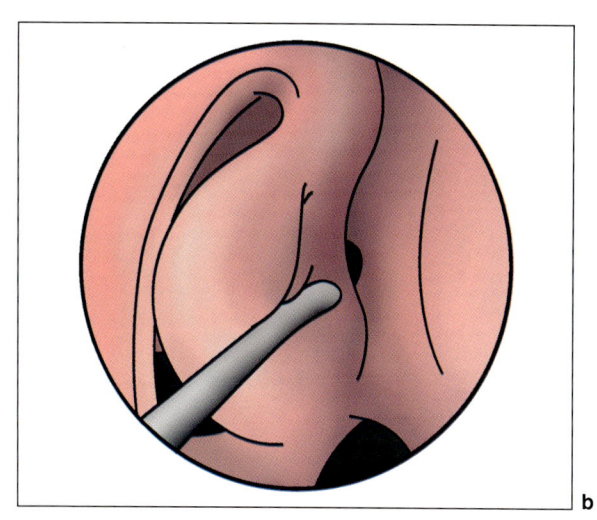

Fig. 5.**8 a** A sinusotomia maxilar é alargada embaixo da margem da concha média para ajudar a assegurar que a limpeza mucociliar possa ocorrer. **b** Diagrama linear de **a**.

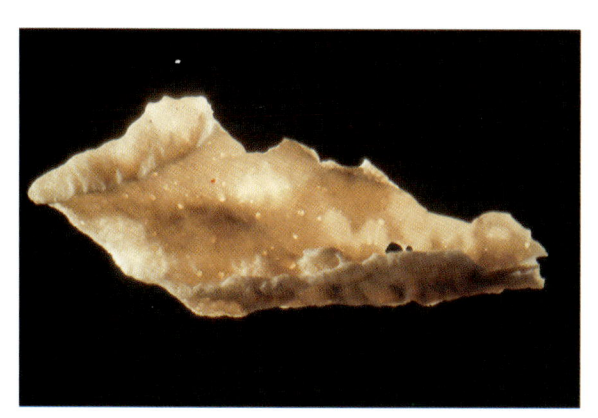

Fig. 5.**9** Um processo uncinado direito desarticulado.

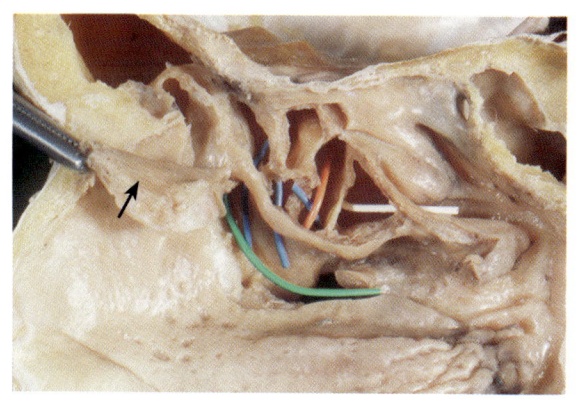

Fig. 5.**10** O processo uncinado (seta) foi levantado para a frente para revelar o óstio natural do seio maxilar. O fio verde está na posição do infundíbulo dos seios etmoidais anteriores.

O processo uncinado "protege" o óstio maxilar natural para formar um corredor semelhante a uma fenda até ele, o *infundibulum ethmoidale* (Fig. 5.10). A entrada para este corredor é o *hiatus semilunaris* (anterior), um espaço em forma de crescente na borda posterior do processo uncinado (Fig. 5.11). O processo uncinado é constituído de osso muito fino que se fixa anteriormente no osso adjacente ao ducto nasolacrimal, de modo que é importante não vir muito longe para a frente ao remover o processo uncinado. Ele se estende para cima para inserir-se na parede nasal lateral em aproximadamente 70% dos pacientes e na base do crânio ou na concha média nos 30% restantes. A inserção do processo uncinado determina se o seio frontal drena diretamente para o meato médio (tipo A) ou para o *infundibulum ethmoidale* lateral ao processo uncinado (tipo B) (Fig. 5.12).

O processo uncinado normalmente está em um plano sagital, embora pólipos no infundíbulo possam empurrar sua borda posterior medialmente. Em menos

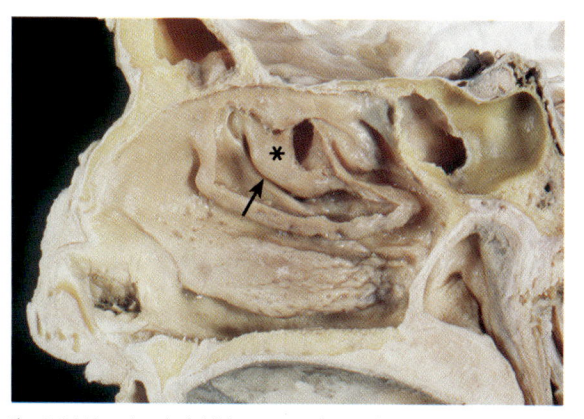

Fig. 5.**11** Uma janela foi feita na concha média para revelar a borda do processo uncinado (seta), o hiato semilunar e a bolha etmoidal (*).

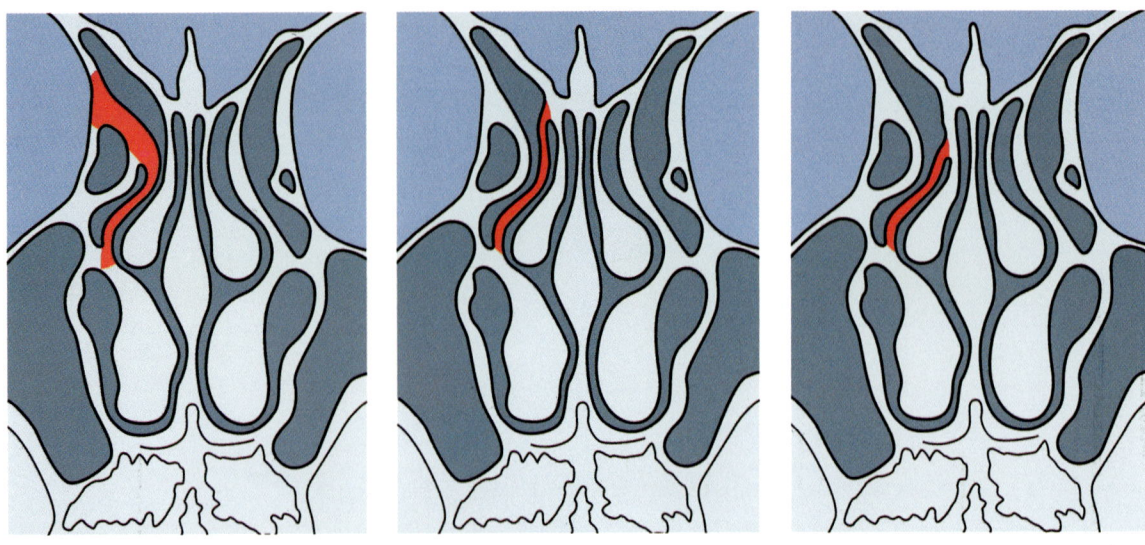

Fig. 5.**12** Esta figura mostra um processo uncinado tipo A (esquerda), com o qual o seio frontal drena diretamente para o meato médio, e os tipos B1 (centro), no qual o processo uncinado se fixa na base do crânio, e B2 (direita), no qual o processo uncinado se fixa na concha média. Ambos B1 e B2 têm o seio frontal drenando para o *infundibulum ethmoidale*.

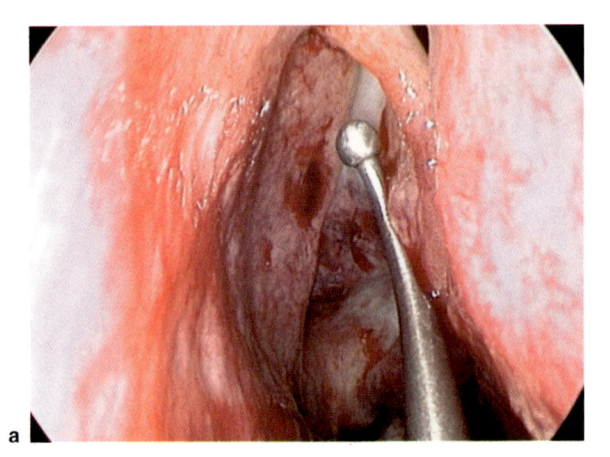

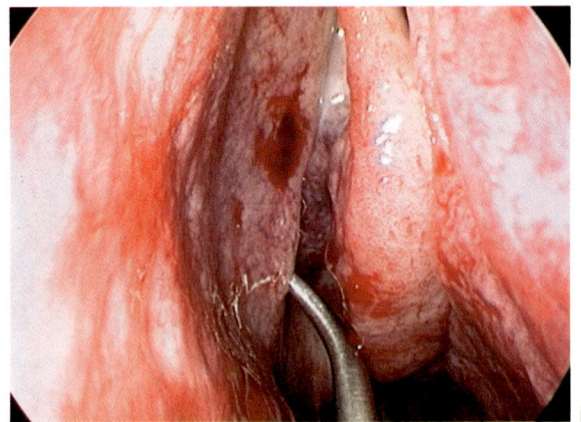

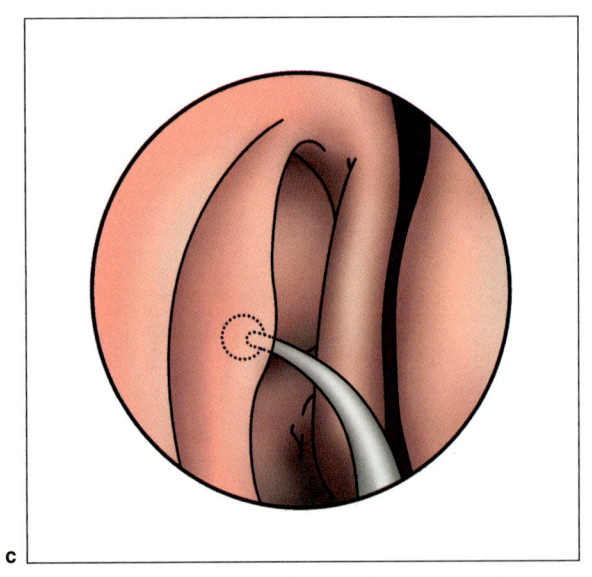

Fig. 5.**13 a–c** Palpando em torno da borda do processo uncinado com um *seeker*.

de 1% dos indivíduos sadios, ele pode ser paradoxal, curvando-se para a frente sobre si mesmo. Raramente contém uma célula pneumatizada. É muito fino e qualquer incisão através dele só necessita ter cerca de 1 mm; qualquer coisa a mais e ela poderia atravessar outras estruturas que são mais laterais a ele. Estas podem ser células aéreas etmoidais anteriores, mas em muitos pacientes não há células entre ele e a órbita. Inferiormente, está fixado na base da concha inferior, e juntos estes enchem a maior parte do defeito ósseo da parede medial do seio maxilar. O resto da parede medial do seio maxilar não possui osso e é constituído de mucosa. Ela forma as fontanelas anterior e posterior. É possível rechaçar estas áreas que consistem somente em mucosa com um aspirador em oliva curvo para ajudar a localizá-las. Um ramo anterior da artéria esfenopalatina corre na parede medial do seio maxilar e é suficientemente calibroso para, ao abrir o óstio maxilar posteriormente a 0,5 cm da parede posterior do seio maxilar, poder levar a sangramento.

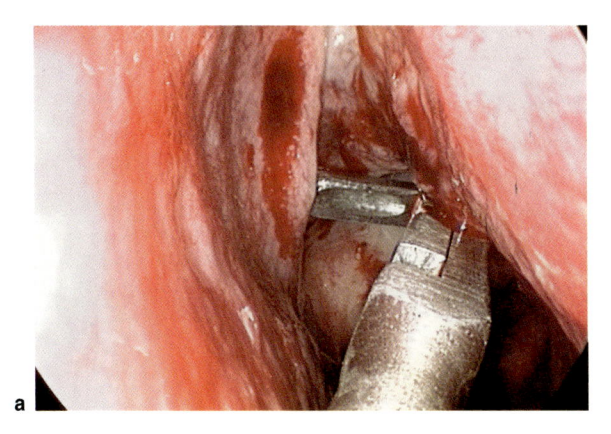

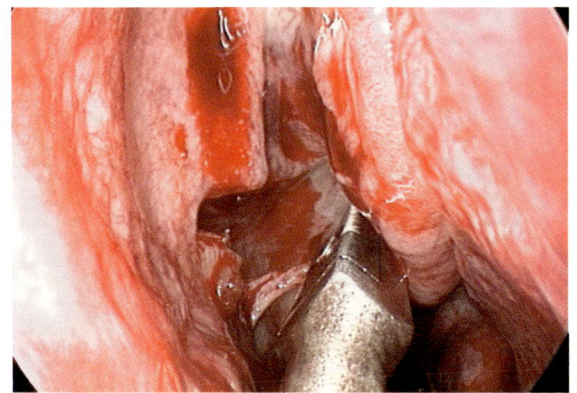

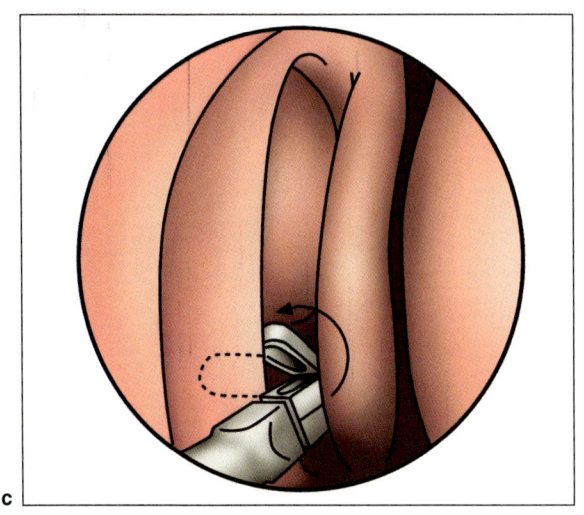

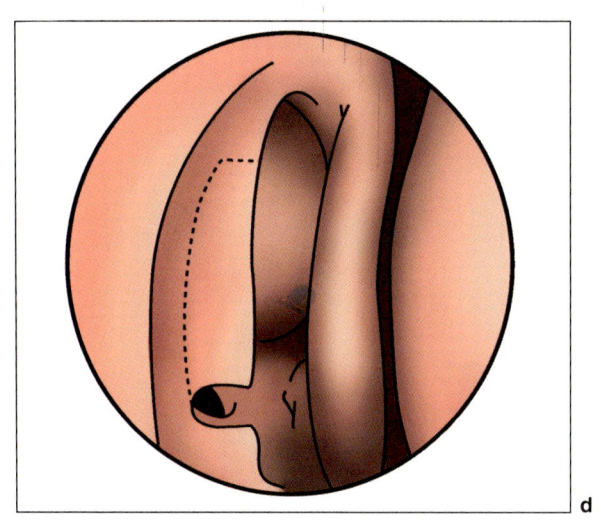

Fig. 5.**14 a–d** Uma pinça retrógrada é passada em torno da borda do processo uncinado e é tirada uma mordida horizontal inferior.

Técnica cirúrgica

É melhor avaliar os achados endoscópicos e imagens de TC coronais juntos, a fim de elucidar a posição e a inserção do processo uncinado antes de começar a cirurgia. Nós recomendamos usar um endoscópio de 0° para quase todo procedimento, exceto seio frontal. A óptica do endoscópio de 0° dá mínima distorção e isto reduz a possibilidade de o cirurgião perder sua orientação. Verificar que o seio maxilar não seja hipoplásico e se há uma grande célula infra-orbitária (célula de Haller) presente, uma vez que isto pode alterar seu acesso. Uma célula infra-orbitária é uma célula aérea etmoidal anterior posicionada inferiormente que é fixada ao soalho da órbita no teto do seio maxilar.

Com um seio maxilar hipoplásico você deve permanecer baixo na direção da concha inferior a fim de evitar entrar na órbita. Com uma célula infra-orbitária, você necessita particularmente verificar, quando fizer uma antrostomia no meato médio, que abriu o óstio maxilar amplamente, e não simplesmente penetrou na célula infra-orbitária. Ocasionalmente, a parede lateral é deiscente e então a órbita é penetrada facilmente. Nestas circunstâncias, é particularmente útil aplicar suave pressão no olho, amplamente, enquanto inspeciona endoscopicamente a área, para ver se o conteúdo orbitário se prolapsa para a via aérea nasal. É importante fazer isto no começo da cirurgia se tiver havido cirurgia prévia.

O processo uncinado é definido endoscopicamente palpando-o lateralmente com o lado de um elevador de Freer ou um *seeker* (Fig. 5.**13 a–c**). Ele é móvel, diversamente da crista lacrimal anterior rígida. Um explorador curvo pode ser usado para palpar delicadamente a borda posterior do processo uncinado e então ser passado em torno do sua borda inferior anteriormente para achar o local do óstio natural.

Há diversas maneiras de fazer uma uncinectomia. Para o cirurgião inexperiente, uma conduta retrógrada é mais segura e corre menos risco de entrar inadvertidamente na órbita. Um saca-bocado de antro de Stammberger Rhinoforce fechado (mordendo para trás) é avançado para dentro do meato médio atrás da borda posterior do processo uncinado e a seguir é rotado de modo que o "dedo" do retromordedor se abra para cima. Este dedo pode então ser passado para dentro do infundíbulo e o retromordedor rotado de tal modo que ele se situe horizontalmente (Fig. 5.**14 a–d**).

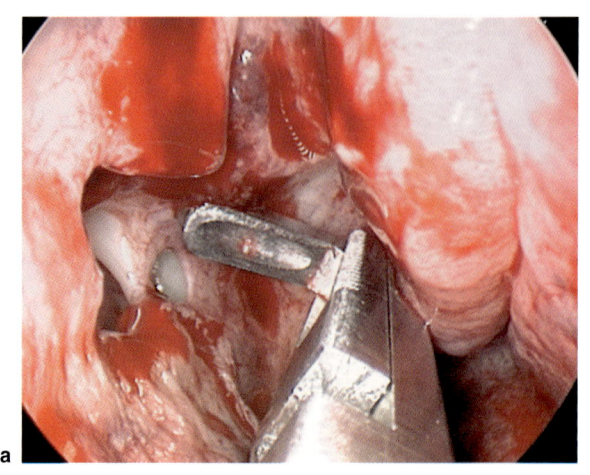

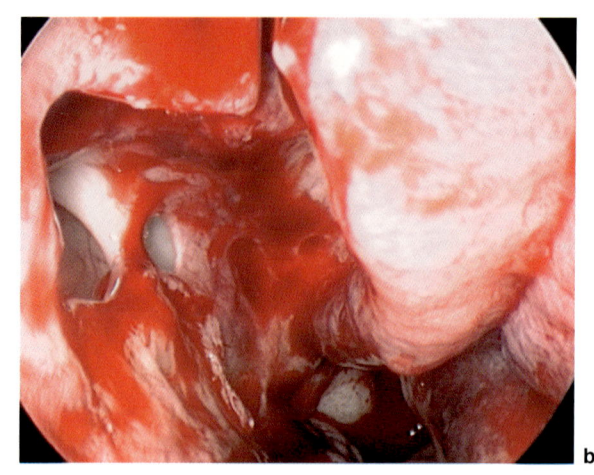

Fig. 5.**15 a, b** A pinça retrógrada pode ser usada para reduzir o processo uncinado, com múltiplos segmentos sendo removidos.

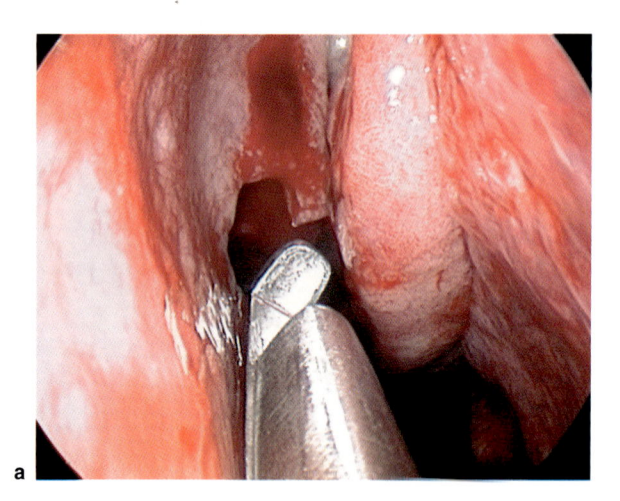

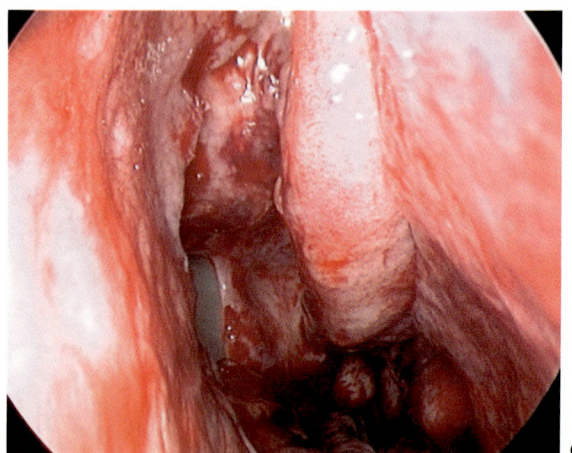

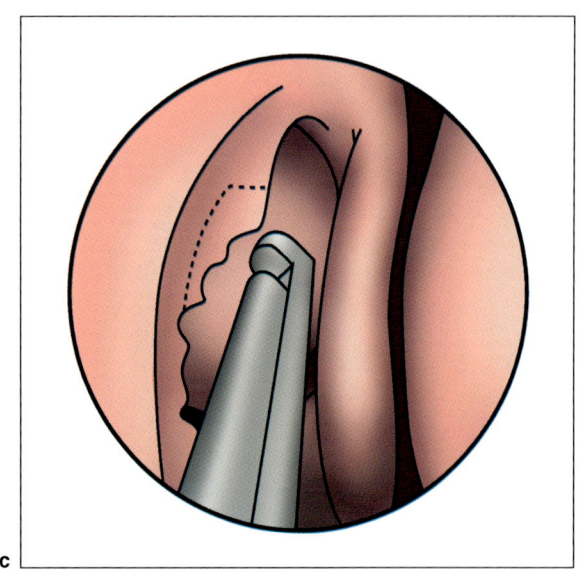

Fig. 5.**16 a–c** Um saca-bocado de Hajek sendo usado para remover o processo uncinado.

É melhor tirar a primeira mordida tão baixo quanto possível, perto da base do processo uncinado. Quando a pinça retrógrada é fechada, ela não deve encontrar qualquer resistência óssea importante, uma vez que o processo uncinado é fino. Se qualquer coisa mais que resistência mínima for encontrada, então a pinça retrógrada não deve ser fechada, uma vez que o ducto nasolacrimal pode ser lesado. Pinças retrógradas podem tirar mais que uma mordida de cada vez sem terem que ser limpadas. As pinças retrógradas podem então ser passadas para cima, para tirar uma mordida mais acima (Fig. 5.15 a, b), assim criando uma "porta" do processo uncinado que pode ser aberta ou dobrada para a frente sobre a sua dobradiça anterior. A porta do processo uncinado pode a seguir ser removida usando cortadores de lado a lado, um *punch* de Hajek ou um dos microdesbridadores que são capazes de "digerir" osso (Fig. 5.16 a–c).

Uma alternativa é remover exatamente a tira inferior com a pinça retrógrada e então usar a pinça cortante lateral de 45° para mordiscar, tirando para cima no processo uncinado incrementalmente. Se uma infundibulectomia for tudo o que está indicado, não há necessidade de segui-la para cima até a concha média ou a base do crânio, se estiver ali fixada.

O cirurgião mais experiente pode efetuar uma uncinectomia palpando a parede lateral a fim de definir a posição da crista lacrimal anterior, que é totalmente rígida, diferentemente do processo uncinado, que cede em alguma extensão. Um bisturi de foice ou um elevador de Freer é usado para incisar o processo uncinado perto da sua margem de cima e então corrê-lo para baixo em um plano sagital, tendo o cuidado de não ir mais fundo que 1 mm, e então estender a incisão inferiormente (Fig. 5.**17 a, b**).

No lado direito do paciente, uma forma de "C" de mucosa e uncinado é incisada, e no outro lado a forma é invertida. Enquanto a incisão está sendo feita, o ombro do bisturi de foice pode ser usado para mobilizar o processo uncinado medialmente. A incisão inicial pode ser começada a meio caminho para cima e então estendida em qualquer das duas direções (Fig. 5.**18 a–d**). O bisturi de foice é usado para medializar o processo uncinado a fim de revelar o infundíbulo; o óstio natural também pode ser visto. Os gráficos ilustram uma maneira de fazer esta incisão. A fixação superior restante pode ser cortada com tesoura de Zurich ou pinça de Blakesley Rhinoforce (de cortar de lado a lado), e o mesmo é feito na sua fixação inferior (Fig. 5.**19 a–h**). Com esta manobra, este segmento do processo uncinado pode ser removido sem lacerar qualquer mucosa.

Muitas vezes há pedaços de mucosa que necessitam ser aparados com pinça cortante de lado a lado ou um microdesbridador. Se o bisturi se encontrar com osso duro, então isto provavelmente é a crista lacrimal anterior, significando que a incisão foi iniciada demasiado anteriormente. Qualquer que seja o método usado, tão logo o bisturi de foice tenha ido através do processo uncinado, ele deve ser medializado, de modo que o operador possa verificar a posição do processo uncinado e a profundidade da incisão. É melhor usar pinça cortante curva ou tesoura para cortar pedaços de mucosa, uma vez que apanhá-los com pinça e tracionar faz correr o risco de lacerar a mucosa arrancando-a da parede lateral. Quando isto acontece, ela pode separar-se da parede lateral como papel de parede sendo puxado. Isto correria o risco de causar estenose do recesso frontonasal. Se a pinça for o único instrumento disponível, então ela deve ser rotada lateralmente na direção da parede lateral a fim de minimizar a possibilidade de descascar a mucosa da parede nasal lateral.

Lembrar-se de que enquanto o processo uncinado se insere na lâmina papirácea ou na parede nasal lateral em 70% dos pacientes, nos outros 30% de pacientes ele está fixado na base do crânio ou na concha média, e nestas circunstâncias ele se estenderia para cima até a "axila" onde a concha média se fixa na parede nasal lateral e protege o recesso frontal. É desnecessário remover o processo até tão alto nestas circunstâncias, a não ser que haja boa razão para operar na área do recesso frontal.

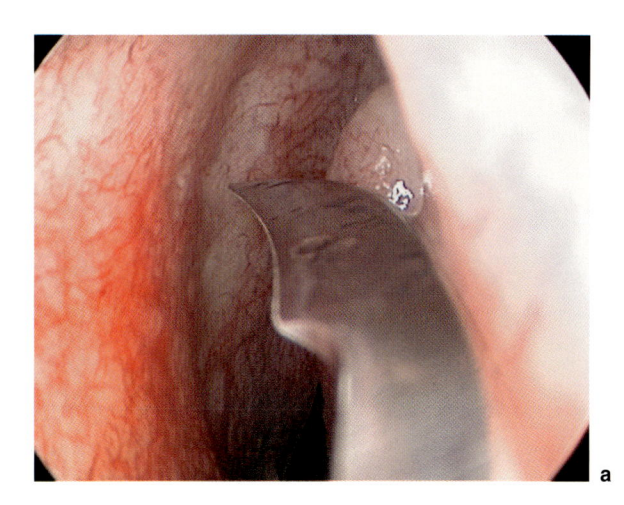

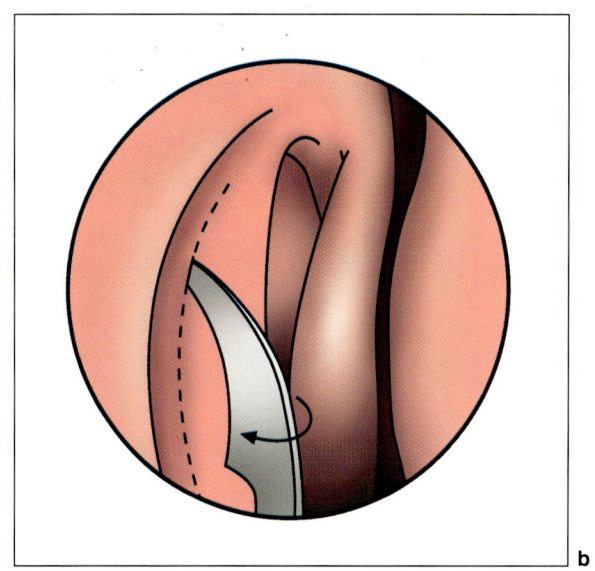

Fig. 5.**17 a, b** O bisturi de foice é usado com cautela, incisando apenas 1 mm o necessário para passar através do processo uncinado – e é mantido no plano sagital tanto quanto possível.

Qualquer que seja o método usado, geralmente há um pequeno "coto" de processo uncinado restando em sua fixação inferior imediatamente medial e abaixo dos óstios maxilares naturais (Fig. 5.**19 g, h**). É melhor que este pequeno fragmento de osso seja tracionado para fora, com a extremidade de um *seeker* fino e os restos de mucosa raspados ou aparados com pinça curva.

O óstio natural pode normalmente ser visualizado, mas, caso contrário, pode ser palpado delicadamente com um explorador, uma cureta ou um aspirador de ângulo reto e ponta de oliva não-conectado ao tubo de aspiração (Fig. 5.**20 a–f**). Quando isto é feito, mínima pressão deve ser necessária, e é importante dirigir a extremidade do explorador para baixo e lateralmente e procurá-lo a partir do nível da fixação da concha inferior, de modo a minimizar a possibilidade de inadvertidamente penetrar na órbita. Se o óstio maxilar não puder ser visto, é provável que uma quantidade insuficiente

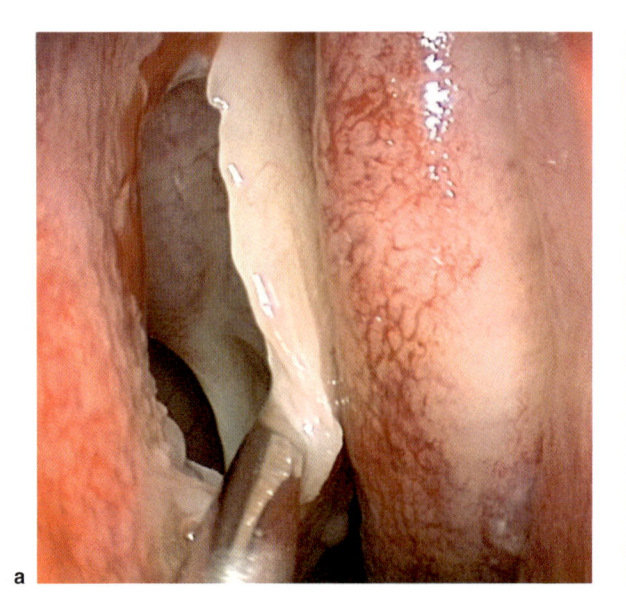

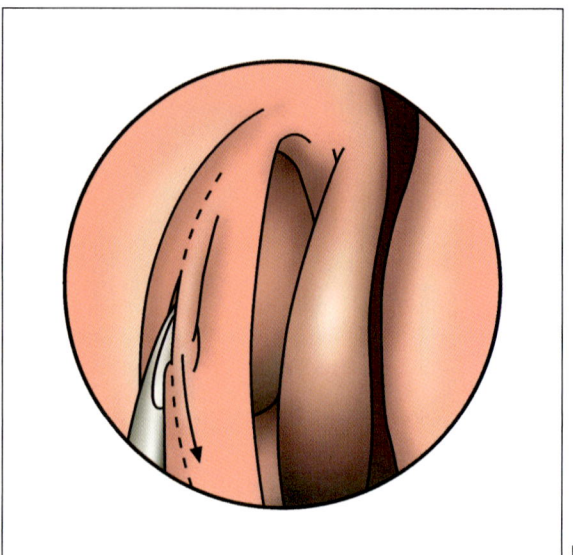

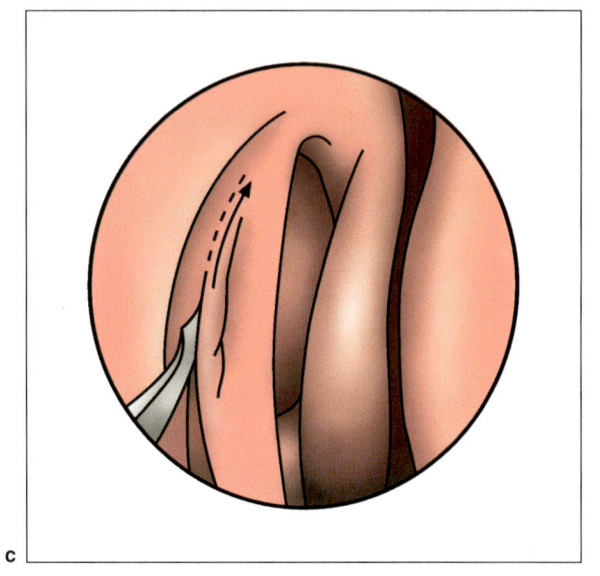

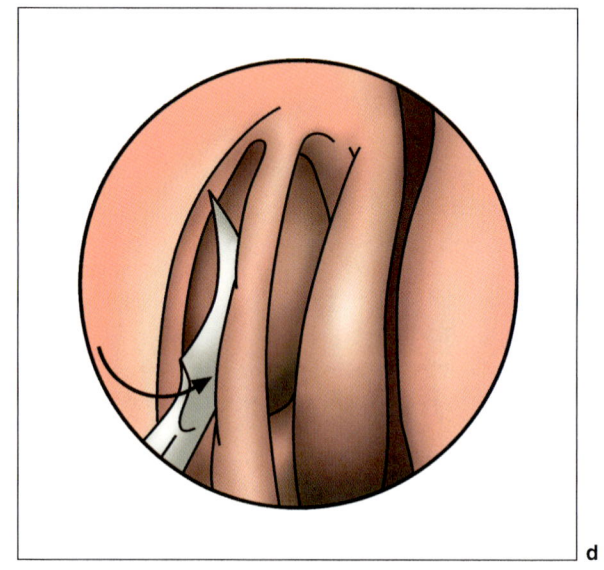

Fig. 5.**18 a** Uma uncinectomia direita com o processo uncinado medializado para revelar o óstio maxilar natural. **b** Um método para fazer uma uncinectomia consiste em inicialmente incisar para baixo com um bisturi de foice. **c** Em seguida virar o bisturi de foice em torno e incisar na direção oposta. **d** O processo uncinado é então medializado para ajudar a definir suas fixações restantes superior ou inferior.

de processo uncinado tenha sido removida; este pode ser aparado com pinça retrógrada ou com pinça curva até que o óstio seja visível. Algumas vezes, a palpação da parede nasal lateral produzirá uma bolha saindo pelo óstio que localizará sua posição.

Em uma infundibulotomia, na qual não há razão para aumentar o óstio natural, é importante não arranhar a mucosa na área póstero-inferior do óstio maxilar natural, porque a limpeza mucociliar passa em torno desta área ao longo da parede lateral do nariz sob a bolha etmoidal. A menos que haja boas razões para abrir o óstio maxilar, é melhor deixá-lo intacto, porque abri-lo faz correr o risco de causar tecido cicatricial em torno da sua margem, o que pode interferir com a limpeza mucociliar.

Técnicas cirúrgicas alternativas

Ocasionalmente, em um nariz muito estreito, no qual o acesso é restringido por uma abertura piriforme estreita, pode ser difícil encontrar os óstios maxilares, particularmente se houver doença purulenta ativa e uma grande quantidade de sangramento com qualquer instrumentação do meato médio. Embora o cirurgião seja

Infundibulotomia (uncinectomia) ± sinusotomia maxilar (I, II, III) ▪ **59**

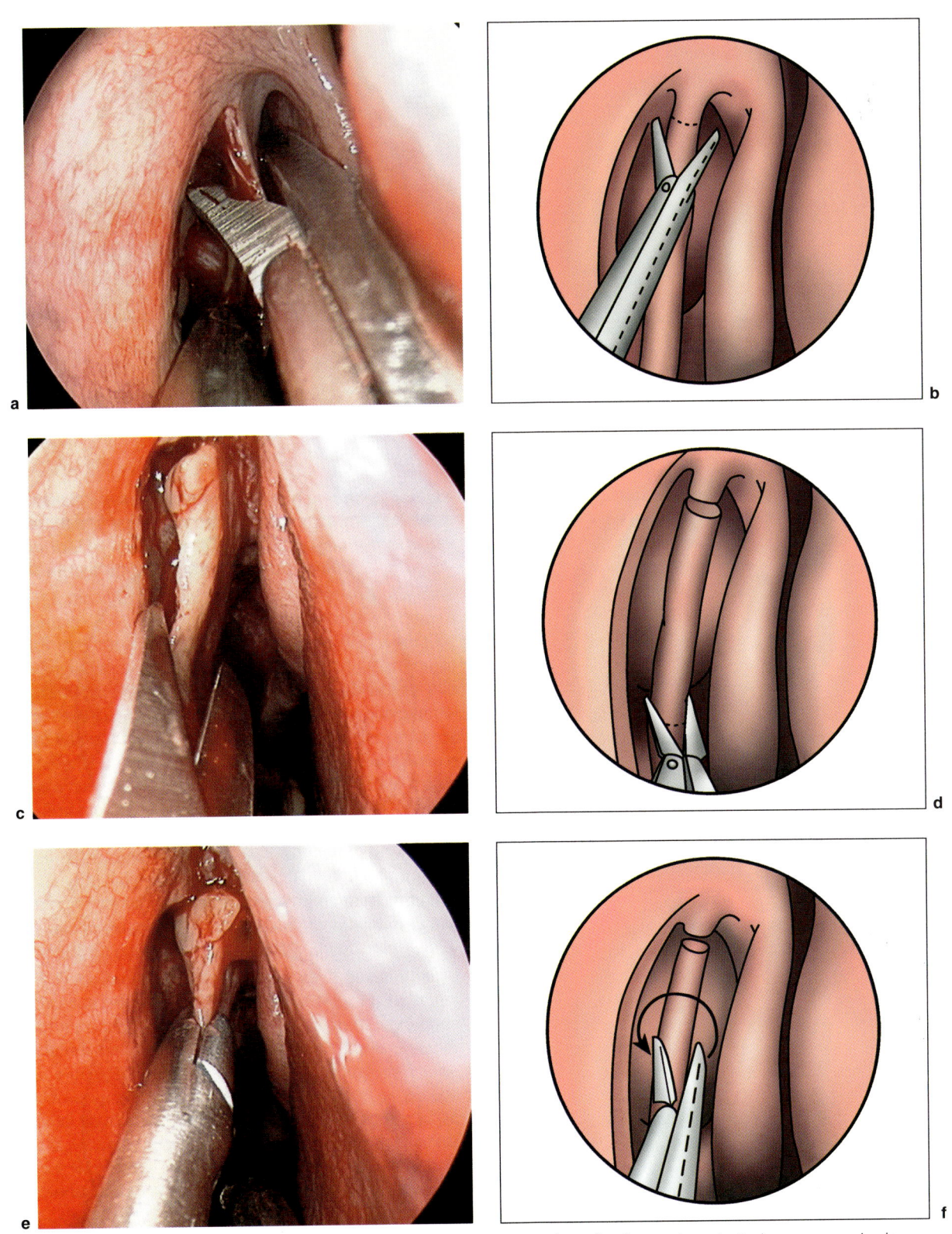

Fig. 5.**19 a** Uma tesoura de Zurich ou pinça cortante são usadas para dividir qualquer fixação superior restante do processo uncinado.
b Diagrama linear de **a**. **c** Tesoura de Zurich é usada para dividir qualquer fixação inferior restante do processo uncinado. **d** Diagrama linear de **c**. **e** Pinça de Blakesley pode ser usada para apreender o uncinado e rotá-lo lateralmente para liberar qualquer fixação restante.
f Diagrama linear de **e**.

Fig. 5.**19g, h** ▷

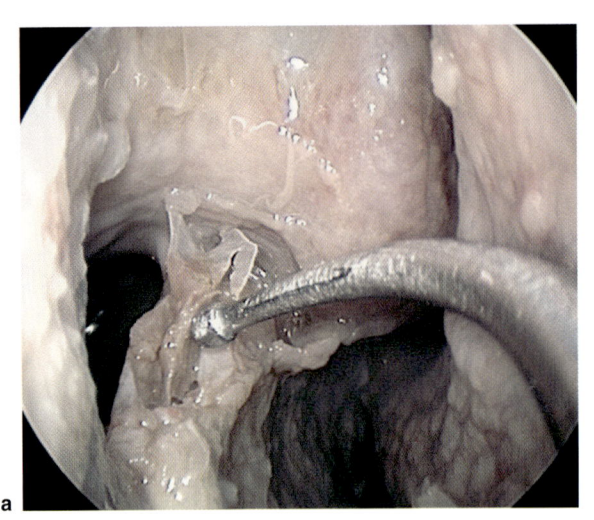

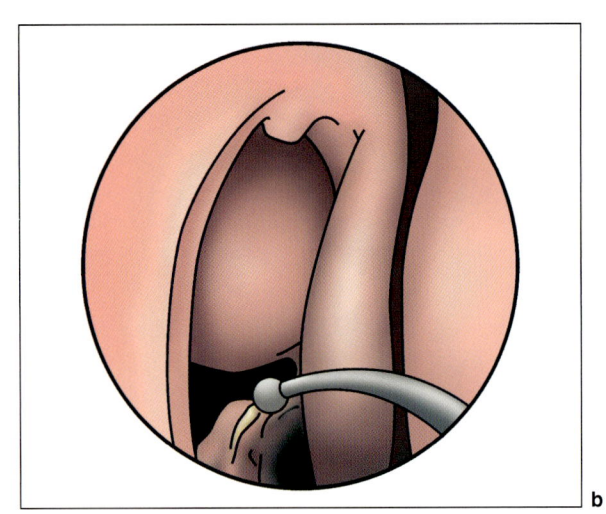

Fig. 5.**26 a, b** Um explorador é usado para remover o pequeno resto inferior do processo uncinado.

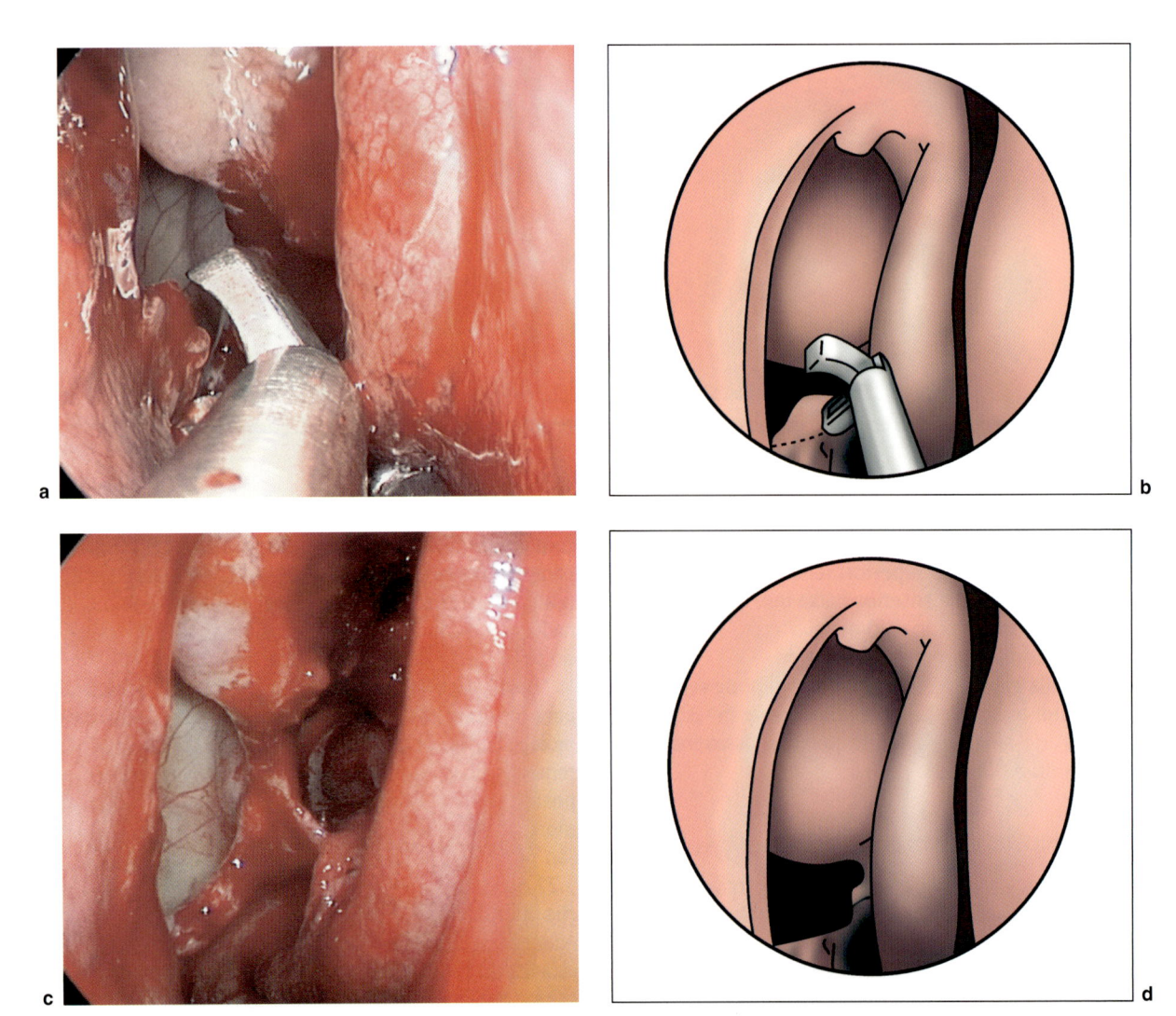

Fig. 5.**27 a–d** A pinça *punch* (saca-bocado) de mordida lateral de Stammberger é ideal para abrir o óstio maxilar inferiormente.

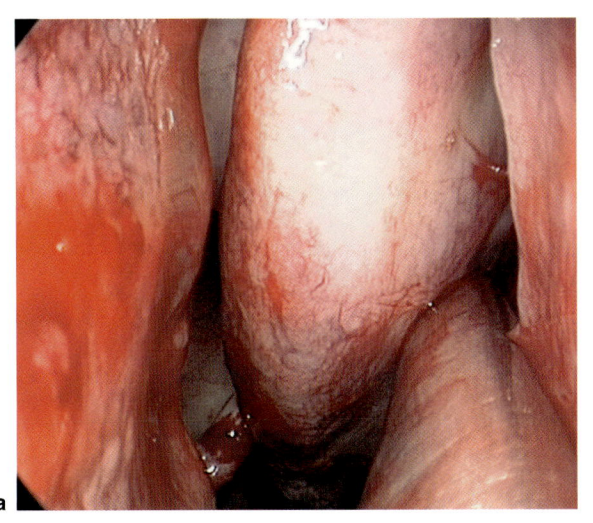

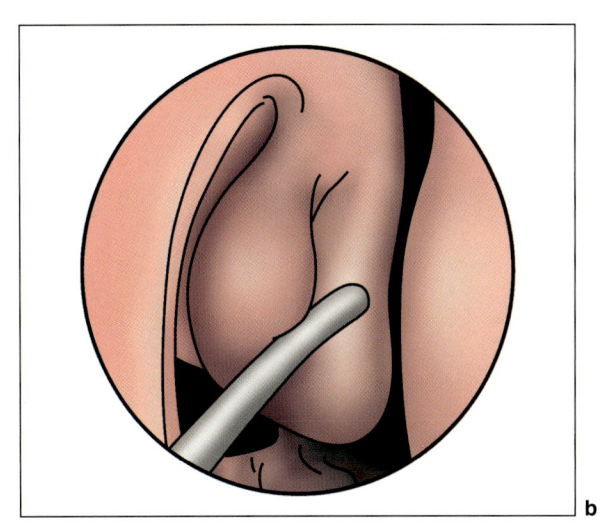

Fig. 5.**28 a, b** O tamanho da sinusotomia é verificado para ver se ela se estende abaixo do rebordo da concha inferior se for planejado que esta necessita ser lateralizada.

Etmoidectomia anterior parcial

Terminologia e classificação

A etmoidectomia anterior parcial envolve uma infundibulotomia incluindo uma ressecção parcial das células aéreas etmoidais anteriores. A infundibulotomia pode ser alargada até abrir as células etmoidais anteriores, até a lamela basal e até abrir as células aéreas da *agger nasi*, mas não até as abrir inteiramente, uma vez que isto significaria instrumentar o recesso frontal. Um ponto-chave é evitar instrumentar o recesso frontal porque isto pode causar estenose (Fig. 2.**29**).

Indicações

- Isto é feito para doença isolada etmoidal anterior e/ou do seio maxilar/seio frontal que não respondeu ao tratamento clínico máximo.
- É importante limitar a cirurgia aos seios etmoidais anteriores antes de entrar no recesso frontal, porque isto freqüentemente é o mais necessário. Tão logo você instrumente o recesso frontal, aumenta grandemente o risco de causar doença iatrogênica (Kennedy, 1992).
- Se o tratamento cirúrgico dos seios etmoidais anteriores for seguido por tratamento clínico, o seio frontal geralmente se limpa sem qualquer intervenção adicional.

A cirurgia pode ser limitada às células aéreas etmoidais anteriores, quando a doença é limitada a esta área, como em pólipos inflamatórios isolados, papiloma invertido ou doença fúngica (Fig. 5.**30**).

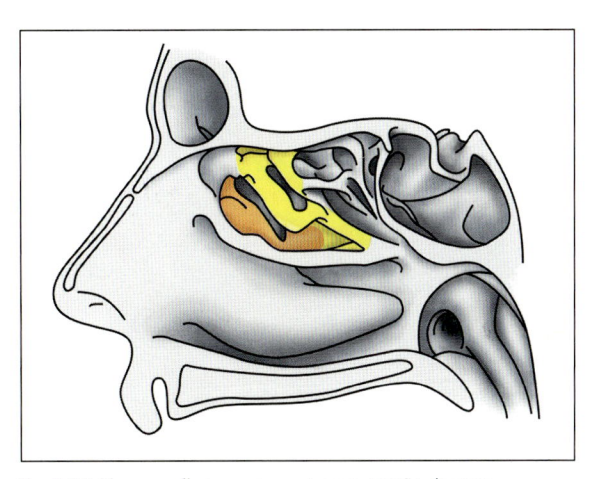

Fig. 5.**29** Diagrama linear que mostra a extensão de uma etmoidectomia anterior parcial.

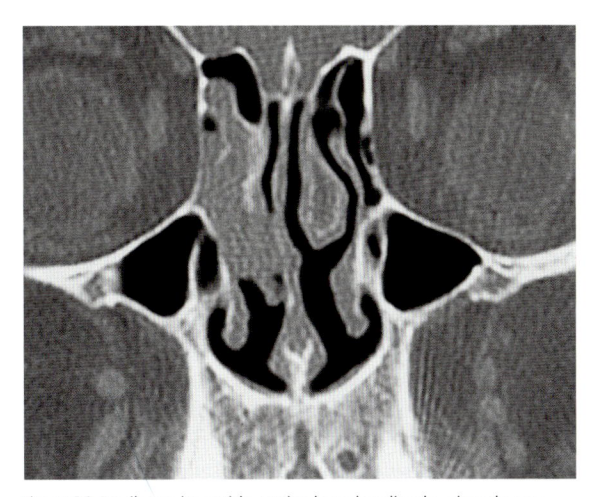

Fig. 5.**30** Papiloma invertido muito bem localizado, situado nos seios etmoidais anteriores.

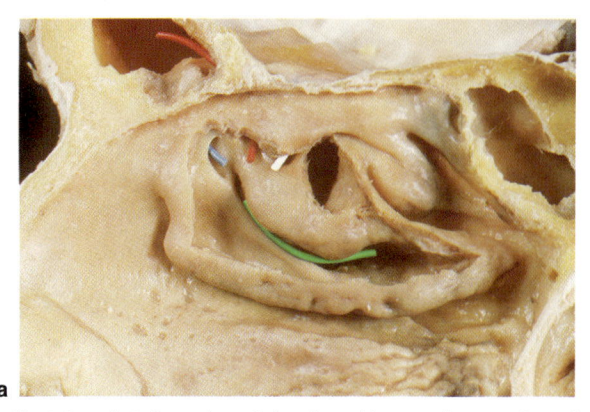

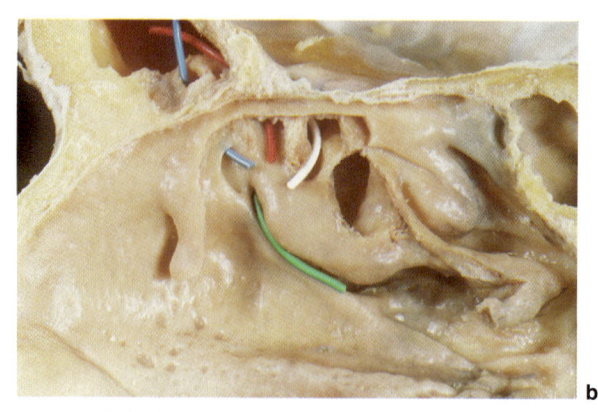

Fig. 5.**31 a, b** O fio verde está situado no hiato semilunar; o fio azul está em uma bolha frontal cujo teto foi aberto no espécime em **b**. O fio vermelho está no seio frontal que drena acima do processo uncinado — tipo A. O fio branco marca a área do recesso suprabular, e atrás da bolha situam-se o recesso retrobular e a lamela basal.

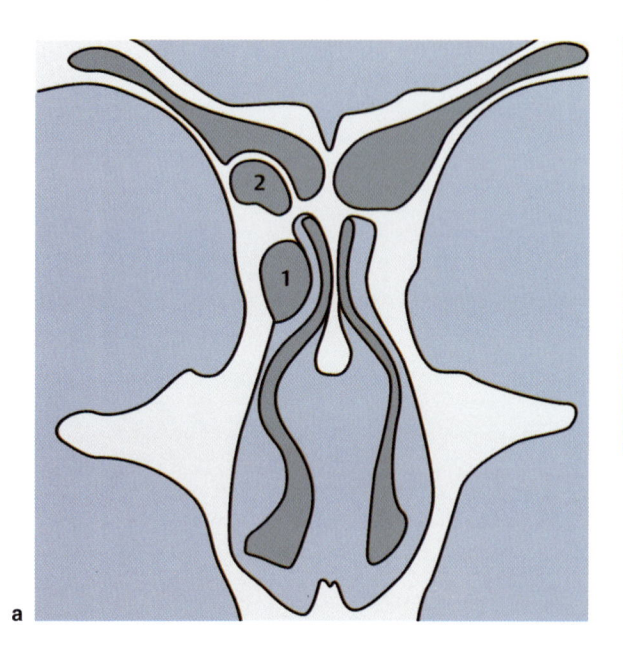

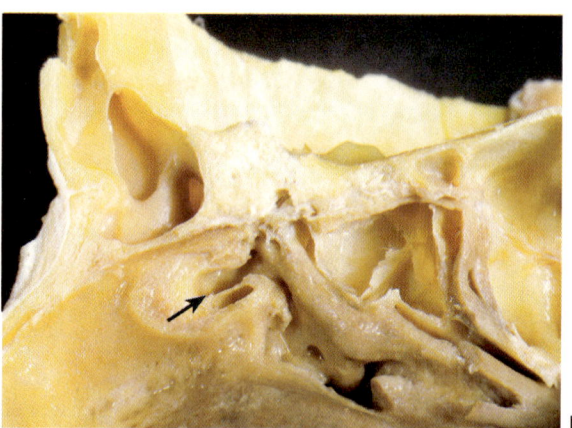

Fig. 5.**32 a** Diagrama linear de uma célula do *agger nasi* (1) com uma bolha frontal (2) estendendo-se adentro do seio frontal. **b** O processo uncinado e a concha média foram removidos para revelar uma célula do *agger nasi* (seta) como a célula mais anterior na parede nasal lateral.

Anatomia

A bolha etmoidal é um marco anatômico constante, a não ser que o paciente tenha sido submetido a cirurgia prévia. Seu óstio normalmente se abre posterior ou medialmente. Ela pode ser fixada à base do crânio. Se não for fixada à base do crânio, um recesso suprabular é formado e a artéria etmoidal anterior é muitas vezes encontrada nesta área. O espaço que se forma atrás da bolha etmoidal é chamado recesso retrobular. A parede posterior do recesso retrobular é constituída da lamela basal da concha média (Fig. 5.31 **a, b**).

As células anteriores são separadas das posteriores por uma condensação de osso chamada lamela basal. A lamela basal é formada como uma parede quase vertical no plano coronal atrás da bolha etmoidal. A raiz posterior da concha média se funde com a lamela basal.

O número e o tamanho das células aéreas etmoidais anteriores remanescentes variam de acordo com o grau de pneumatização. Em cerca de 8% dos indivíduos, as células estendem-se para a frente a ponto de se posicionarem mediais à localização do saco lacrimal, e estas são chamadas células lacrimais. Se elas forem grandes, podem formar uma proeminência da parede nasal lateral, onde o extremo anterior da concha média está fixado (Fig. 5.32 **a, b**). A altura e a posição das células do *agger nasi* foram classificadas por Bent *et al*. (1994). Células da *agger nasi* estão presentes na maioria dos pacientes, mas seu tamanho e posição variam. Se forem grandes, elas "empurram" o recesso frontal medial e posteriormente junto da concha média.

Outras células etmoidais anteriores variam e podem ser fixadas lateralmente à lâmina papirácea ou à base do crânio. Uma célula que tem sua base no soalho da órbita ou no teto do seio maxilar é chamada célula de Haller (Fig. 5.33).

Técnica cirúrgica

Uma vez que uma uncinectomia tenha sido feita e o óstio natural tenha sido identificado, os seios etmoidais podem ser abertos. É seguro remover os seios que se situam em um plano sagital medial à parede medial do seio maxilar (N.B.: As órbitas não são dois cones com seus eixos longos no plano sagital, mas elas olham um pouco lateralmente, com suas paredes mediais jazendo paralelas ao plano sagital (ver Fig. 12.**6**). A bolha pode ser puncionada com pinça reta, e quando ela for retirada, suas pás podem ser abertas para ajudar a visualizar o interior da bolha (Fig. 5.**34 a–d**). A bolha pode então ser aberta com pinça cortante de vários ângulos, mas é importante deixar, e definir, o topo da sua parede anterior como um marco anatômico (Fig. 5.**35 a–d**). A bolha etmoidal é ressecada até que o espaço retrobular e a lamela basal fiquem claramente definidos (Fig. 5.**36 a, b**). Deve haver algumas células etmoidais anteriores deixadas em uma etmoidectomia anterior para que o recesso frontal evite instrumentação. Estas células aéreas situam-se sobre a lâmina papirácea, e cirurgicamente é mais seguro permanecer em um plano medial à sinusotomia quando se estiver procurando por elas. Verificar a

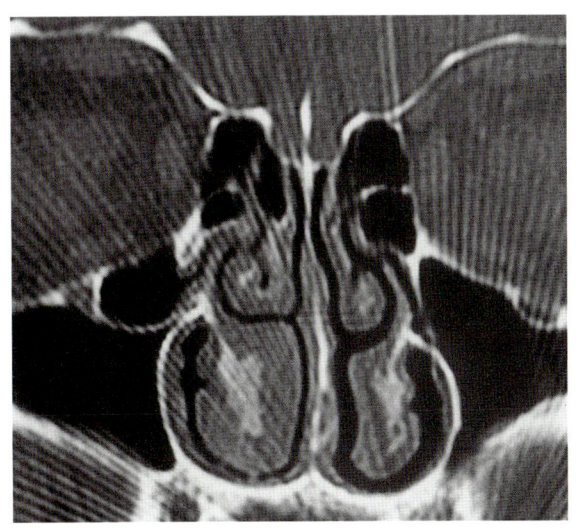

Fig. 5.**33** Uma imagem de TC coronal mostrando uma célula infra-orbitária direita ou de Haller.

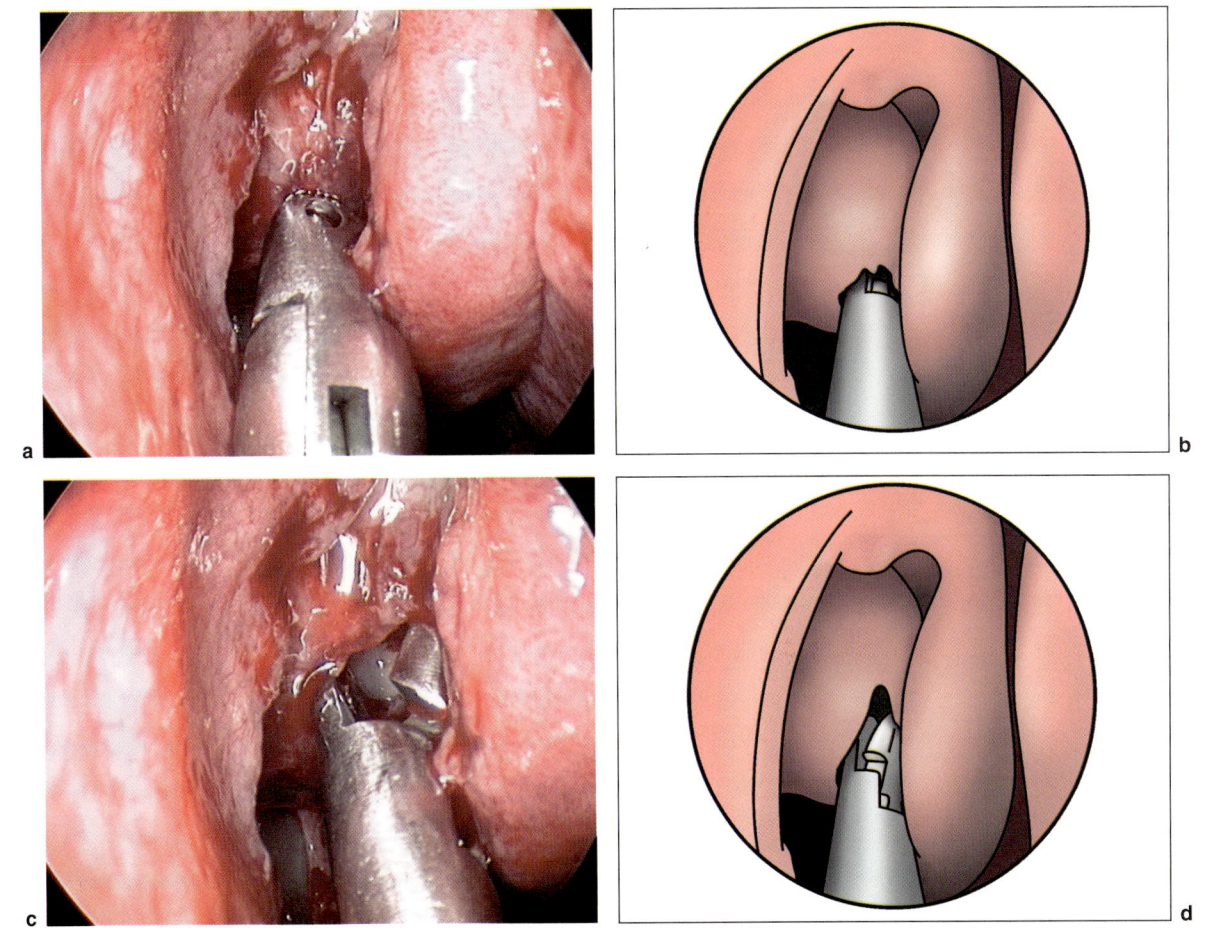

Fig. 5.**34 a–d** Pinça de Blakesley reta é usada para entrar na bolha, tendo cuidado para não a angular lateralmente na direção da órbita. A pinça é aberta antes de ser retirada, para ajudar a expor o interior da bolha.

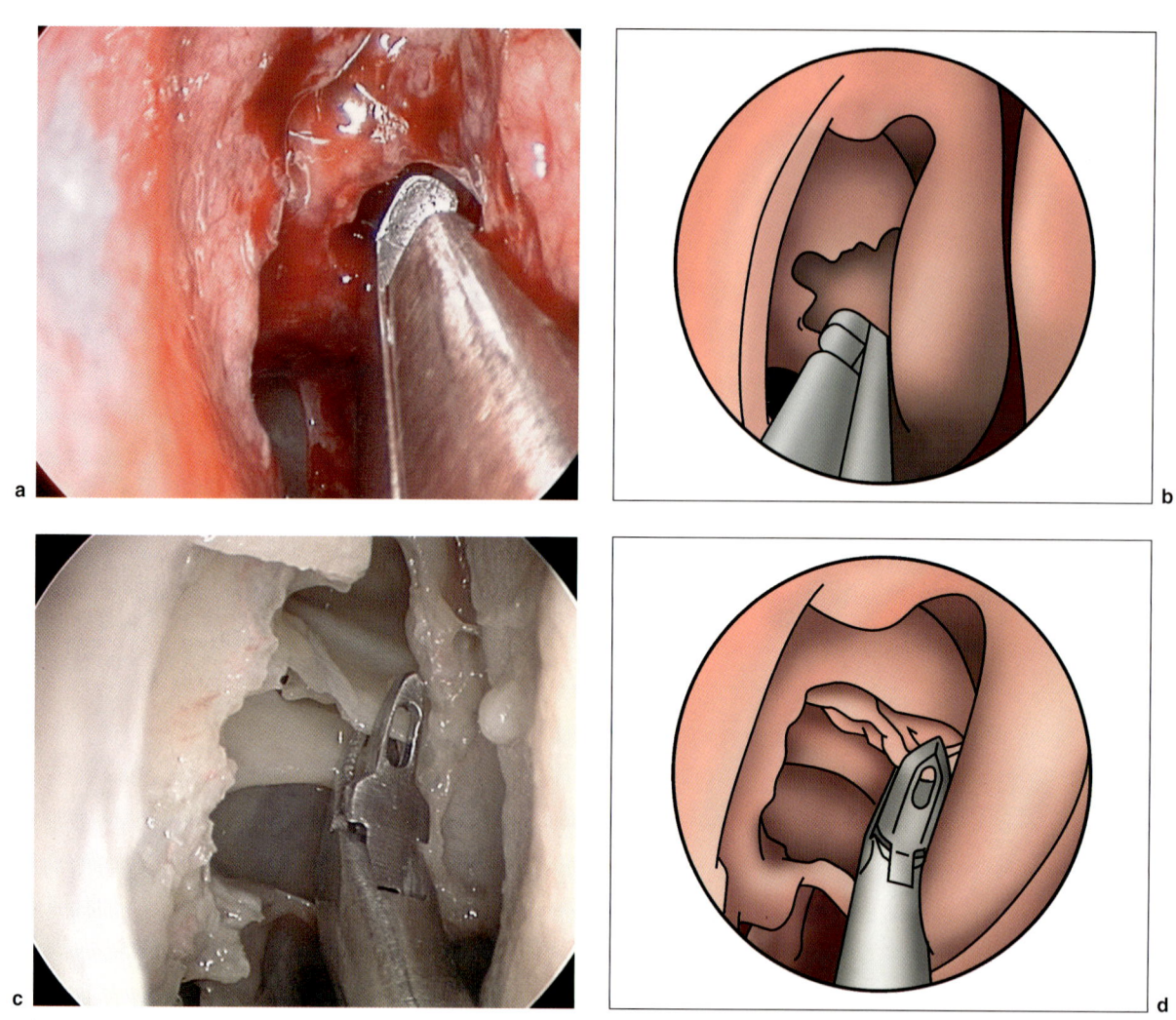

Fig. 5.**35 a–d** Um saca-bocado de Hajek, ou pinça cortante, é usado para abrir a bolha etmoidal mais amplamente, mas é útil deixar o seu limite superior, porque este é um marco anatômico importante na localização do recesso frontal.

TC antes de operar nesta área. Se houver alguma dúvida, peça ao seu assistente para observar o olho quanto a qualquer movimento que indique que a órbita foi penetrada.

A pinça de Hajek é um bom instrumento para abrir células aéreas porque ela só pode ser usada se houver espaço para o bico posterior do instrumento ser introduzido. As Hajeks são precisas e também minimizam laceração de tecido. Se pinça de 45° for usada para remover células aéreas etmoidais sobre a lâmina papirácea, é melhor usar o lado da pinça para abri-las e removê-las, para limitar a possibilidade de ir para dentro da órbita com as extremidades afiadas da pinça. Um aspirador rombo de extremidade sem oliva afixada constitui um explorador útil para palpar delicadamente quanto à presença de células residuais. Como mencionado a respeito de uma etmoidectomia anterior, o recesso frontal não deve ser instrumentado a não ser que haja uma boa razão para fazê-lo. Muitas vezes é tentador, como parte de um "exercício anatômico", continuar até encontrar o recesso frontal; mas isso pode ser a pior coisa que você faz ao paciente, porque então você corre o risco de causar estenose. Lidar cirurgicamente com doença etmoidal juntamente com tratamento clínico geralmente é suficiente para levar a uma melhora na doença do seio frontal (ver Fig. 5.37).

Técnicas cirúrgicas alternativas

É possível fazer este procedimento usando microdesbridadores que são capazes de "digerir" osso. Se esta técnica for usada, deve ser executada com extremo cuidado, porque é fácil entrar na órbita ou base do crânio. Os microdesbridadores são úteis para arrumar farrapos soltos de mucosa e evitam a tentação de tracioná-los, o que muitas vezes resultará em deixar o osso exposto.

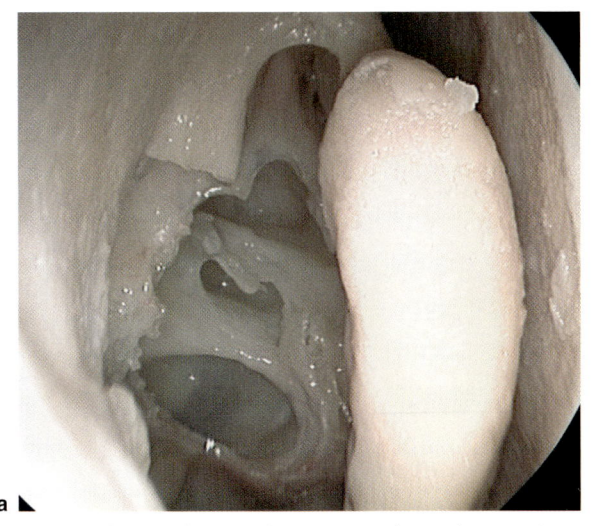

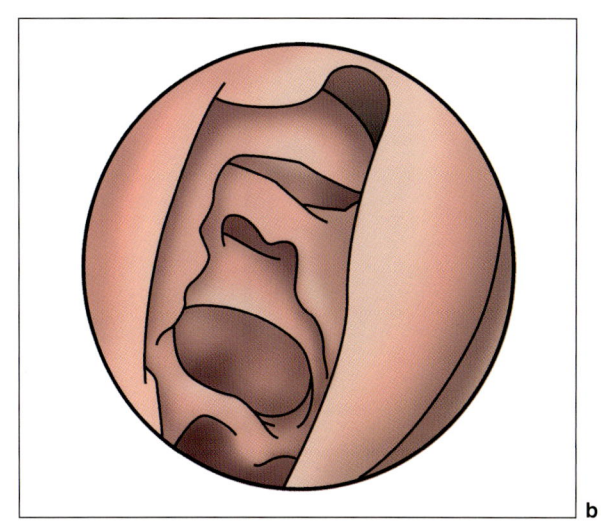

Fig. 5.**36 a, b** As células etmoidais anteriores foram abertas. Há um resto do processo uncinado e a parede ântero-superior da bolha etmoidal, que é um marco anatômico útil. Observar que não há instrumentação no recesso frontal.

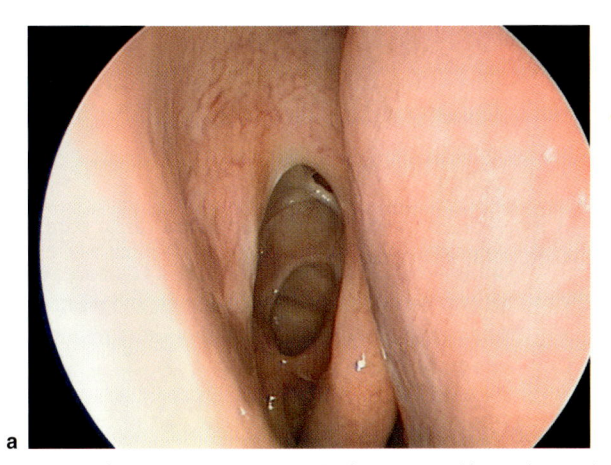

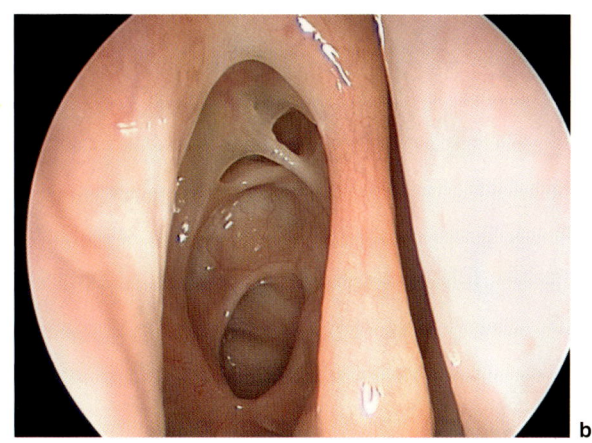

Fig. 5.**37 a, b** O aspecto pós-operatório de uma etmoidectomia anterior parcial para doença inflamatória limitada, mas não-responsiva clinicamente.

■ Frontoetmoidectomia ± sinusotomia frontal (I, II, III)

Terminologia e classificação

Frontoetmoidectomia: Este procedimento envolve abrir o recesso frontal juntamente com uma etmoidectomia anterior (descrita previamente) (Fig. 5.**38**). Isto só é realizável com conhecimento da anatomia detalhada na área e exige a ampliação do recesso frontal com preservação de mucosa a todo custo.

Sinusotomia frontal I: Nenhuma instrumentação do recesso frontal é necessária quando o processo uncinado é fixado à base do crânio ou à concha média; quando o processo uncinado foi removido, o recesso está aberto, a não ser que haja grandes células aéreas da *agger nasi*, uma bolha frontal ou uma célula supra-orbitária (Fig. 5.**39**).

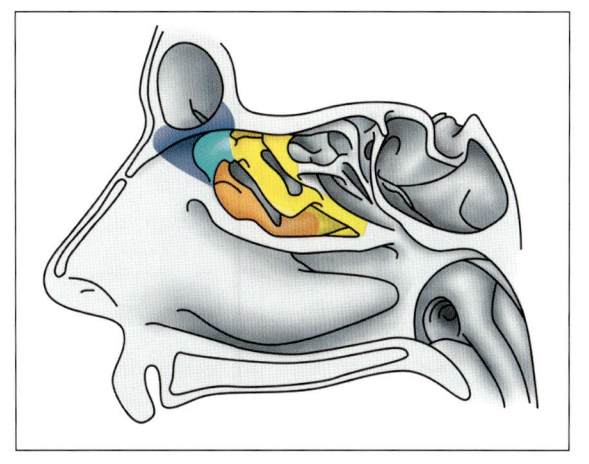

Fig. 5.**38** Além de infundibulotomia e etmoidectomia anterior, o recesso frontal é aberto.

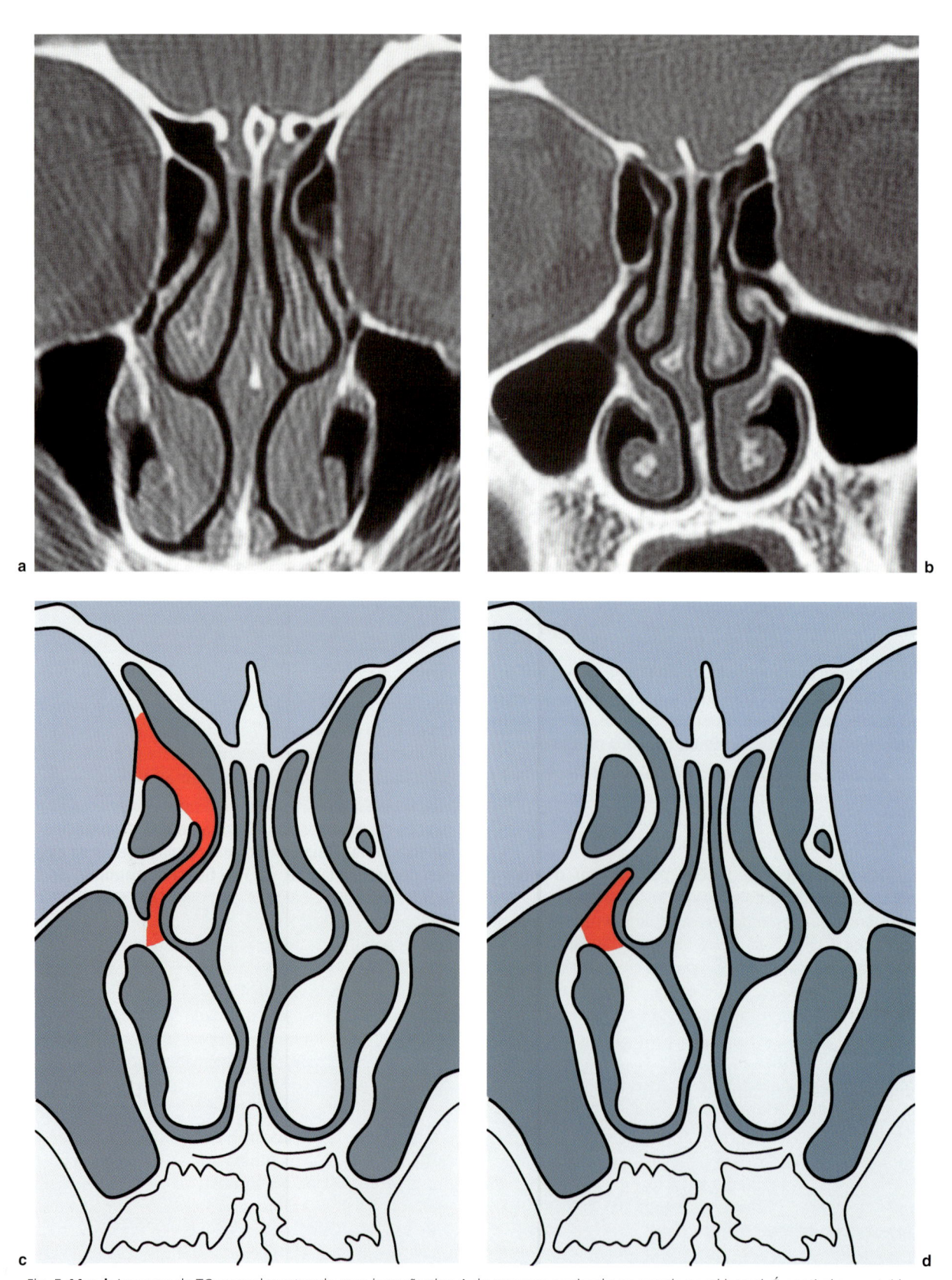

Fig. 5.**44 a, b** Imagens de TC coronal mostrando uma inserção tipo A do processo uncinado na parede nasal lateral. É possível encontrá-lo acompanhando seu bordo livre posterior. **c, d** Diagramas lineares para mostrar os diferentes aspectos em cortes seqüenciais de TC coronal de um processo uncinado tipo A.

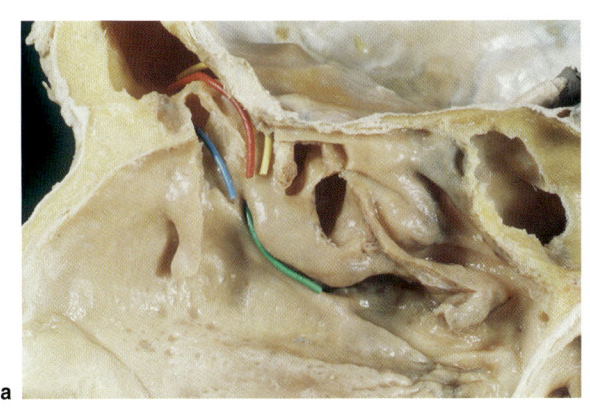

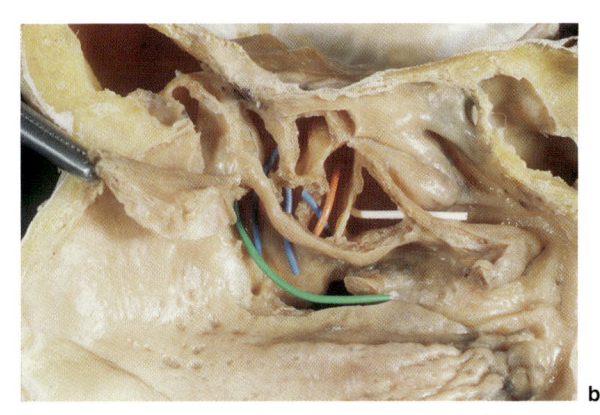

Fig. 5.**45 a, b** Em **a,** o fio azul estende-se para dentro de uma bolha frontal. Em **b,** o recesso terminal é revelado por um fio verde quando o processo uncinado é anteriorizado.

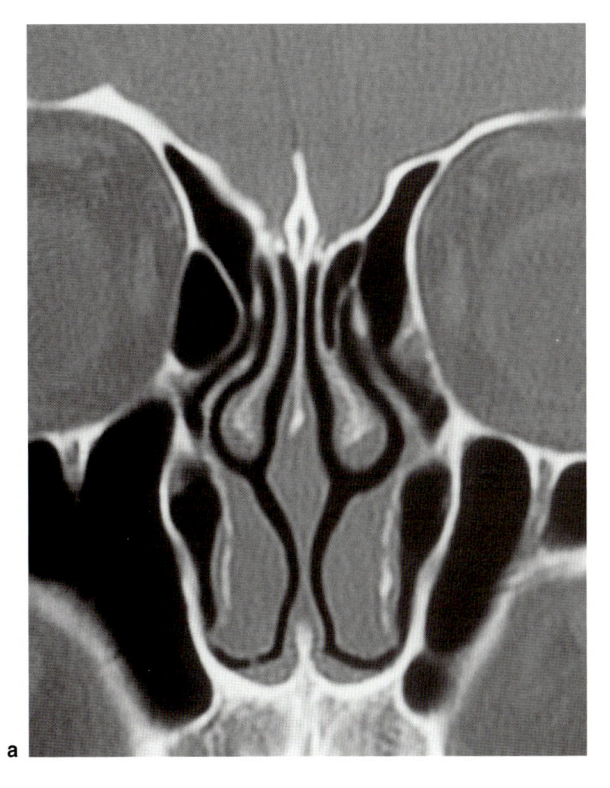

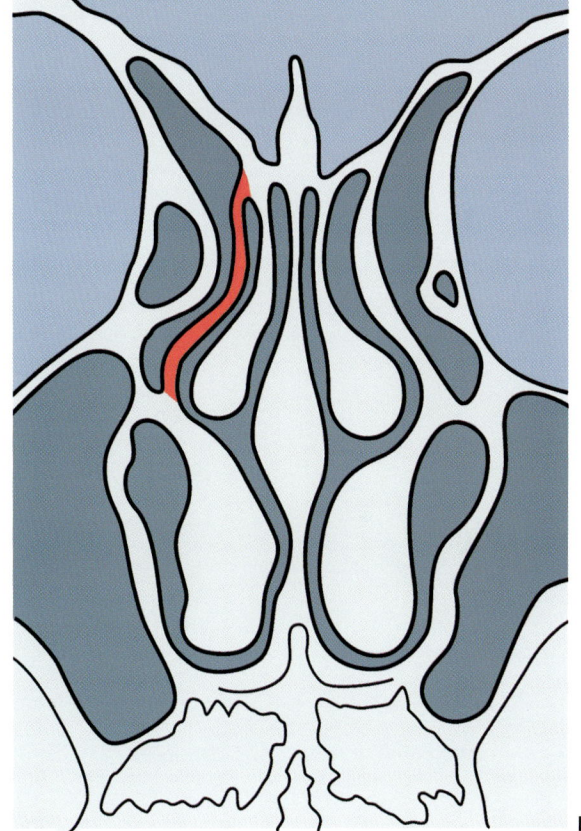

Fig. 5.**46 a, b** No tipo B1, o processo uncinado fixa-se na base do crânio.

há células aéreas etmoidais anteriores sobre o osso lacrimal ou adjacentes à face anterior da concha média; estas são chamadas células aéreas da *agger nasi*. Uma célula etmoidal anterior alta que se pneumatizou para o osso frontal é chamada *bulla frontalis* e esta pode desviar o recesso frontal posteriormente (Fig. 5.**50 a, b**). A *bulla frontalis* pode ser tão grande a ponto de simular o seio frontal, quase formando um seio dentro de outro seio (Fig. 5.**51 a, b**).

Freqüentemente uma célula supra-orbitária, uma célula posterior no complexo etmoidal anterior que é bem pneumatizada, pode estender-se lateralmente

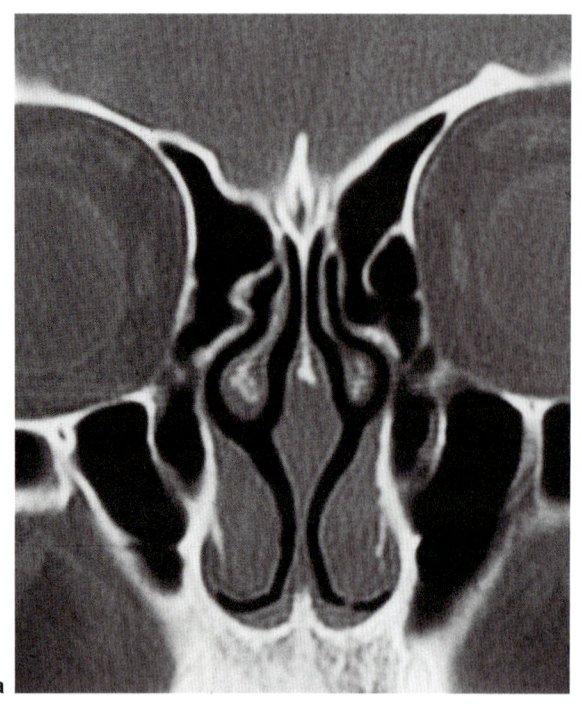

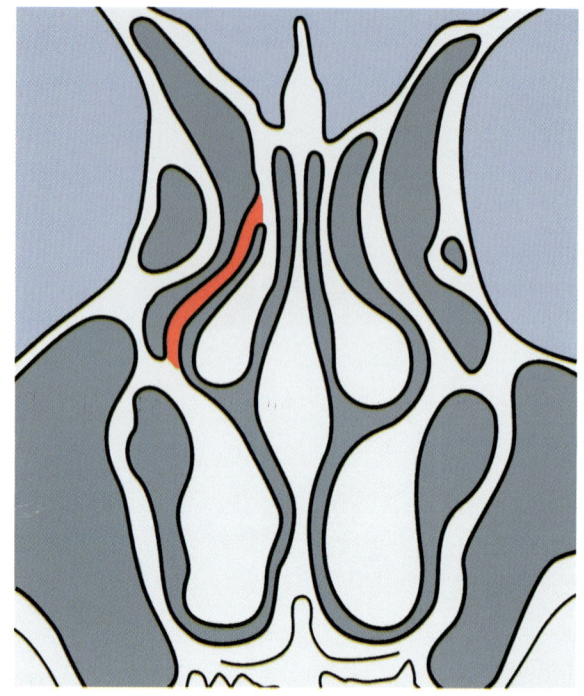

Fig. 5.**47 a, b** No tipo B2, o processo uncinado fixa-se na concha média.

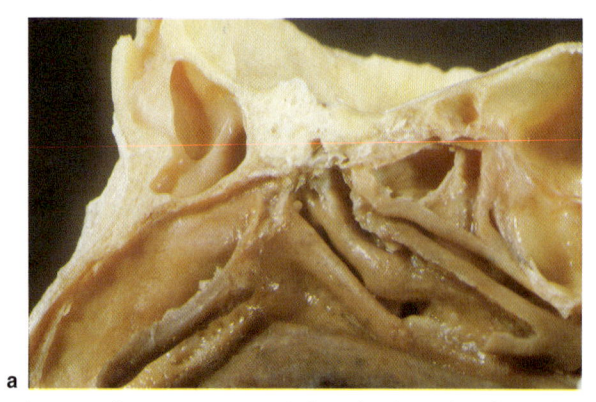

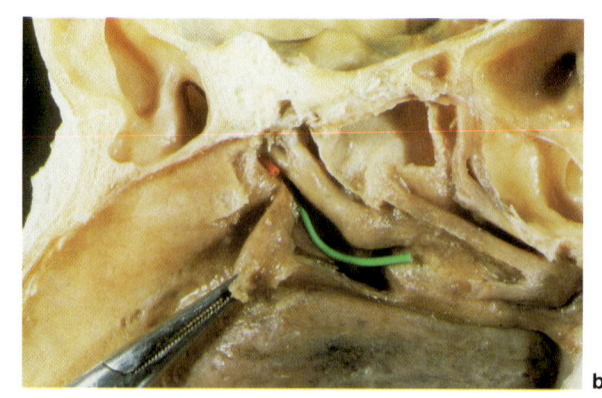

Fig. 5.**48 a, b** Nestas peças, o seio frontal pode ser visto drenando diretamente para dentro do infundíbulo etmoidal (fio verde) – tipo B1.

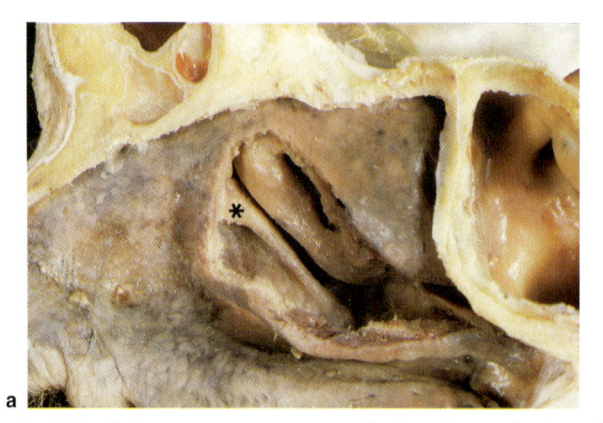

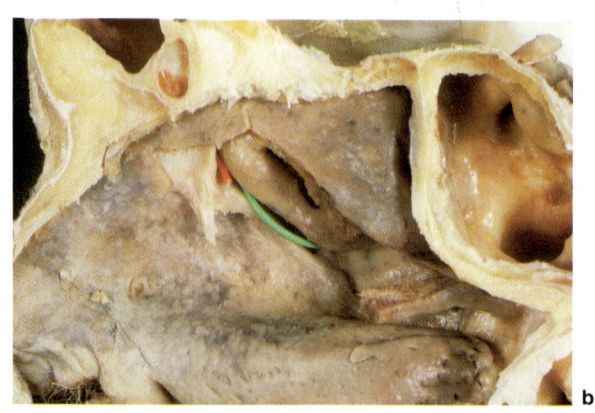

Fig. 5.**49 a, b** Nestas peças, o processo uncinado está se enrolando medialmente (∗) para unir-se à concha média, que foi ressecada em **b** para permitir que o seio frontal seja visto drenando diretamente para dentro do infundíbulo etmoidal (fio verde) – tipo B2.

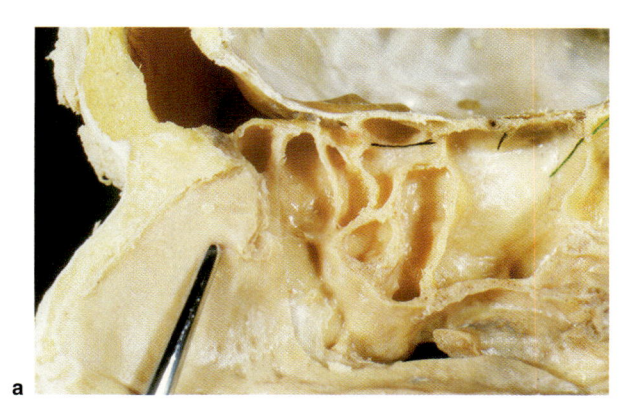

lateralizando-as delicadamente. A haste de uma cureta de Kuhn também funciona bem. Se a visibilidade for boa, pode ser possível fazer isto por dissecção submucosa. Fragmentos de osso devem então ser removidos, tomando o cuidado para não agarrar a mucosa, porque se deve deixar a circunferência inteira de mucosa a fim de evitar estenose. Se o osso for espesso, então a extremidade de uma cureta de Kuhn é ideal para esta manobra. Estas cúpulas são destampadas seqüencialmente para revelar a fileira seguinte (Figs. 5.**59 a–j**, 5.**60 a, b**).

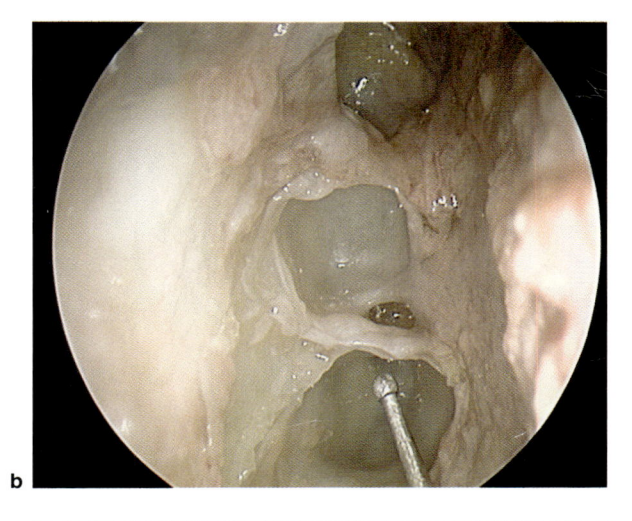

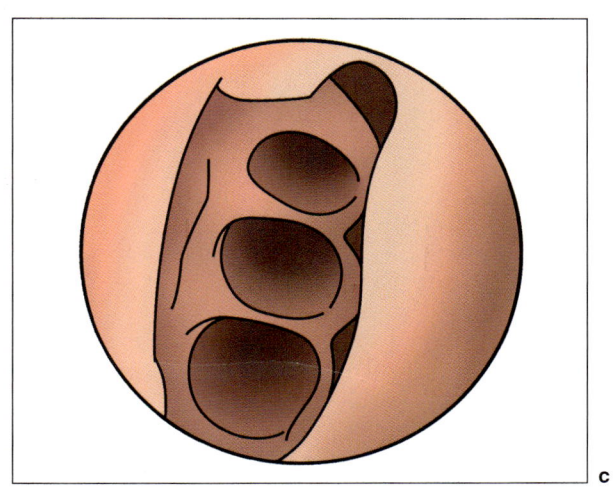

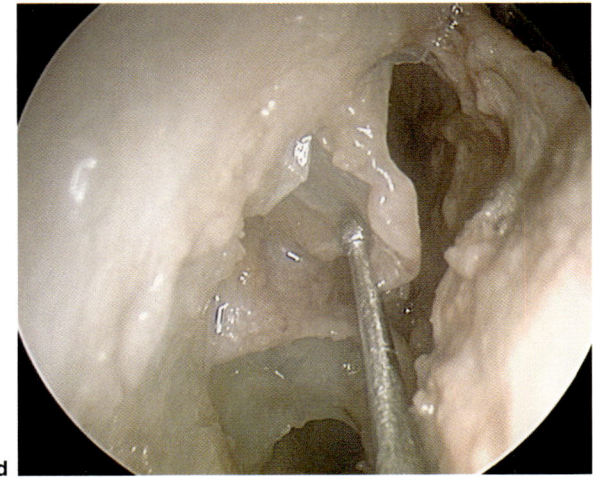

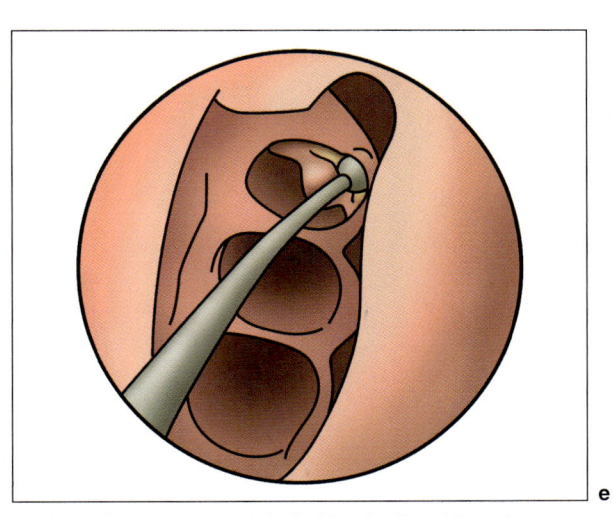

Fig. 5.**58 a** Um corte sagital mostrando múltiplas células aéreas ao longo da base do crânio; sua variedade é infinita. **b–o** Dissecção seqüencial de uma célula aérea da *agger nasi* usando dissecção submucosa com um explorador. Esta estratégia "desinfla" estas células aéreas para ajudar a abrir acesso até o recesso frontal.

Fig. 5.**58 f–o** ▷

Fig. 5.**58 f–k**

Fig. 5.**58 l–o** ▷

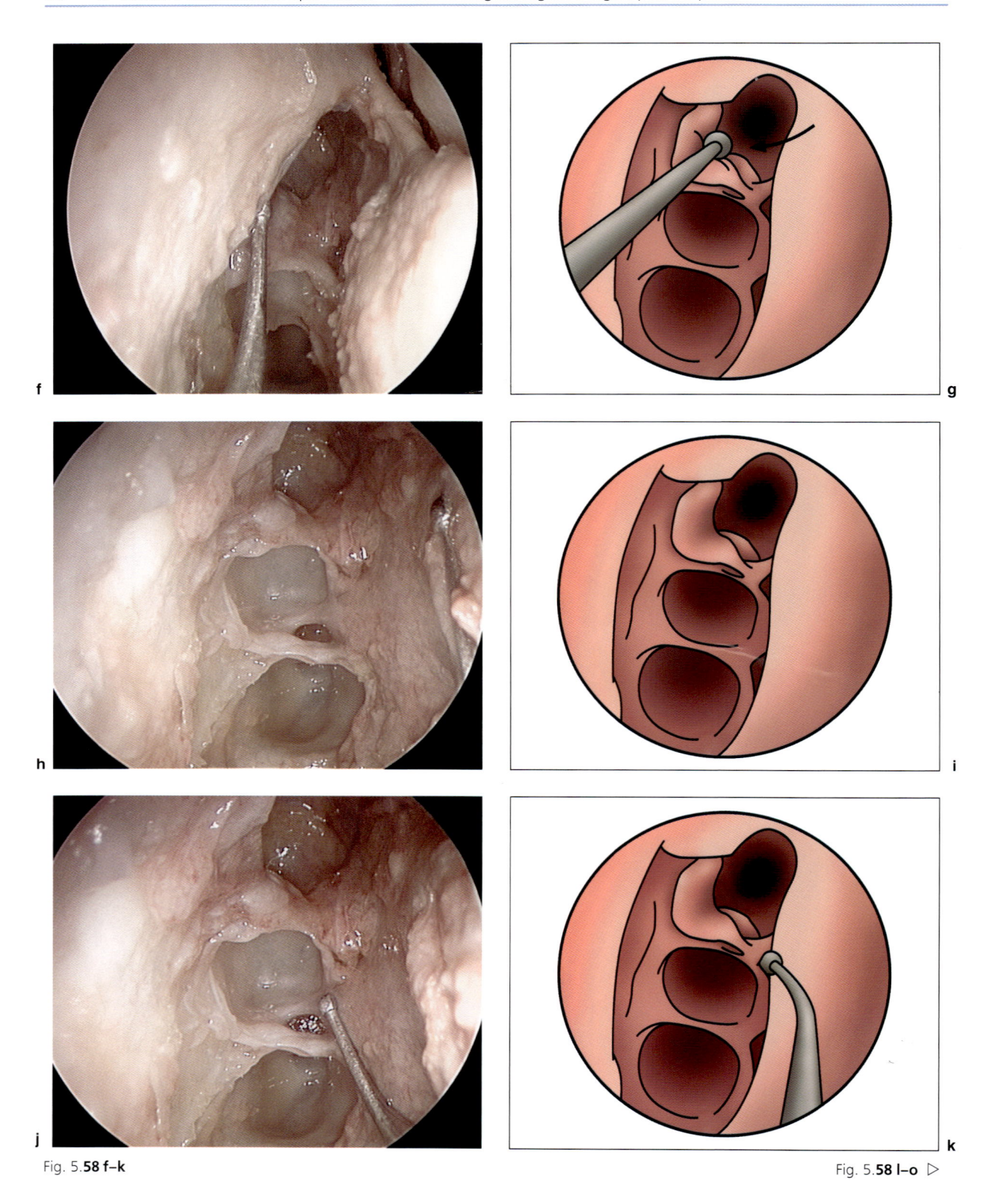

A mucosa desinflada é então levada a cair em dobras sobre a parede nasal lateral. Você pode dizer se removeu as células mais anteriores palpando o bico do osso frontal com a cureta de Kuhn, porque ele é extremamente grosso. Ao destampar o remanescente da bolha etmoidal, o recesso suprabular é exposto e este contém freqüentemente a artéria etmoidal anterior e na frente dela uma célula supra-orbitária, se houver uma. A célula su-

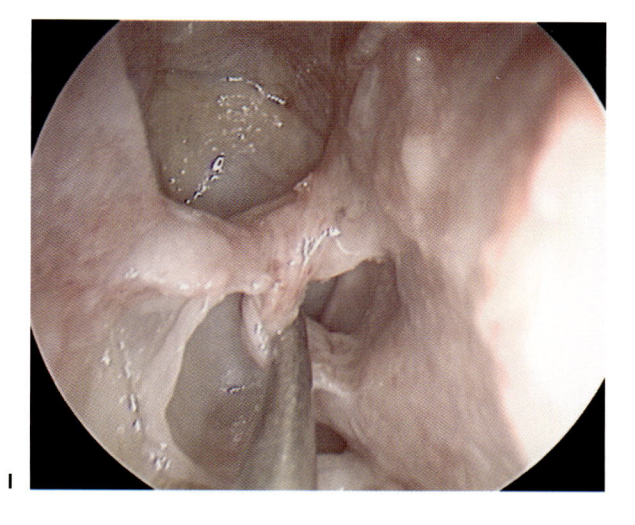

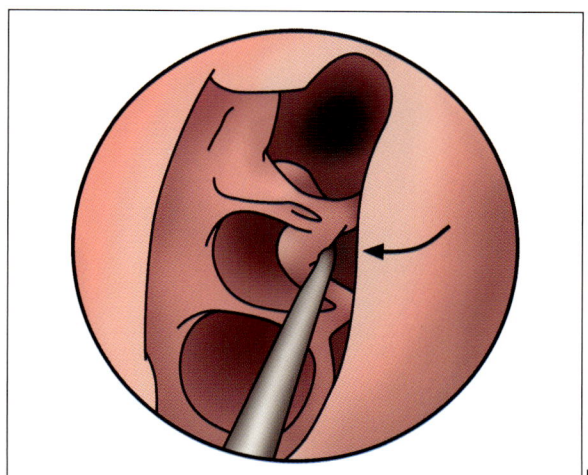

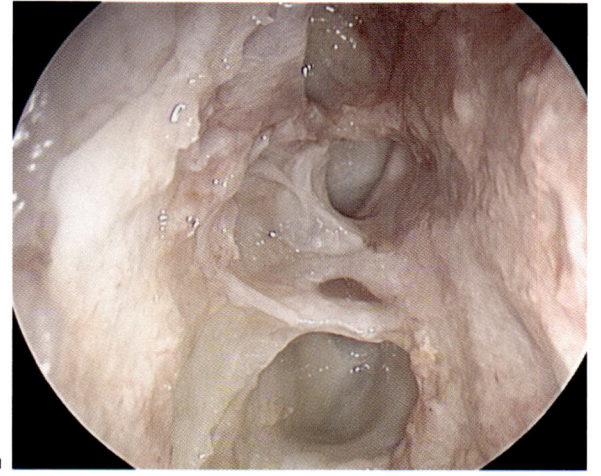

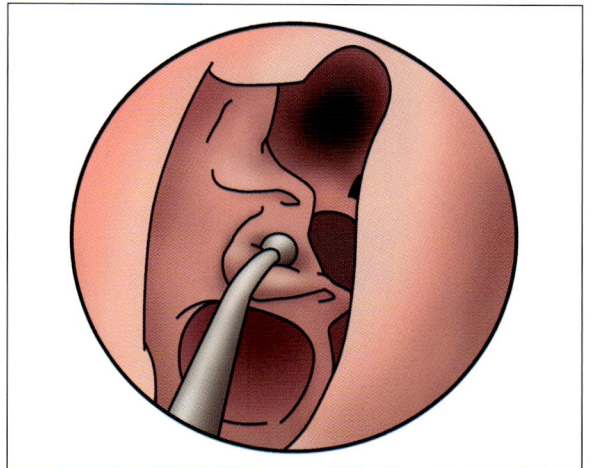

Fig. 5.**58 l–o**

prabular situa-se atrás do recesso frontal e pode com facilidade ser erradamente tomada por ele. Uma vez que isto seja completado, você fez uma sinusotomia frontal tipo II. Você deve agora perguntar-se se abriu o recesso frontal. Pode confirmar que o fez, por:

- Uma explorador, uma cureta de Kuhn ou um aspirador curvo passando livremente para o alto até o seio frontal.
- Registrando o ângulo e o comprimento deste explorador de bola sobre a espinha maxilar e reposicionando-o externamente ao nariz.
- Transiluminação, com o endoscópio no alto no recesso frontal.
- Vendo a parede posterior **convexa** do seio frontal juntamente com a espaçosa caverna do seio.

A fim de certificar-se de que entrou no recesso frontal e está no seio frontal, pegue a haste do explorador de bola entre o polegar e o indicador, junto da espinha nasal, observando o ângulo do instrumento ao mesmo tempo. O instrumento é então retirado e colocado ao longo do lado de fora do nariz, colocando-o no mesmo ângulo com a preensão em pinça colocada ao longo da espinha nasal. Se a extremidade do explorador de bola ficar mais ao alto que a linha do supercílio, é provável que o instrumento esteja no seio frontal. Se ela estiver em torno ou imediatamente acima do canto medial, então é provável que o explorador de bola não esteja dentro do recesso frontal, mas dentro de uma célula aérea do *agger nasi*. Se for notado que o cabo do explorador de bola foi virado lateralmente quando o instrumento foi passado para cima, para o que é considerado como sendo o recesso frontal, então ele pode ter canalizado nesta direção por uma *bulla frontalis* ou uma célula supra-orbitária (Fig. 5.**61 a–c**).

A partição entre a bolha frontal e o recesso frontal é mais bem ressecada com pinça cortante curva tão ao alto quanto os instrumentos possibilitarem. O mesmo se aplica às células supra-orbitárias que avançam dos limites e estendem-se para cima pela parede posterior do seio frontal. Se houver pouca visibilidade por causa de sangramento ou pólipos, esta é uma área na qual não se pode ficar picando às cegas. Em vez disso, é melhor usar vasoconstritores locais e retornar quando a visibilidade tiver melhorado.

Ao operar no recesso frontal, as seguintes diretrizes podem ser úteis:

- Estude a anatomia antes de operar. Reconstrua na sua mente uma imagem tridimensional da anatomia e inserção do processo uncinado, a posição das células aéreas do *agger nasi*, se há uma *bulla frontalis* ou célula supra-orbitária, e a posição e a forma das células aéreas no recesso frontal e em torno dele. Este é o seu mapa, e você não quer ficar perdido em região erma! (Fig. 5.62 a–f).
- É vital não picar medialmente quando você passar qualquer instrumento para dentro do recesso frontal, porque a lamela lateral é geralmente a parte mais fina da base do crânio e é fácil causar um vazamento de LCR nesta área.
- É importante não palpar lateralmente no recesso frontal se houver pequenas ou nenhuma célula aérea do *agger nasi*, porque você pode penetrar na órbita aqui. Verificar cuidadosamente na imagem de TC e pedir ao assistente para dar rechaço no olho enquanto você estiver examinando esta área, a fim de ter certeza de que não vai entrar na órbita. Quando houver dúvida sobre onde você está, é mais seguro permanecer anterior, imediatamente atrás do "bico" do osso frontal. O osso é muito espesso anteriormente, e se você acessar o recesso frontal permanecendo imediatamente lateral a um plano sagital, em linha com a fixação da concha média na base do crânio, terá menos possibilidade de atravessar a dura.
- A parede anterior da bolha etmoidal é um bom marco anatômico para achar o recesso frontal, porque sua parede anterior levará você para cima, ao recesso frontal. Ela também "protege" a artéria etmoidal anterior se for inserida na base do crânio, e quando isto acontece a artéria muitas vezes está na ondulação seguinte no teto da bolha etmoidal.

Você não deve pôr-se a procurar a artéria etmoidal anterior, uma vez que ela não é um marco anatômico útil e fazer isso é perigoso. É importante estar consciente de que ela é parcialmente deiscente em 20% dos pacientes. Se a base do crânio for muito bem pneumatizada, a artéria pode mesmo correr livre como uma corda esticada, especialmente se houver uma grande célula supra-orbitária. (Ver Fig. 5.63 a–g.)

Técnicas cirúrgicas alternativas

É possível chegar ao recesso frontal anteriormente com uma ótica de 0° se houver uma grande célula aérea do *agger nasi*. Um retalho de mucosa na parede nasal lateral com base anterior pode ser feito, de tal modo que a proeminência na parede nasal lateral criada pela célula aérea do *agger nasi* seja descoberta. Um *punch* de

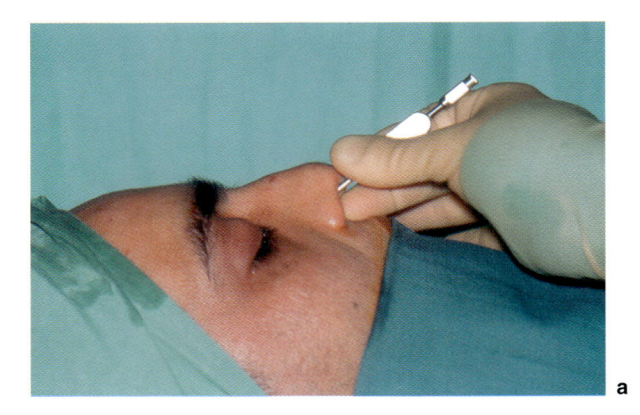

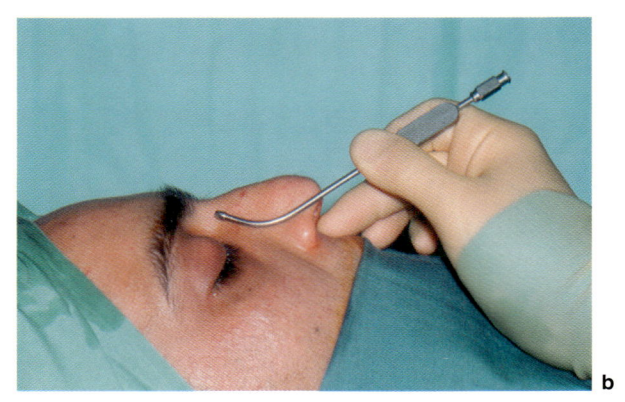

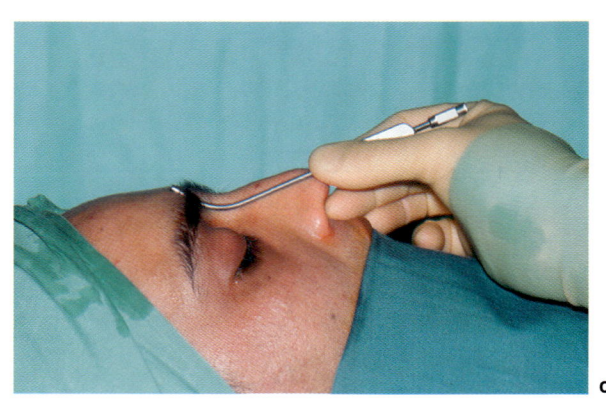

Fig. 5.**61 a** Um aspirador com extremidade de oliva ou explorador de bola pode ser usado para definir se você localizou o seio frontal. Coloque-o dentro do "possível" seio frontal e observe seu ângulo e pince-o com seus dedos na espinha maxilar. **b** Então remova-o e coloque-o no mesmo ângulo e distância da espinha maxilar. Se ele ficar próximo da área do canto medial, você não atingiu o seio frontal. **c** Se o explorador ficar ao alto acima da margem supra-orbitária, provavelmente ele está no seio frontal.
Se ele virar lateralmente de forma abrupta, verifique se não existe uma *bulla frontalis* ou célula supra-orbitária que também possa estender-se até esta altura.

Fig. 5.**62 a–d** Imagens de TC coronal seqüenciais mostrando células aéreas do *agger nasi*, o canal de drenagem (seta) do seio frontal: construa uma imagem em 3D das células na sua mente. **e** Vista do recesso frontal direito por cima com um rastro de sangue indo para baixo pelo *infundibulum frontalis*. **f** O mesmo paciente por baixo, mostrando que o seio frontal drena medialmente (seta).

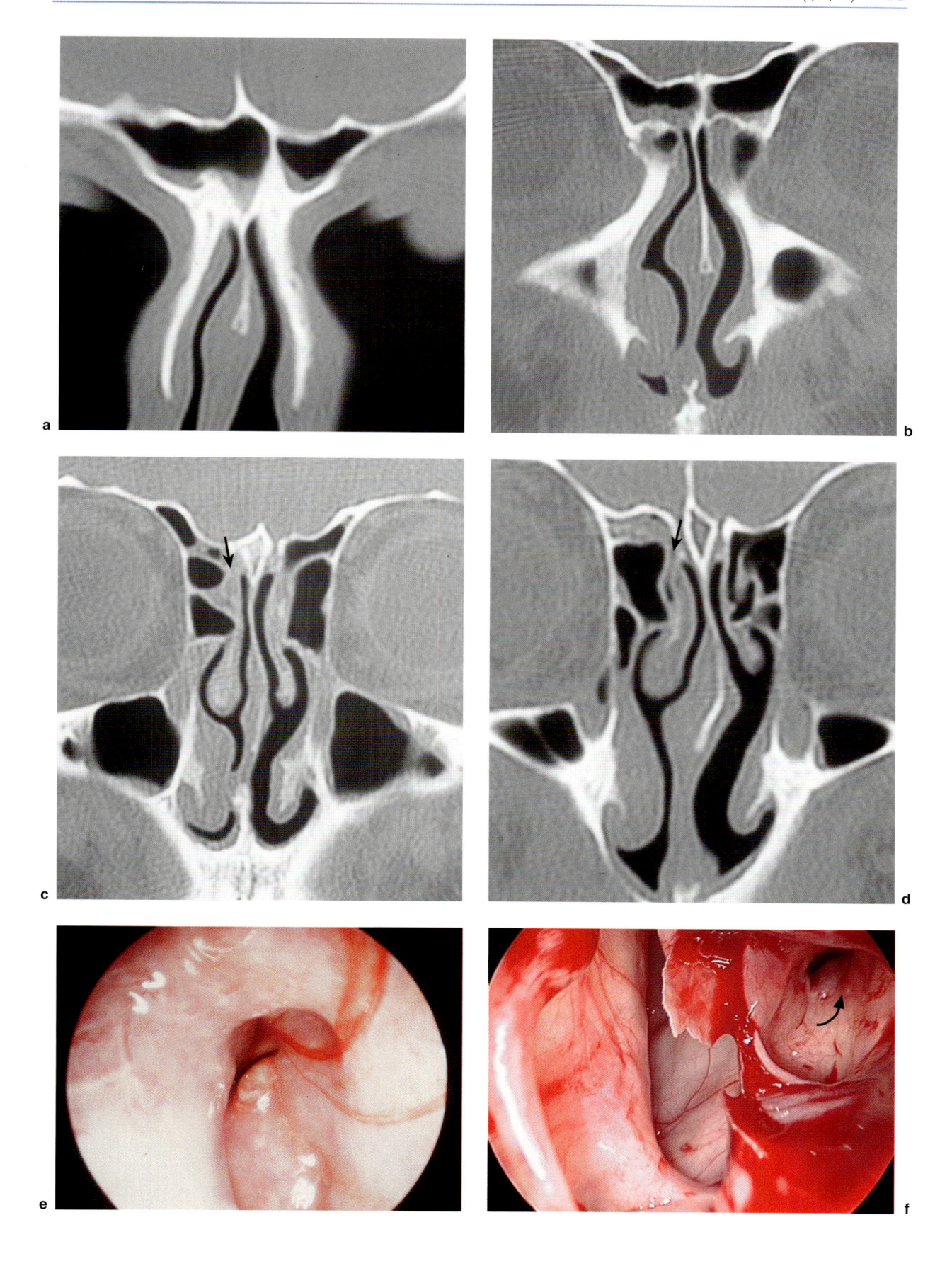

Frontoetmoidectomia ± sinusotomia frontal (I, II, III)   **85**

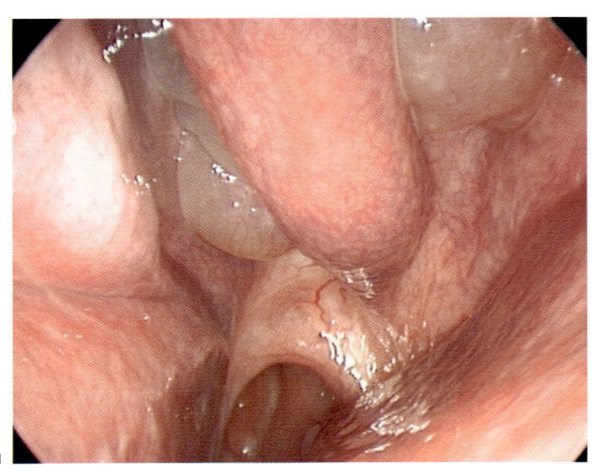

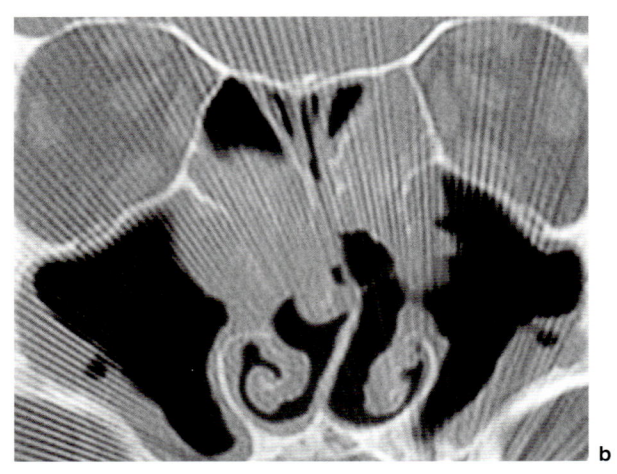

Fig. 5.**65 a** Vista endoscópica e **b** imagem de TC de pólipos sintomáticos residuais após esteróides orais e tópicos.

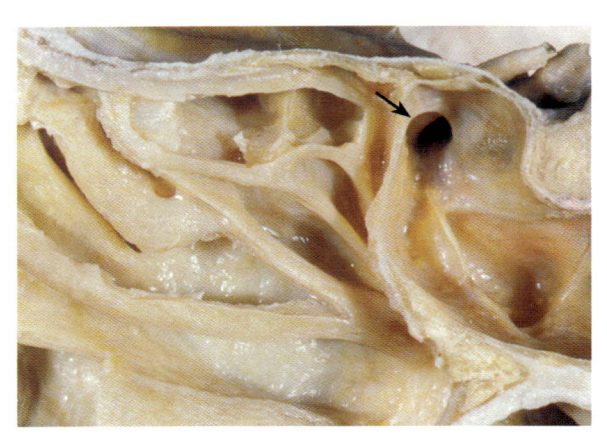

Fig. 5.**66** Seios etmoidais posteriores do lado direito, atrás da lamela basal, e o nervo óptico no seio esfenoidal (seta).

Sinusotomia esfenoidal: Uma sinusotomia esfenoidal é uma via de acesso transnasal para abrir o seio esfenoidal (ver Fig. 5.82). Para uma classificação, ver p. 100.

Indicações

Cirurgia nesta área normalmente está justificada somente se houver polipose após tratamento clínico máximo (Fig. 5.65 a, b). Aproximadamente um de cada cinco pacientes tem uma infecção bacteriana coexistente. Em alguns países, a aspergilose é mais prevalente. Nos países desenvolvidos, polipose associada a asma não-atópica é comum, e um em cada seis, será sensível a aspirina ou drogas antiinflamatórias não-esteróides.

O procedimento também é feito para papiloma invertido, polipose e mucoceles comprometendo estes seios. Se os seios etmoidal e esfenoidal tiverem sido abertos cirurgicamente, isto não significa que você necessite abrir o recesso frontal como mencionado na seção sobre etmoidectomia anterior, porque isso aumenta muito o risco de produzir estenose do recesso frontal.

Anatomia

Os seios etmoidais posteriores situam-se atrás da lamela basal e são pouco numerosos, porém freqüentemente bem pneumatizados (Fig. 5.66). Uma célula esfenoetmoidal (Onodi) possui parte da sua extensão lateral à parede lateral do esfenóide, o que significa que o nervo óptico tende a ser deiscente (Fig. 5.67). O grau de pneumatização do seio esfenoidal varia, e o conhecimento disto é crítico ao instrumentá-lo. Seu óstio natural situa-se alto na parede anterior do esfenóide e pode ser ocultado pelas conchas superior e média. O osso do esfenóide é grosso desde a crista da coana posterior até sua parede anterior por cerca de 1 cm, então se torna fino (Fig. 5.68). O teto do seio esfenoidal é um marco anatômico confiável e os seios etmoidais posteriores não caem abaixo deste nível horizontal da base do crânio. Os seios etmoidais posteriores freqüentemente se estendem acima do plano axial do teto do seio esfenoidal, mas estes geralmente terão sido abertos se o seio esfenoidal tiver sido aberto até o seu teto. O vômer encontra o esfenóide na linha mediana, mas o septo intersinusal esfenoidal é assimétrico em mais de 75% dos pacientes (Fig. 5.69). A parede lateral do esfenóide contém a artéria carótida, que aparece em deiscência em 30% dos pacientes (Fig. 5.70). A face súpero-lateral do seio esfenoidal contém o nervo óptico, que é visível em 20% dos pacientes (Lang, 1989) (Fig. 5.71).

Técnica cirúrgica

As células etmoidais posteriores são penetradas através da lamela basal, e é mais seguro entrar nestas medial e inferiormente (Fig. 5.72 a–u). Aumentar o acesso a estas células e evitar fazer um túnel. Tenha cautela pois,

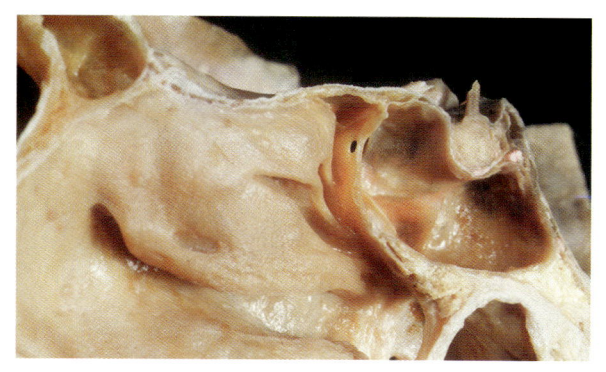

Esfenoetmoidectomia ± sinusotomia esfenoidal (I, II, III) ■ **89**

Fig. 5.**68** Os óstios esfenoidais podem ser vistos ao alto na parede anterior do esfenóide – observar que o osso se torna fino cerca de 1 cm acima da coana posterior.

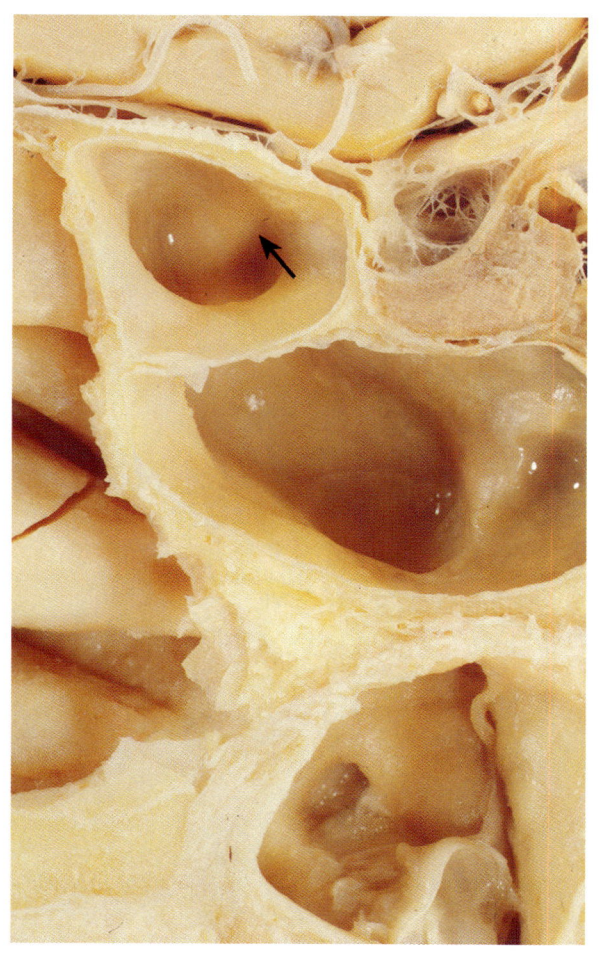

Fig. 5.**67** Uma célula aérea esfenoetmoidal acima do seio esfenoidal – observar o nervo óptico na sua parede lateral (seta).

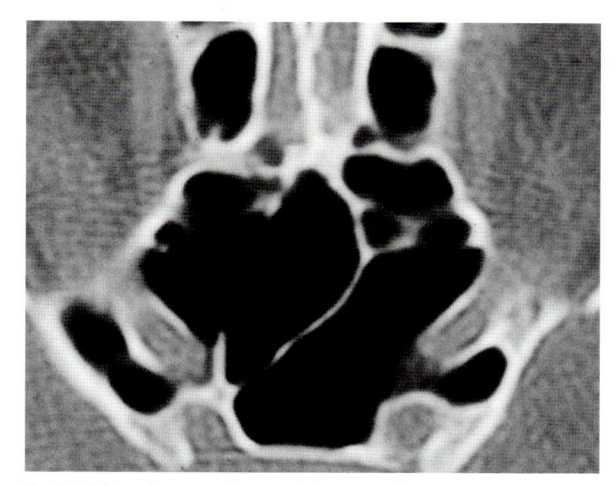

Fig. 5.**69** Uma imagem de TC axial mostrando assimetria do septo intersinusal esfenoidal.

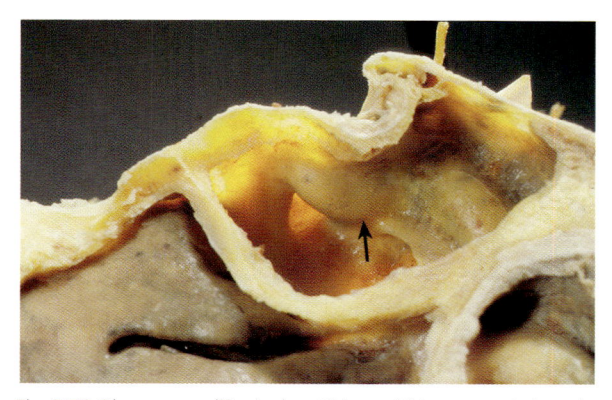

Fig. 5.**70** Observar a saliência da artéria carótida na parede lateral do seio esfenoidal (seta).

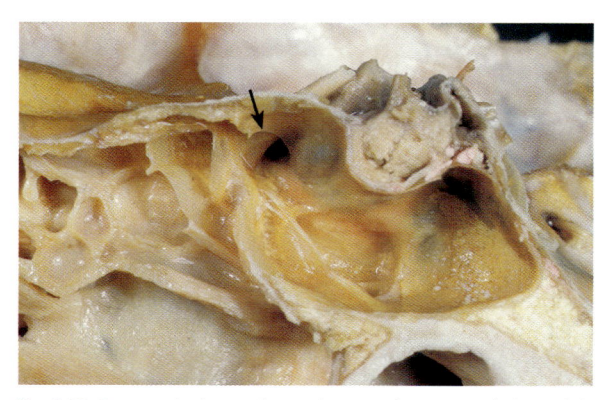

Fig. 5.**71** O nervo óptico pode ser visto ao alto na parede lateral do seio esfenoidal (seta).

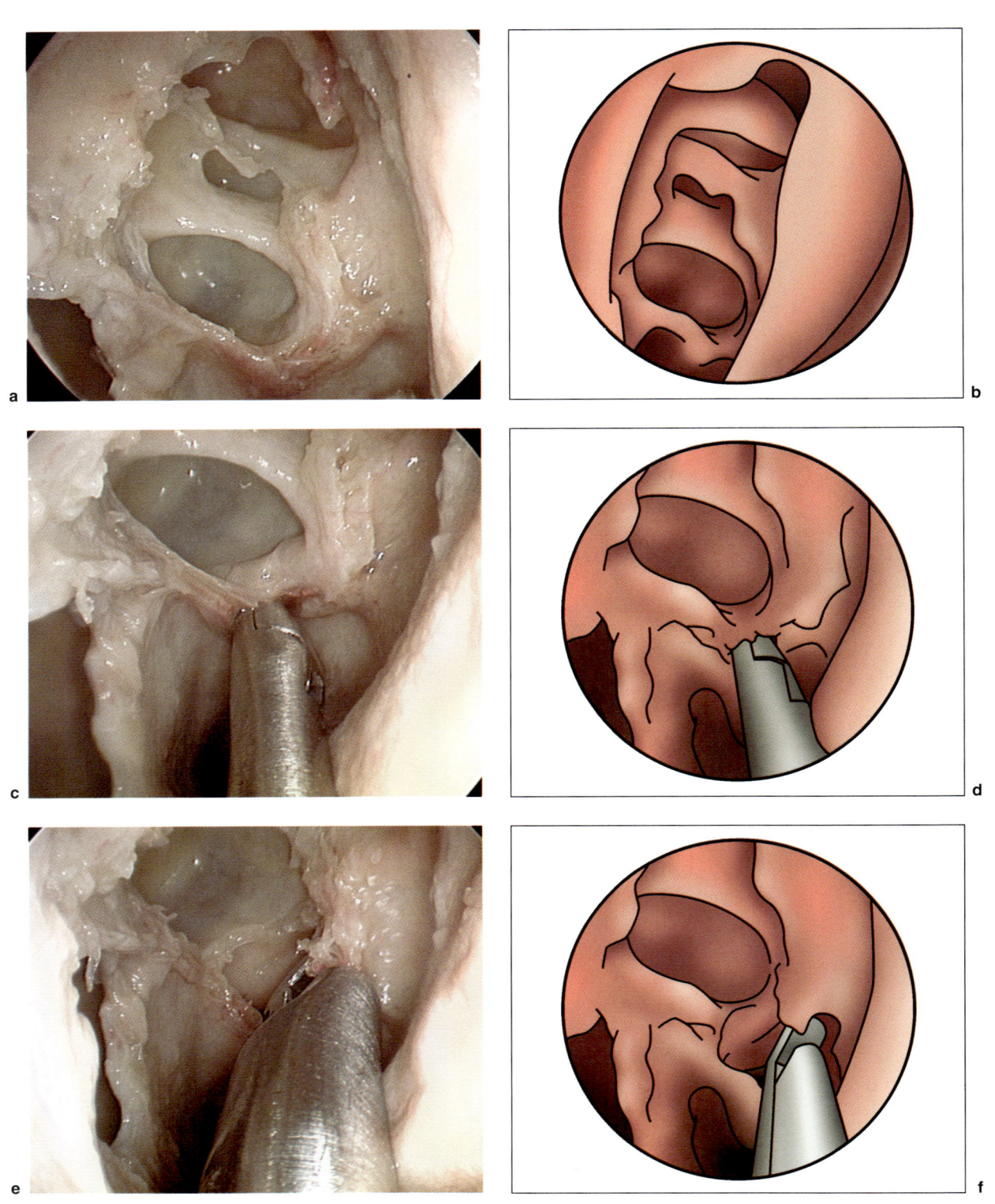

Fig. 5.**72 a–d** A bolha etmoidal foi removida para revelar a lamela basal, que é puncionada medialmente usando-se pinça de Blakesley reta. Isto é feito medial à parede medial do seio maxilar e acima da base inferior horizontal da lamela basal. Observar o óstio maxilar no canto esquerdo. **e, f** Um saca-bocado de Hajek sendo usado para abrir os seios etmoidais posteriores. Observar a preservação da concha superior e sua mucosa olfatória.

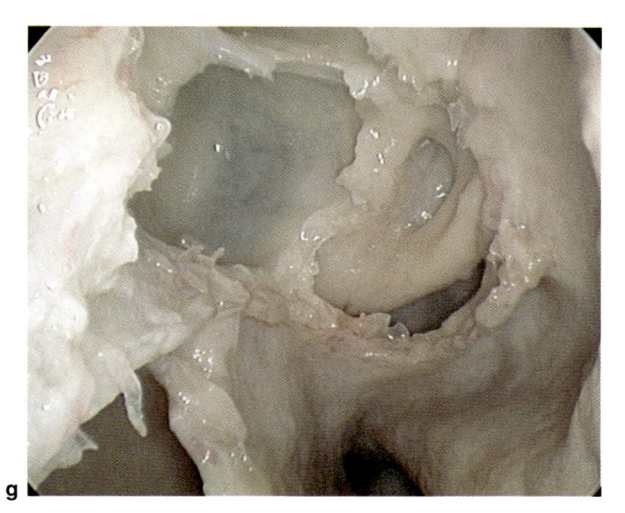

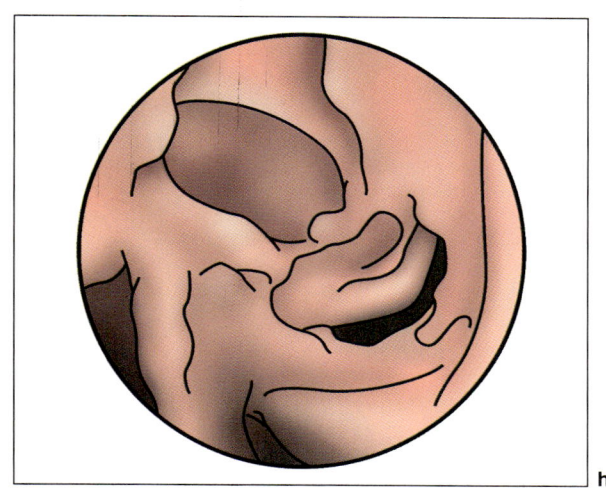

Fig. 5.**72 g, h** A concha superior pode ser vista através de uma "janela" depois que algumas das células etmoidais posteriores foram removidas.

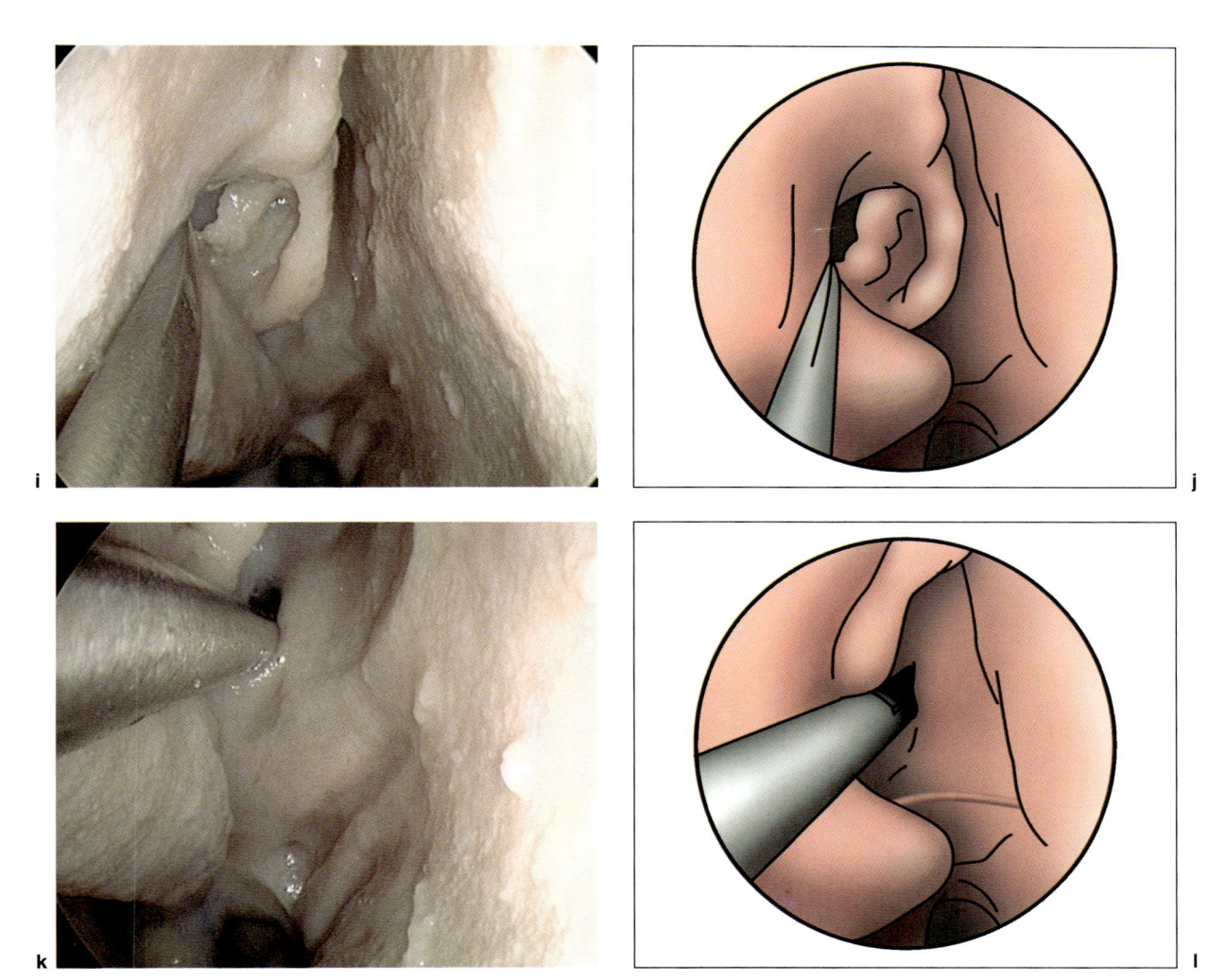

Fig. 5.**72 i, j** A concha média é lateralizada e a "janela" entre ela e a concha inferior pode ser vista pelo lado medial. Isto permite que a altura do teto do esfenoidal e dos etmoidais posteriores seja comparada. **k, l** O seio esfenoidal está localizado perto da linha mediana, 1 cm acima da coana posterior, onde o osso é fino.

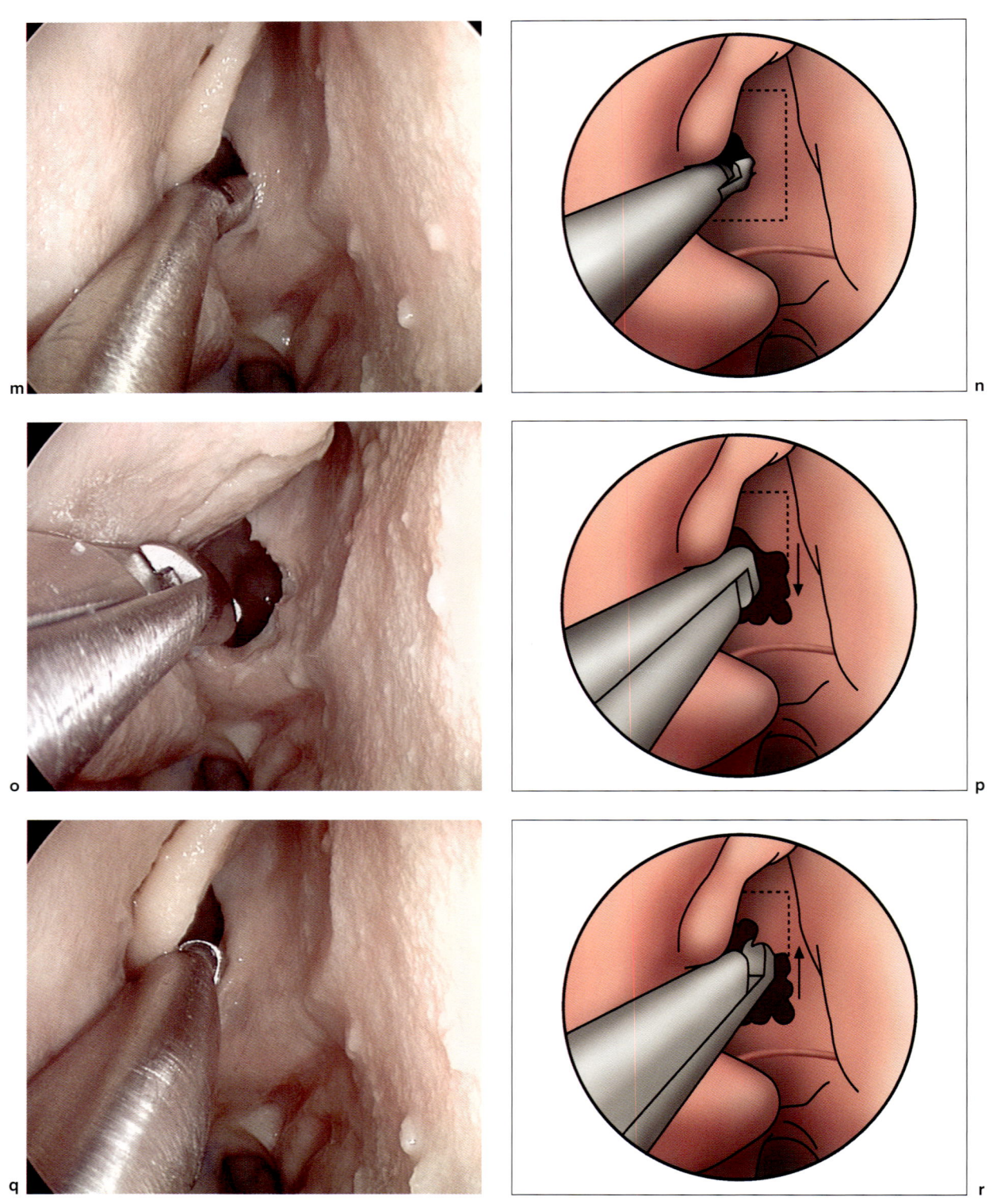

Fig. 5.**72 m, n** As pás da pinça de Blakesley são abertas antes de ela ser retirada, para ajudar a abrir o óstio. **o, p** A pinça de Hajek é usada para tirar uma mordida para baixo a fim de evitar o ramo septal da artéria esfenopalatina. **q, r** Algumas mordidas para cima ampliam o óstio até a base do crânio.

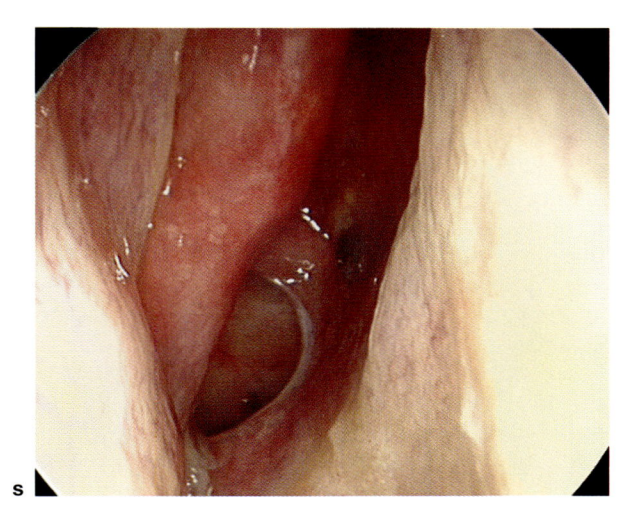

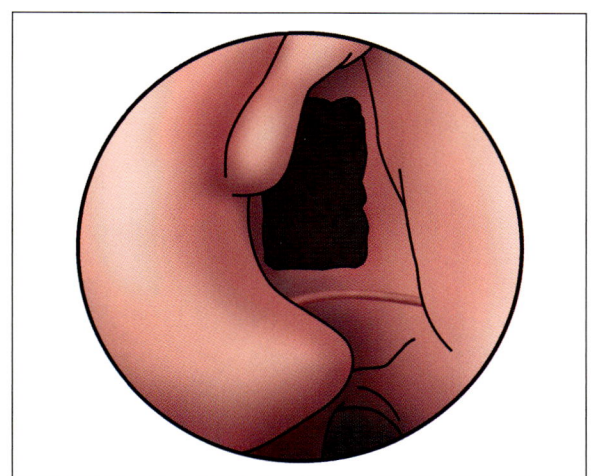

Fig. 5.**72 s** Sinusotomia, tipo I. **t** Notar a posição do ramo septal da artéria esfenopalatina. **u** Diagrama linear para ilustrar o tamanho e a posição de uma esfenoidotomia: tipo I, o círculo escuro; tipo II, o retângulo vertical verde-escuro; tipo III, o retângulo horizontal verde-escuro. O seio esfenoidal e a caixa verde-clara que representa uma célula aérea etmoidal posterior são unidos. O seio esfenoidal pode ser aberto mais extensamente, mas exige ligadura da artéria esfenopalatina e um conhecimento exato da posição das carótidas e nervos ópticos.

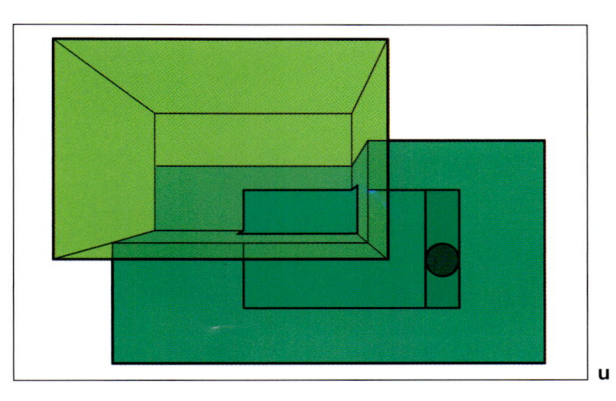

em alguns pacientes, a partição seguinte pode ser a base do crânio. Se você não estiver satisfeito com a visibilidade ou a anatomia, é melhor encontrar primeiro o seio esfenoidal antes de se aventurar por águas não mapeadas. Mesmo se você pensar que sabe onde está o seio esfenoidal, não seja tentado a entrar nele através do complexo etmoidal posterior, porque isto e potencialmente perigoso. Sempre encontre primeiro o seio esfenoidal transnasalmente, se pretender abrir todos os seios etmoidais posteriores.

É importante possuir marcos anatômicos pelos quais você possa orientar-se, e posicionar-se atrás com o endoscópio, de modo a mantê-los em vista. Nossa estratégia preferida é usar os seguintes marcos anatômicos para evitar atravessar os limites dos seios paranasais:

- Verificar a imagem de TC para ver se não há célula de Onodi, uma vez que o nervo óptico pode às vezes aparecer numa deiscência na parede lateral. Olhar os cortes de TC coronais posteriores do seio maxilar e olhar a altura desde o teto do seio maxilar até o teto da base do crânio. Às vezes este pode ser espaçoso, mas às vezes é pequeno, e dará ao cirurgião uma idéia da extensão das células aéreas etmoidais posteriores.

- O teto do seio esfenoidal é um marco anatômico útil porque os seios etmoidais posteriores não são mais baixos do que ele, de modo que se o cirurgião permanecer em um plano que é mais baixo que o teto do seio esfenoidal, é improvável que atravesse a base do crânio. Muitas vezes os seios etmoidais vão estender-se acima deste nível, mas quando os seios etmoidais posteriores forem abertos até o nível do teto do seio esfenoidal estes muitas vezes são evidentes e podem facilmente ser palpados e abertos.

- Os seios etmoidais posteriores que se situam mediais à parede medial do seio maxilar em um plano sagital, podem ser removidos sem preocupação de o nervo óptico ou a órbita serem lesados.

O seio esfenoidal pode seguramente ser encontrado, permanecendo adjacente ao vômer. Ele se situa aproximadamente 1,0–1,5 cm acima da ponte ou "ombro" da coana posterior. Freqüentemente, o volume da concha média restringe o acesso a esta área e pode ser necessário desviar delicadamente a concha média com o lado de um elevador de Freer a fim de conseguir visualizar o recesso esfenoetmoidal. Isto é mais fácil depois de uma etmoidectomia anterior e quando a lamela basal foi penetrada imediatamente acima da sua conexão hori-

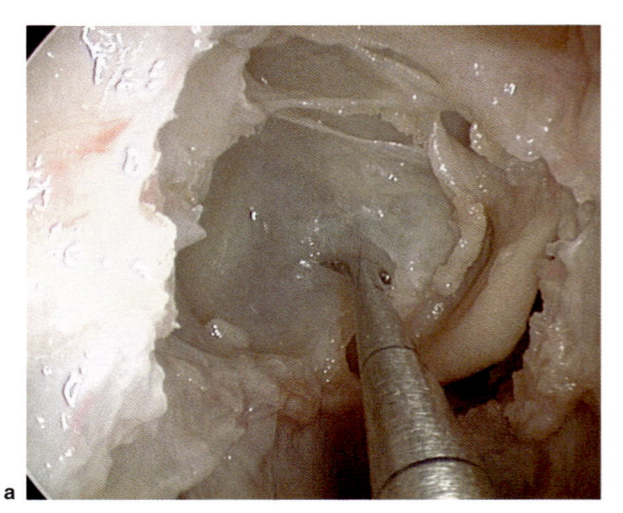

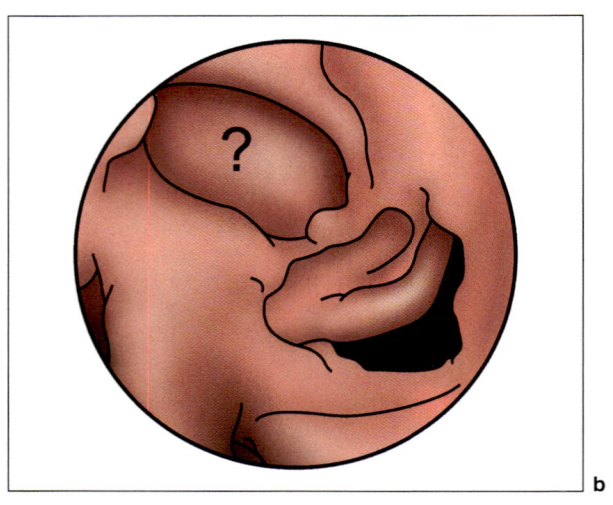

Fig. 5.**73 a** Depois do completamento da sinusotomia esfenoidal transnasal, a cavidade dos etmoidais posteriores é inspecionada.
b Como você sabe se é seguro ir ainda mais para trás para abrir mais o seio esfenoidal? (Ver Figs. 5.**74 a, b** e 5.**75 a–j** para a resposta.)

zontal com a borda póstero-inferior da concha média. Ocasionalmente, uma bolha de ar será vista saindo do óstio esfenoidal que é posicionado muito mais alto no recesso esfenoetmoidal. A parede anterior do seio esfenoidal é tão fina que se um aspirador reto (diâmetro 2–3 mm) for "caminhado" acima pela parede anterior do osso esfenóide a partir da coana posterior, então a 1,0–1,2 cm o aspirador entrará no seio com pressão moderada. É judicioso permanecer junto do vômer, porque ir mais lateralmente faz correr o risco de danificar as estruturas na parede lateral do seio esfenoidal.

Uma vez você tenha identificado o seio esfenoidal, sua parede anterior pode ser removida para cima até a base do crânio. É sensato não abrir mais que uma mordida inferiormente, a menos que haja uma boa razão, em virtude do ramo septal da artéria esfenopalatina. Tendo sido estabelecido o nível da base do crânio, abaixo do qual é seguro operar, você então pode facilmente fazer uma janela entre as conchas superior e média que lhe permitirá verificar onde você está, quando retornar aos seios posteriores.

Agora você pode retornar aos seios etmoidais posteriores, e, depois de verificar que há uma conexão através do meato superior, remover mais células que sejam mediais e inferiores na direção do seio esfenoidal (Fig. 5.**73 a, b**). Fazer isto cria mais espaço no complexo posterior. O passo seguinte é unir os seios etmoidais posteriores ao seio esfenoidal (Fig. 5.**74 a, b**). Isto pode ser feito com segurança colocando-se um instrumento na área mais póstero-superior e a seguir movendo-o verticalmente para baixo e em seguida medialmente, apontando-o para o seio esfenoidal. Com esta manobra, os seios etmoidais posteriores e esfenoidal podem ser unidos com segurança (Fig. 5.**75 a–j**). É importante identificar o nível do teto do seio esfenoidal antes de abrir quaisquer células aéreas etmoidais superiormente, a fim de evitar atravessar a base do crânio (Fig. 5.**76 a–d**). É vital preservar a concha superior a todo custo, por causa do seu valioso epitélio olfatório. Os restantes seios etmoidais posteriores podem ser limpados; um aspirador curvo é útil para palpar quanto a espaço atrás de quaisquer partições, para ajudar a definir a extensão das células aéreas restantes. Um saca-bocado *(punch)* de Hajek-Kofler é excelente para remover estes restos ósseos.

Se a imagem de TC mostrar um "halo negro" de ar na periferia das células aéreas etmoidais posteriores, isto será útil porque, quando elas forem abertas, a mucosa clara revestindo a base do crânio será vista. Se houver um "branco externo", então será necessário cuidado para assegurar que você permaneça abaixo do nível do teto do seio esfenoidal. Muito raramente, a parede anterior do seio é mais espessa, com hiperostose secundária a infecção crônica, ou o seio é hipoplásico e não será possível penetrá-lo. Isto deve ser visível na imagem de TC pré-operatoriamente.

É melhor limitar o uso de instrumentação a motor no seio esfenoidal, a não ser que a visibilidade seja boa. Se um instrumento desses tiver que ser usado, então a sua boca deve ser apontada medialmente para evitar o risco de danificar qualquer estrutura lateral.

Técnicas cirúrgicas alternativas

Alguns pesquisadores advogaram achar o seio esfenoidal por uma via de acesso de lateral a medial, indo através da extremidade posterior da concha superior. Isto pode ser feito, mas se corre o risco potencial de ir através da base do crânio ou lesar o nervo óptico se houver

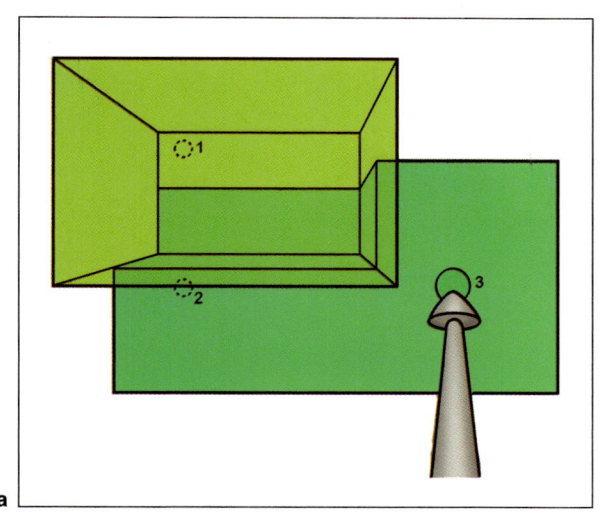

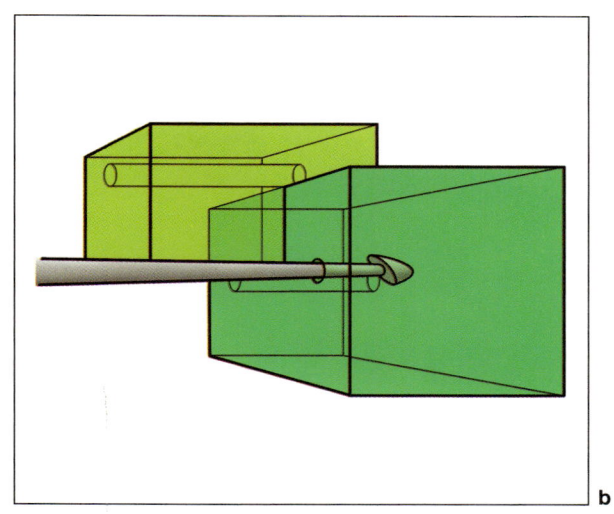

Esfenoetmoidectomia ± sinusotomia esfenoidal (I, II, III) ■ 95

Fig. 5.**74 a** Diagrama linear para representar a área anterior dos seios esfenoidal direito e etmoidais posteriores. (1) Definir a parte mais póstero-súpero-lateral dos seios etmoidais posteriores. (2) Mover-se verticalmente para baixo e não empurrar através da parede de trás. (3) Mover-se horizontal medialmente; é neste ponto que o seio esfenoidal pode ser identificado com segurança. **b** Vista ântero-medial dos seios esfenoidal direito e etmoidal posterior.

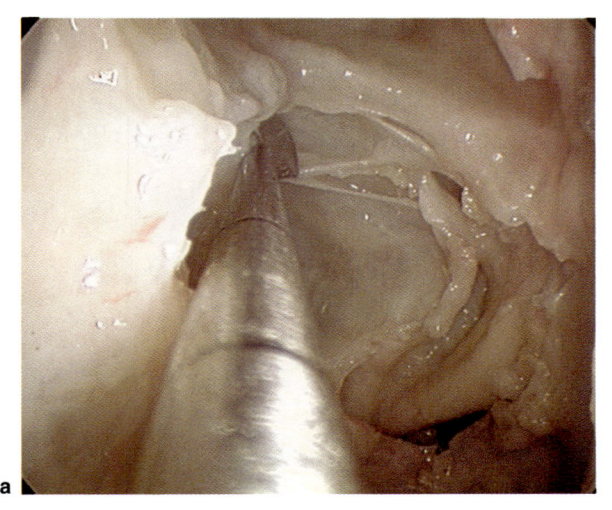

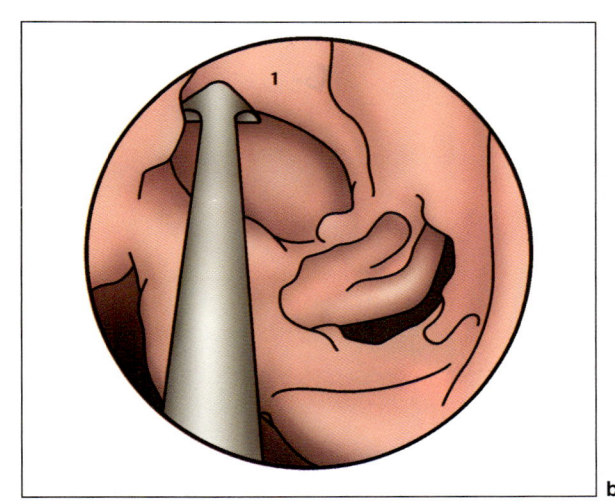

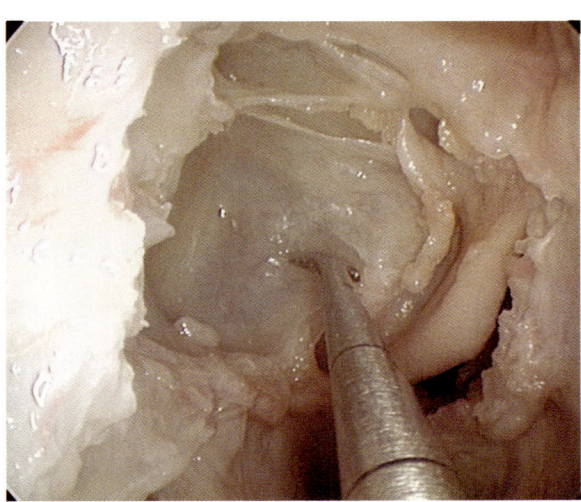

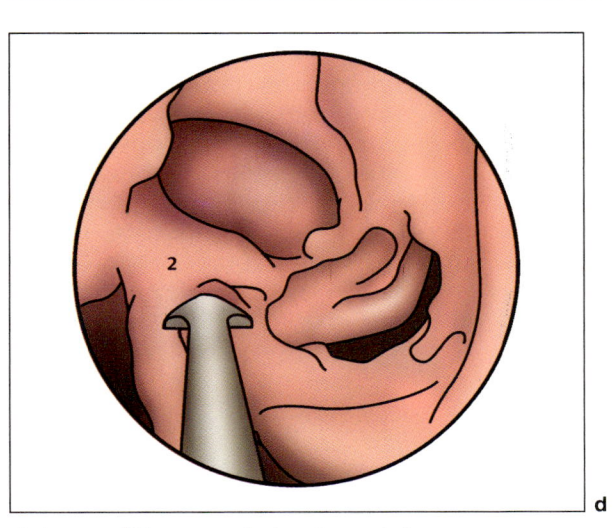

Fig. 5.**75 a, b** A área mais súpero-látero-posterior dos seios etmoidais posteriores. **c, d** Mover-se verticalmente para baixo.

Fig. 5.**75 e–j** ▷

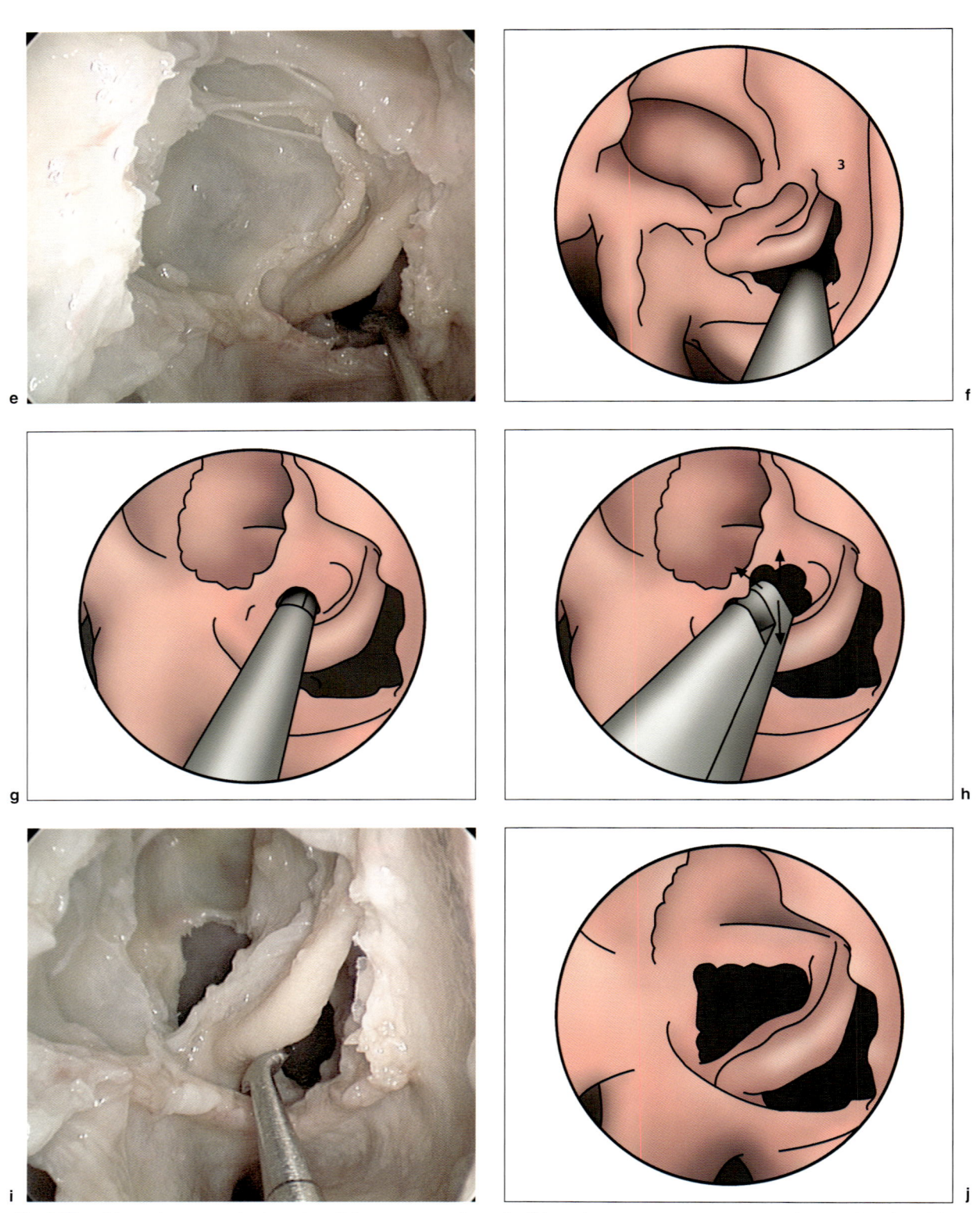

Fig. 5.**75 e, f** A seguir, mover-se horizontal-medialmente para onde o esfenóide pode com segurança ser encontrado e o óstio esfenoidal aberto, se necessário. O instrumento pode cair dentro do seio ou delicada pressão pode ser necessária. **g–j** A área medial da parede posterior dos seios etmoidais posteriores pode então ser atravessada e ampliada. É importante preservar a concha superior.

Esfenoetmoidectomia ± sinusotomia esfenoidal (I, II, III)

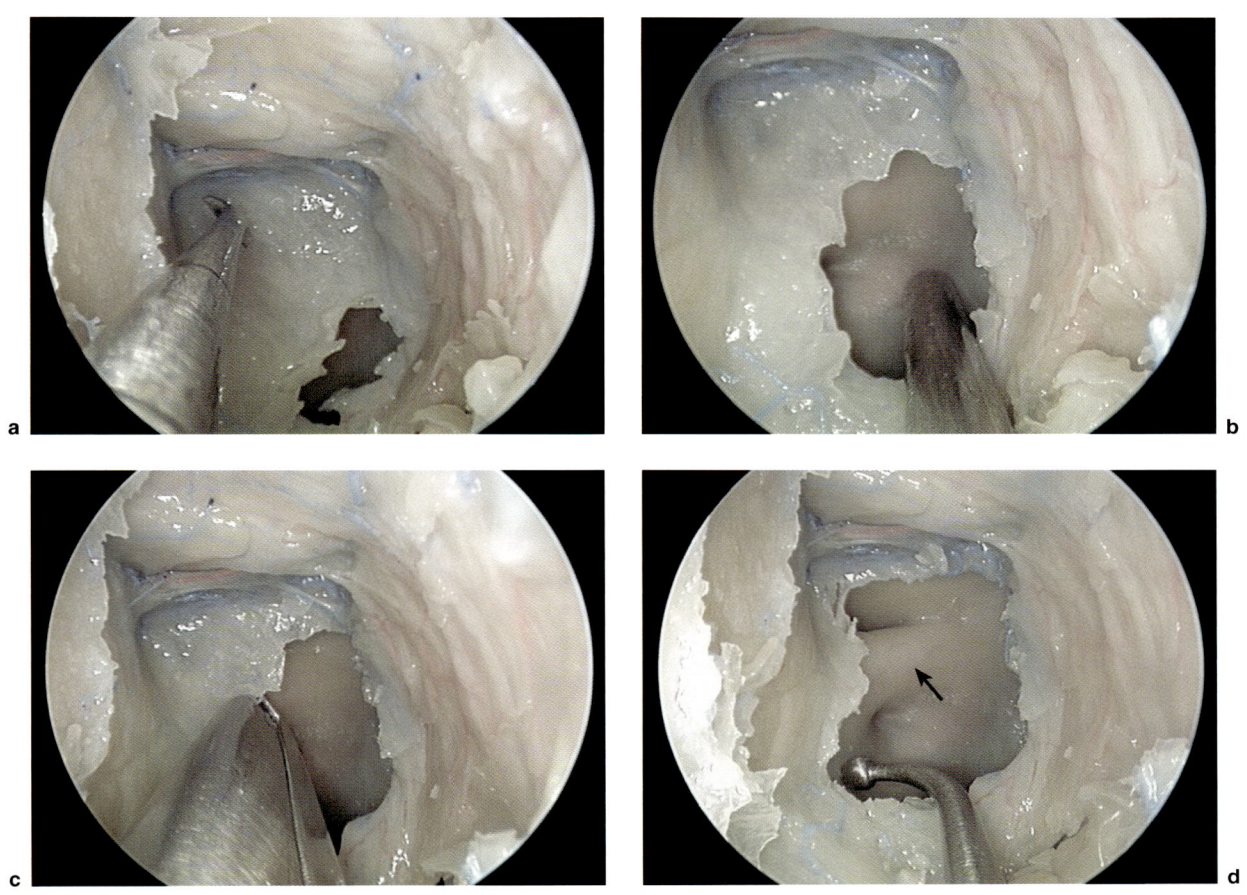

Fig. 5.**76 a–d** As imagens mostram o quanto é perigoso puncionar uma célula etmoidal posterior lateralmente. O nervo óptico (seta) pode estar exposto lateralmente. Observe que é mais seguro entrar no seio esfenoidal a partir das etmoidais posteriores no seu ponto mais medial.

uma célula aérea etmoidal posterior não-reconhecida que está situada acima do seio esfenoidal ou em torno do nervo óptico (Fig. 5.77). Também remove valiosa mucosa olfatória, que deve ser preservada sempre que possível.

Instrumentos úteis

O *shaver* ajuda a remover pólipos sem os arrancar. Ele funciona melhor no modo "oscilação", mas é importante não o usar para remover quaisquer pólipos que sejam baseados sobre as conchas ou septo, porque isto remove epitélio olfatório. É importante enviar tecido para exame histológico em todos os casos. Uma pinça tipo Kerrison é uma adição útil para possibilitar a remoção de divisórias finas de osso.

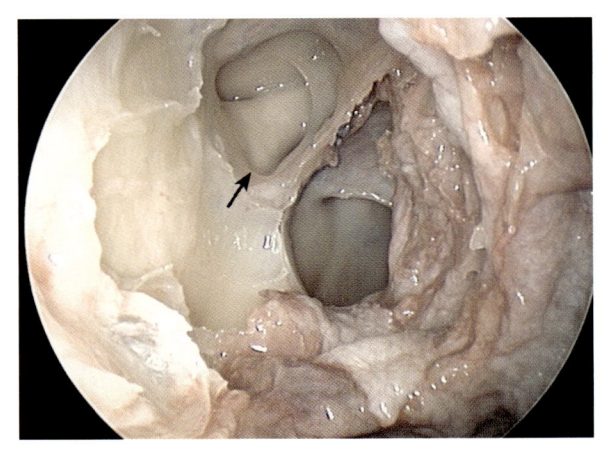

Fig. 5.**77** O nervo óptico em uma célula aérea esfenoetmoidal (seta) acima e lateral ao seio esfenoidal.

Frontoesfenoetmoidectomia
± sinusotomia frontal (I, II, III)
± sinusotomia maxilar (I, II, III)
± sinusotomia esfenoidal (I, II, III)

Terminologia e classificação
Inclui uma etmoidectomia anterior, etmoidectomia posterior, sinusotomia esfenoidal (ver seção sobre sinusotomia esfenoidal, pág. 100) juntamente com abertura do recesso frontal. É uma combinação de todas estas seções já descritas (Fig. 5.78).

Indicações
Reservado principalmente para aqueles casos com sintomas persistentes depois de cirurgia etmoidal anterior. Em pacientes com polipose recorrente grave, a melhor maneira de proporcionar ao paciente um intervalo livre de doença mais longo é abrir todas as células, inclusive o recesso frontal (Fig. 5.79 a–c). Uma pequena proporção de pacientes com polipose tem sintomas frontais e nestes pacientes nós abriríamos o recesso frontal.

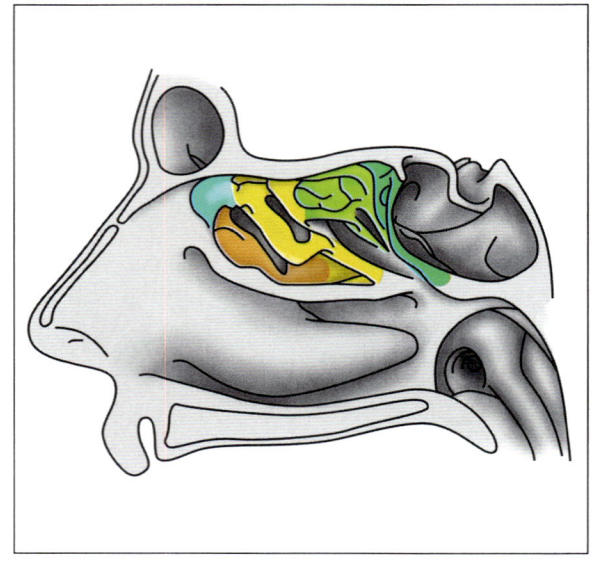

Fig. 5.78 Uma frontoesfenoetmoidectomia. Além de uma esfenoetmoidectomia, o recesso frontal é aberto.

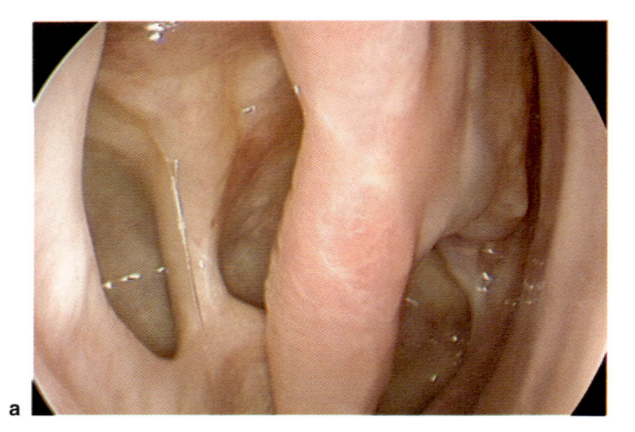

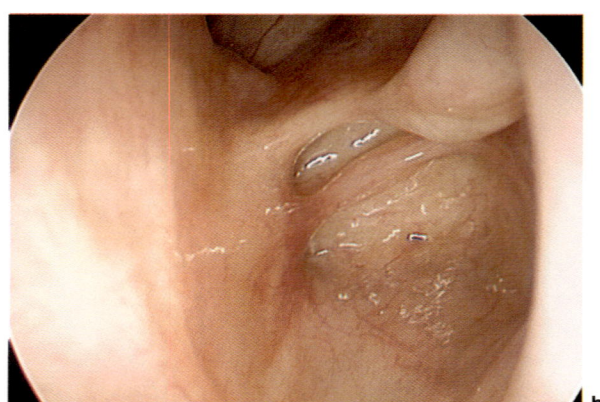

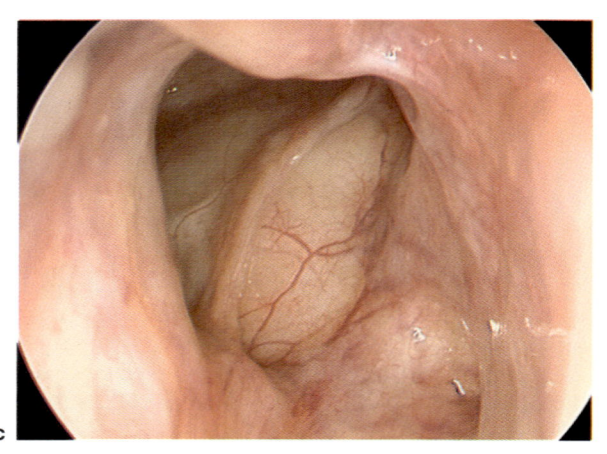

Fig. 5.79 a, b Aspecto pós-operatório após uma frontoesfenoetmoidectomia para polipose grave. c Uma sinusotomia frontal tipo II no mesmo paciente que em a e b. Observar que há inflamação residual da mucosa que exige irrigação regular e esteróides nasais tópicos para controlá-la.

Os pacientes com estenose pós-operatória do recesso frontal e com sintomas necessitam abertura do recesso frontal (Fig. 5.80). Os pacientes com patologia comprometendo o recesso frontal, como doença fúngica e mucoceles, necessitam de abertura ampla da área do recesso frontal (Fig. 5.81 a–c). Osteomas raramente causam sintomas, exceto quando são suficientemente grandes para causar uma deformidade cosmética ou uma mucocele (Hehar e Jones, 1997). Tenha precaução se um paciente tiver outros sintomas, p. ex., dor, porque um osteoma raramente causa estes sintomas e eles são tão comuns a ponto de provavelmente serem um achado coincidental.

Tenha o cuidado de rever os sintomas e sinais endoscópicos do paciente para certificar-se de que você está atacando patologia genuína do seio frontal.

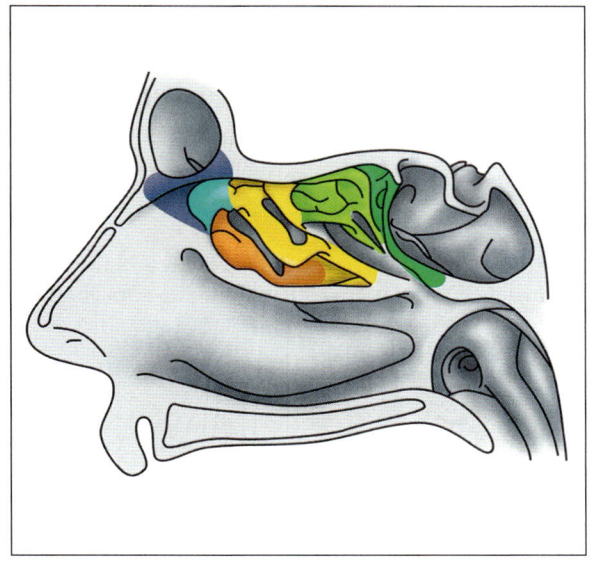

Fig. 5.**80** Frontoesfenoetmoidectomia e procedimento de drenagem mediana.

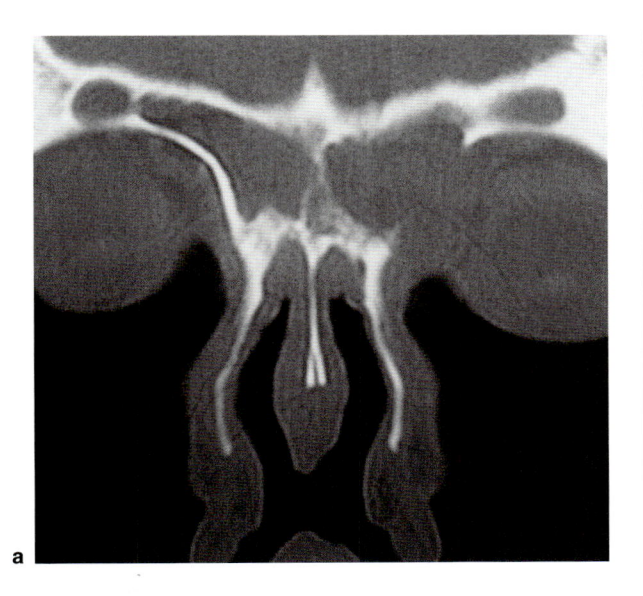

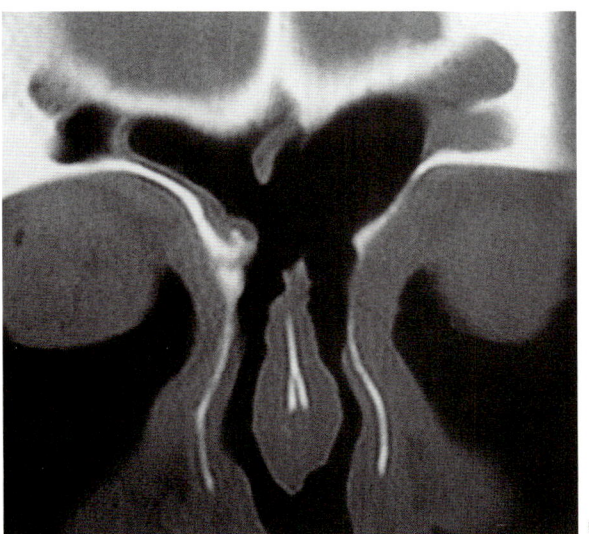

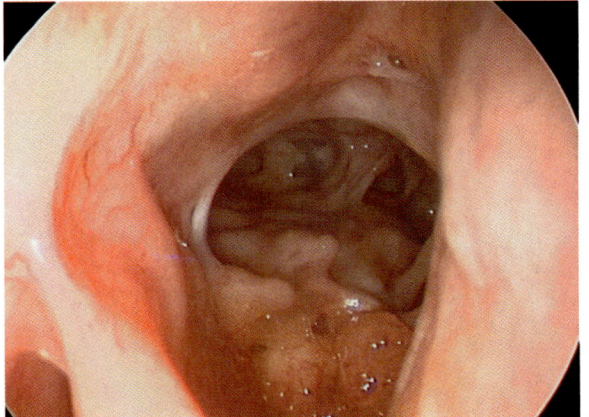

Fig. 5.**81 a–c** O aspecto pré e pós-operatório de uma frontoesfenoetmoidectomia e procedimento de drenagem mediana para polipose grave e uma mucocele esquerda.

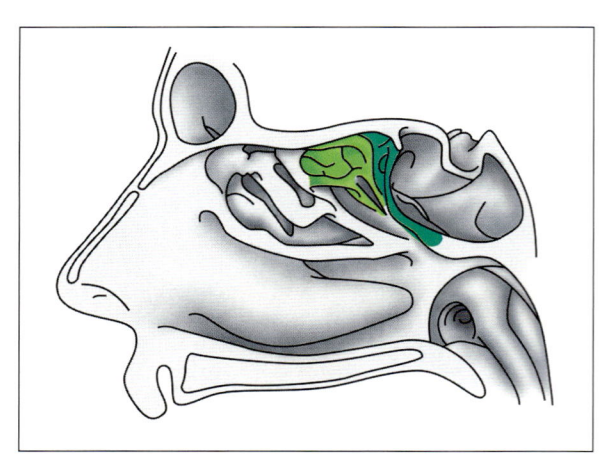

Fig. 5.**82** Uma esfenoidotomia. O verde-claro indica quando é necessário aumentá-la para dentro dos seios etmoidais posteriores.

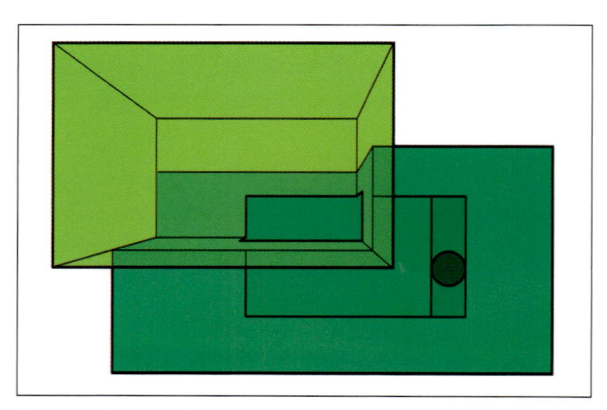

Fig. 5.**83** Diagrama linear para representar a área anterior dos seios esfenoidal direito e etmoidais posteriores. Uma esfenoidotomia tipo I define o óstio – neste caso um círculo redondo sombreado. Uma esfenoidotomia tipo II aumenta o óstio superior e inferiormente – aqui o retângulo vertical. Uma esfenoidotomia tipo III faz uma amálgama do seio esfenoidal com os etmoidais posteriores – representada aqui pela junção das caixas verde-clara e escura.

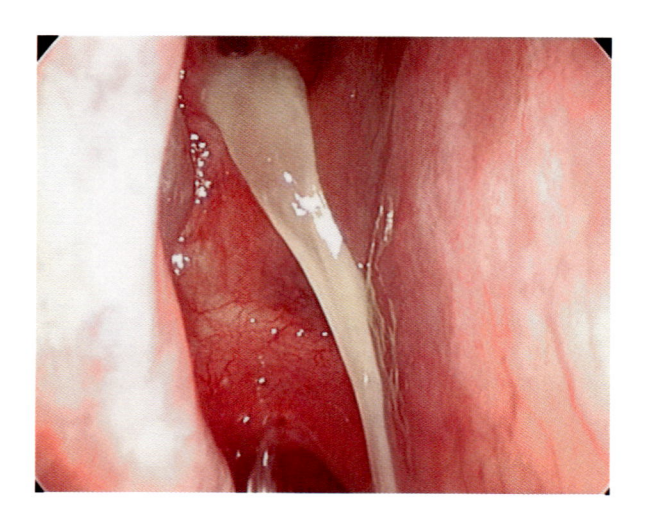

■ Sinusotomia esfenoidal (I, II, III) ■

Terminologia e classificação

Esta é uma via de acesso transnasal para abrir o seio esfenoidal (Fig. 5.82).
 Sinusotomia esfenoidal I: Identificação do óstio esfenoidal sem instrumentação adicional.
 Sinusotomia esfenoidal II: Abertura do esfenóide inferiormente até a metade da sua altura e para cima, até a base do crânio.
 Sinusotomia esfenoidal III: A sinusotomia esfenoidal é estendida até o soalho do seio e lateralmente, até as estruturas vitais (Fig. 5.83).

Indicações

Doença isolada do seio esfenoidal, p. ex., aspergilose, infecção bacteriana purulenta, papiloma invertido, mucocele e biópsia de lesões da base do crânio.

Anatomia

O único ponto que queremos acrescentar aos já mencionados anteriormente é que o trajeto do ramo septal da artéria esfenopalatina corre horizontalmente através da parede anterior do osso esfenóide. Em uma sinusotomia esfenoidal tipo III é inevitável que esta artéria seja cortada, o que exigirá coagulação na proximidade do forame esfenopalatino.

Técnica cirúrgica

O óstio esfenoidal pode ser encontrado no nível da concha superior. Muitas vezes é necessário lateralizar a concha média e a superior a fim de visualizá-lo (ver Fig. 5.72 k). O óstio pode então ser aumentado conforme necessário.

Se a visibilidade for precária por causa de pólipos ou sangramento, o seio esfenoidal pode ser acessado com segurança permanecendo-se perto do septo na linha mediana e palpando com o aspirador reto para cima pela parede posterior do esfenóide (Fig. 5.84). A 1–1,5 cm acima da coana posterior, o osso da parede anterior do seio esfenoidal é fino e pode ser puncionado aplicando-se pressão moderada com um aspirador reto (diâmetro 2–3 mm). Pode ser necessário lateralizar delicadamente a concha média a fim de obter acesso ao recesso esfenoetmoidal. Uma vez que o seio esfenoidal seja localizado, ele pode ser aumentado com uma pinça de 45° pequena enquanto um saca-bocado de Hajek-Kofler ou uma pinça cortante circular de Stammberger ou uma pinça tipo "cogumelo" é usada para ampliá-lo. É melhor permanecer perto da linha mediana a fim de evi-

◁ Fig. 5.**84** O óstio esfenoidal com muco saindo dele. Esta é uma esfenoidotomia na qual aspiração e inspeção foram feitas, mas ele não foi aumentado.

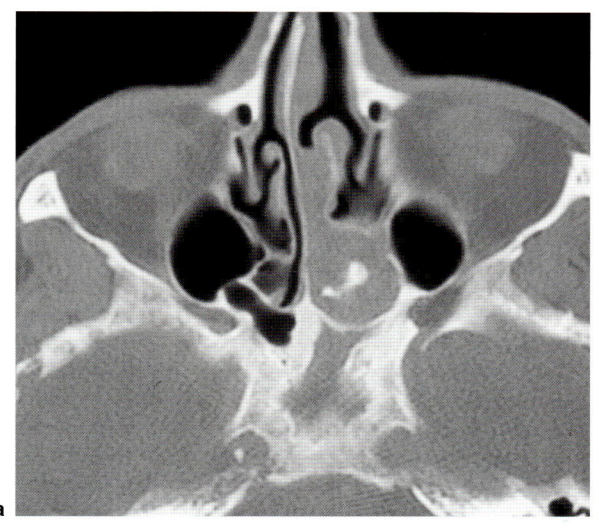

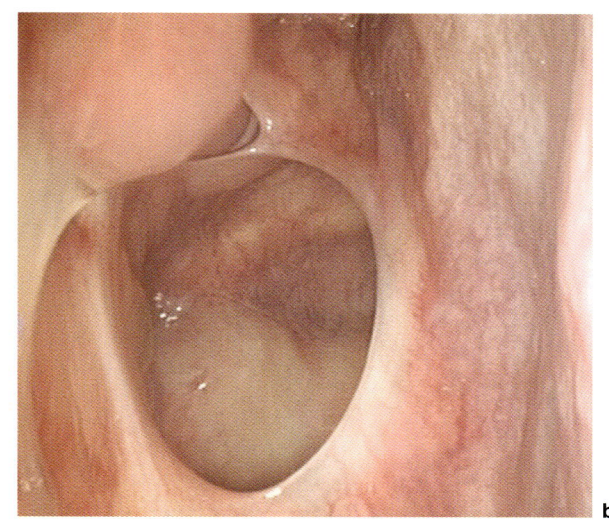

Fig. 5.**85 a** Aspergilose do seio esfenoidal. **b** O aspecto endoscópico após uma esfenoidotomia tipo II.

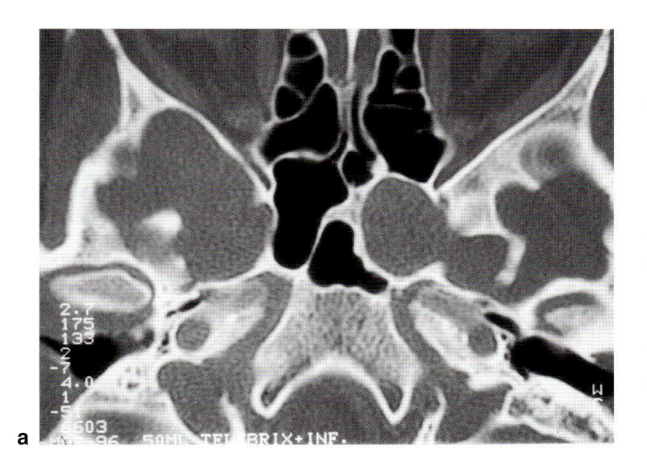

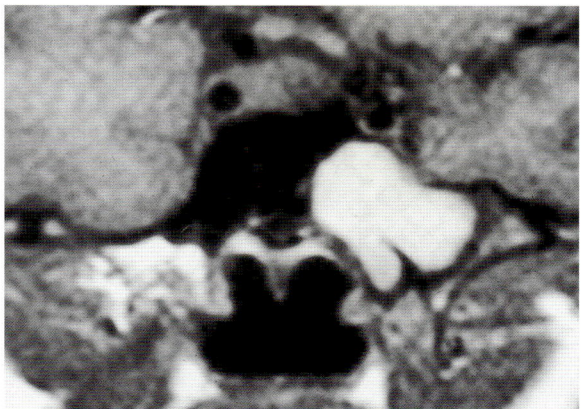

tar lesar uma carótida ou nervo óptico deiscente que pode não ser facilmente discernível em uma imagem de TC se houver opacificação por retenção de muco ou pólipos.

É aconselhável não abrir o óstio esfenoidal para baixo até um nível mais baixo que a metade da altura total do seio, porque um ramo da artéria esfenopalatina corre ao longo da sua parede anterior e se for cortado pode sangrar intensamente (ver Fig. 5.**72 k–t**). Ocasionalmente, o septo intersinusal do esfenóide é tão oblíquo que um lado pode ser muito pequeno. É necessário tomar cuidado ao remover o septo intersinusal, porque ele é oblíquo em mais de 75% dos pacientes e pode ser baseado no osso sobre a artéria carótida interna. Se o esfenóide for rudimentar ou o osso em torno dele for hiperostótico, então deve ser cuidadosamente considerado se a sua abertura serve a alguma finalidade. Este raramente é o caso (Figs. 5.**85 a**, 5.**86 a–c**).

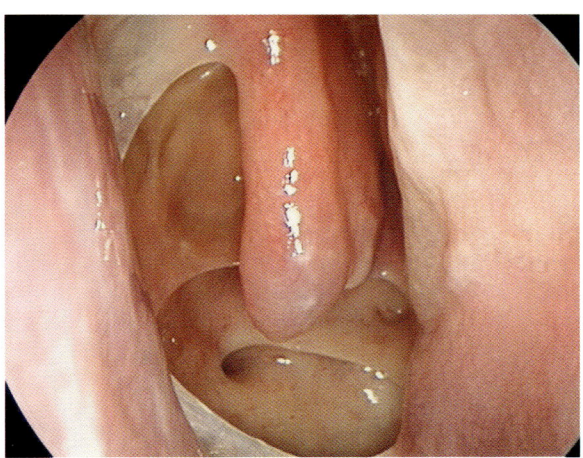

Fig. 5.**86 a** Imagem de TC axial e **b** imagem de RM axial mostrando um dermóide no seio esfenoidal estendendo-se lateralmente. **c** Aspecto pós-operatório após uma esfenoidotomia tipo III.

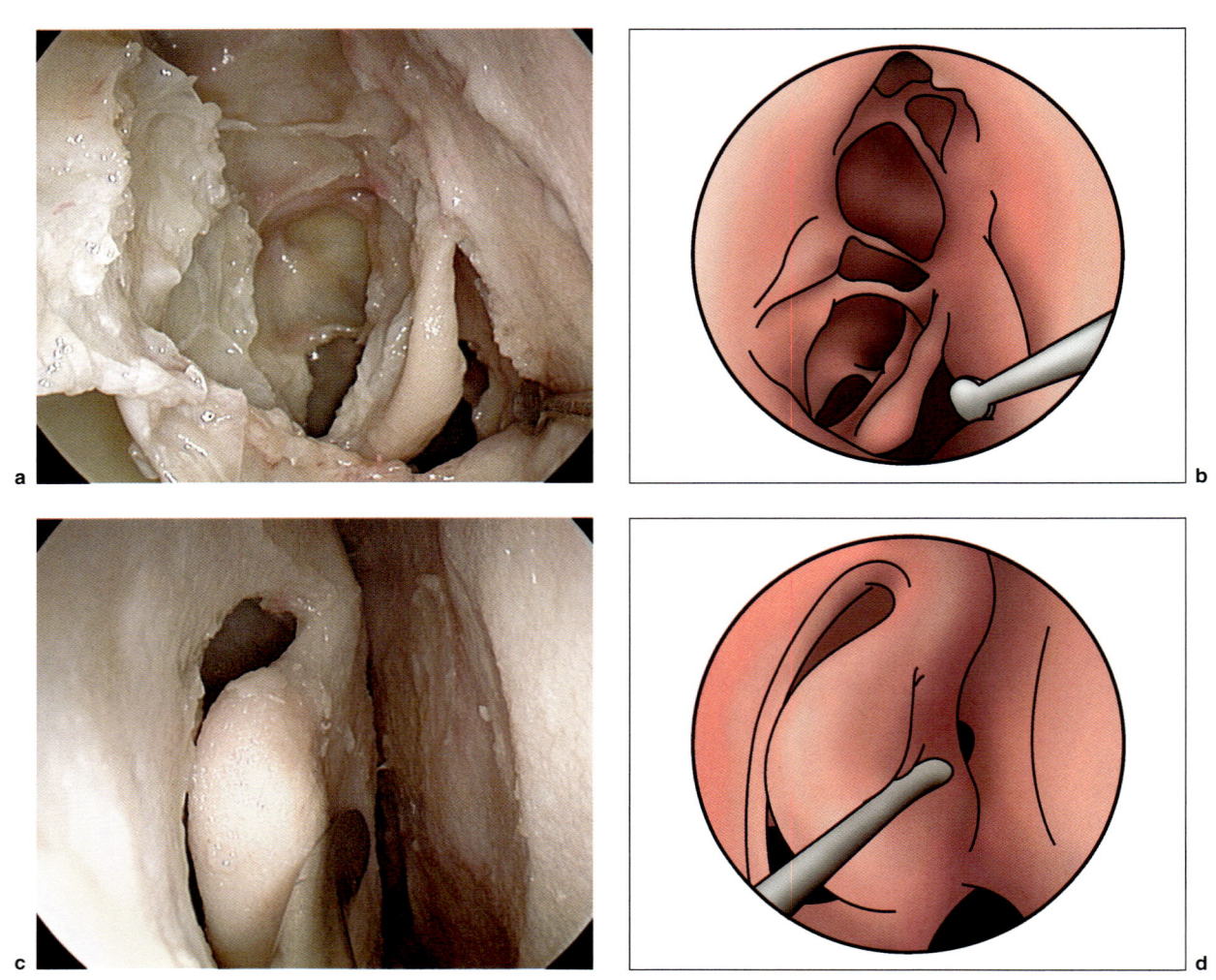

Fig. 5.**87 a, b** Aspecto depois de uma esfenoetmoidectomia. **c, d** Lateralização delicada da concha média para abrir a fenda olfatória.

■ Comentário sobre o tratamento das conchas média e superior

Uma das principais diferenças entre este e outros livros é o nosso interesse pelo sentido do olfato e o nosso respeito pela concha e, portanto, pelo tecido olfatório. Alguns autores advogaram ressecção da concha média para ajudar o acesso e com o objetivo de reduzir a incidência de aderências. Nós não fazemos isto, porque tentamos preservar toda a mucosa olfatória na superfície medial das conchas e no septo.

O paciente que teve anosmia ou hiposmia grave poderia não "sentir falta" do seu sentido do olfato depois da cirurgia porque ele já era ruim em um primeiro momento. Isto levou cirurgiões a se tornarem complacentes a respeito do sentido do olfato, particularmente naqueles com asma de início tardio e pólipos mediais à concha média, nos quais os resultados da cirurgia foram mistos (70% com hiposmia são melhorados mas isto raramente dura mais de 6 meses mesmo na presença de tratamento clínico continuado). Entretanto, se você restaurar o sentido do olfato dos pacientes, a sua qualidade de vida é muito melhorada e eles ficam extremamente gratos pela preservação de "toda" a mucosa na área olfatória sobre o septo e as conchas, bem como pela abertura da fenda olfatória, isto pode ser feito.

Técnica cirúrgica

As conchas média e superior devem ser delicadamente lateralizadas depois de uma frontoesfenoetmoidectomia completa, para abrir a fenda olfatória. Lateralização atraumática das conchas só é possível depois de fazer espaço para elas (Fig. 5.87 a–d). Isto reduz o contato mucosa-mucosa nesta área e permite melhor acesso para esteróides nasais tópicos.

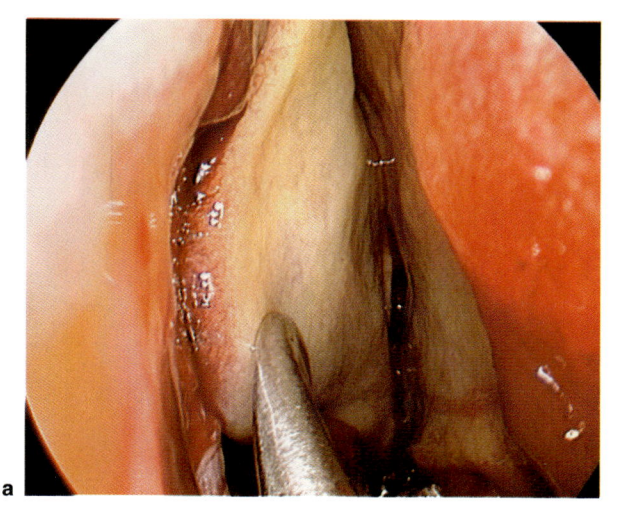

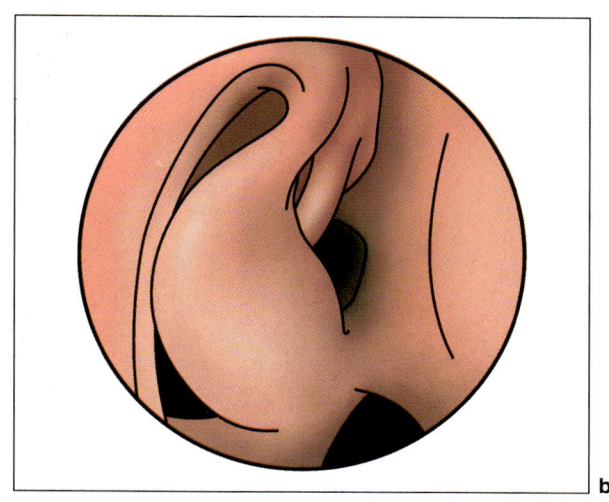

Fig. 5.**88 a, b** A sinusotomia maxilar pode ser vista estendendo-se abaixo da borda inferior da concha média.

É difícil resistir à tentação de remover ou diminuir o tamanho de pólipos mediais à concha média, mas é melhor preservar esta mucosa. Uma série de esteróides pré-operatórios ajudará a reduzir o tamanho dos pólipos. Remover somente pólipos que vêm das células etmoidais posteriores embaixo da concha superior e não-pólipos, que são baseados no septo ou na concha média.

Se o cirurgião desviar a concha média desta maneira, deve-se assegurar que a antrostomia meatal média seja executada de tal modo que ela fique em um nível abaixo da borda inferior da concha média, tal que, se a concha média se lateralizar, o óstio maxilar ainda possa drenar (Fig. 5.**88 a, b**) e seja possível visualizar a sinusotomia maxilar e o recesso frontal, bem como os etmoidais com um endoscópio de 45°. A concha média deve permanecer relativamente estável desde que ela seja apenas delicadamente lateralizada e a base, ou componente horizontal inferior da lamela basal, preservada. Mesmo quando ela é muito móvel, nós preferimos que se lateralize em vez de aderir ao septo e correr o risco de tornar pior a olfação.

Quando a fenda olfatória é aberta, mesmo os pólipos grandes mediais à concha média regridem; portanto, não fique preocupado com deixá-los para trás (Fig. 5.**89 a-c**). Note que não foram removidos pólipos da concha média, a fim de preservar mucosa olfatória. É fácil removê-los, mas não é fácil colocar de volta o epitélio olfatório, que é removido com eles!

Técnicas cirúrgicas alternativas

Se houver uma concha bolhosa, a metade lateral da concha pode ser ressecada. Isto pode ser feito incisando-se a superfície anterior com um bisturi de foice e a seguir removendo a porção lateral cortando-a livre com microtesoura ou com pinça reta de cortar de lado a lado (Fig. 5.**90 a–c**).

Ocasionalmente uma concha bolhosa restringe o acesso quando somente uma infundibulotomia é necessária. Uma técnica minimamente atraumática consiste em esmagar delicadamente a concha; isto preserva a mucosa olfatória e não produz sangramento, de modo que os pacientes podem ir para casa no mesmo dia.

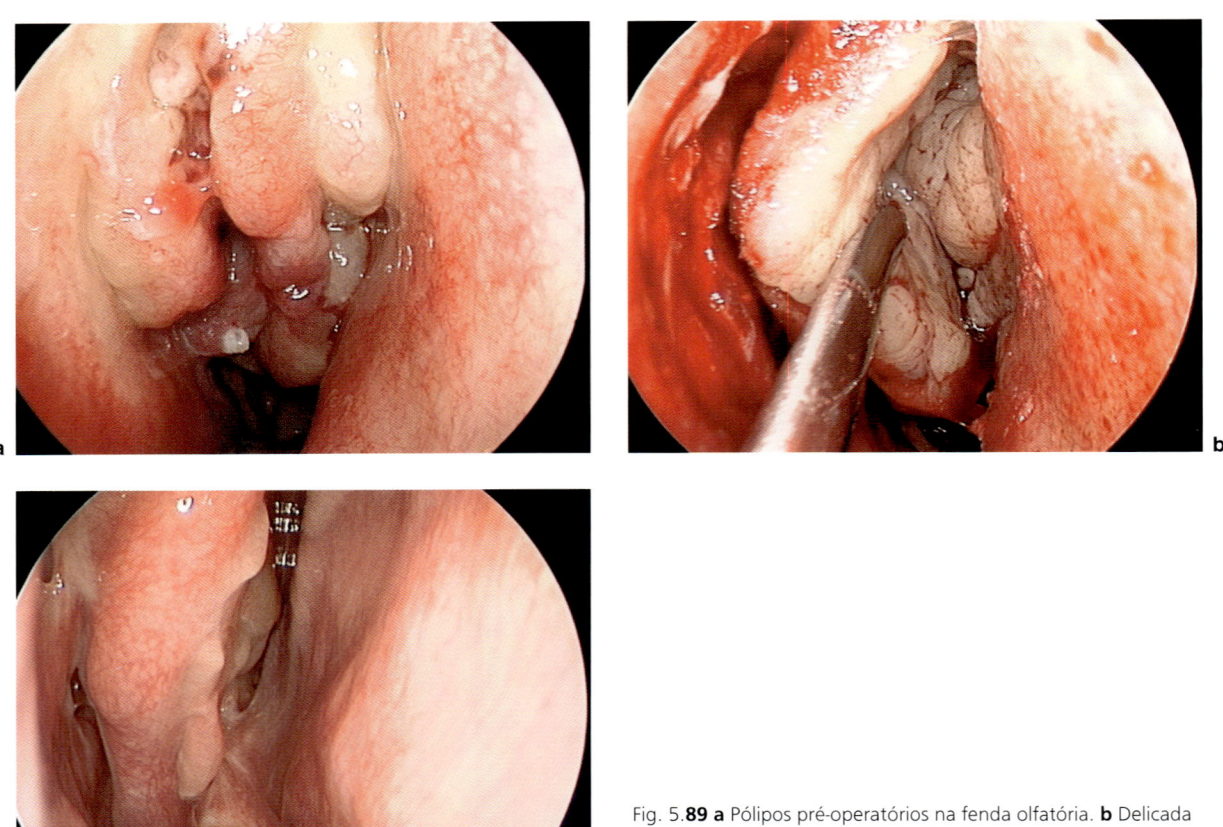

Fig. 5.**89 a** Pólipos pré-operatórios na fenda olfatória. **b** Delicada lateralização peroperatória da concha média depois de uma esfenoetmoidectomia. **c** O aspecto um ano mais tarde – o paciente fazia uso de esteróides nasais tópicos.

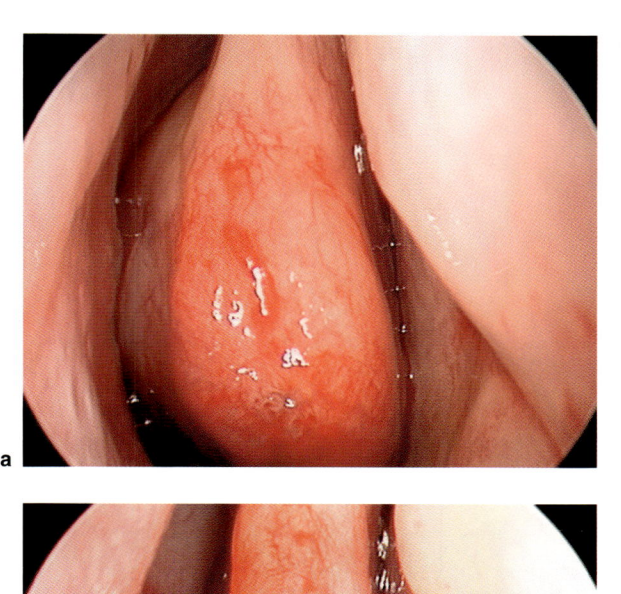

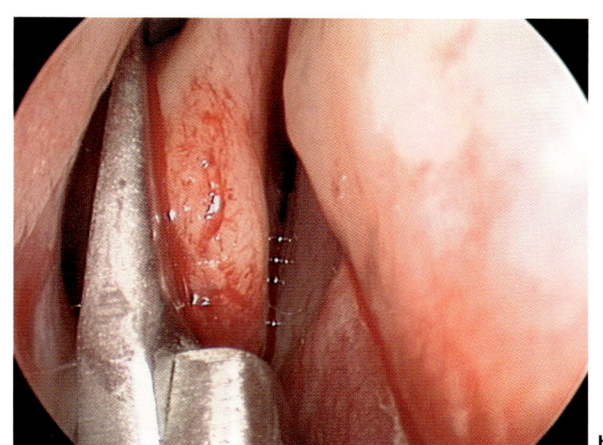

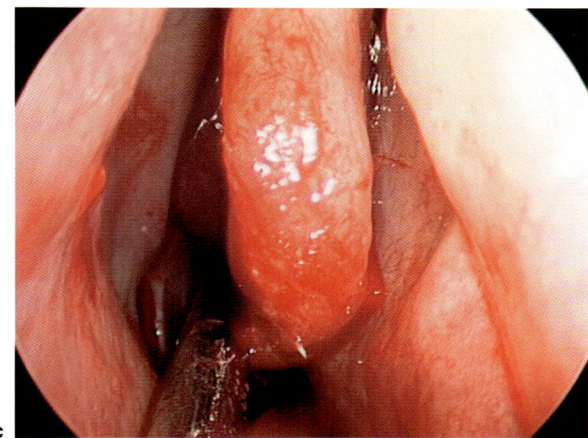

Fig. 5.**90 a–c** A metade lateral de uma concha bolhosa é removida usando a microtesoura de Zurich.

6 Uma Excursão Endoscópica –
Exame Endoscópico, Variações Anatômicas e Condições Específicas

É necessário que sejamos capazes de reconhecer a ampla gama de variações estruturais na arquitetura óssea dos seios paranasais e distinguir mucosa normal de doente. É útil dispor de um sistema para procurá-las a fim de construir um quadro tão completo quanto possível da situação do paciente (Fig. 6.1). Nesta seção, discutiremos várias técnicas, aparelhos e problemas particulares.

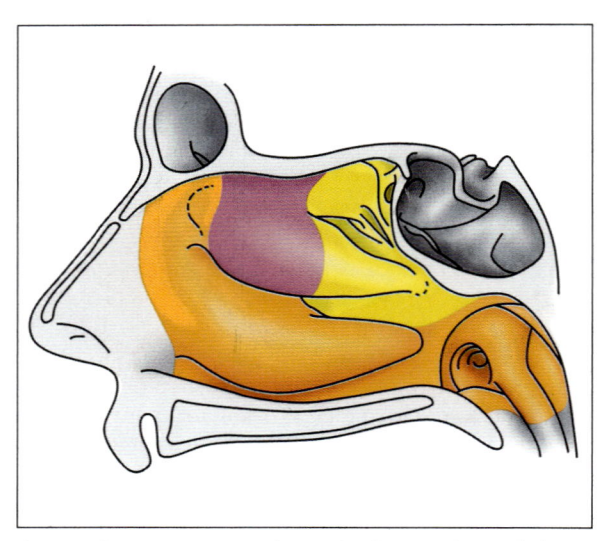

Fig. 6.1 Três passos para examinar a via aérea nasal e cavidades dos seios paranasais.

■ Exame de pacientes externos

É melhor examinar o nariz inicialmente sem qualquer anestésico, uma vez que a solução pode irritar a mucosa, produzindo rinorréia e edema reativos, o que torna difícil saber se há ou não qualquer doença mucosa subjacente. Um endoscópio rígido de 30°, de 2,7 mm, é bom para o exame ambulatorial (Fig. 6.2 a, b). Ele proporciona bom acesso e controle e também é um instrumento durável. Seu único inconveniente é que não fornece luz suficiente ou uma visão suficientemente ampla para registrar uma boa imagem. Para isto, é necessário um endoscópio rígido de 4 mm.

É importante não produzir qualquer desconforto, de modo que o endoscópio deve ser avançado lentamente, evitando qualquer contato com o septo ou parede nasal lateral. O meato médio é geralmente a área mais espaçosa a examinar, e esta é muitas vezes a melhor área para examinar primeiro, de modo a dar aos pacientes a confiança de que eles não sentirão muito desconforto durante este procedimento. É possível avançar o endoscópio para visualizar o espaço pós-nasal e ver se há qualquer mucopus escorrendo do meato médio, dos seios etmoidais posteriores ou do recesso esfenoetmoidal (Fig. 6.3). A área anterior da fenda olfatória pode ser vista com a angulação do endoscópio para cima tão logo ele seja introduzido além do vestíbulo nasal. Entretanto, é importante não tocar na extremidade anterior da concha média quando você fizer isto,

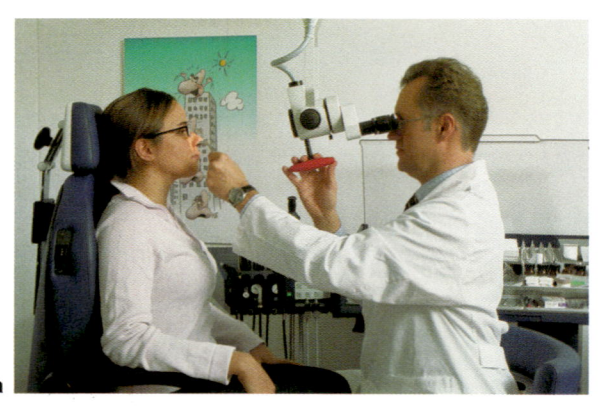

Fig. 6.2 Exame **a** microscópico e **b** endoscópico do nariz.

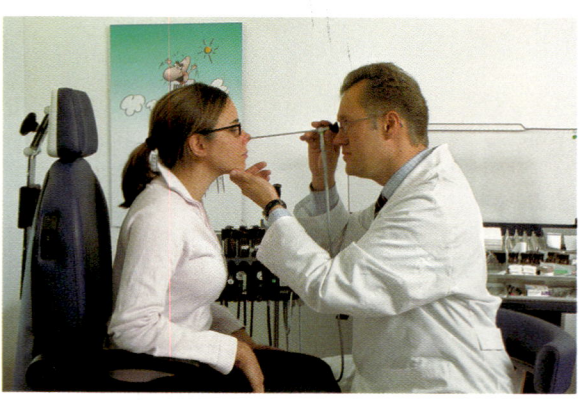

porque ela é muito sensível. Um aspecto-chave do uso do endoscópio é fazer cada movimento lenta e delicadamente. Os pacientes são capazes de tolerar alguma pressão sobre a mucosa contanto que ela seja aplicada muito lentamente; movimentos súbitos causam mais desconforto. Nós dizemos aos pacientes para nos informarem se forem espirrar para que possamos retirar o endoscópio.

Depois de um exame geral, você pode achar que anestésico local deve ser aplicado para um exame mais completo, por exemplo, quando o nariz é apinhado ou a inspeção inicial produziu desconforto. Nós usamos algodão embebido em um anestésico local e um descongestionante, colocando-o no meato médio ou onde necessitarmos examinar.

■ Excursão endoscópica

A parede nasal lateral e a cavidade são inspecionadas em três passos.

1. O passo 1 envolve avançar o endoscópio ao longo do meato inferior. Se não houver espaço por causa de um esporão septal, avançar o endoscópio entre as conchas média e inferior na direção da nasofaringe (Fig. 6.4). A área posterior da cavidade nasal é inspecionada antes de vir para diante inspecionar a frente.

   As seguintes estruturas devem ser examinadas: o dorso da concha inferior (Fig. 6.5), o orifício da tuba e a fossa de Rosenmüller (Fig. 6.6), bem como a parede posterior da nasofaringe. É importante procurar mucopus escorrendo para baixo a partir da parede nasal lateral sobre o orifício tubário.

2. O passo 2 envolve vir um pouco para a frente e angular o endoscópio para cima para ver a área do recesso esfenoetmoidal (apenas uma vista limitada do ós-

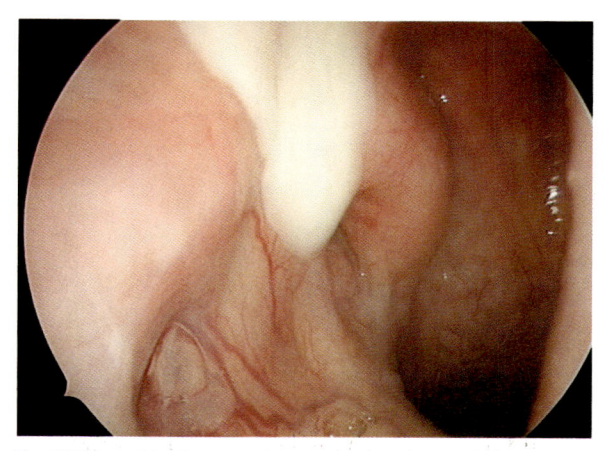

Fig. 6.3 Uma vista de mucopus escorrendo pela nasofaringe a partir do meato médio.

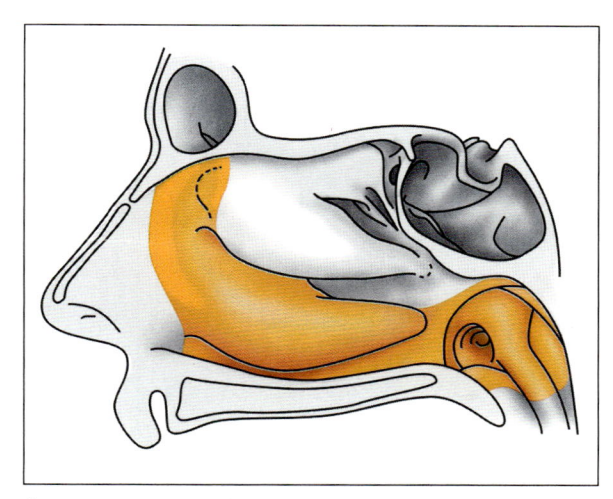

Fig. 6.4 O passo 1 examina estas áreas.

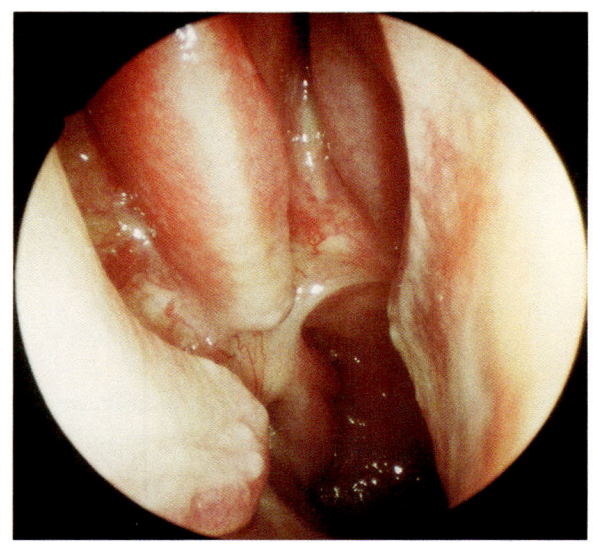

Fig. 6.5 A extremidade posterior das conchas inferior e média.

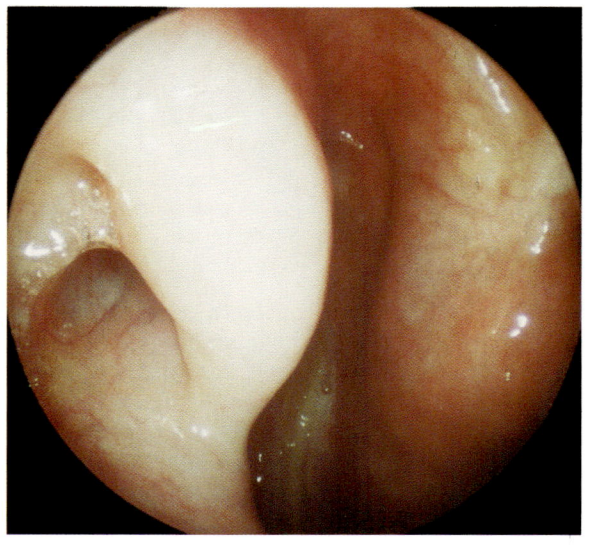

Fig. 6.6 O orifício da tuba de Eustáquio e a fossa de Rosenmüller posterior e medial.

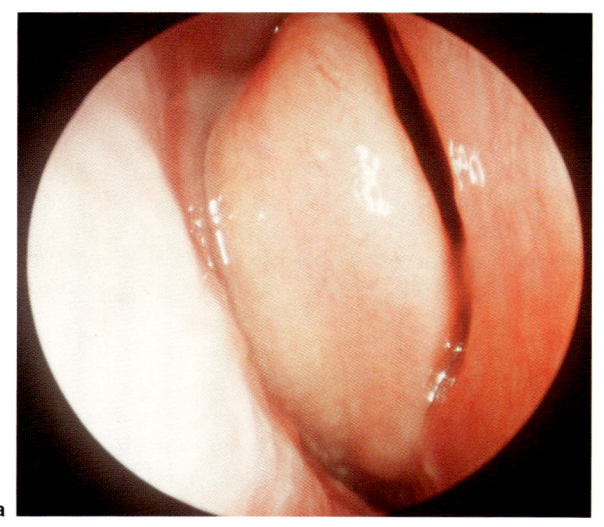

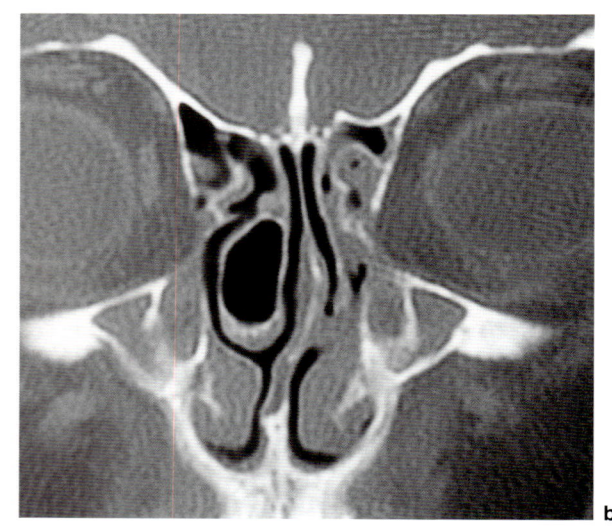

Fig. 6.**19 a** Uma concha bolhosa com **b** a imagem de TC correspondente.

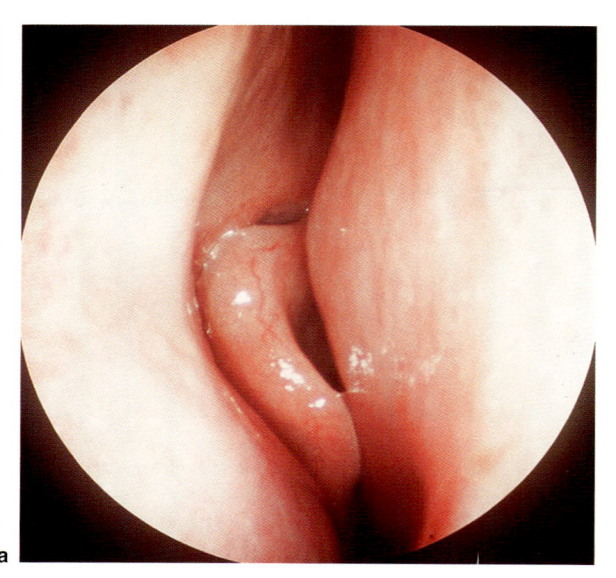

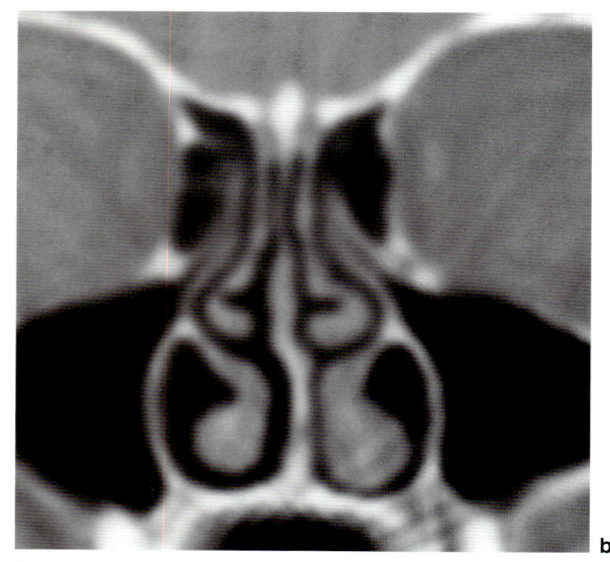

Fig. 6.**20 a** Aspecto endoscópico e **b** imagem de TC de uma concha média paradoxal direita.

Concha bolhosa

Endoscopicamente, uma concha bolhosa tem o aspecto de uma extremidade anterior inflada da concha média, e isso é essencialmente o que ela é. Ela é encontrada em cerca de um terço dos indivíduos normais. Muitas vezes, restringe o acesso ao meato médio e à cavidade nasal posterior (Fig. 6.19 a, b). Na TC, quando a extremidade anterior da concha média é acompanhada para trás, sua base começa a lateralizar-se com células aéreas etmoidais formando grande parte da sua seção média e base, até que mais posteriormente ela se separa da parede nasal lateral em um plano quase coronal. A metade posterior possui uma condensação que forma a lamela basal ou a partição entre as células aéreas etmoidais anteriores e posteriores. Na seção coronal, a maioria das conchas médias tem uma ou mais células aéreas dentro da metade posterior, mas isto não significa que seja anormal ou que isso possa predispor a lesões.

Uma concha média paradoxal

Esta é uma concha média que possui uma superfície medial côncava dando face para o septo. Isto ocorre em aproximadamente 11% das pessoas normais e constitui uma variação anatômica (Fig. 6.20 a, b). A concha média é freqüentemente fina e frágil e deve ser mobilizada delicadamente, pressionando-a medialmente com um elevador de Freer, para ajudar o acesso ao meato médio.

Fig. 6.**21 a** Uma concha média bífida direita e **b** seu aspecto em TC.

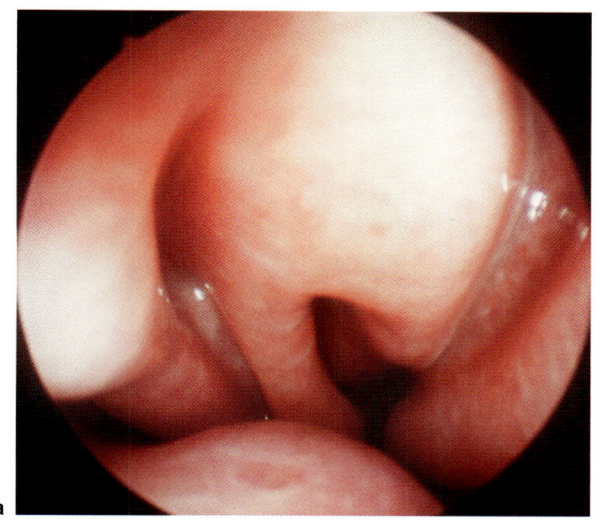

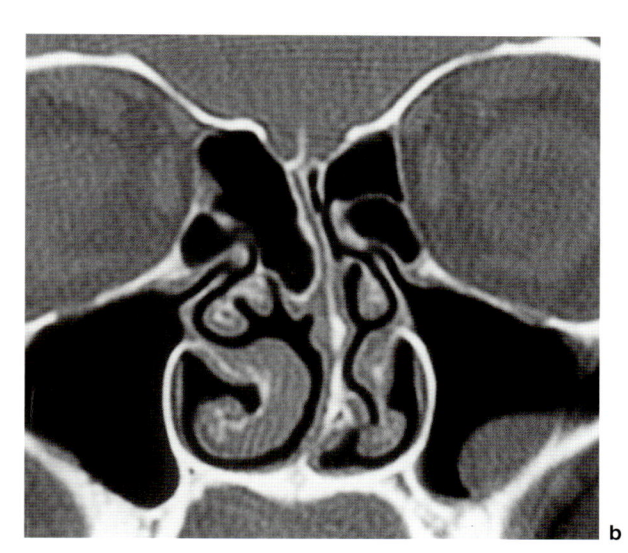

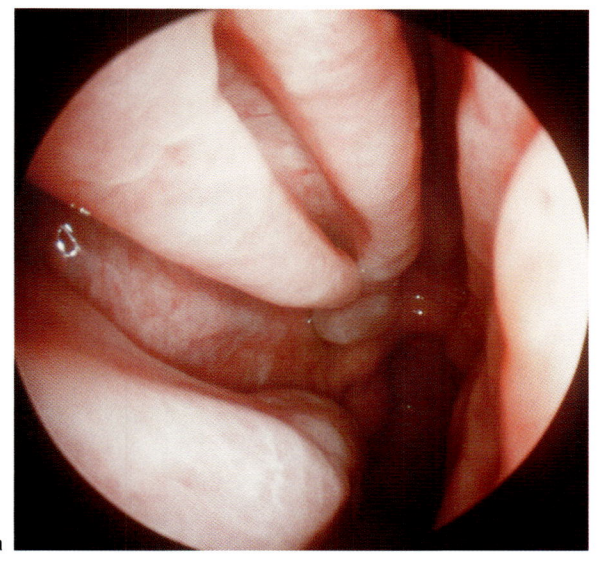

Fig. 6.**22 a, b** Forma bífida posterior da concha média.

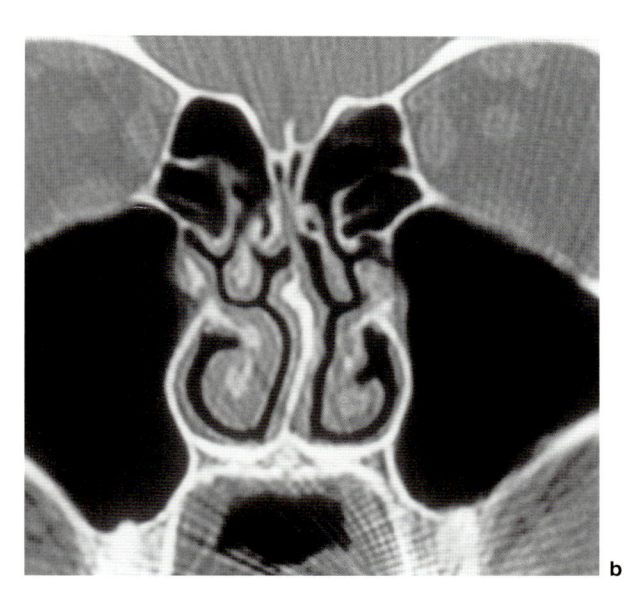

Uma concha média bífida

O grau de segmentação da concha média pode variar desde um sulco raso na sua face medial até um profundo que quase a divide em duas (Fig. 6.**21 a, b**). Uma concha média bífida muitas vezes será vista apenas se você examinar a superfície medial, e sua divisão pode ser confirmada em TC (Fig. 6.**22 a, b**). Quando um sulco quase divide uma concha média bífida em duas, essa condição pode fazê-la parecer como duas conchas ou um processo uncinado paradoxal e uma concha média. Se se trata de uma concha média bífida ou um processo uncinado paradoxal, isto pode ser elucidado acompanhando-se a superfície lateral da saliência lateral para definir se o sulco possui uma extremidade cega ou uma que continua para cima, fora de alcance para dentro do meato médio.

Uma extremidade anterior polipóide da concha média

Às vezes pode ser relativamente difícil diferenciar pólipos meatais médios de mucosa polipóide séssil baseada na concha média, porque podem parecer a mesma coisa (Fig. 6.**23 a, b**). É judicioso palpar delicadamente qualquer pólipo nesta área para ajudar a definir se ele é baseado na concha média. A concha média é um marco anatômico útil e, como está fixada na base do crânio, é importante não causar sua avulsão. Pólipos na superfície medial da concha média que não vêm do meato superior ou esfenóide devem ser deixados a si mesmos, porque eles contêm valiosos neurônios sensitivos olfatórios.

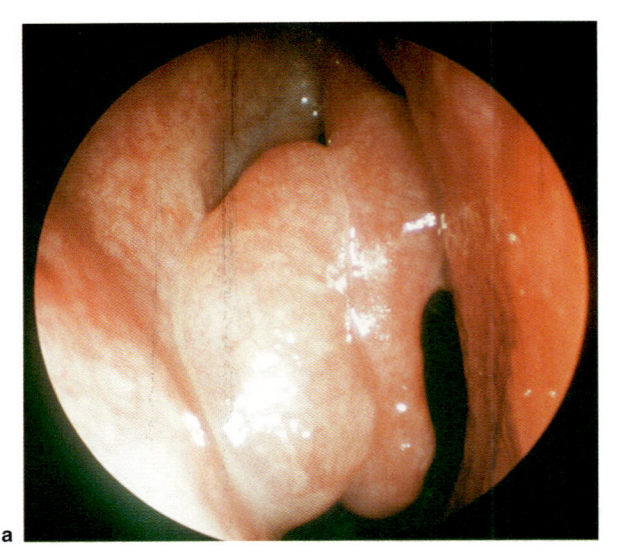

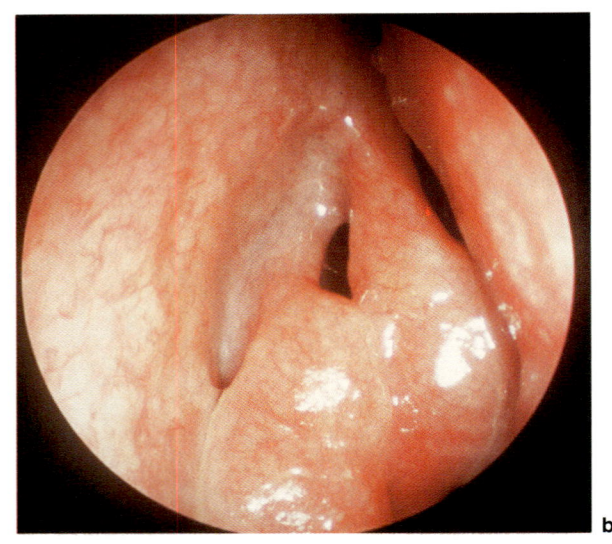

Fig. 6.23 Um pólipo séssil baseado na extremidade anterior da concha média — **a** vista inicial e **b** em primeiro plano.

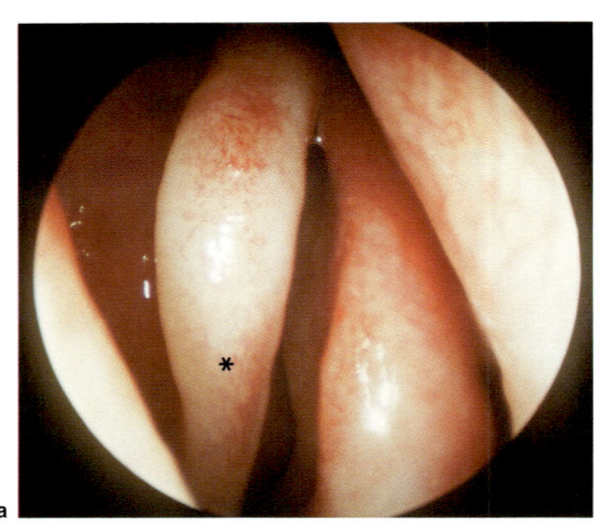

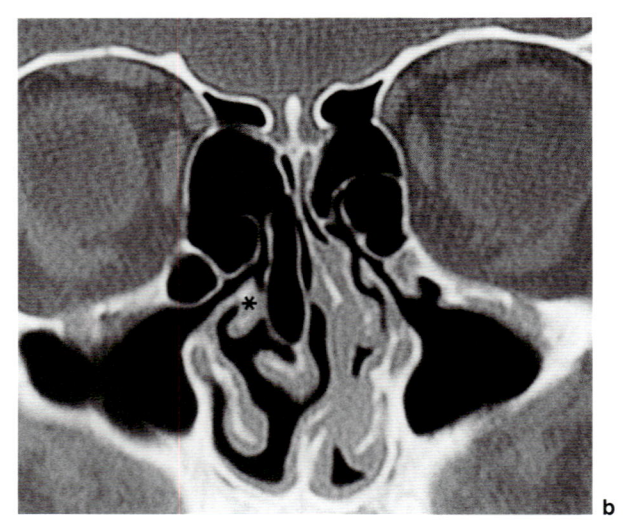

Fig. 6.24 **a** Um processo uncinado paradoxal (*) e **b** seu aspecto em TC.

Processo uncinado paradoxal

Um processo uncinado paradoxal verdadeiro é um que se curva para trás sobre si próprio. Neste caso, o processo uncinado pode dar um aspecto estranho ao meato médio e parecer uma concha extra (Fig. 6.24 a, b). Seja cuidadoso de não ir através dele na crença de que sua extremidade é a bolha etmoidal, porque você pode inadvertidamente entrar na órbita. Pólipos nasais no infundíbulo freqüentemente empurram o processo uncinado para a frente, até mesmo fazendo-o voltar-se sobre si próprio.

Processo uncinado pneumatizado

Isto pode parecer como se fosse uma concha extra e pode fazer o cirurgião não-precavido perder a orientação (Fig. 6.25 a, b). Se for reconhecido, com a ajuda de uma TC, então deve ser aberto e removido com a ajuda de pinça cortante curva e pinça retrógrada.

Óstios acessórios dos seios maxilares anteriores ao processo uncinado

Se um óstio do seio maxilar puder facilmente ser visto por endoscopia em um paciente, provavelmente é um óstio acessório. O óstio acessório que é visto mais facilmente, situa-se anterior à borda do processo uncinado (Fig. 6.26 a–d). Esses óstios são ditos resultantes de infecções maxilares agudas recorrentes, mas isto é conjectural.

Variações anatômicas 115

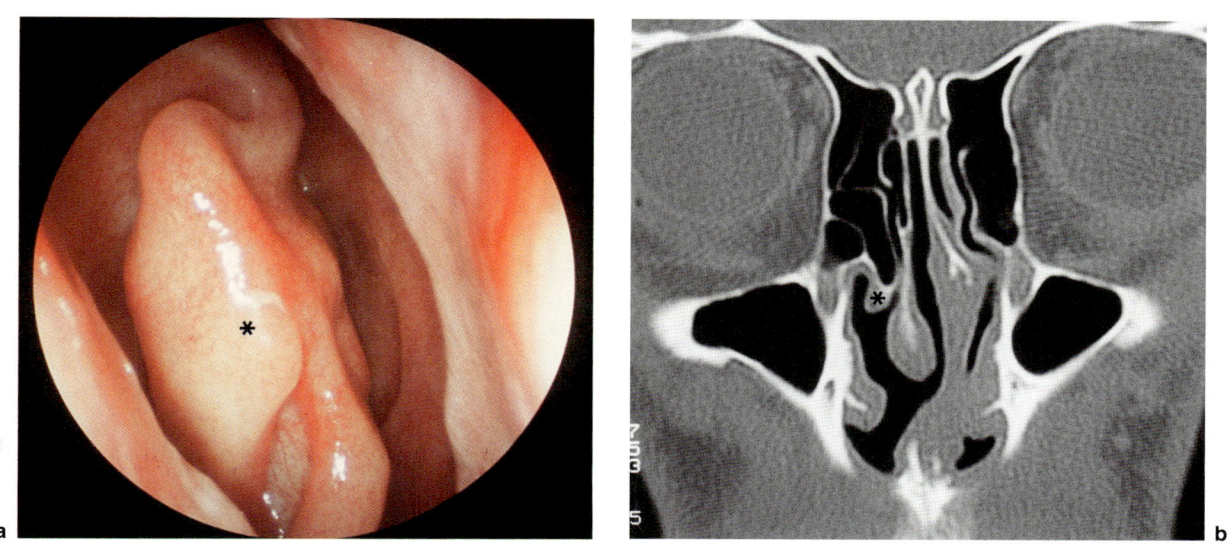

Fig. 6.**25 a** Um processo uncinado paradoxal e pneumatizado (*) e **b** seu aspecto em TC.

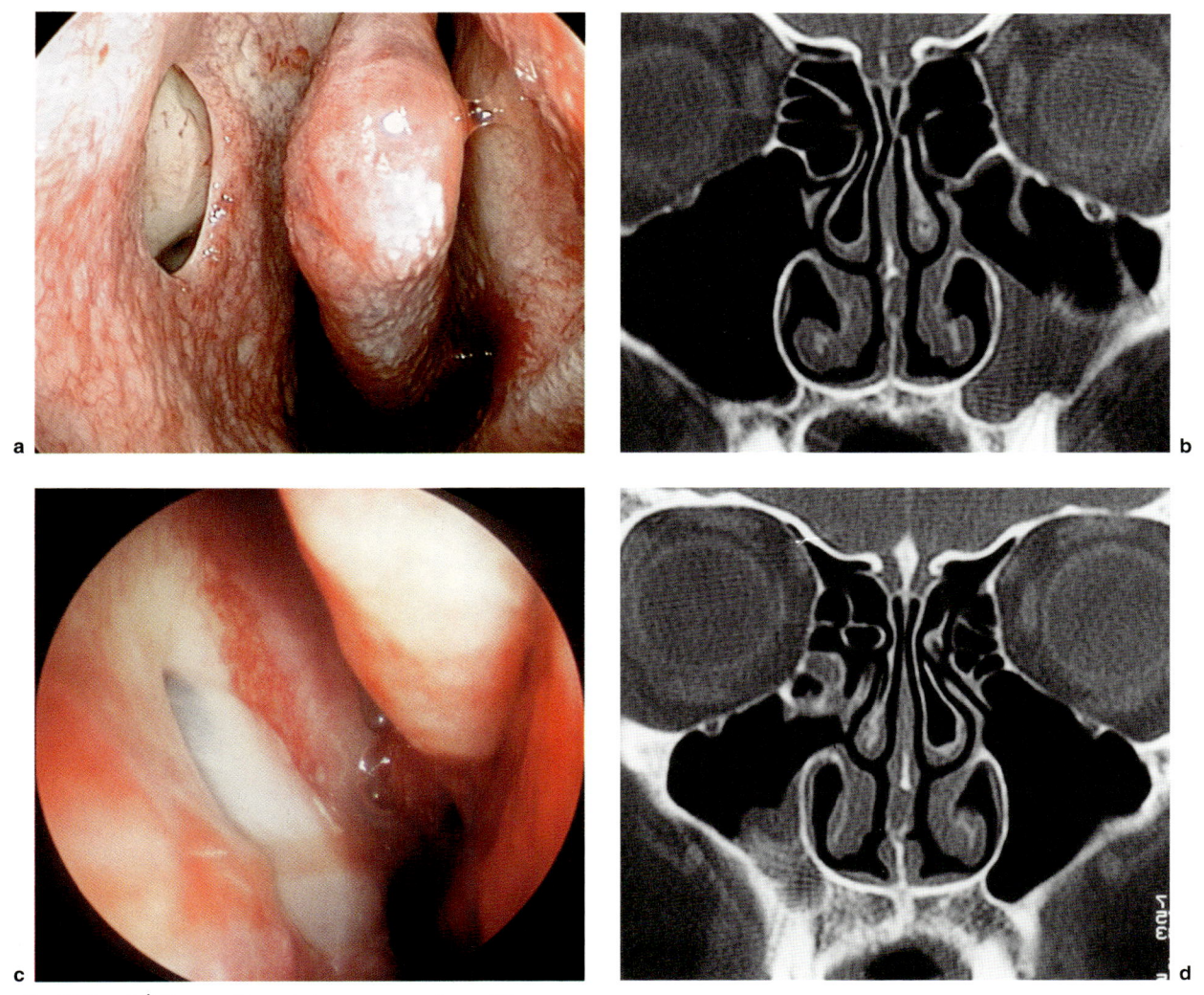

Fig. 6.**26 a–d** Óstio acessório anterior e seu aspecto em TC.

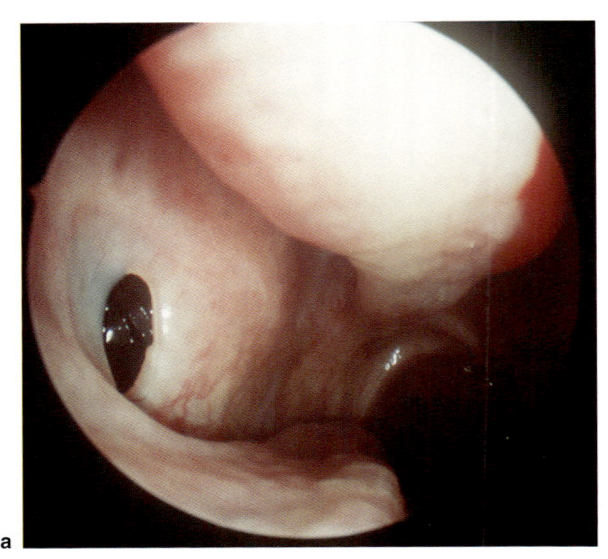

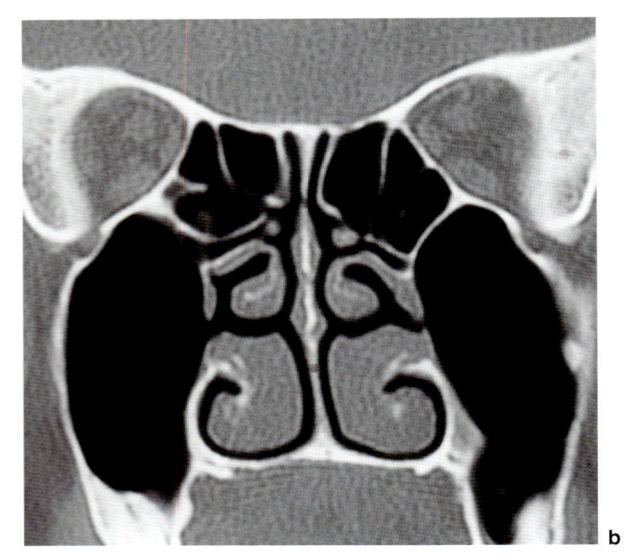

Fig. 6.**27 a** Uma vista endoscópica de um óstio acessório posterior direito e **b** seu aspecto em TC. Observar o óstio acessório posterior esquerdo na TC.

Óstio acessório do seio maxilar na fontanela posterior

Este é encontrado atrás da borda posterior do processo uncinado entre as conchas inferior e média e é uma fístula para dentro do antro maxilar (Fig. 6.**27 a, b**).

■ Um atlas de condições específicas para ajudar a reconhecer variações na anatomia e diferentes condições patológicas

Alergia

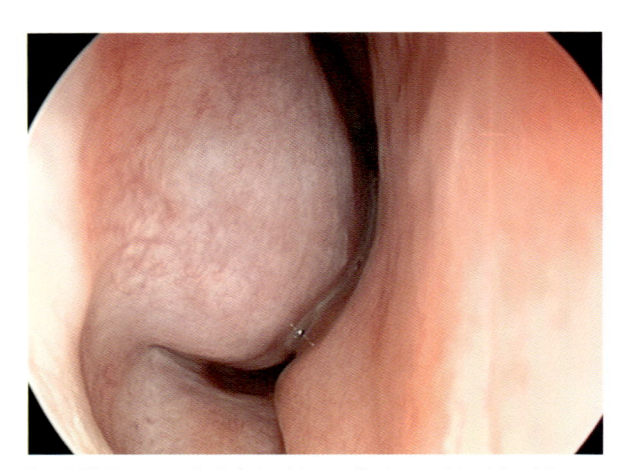

Fig. 6.**28** Uma concha inferior hipertrofiada em rinite idiopática.

1 Concha inferior hipertrofiada (Fig. 6.28).
2 Concha média edematosa (Fig. 6.29).

Infecção

1 Rinossinusite bacteriana:
   - Pus no meato médio (Fig. 6.30).
   - Pus descendo pela parede lateral posterior (Fig. 6.31).

2 Aspergilose (Fig. 6.32)

Doenças inflamatórias

1 Granuloma piogênico (Fig. 6.33).
2 Granulomatose de Wegener (Fig. 6.34 a, b).
3 Sarcoidose (Fig. 6.35 a, b).

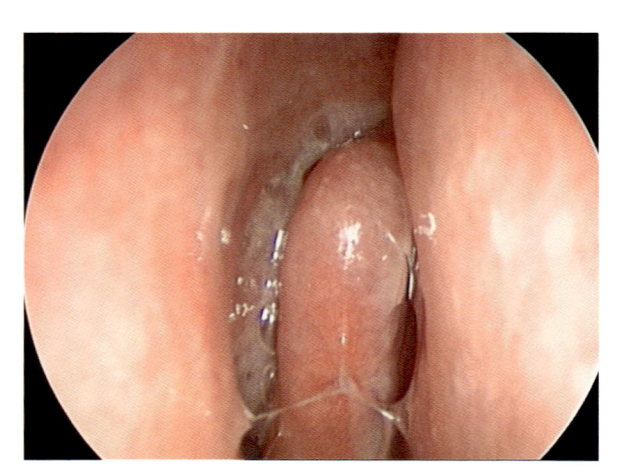

Fig. 6.**29** Uma concha média edemaciada em um paciente altamente atópico. Secreções alérgicas podem parecer pus quando são levemente coradas em amarelo por eosinófilos.

Um atlas de condições específicas para ajudar a reconhecer variações na anatomia e diferentes condições... ■ 117

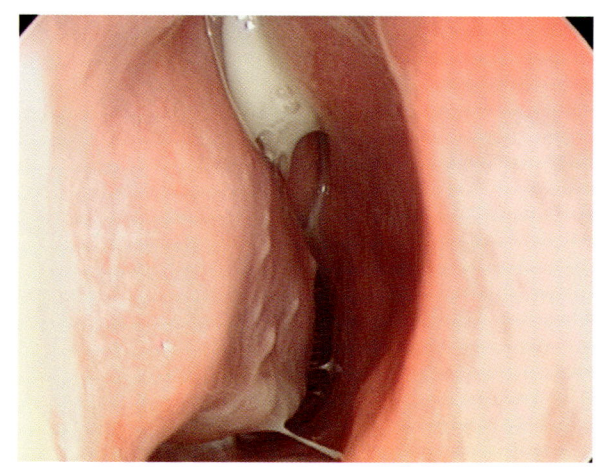

Fig. 6.**30** Pus no meato médio em sinusite maxilar aguda.

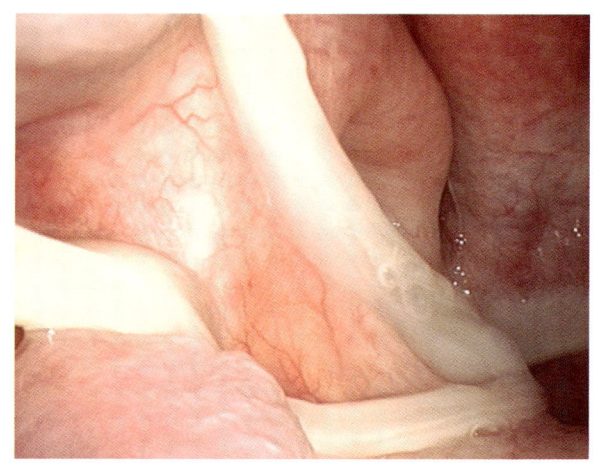

Fig. 6.**31** Pus escorrendo sobre o orifício da tuba de Eustáquio.

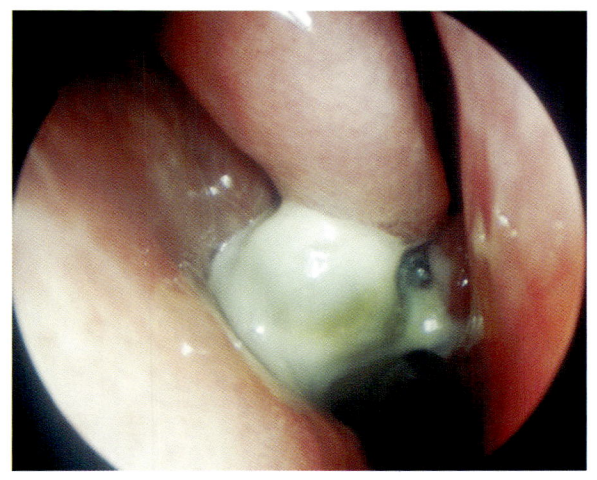

Fig. 6.**32** O tampão de muco verde espesso às vezes observado na aspergilose.

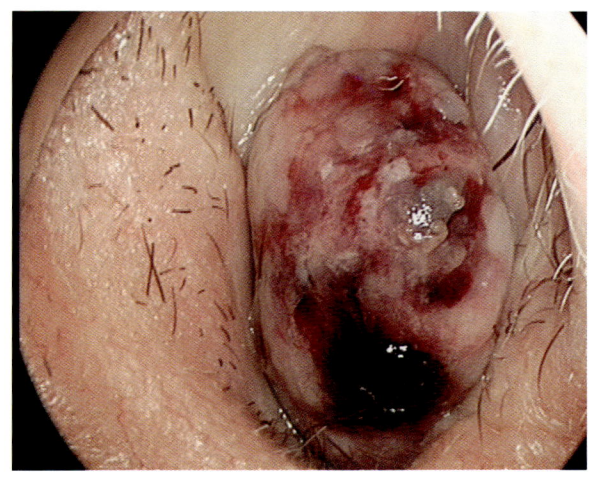

Fig. 6.**33** Um granuloma piogênico, que muitas vezes sangra espontaneamente.

a

b

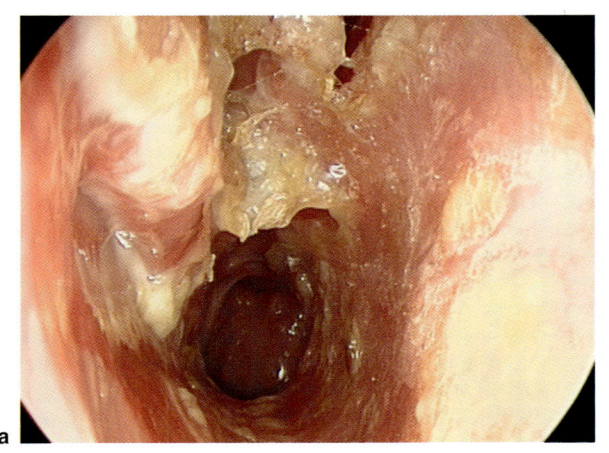

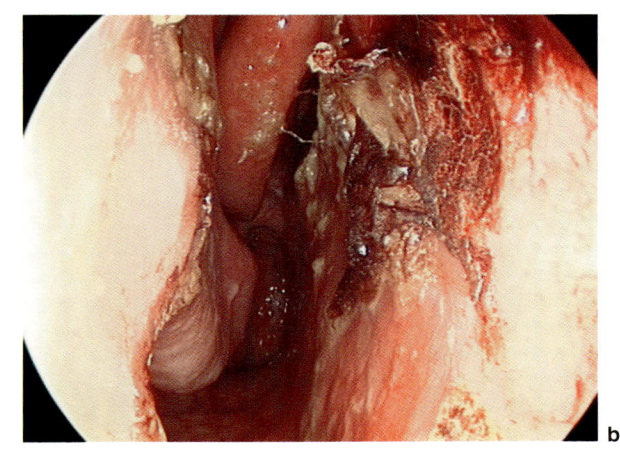

Fig. 6.**34 a, b** O encrostamento e a mucosa granulosa mostram uma parte do espectro da granulomatose de Wegener.

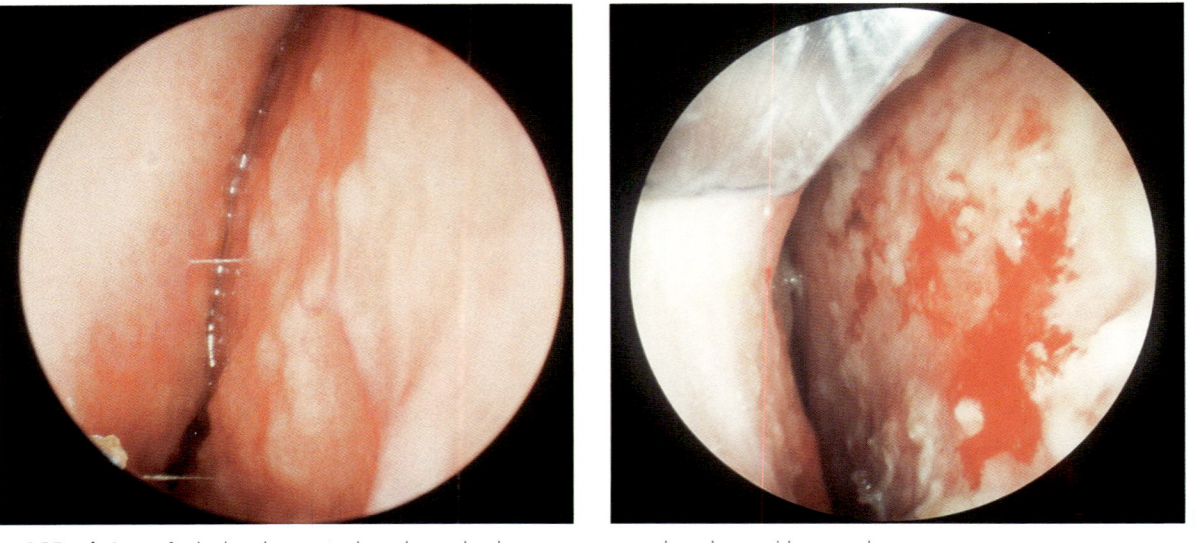

Fig. 6.**35 a, b** A aparência de calçamento de pedras redondas e mucosa granulosa da sarcoidose nasal.

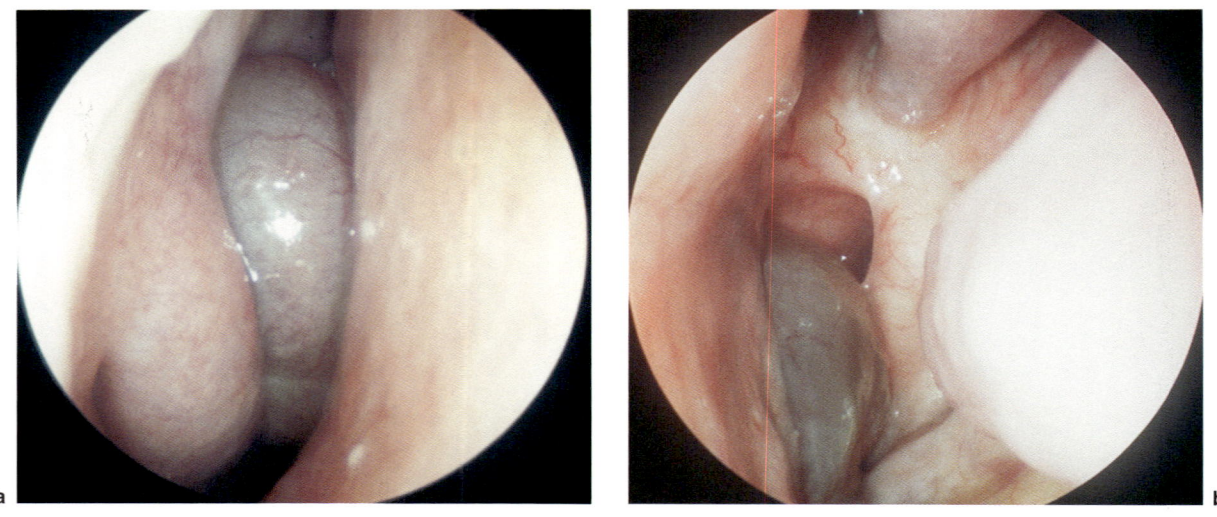

Fig. 6.**36 a, b** Pólipo antrocoanal direito também visível na coana posterior pelo lado esquerdo.

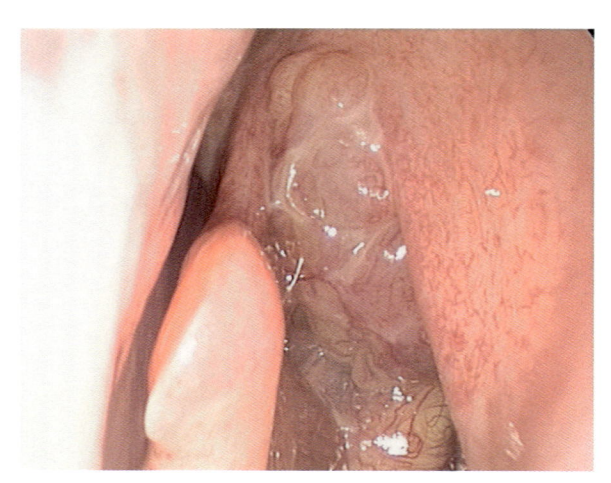

Fig. 6.**37** Papiloma invertido no recesso frontal esquerdo.

Tumores benignos

1 Pólipo antrocoanal (Fig. 6.36 a, b).
2 Papiloma invertido (Fig. 6.37).
3 Condroma (Fig. 6.38).
4 Angiofibroma (Fig. 6.39).

Tumores malignos

1 Neuroblastoma olfatório (Fig. 6.40).
2 Tumor do espaço pós-nasal (Fig. 6.41).
3 Melanoma maligno (Fig. 6.42).
4 Adenocarcinoma (Fig. 6.43).

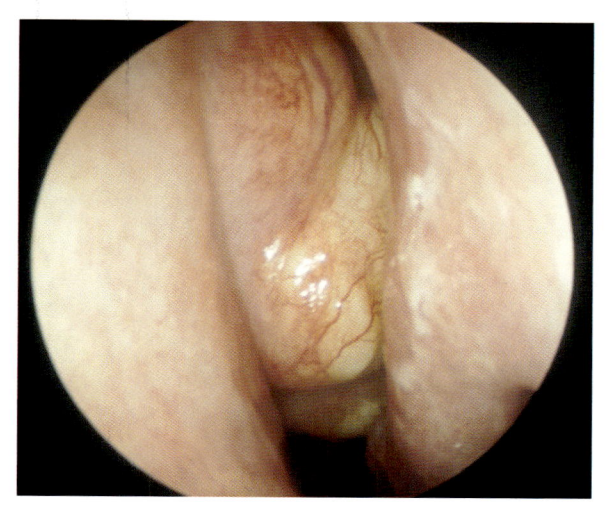

Um atlas de condições específicas para ajudar a reconhecer variações na anatomia e diferentes condições... ▪ **119**

Fig. 6.**38** Condroma do septo.

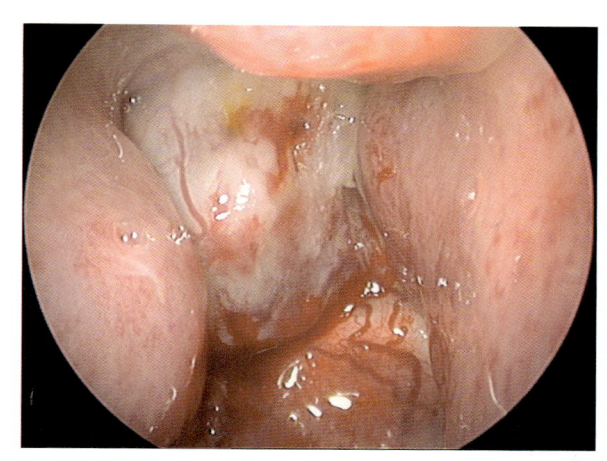

Fig. 6.**39** A cor azul ou magenta de uma massa vascular posterior em um adolescente – um angiofibroma.

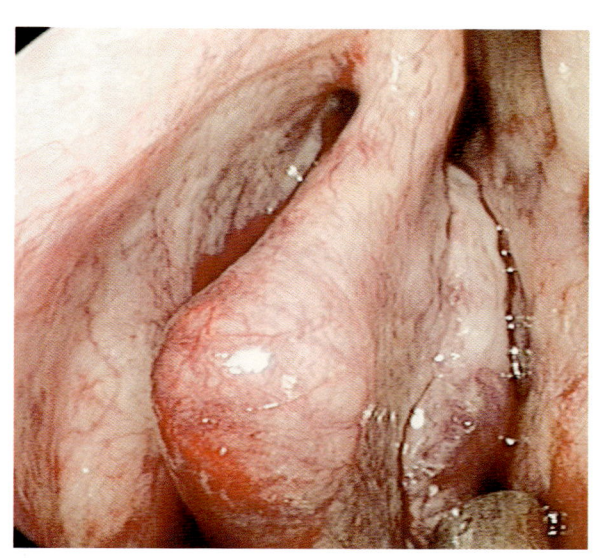

Fig. 6.**40** Um pólipo hemorrágico solitário medial à concha – um neuroblastoma olfatório.

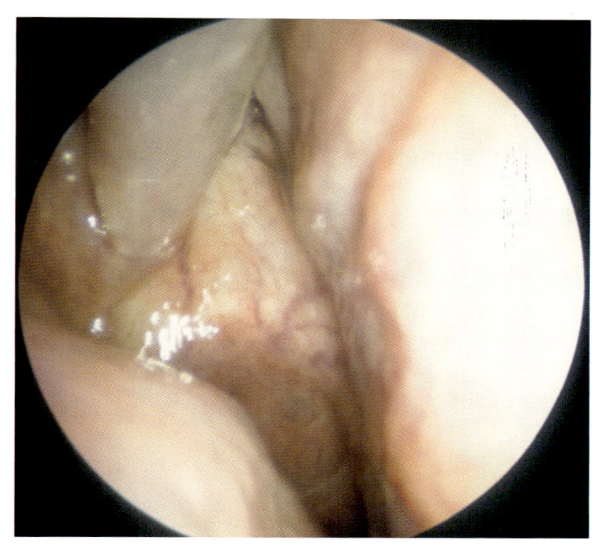

Fig. 6.**41** Uma massa na nasofaringe devida a um linfoma.

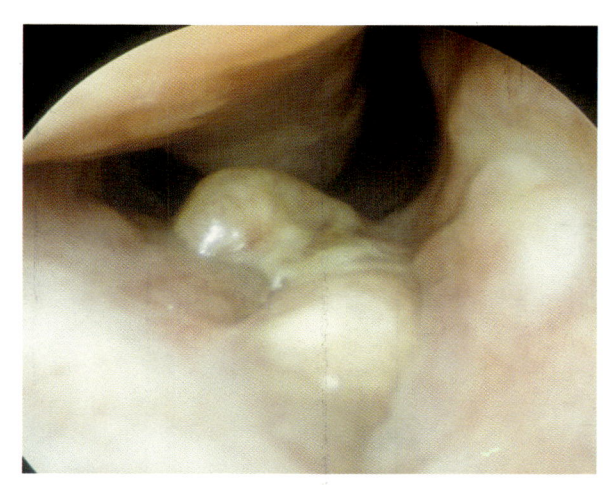

Fig. 6.**42** Melanoma amelanótico no assoalho do nariz.

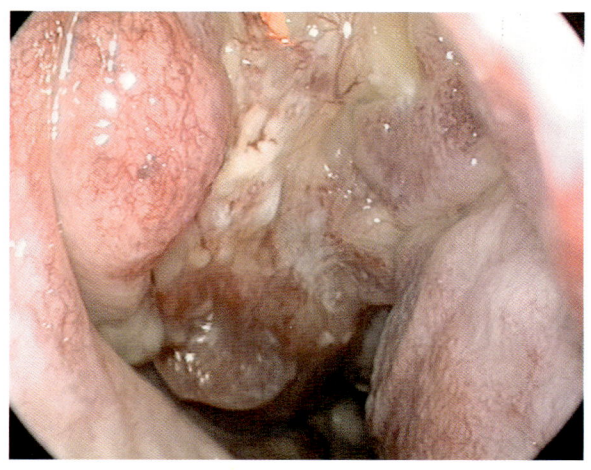

Fig. 6.**43** Adenocarcinoma da parede nasal lateral.

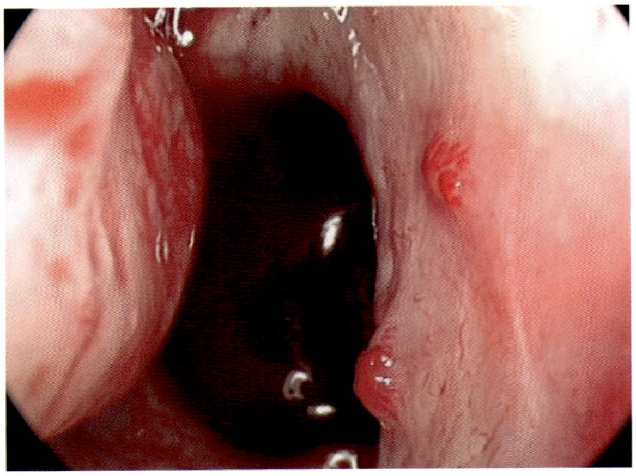

Diversos
Telangiectasia hemorrágica hereditária (THH) (Fig. 6.44).

Fig. 6.**44** Telangiectasia na THH.

7 O Lugar da Radiologia

■ Papel da radiologia convencional

Radiografias simples têm um papel limitado no moderno tratamento das doenças dos seios paranasais porque têm muitos achados falso-positivos e falso-negativos. Em sinusite aguda maxilar ou frontal, elas podem ajudar a confirmar ao diagnóstico, mas sob todos os demais aspectos foram superadas pela TC (Fig. 7.1 a–c).

■ Papel da tomografia computadorizada

A TC mostra muito bem a anatomia óssea; isto fornece um mapa para cirurgia sinusal endoscópica. Entretanto, as alterações mucosas que ela é capaz de mostrar raramente nos informam sobre a patologia nos seios (Goldwyn *et al.*, 1995; Cousin *et al.*, 2000).

Fig. 7.1 a–c A radiografia simples (a) não mostra que o seio frontal que está doente drena para o infundíbulo frontonasal esquerdo, como é mostrado na TC (b e c).

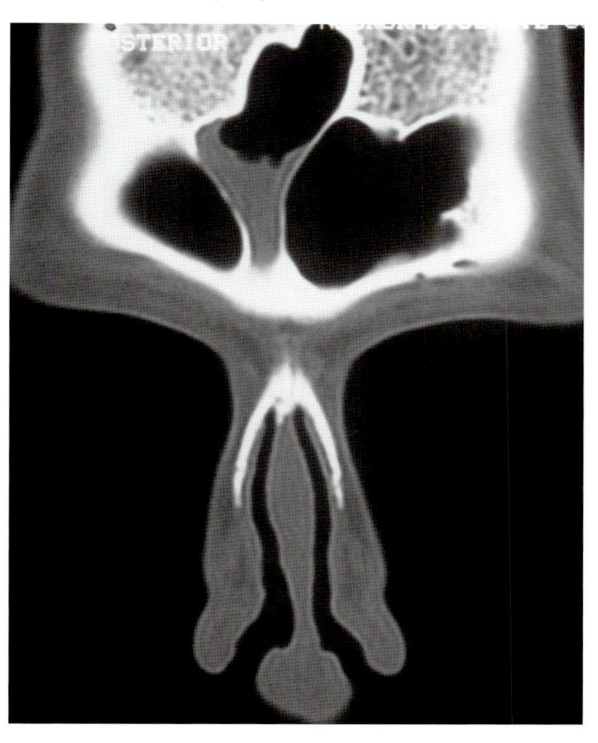

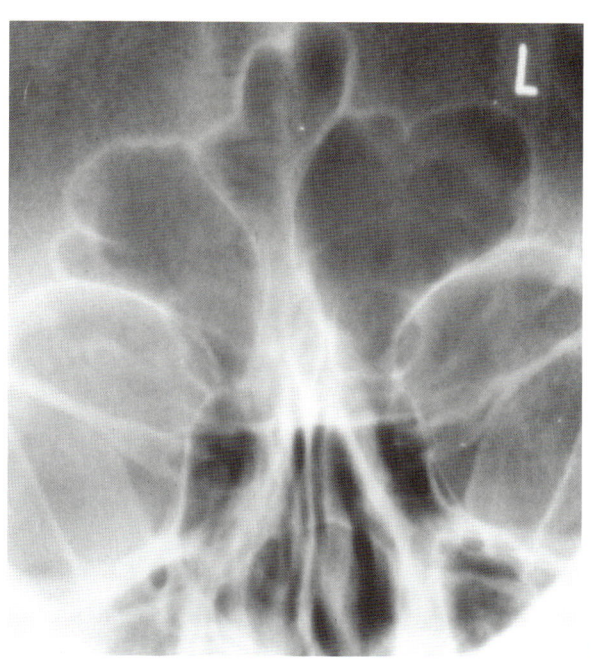

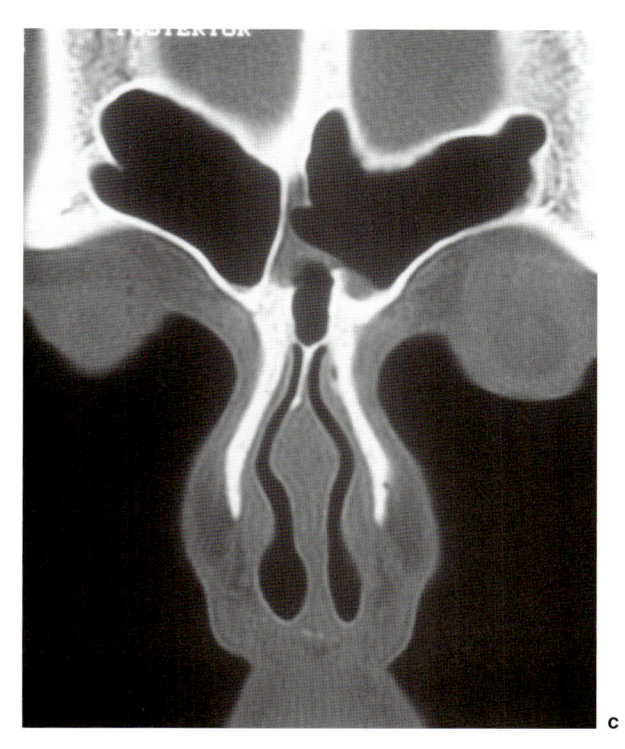

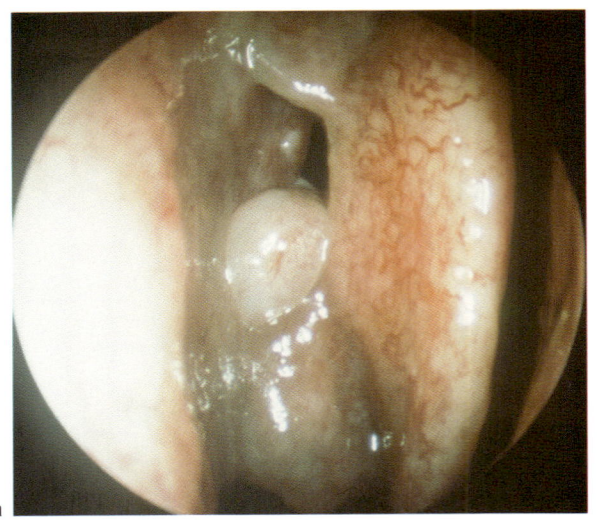

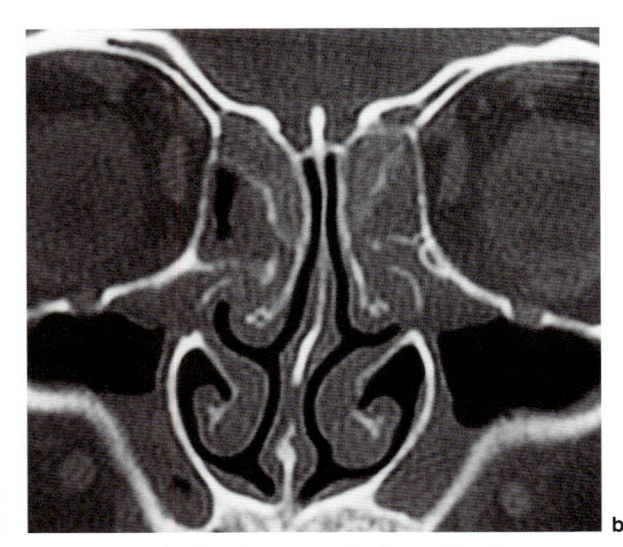

Fig. 7.2 a, b Doença residual após tratamento clínico máximo. *Então* a TC mostra mais detalhes da extensão da doença sinusal.

É fácil preencher um pedido de TC, mas isto pode ser um erro – embora a TC tenha boa sensibilidade para diagnosticar doença dos seios paranasais, ela tem pouca especificidade; por exemplo, há muitas alterações falso-positivas. Antes de você pedir uma TC, pense em por que o está fazendo e que informação ela fornecerá. Sem um quadro clínico baseado na história, exame físico e uma experiência de tratamento clínico, é impossível dar qualquer significado específico a um achado de "alterações da mucosa" em uma imagem de TC (Jianetto e Pratt, 1995).

Infelizmente, uma em cada três pessoas assintomáticas tem uma imagem de TC anormal, o que torna a TC uma má ferramenta diagnóstica para rinossinusite. Por essa razão, é importante não solicitar uma TC no tratamento inicial dos pacientes, a não ser que haja razões específicas para fazê-lo. Estas incluem:

- Suspeita de comprometimento intracraniano ou intra-orbitário como complicação de rinossinusite.
- Suspeita de infecção atípica ou malignidade.
- Patologia específica, p. ex., mucoceles, tumores benignos dos seios paranasais, na qual a extensão da lesão necessita ser definida.
- Antes de descompressão orbitária ou de nervo óptico.

■ Quando pedir TC no tratamento de rinossinusite

TC para rinossinusite fica mais bem reservada aos pacientes que não responderam ao tratamento clínico máximo. Depois do tratamento clínico máximo, a TC pode ajudar a confirmar que há doença de seio paranasal e dar uma indicação da extensão da doença residual (Fig. 7.2 a, b). Ela também pode fornecer um mapa para o cirurgião usar para navegação intra-operatória e ajudar a estadiar a extensão da doença.

Se a imagem de TC não mostrar sinais de qualquer doença da mucosa, isto deve levar o cirurgião a repensar se os sintomas do paciente são devidos a rinossinusite, especialmente se o sintoma principal for dor. Em uma minoria de pacientes pode não estar claro, apesar de consultas repetidas, exame endoscópico, experiências de tratamento clínico e um diário do paciente, se os seus sintomas são devidos a doença dos seios paranasais. TC ou RM estão indicadas se houver sintomas progressivos de dor ou quaisquer sinais neurológicos, a fim de excluir malignidade ou patologia central (Jones, 2002; Marshall e Jones, 2003).

É importante que o cirurgião analise a imagem de TC pré-operatoriamente para obter uma idéia da anatomia e relacionar as alterações reveladas na TC com a condição clínica do paciente (Simmen e Schuknecht, 1997). É muito útil mostrar a imagem de TC ao paciente ao procurar explicar sua doença, a cirurgia planejada e as possíveis complicações (Fig. 7.3).

■ Parâmetros da TC

TC helicoidal efetuada com cortes axiais de 1 mm é a ideal atualmente para imageamento por TC dos seios paranasais (Tabela 7.1). Reconstruções coronais com cortes de 2–3 mm são suficientes para a maioria das cirurgias sinusais endoscópicas, porém cortes mais finos são necessários para responder a perguntas específicas sobre o local e a extensão de um vazamento de LCR.

Cortes axiais com reconstrução coronal removerão quaisquer artefatos dentários; estes podem ser excluídos porque estão situados no plano axial, e isto produz

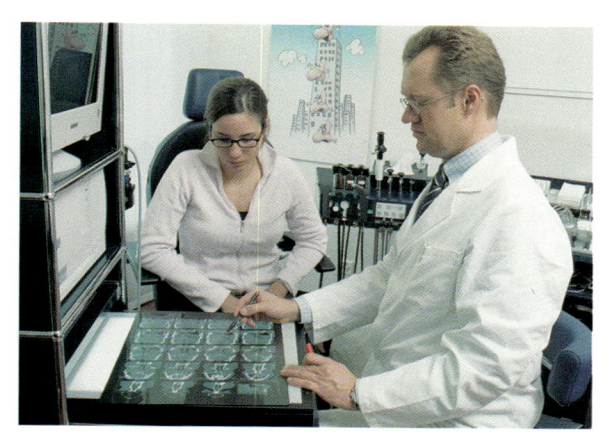

Fig. 7.**3** As imagens de TC ajudam a comunicar ao paciente qual é o problema.

Tabela 7.**1** Protocolo de Zurich para TC dos seios paranasais

- Escanear no plano axial:
  recesso alveolar do seio maxilar até o teto do seio frontal
- Colimação da fatia:
  1 mm (p. ex., 4 × 1 mm), alimentação da mesa 3,5, tempo de rotação 0,75 s
- Reconstrução da fatia:
  1,2/0,7 mm superposição algoritmo ósseo ultra-alto
  1,2/0,7 algoritmo de tecido mole
- Reconstrução multiplanar:
  Axial/sagital 2,0/2,0 mm ultra-alto e tecido mole
  Coronal 1,5–2,0 mm
- Filmagem (janela/nível):
  Algoritmo ósseo resolução ultra-alta 3.200/700
  Algoritmo de tecido mole 270–300/100

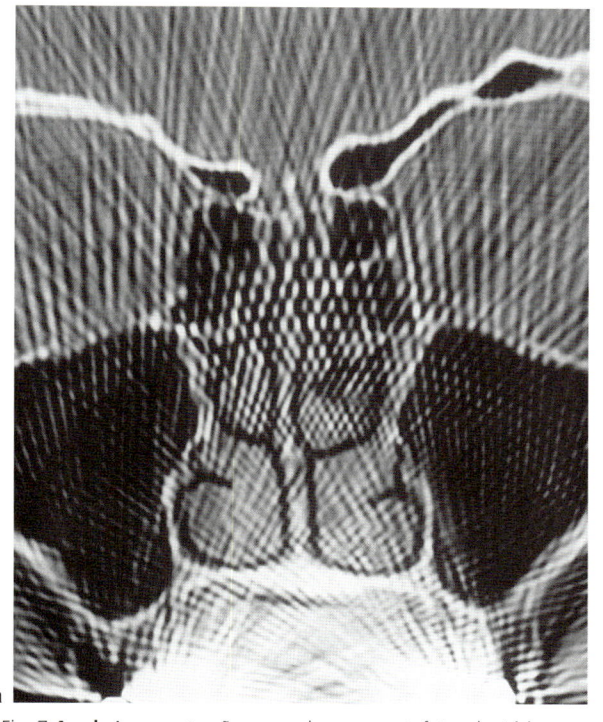

Fig. 7.**4 a, b** A reconstrução coronal remove artefatos dentários.

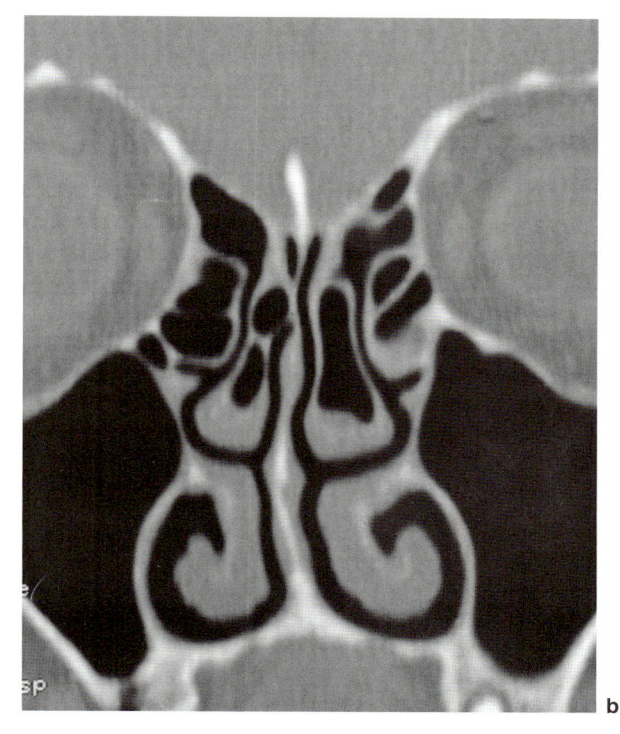

melhores imagens com menos artefato (Fig. 7.**4 a, b**). O plano axial é também mais confortável para o paciente. Também é possível alterar o ângulo da reconstrução coronal a partir dos dados axiais. Reconstruções sagitais em conjunção com imagens axiais são úteis para cirurgia frontal, dando ao cirurgião uma melhor compreensão da complexa relação entre os seios etmoidais anteriores e o recesso frontal (Fig. 7.**5**). Agora é possível reconstruir as imagens em qualquer plano (Fig. 7.**6**).

Cortes finos de TC ajudam a distinguir defeitos ósseos verdadeiros de volume parcial que resultam da espessura inadequada das fatias. Fatias mais delgadas, em geral, fornecem uma melhor resolução anatômica em áreas críticas, como o recesso frontal, o canal óptico, o forame esfenopalatino e o ducto nasolacrimal. Se forem usados cortes finos, é mais fácil ver uma lesão pequena como uma erosão óssea circunscrita produzida por um carcinoma, o que poderia ser perdido em cortes mais grossos. Alta resolução espacial também pode fornecer informação adicional sobre a composição intrínseca da lesão, p. ex., a presença de calcificação em papiloma invertido ou áreas hiperdensas em micetomas. Contraste

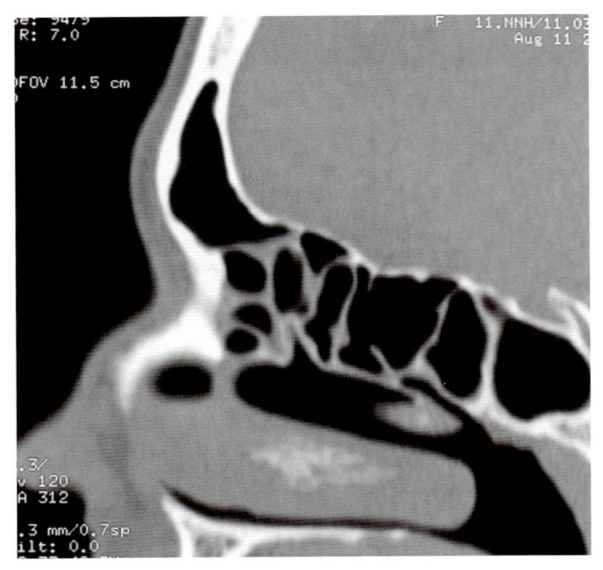

Fig. 7.5 Uma reconstrução sagital mostrando as células aéreas em torno do recesso frontal.

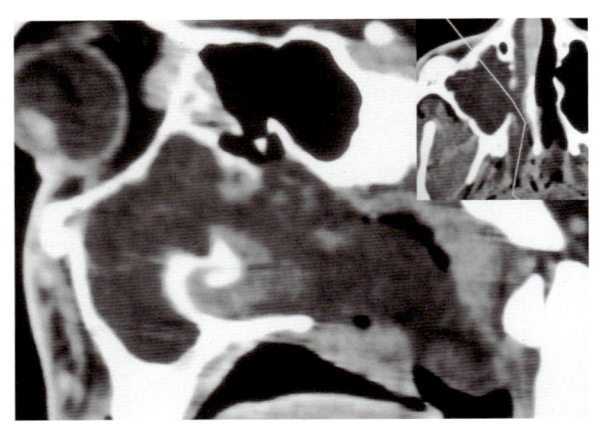

Fig. 7.6 Reconstrução oblíqua mostrando um pólipo antrocoanal ao estender-se pela coana posterior para baixo.

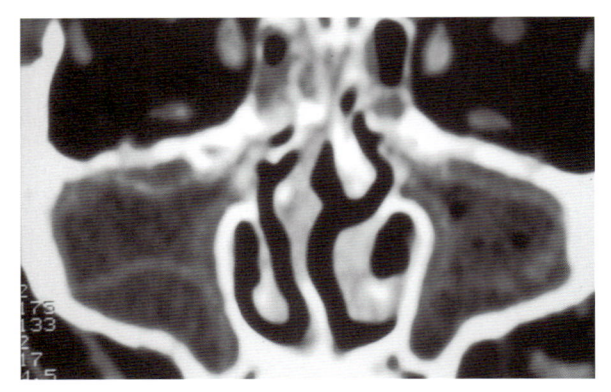

Fig. 7.7 Contraste intravenoso ajuda a distinguir a mucosa de secreções ou tumores. A linha densa indica a superfície mucosa intensificada pelo contraste, que pode assim ser distinguida do edema, dentro da mucosa na periferia do seio, bem como o líquido intraluminal central.

intravenoso é necessário somente para tumores, lesões vasculares e as complicações orbitárias e intracranianas de infecção (Schuknecht e Simmen, 2002) (Fig. 7.7).

Se uma TC helicoidal não for disponível para permitir reconstrução, então cortes axiais estão indicados se houver patologia específica no seio esfenoidal ou se for planejada cirurgia nesta área, p. ex., descompressão orbitária.

■ Exposição a radiação

A TC utiliza raios X para obter informação diagnóstica. Embora a exposição a radiação deva ser limitada tanto quanto possível, uma certa quantidade de raios X é necessária para obter uma qualidade de imagem aceitável. Os raios X emitidos pelo *scanner* de TC interagem com o tecido do corpo depositando energia, chamada "dose". Em vez da "dose iônica" (unidade Roentgen, R), é mais freqüentemente considerada a dose absorvida (unidade Gray, Gy).

A dose absorvida é determinada por vários parâmetros técnicos dependentes do tipo de *scanner* de TC e sua especificação de doses. Não há diferenças importantes entre *scanners* de TC comparáveis.

Entretanto, vários parâmetros como voltagem do tubo (chamada "kV"), corrente (chamada "mA"), modo de escaneamento, colimação do corte e tempo de rotação são sujeitos a modificação. Diminuição da Kv, uso de uma colimação de corte mais espesso e aumento da alimentação da mesa por rotação reduzirão a quantidade de dose aplicada. O resultado obtido pela modificação dos parâmetros desta maneira levará a uma diminuição na qualidade da imagem. Foi mostrado, no entanto, que em um dado contexto de parâmetros, a diminuição do produto corrente do tubo × tempo de escaneamento (mAs) reduz eficazmente a dose na lente ocular até 77% (Sohaib *et al.*, 2001) conquanto ainda provendo qualidade adequada de imagem. Em dois estudos, a dose aplicada na lente ocular foi medida entre 3,1 e 13,5 mGy a 50 e 200 mAs, respectivamente (Sohaib *et al.*, 2001), e variou entre 1,88 e 31 mGy (Dammann *et al.*, 2000) em valores correspondentes de mAs. Uma irradiação de dose única de 2 Gy pode causar catarata da lente do olho; aplicações repetitivas de doses fracionadas são toleradas em um grau significativamente mais alto.

Em comparação com máquinas de TC não-helicoidais convencionais, a dose pode ser reduzida usando-se um *scanner* de TC helicoidal para reconstruir planos coronais e sagitais a partir do conjunto de dados original. Um exame extra em um plano adicional pode assim ser evitado.

Globalmente, a melhor maneira de reduzir a exposição à radiação é evitar exames desnecessários e usar os ajustes corretos para minimizar a dose.

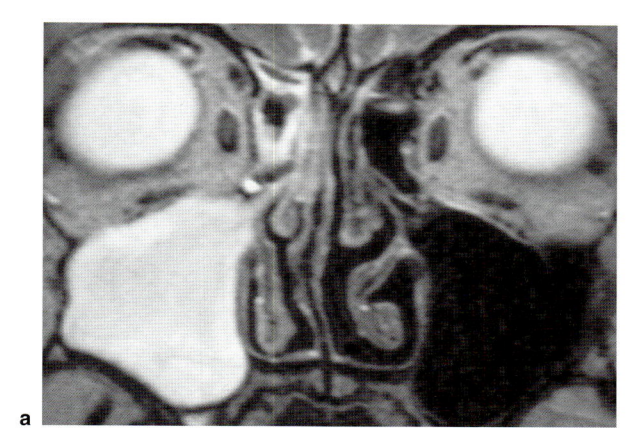

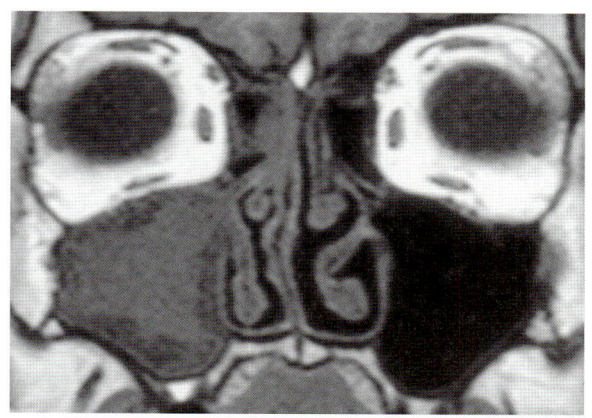

Fig. 7.**8 a** Imagem de RM coronal com ponderação em T2 mostra o líquido e a mucosa edematosa com um sinal alto (brilhante). **b** A imagem correspondente ponderada em T1 sem contraste apresenta líquido com um sinal baixo (escuro). Em seguida à intensificação com contraste intravenoso, um aumento de sinal na superfície da mucosa (**c**) é observado, enquanto o líquido centralmente localizado não capta contraste.

■ Indicações da RM

A prevalência de alterações incidentais na RM é tão grande que a técnica é de pouco uso no diagnóstico de rinossinusite (Cooke e Hadley, 1991). Uma comparação entre uma imagem ponderada em T2 (líquido brilhante), uma imagem ponderada em T1 (líquido escuro) e uma imagem ponderada em T1 com contraste não-iônico fornece informação útil sobre lesões dos tecidos moles (Fig. 7.8 a–c). Isto é particularmente útil ao definir o limite da patologia com relação a dura, ápice orbitário ou nervo óptico.

A RM é incapaz de delinear os detalhes ósseos delicados exigidos para cirurgia endoscópica dos seios paranasais. Por si própria, a RM fornece informação sobre a extensão de um tumor limitado ao osso, mas raramente permite que a lesão seja caracterizada. Isto geralmente requer uma imagem de TC.

A RM é complementar à TC nas seguintes circunstâncias:

- Quando uma malignidade alcançou a dura da base anterior do crânio, o ápice orbitário e o nervo óptico (Fig. 7.9 a, b).
- Se houver comprometimento intracraniano ou intra-orbitário por uma infecção ou processo inflamatório atípicos (Fig. 7.10 a, b).

- Em tumores vasculares, como um angiofibroma juvenil. Imageamento é particularmente importante no angiofibroma, porque é um dos poucos casos em que um diagnóstico pode ser baseado na radiologia. Uma biópsia, que deve ser evitada em angiofibroma, pode portanto ser evitada (Fig. 7.11 a, b).

- Se você suspeitar de uma extensão intra-esfenoidal de um aneurisma de artéria carótida interna (Fig. 7.12 a–c).

- Em lesões congênitas medianas como meningocele, meningoencefalocele ou glioma sinunasal (Fig. 7.13 a, b).

- Quando uma imagem de TC de alta resolução mostrou o defeito da base do crânio, a RM pode ajudar a definir qualquer patologia associada a um vazamento de LCR, p. ex., cérebro, hematoma, LCR.

- RM pode complementar TC para determinar qual é a extensão de um papiloma invertido. Ela define o quanto da opacificação mostrada em TC é devida a secreções e o quanto é devida ao tumor. Isto é importante ao planejar a cirurgia, se ela envolver o seio frontal ou o maxilar.

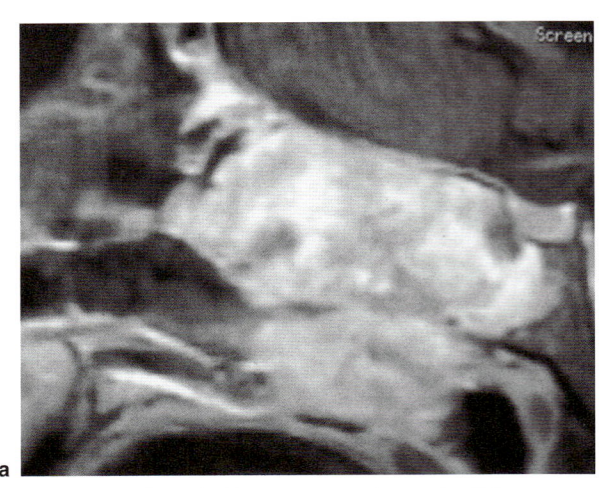

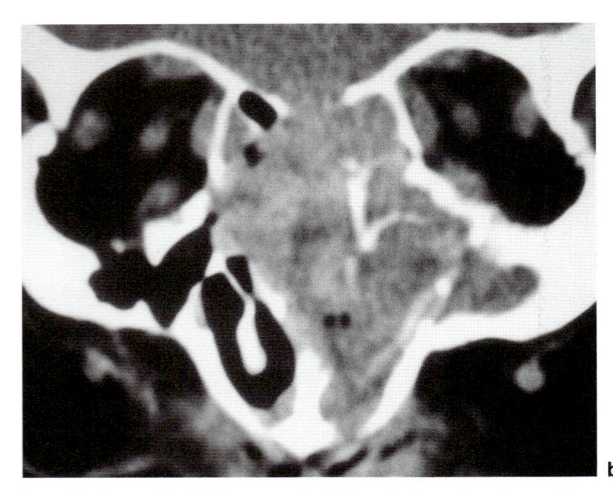

Fig. 7.9 Um paciente de 64 anos com carcinoma de células escamosas da cavidade nasal. **a** Na imagem de RM sagital ponderada em T1 com contraste intravenoso, a extensão do tumor é delineada, alcançando o recesso frontal anteriormente e adentro do seio esfenoidal posteriormente, bem como adentro do meato inferior. A dura é visualizada como uma estrutura linear hiperintensa em contato direto com o tumor ao longo da lâmina cribriforme, onde começa infiltração, e estende-se ao longo do teto esfenoidal até o tubérculo da sela, posteriormente. **b** A TC contrastada coronal mostra uma lesão que erodiu o etmóide, parte da placa cribriforme e o septo nasal.

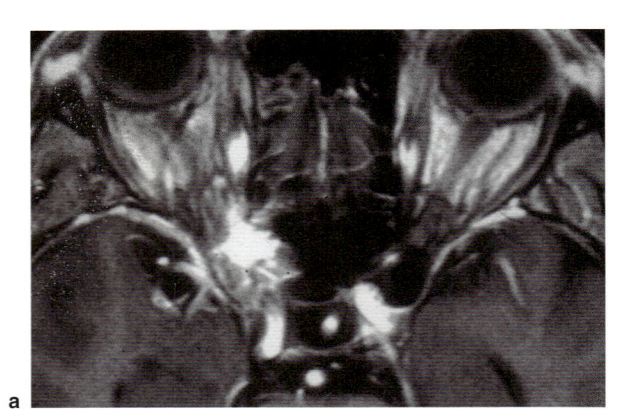

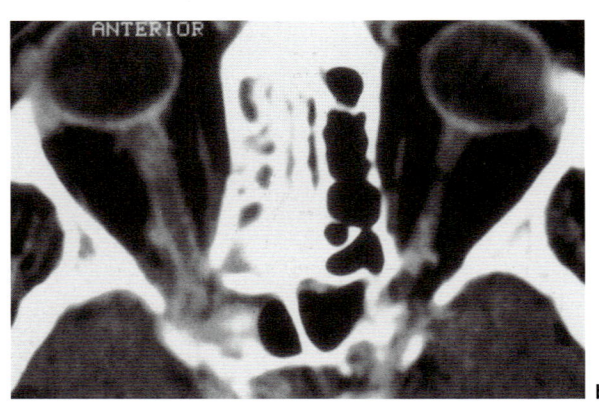

Fig. 7.10 **a** Imagem de RM axial ponderada em T1 contrastada demonstra infiltração do nervo óptico dentro do canal óptico e do ápice orbitário. **b** TC axial em cortes de 1,5 mm mostra tecido contrastado originado do recesso óptico-carotídeo do seio esfenoidal direito. A parede lateral do seio está erodida; o ápice orbitário e a lâmina do nervo óptico estão infiltrados. Observar o espessamento acentuado do nervo óptico em comparação com o lado oposto. Diagnóstico: Aspergilose invasiva.

■ Angiorressonância

Angiorressonância (ARM) delineia fluxo dentro dos vasos suprimindo o sinal do tecido estacionário. Ela é efetuada como parte de um exame de RM e não exige necessariamente injeção de contraste. A ARM fornece informação referente às principais artérias alimentadoras em tumores vasculares (como angiofibromas, hemangiopericitomas ou paragangliomas e certas metástases) e em lesões vasculares (como angiomas ou aneurismas localizados na base do crânio). O delineamento de fluxo aumentado pela ARM constitui uma indicação para prosseguir para angiografia de subtração digital adicional – não para finalidades diagnósticas mas para efetuar embolização pré-operatória.

Um resultado negativo na ARM não exclui definitivamente uma lesão vascular. Uma quantidade pequena de fluxo ou a presença de fluxo tão lento como em um hemangioma capilar, estesioneuroblastoma e mesmo em um angiofibroma pode ser invisível para a ARM.

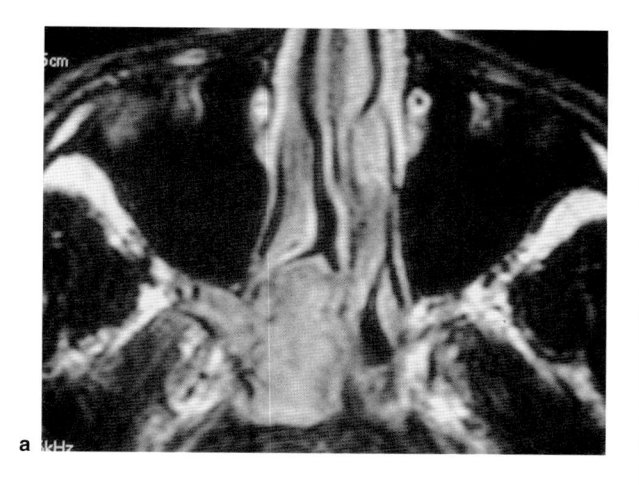

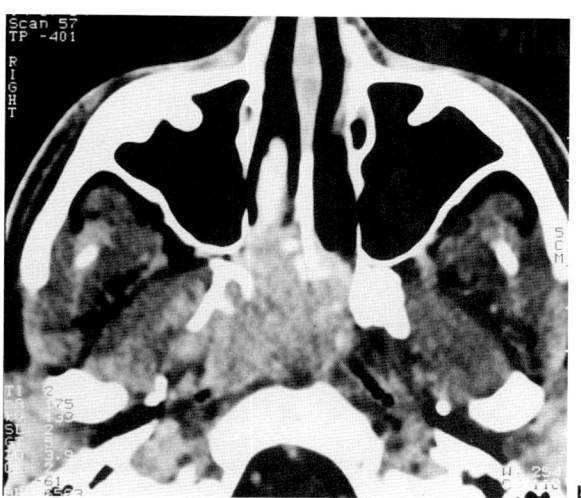

Fig. 7.**11 a** Imagem de RM axial ponderada em T2 e **b** imagem de TC contrastada em paciente de 17 anos com um angiofibroma juvenil. O aspecto típico consiste em uma lesão acentuadamente contrastada (**b**) que demonstra múltiplos vasos intralesionais com perda pontilhada de sinal na RM e alta densidade na TC. A localização típica é dentro e adjacente ao forame esfenopalatino. Extensão tumoral para dentro do forame e fossa pterigopalatina é particularmente bem vista na imagem de RM.

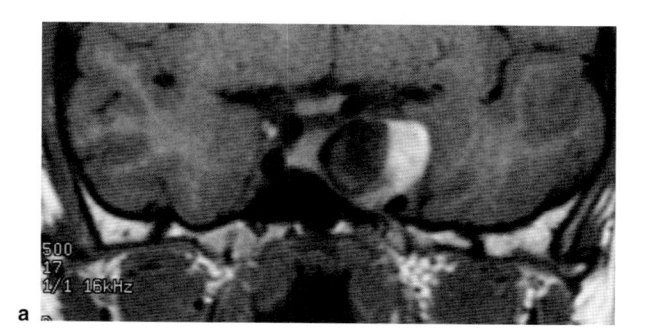

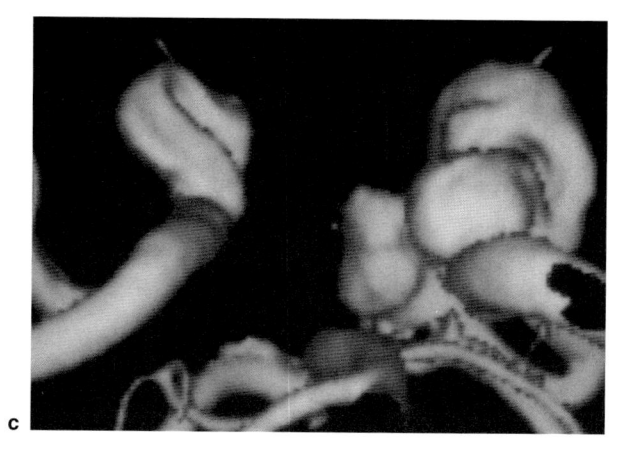

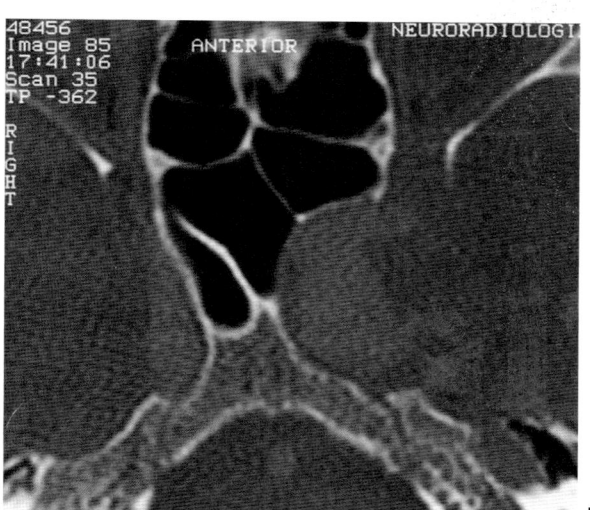

Fig. 7.**12** Uma mulher de 59 anos com dor retroorbitária e um único episódio de epistaxe 9 semanas antes. **a** Imagem coronal ponderada em T1 delineia o aneurisma com um componente trombosado de sinal intenso dentro do seio cavernoso e perda de sinal devido ao fluxo dentro da parte "aberta". Observar o desvio e contato estreito do aneurisma com o revestimento mucoso do seio. **b** Erosão por pressão da parede óssea é mostrada pela TC de alta resolução. **c** Angiorressonância dando uma impressão da configuração tridimensional bilobulada e da projeção medial intra-esfenoidal do aneurisma.

8 Cuidados Pré-Operatórios

Imagine que você decidiu que o paciente necessitará de cirurgia como parte do seu tratamento. Esta decisão raramente é tomada depois da primeira consulta, mas em vez disso depois de uma tentativa de tratamento clínico. Tendo tomado a decisão pela cirurgia, o que você deve fazer antes de operar? Veja a lista de verificação pré-operatória a seguir.

É importante preparar o seu paciente para:

- Minimizar a quantidade de manipulação cirúrgica necessária.
- Preservar tanta mucosa olfatória quanto possível.
- Reduzir o sangramento peroperatório para diminuir a probabilidade de complicações.
- Estudar a anatomia cirúrgica a fim de minimizar a probabilidade de entrar na órbita ou na base do crânio.
- Estabelecer objetivos claros para você mesmo e ao seu paciente. Uma abordagem disciplinada à cirurgia significará que você terá menos possibilidade de embarcar em um "safári endoscópico", o qual poderia resultar em cirurgia excessiva, tempo de recuperação aumentado para o seu paciente e risco de complicações.

Lista de Cuidados Pré-Operatórios

1 Confirmar o diagnóstico.
2 Rever o tratamento clínico prévio.
3 Otimizar a condição pré-operatória imediata.
4 Conferir que investigações relevantes tenham sido feitas:
- Testes de alergia.
- Estado de imunidade.
- Parâmetros hematológicos.
- Olfação.
- Visão.
5 Rever a história médica pertinente, p. ex., alergias a drogas, medicação.
6 Lista de verificação da TC pré-operatória.
7 Planejamento e estadiamento do procedimento.
8 Obter termo de consentimento informado.

Constitui boa prática ver o paciente 10–14 dias antes da cirurgia a fim de maximizar o tratamento clínico pré-operatório apropriado e revisar aconselhamento e consentimento. Não constitui a melhor prática obter consentimento no dia da cirurgia porque o paciente pode sentir-se pressionado.

■ Confirmar o diagnóstico

Pacientes com rinossinusite bacteriana crônica genuína que não respondem ao tratamento clínico são freqüentemente ajudados pela cirurgia, a não ser que sejam imunossuprimidos, quando então é necessário ter cautela (Fig. 8.1). É importante assegurar tanto quanto possível que o seu paciente tem um diagnóstico que tende a responder, pelo menos em parte, à intervenção cirúrgica. Operar um paciente que tem apenas rinite alérgica muito improvavelmente o ajudará (Fig. 8.2). Se a sua TC for normal ou mostrar hipertrofia de conchas sem evidência de doença sinusal, tome novamente a história,

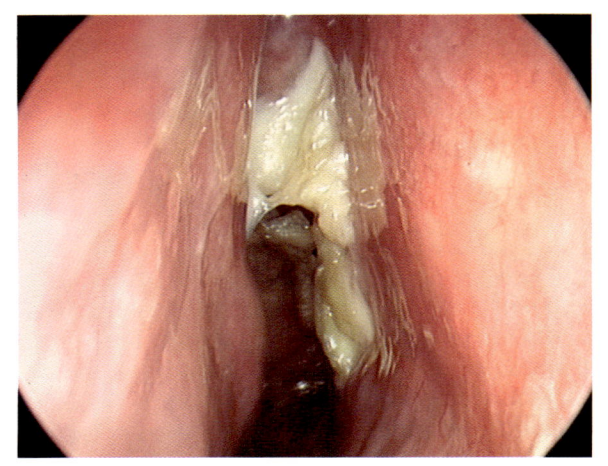

Fig. 8.1 Um paciente que não respondeu a múltiplas séries de antibióticos – considerar sua imunidade antes de operar.

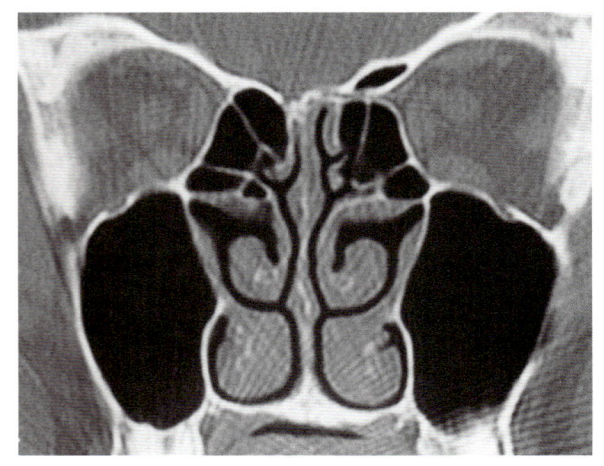

Fig. 8.2 Hipertrofia de conchas sem evidência de doença dos seios – pensar duas vezes antes de operar estes pacientes.

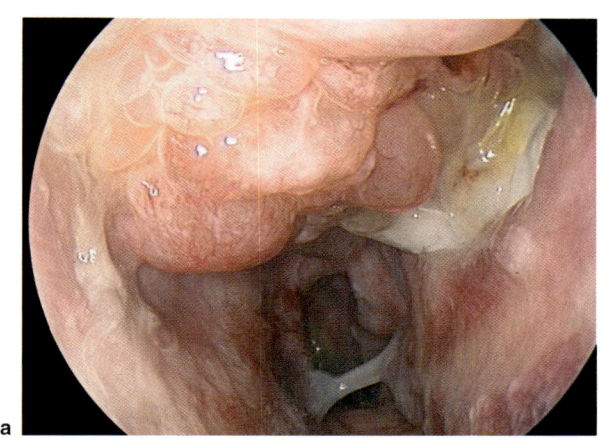

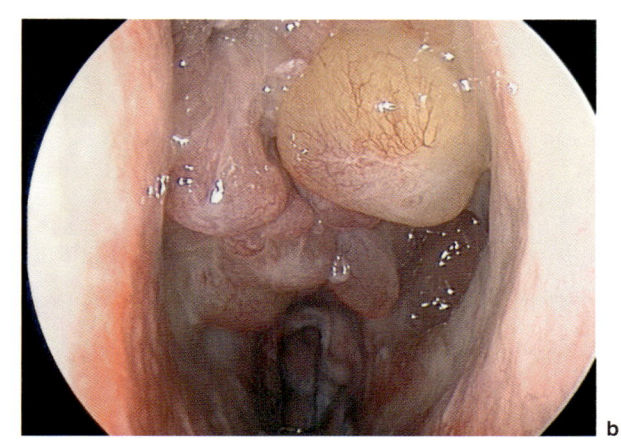

Fig. 8.**3 a** Visão endoscópica à apresentação. **b** Visão endoscópica depois de tratamento clínico máximo. Dar um prognóstico cauteloso ao paciente que deixa de responder sintomaticamente e cujos pólipos permanecem grandes após esteróides e antibióticos.

experimente mais tratamento clínico, peça ao paciente para manter um diário dos seus sintomas, e aguarde que um padrão dos seus sintomas ou fatores de exacerbação ou alívio se tornem mais claros. Se o problema for cefaléia tipo tensão, então cirurgia não ajudará (embora seja interessante assinalar que em cerca de um terço a alteração na neuroplasticidade central que resulta da cirurgia leva à melhora durante alguns meses). Um terço dos pacientes com cefaléia tipo tensão que inadvertidamente receberam cirurgia tem um aumento nos seus sintomas, e por isto é importante fazer o diagnóstico correto e evitar cirurgia (Jones e Cooney, 2003; Jones, 2004).

■ Revisão do efeito do tratamento clínico máximo ajuda a determinar o prognóstico

Depois de uma experiência de tratamento clínico máximo, você deve ser capaz de predizer quão reversível é a doença da mucosa do paciente e oferecer informação mais precisa sobre seu prognóstico depois da cirurgia. A extensão de qualquer resposta ao tratamento clínico máximo, e sua duração, indicarão a extensão e a probabilidade de que tratamento clínico pós-operatório vá ser necessário (Fig. 8.3 a, b). Uma melhora de curta duração na via aérea nasal com melhora mínima e transitória no sentido do olfato depois de uma série de esteróides orais levará o cirurgião a dar um prognóstico mais reservado acerca dos benefícios da cirurgia. Uma resposta de curta duração ao tratamento clínico máximo também indicaria que pode ser necessário tratamento clínico a longo prazo depois da cirurgia.

■ Otimizar a condição pré-operatória imediata

Verifique que o paciente tenha recebido tratamento clínico máximo pré-operatório. É surpreendente como isto é freqüentemente negligenciado. A redução da quantidade de tecido inflamado no momento da cirurgia tornará o campo operatório mais fácil de trabalhar e habilitará o cirurgião a fazer um trabalho mais seguro e melhor. O paciente com rinossinusite infecciosa deve receber pelo menos um mínimo de duas semanas de um antibiótico de amplo espectro com cobertura anaeróbica: por exemplo, associação amoxicilina-ácido clavulânico ou cefuroxima e metronidazol (Fig. 8.4). Para rinite alérgica, as diretrizes ARIA* atuais resumem o me-

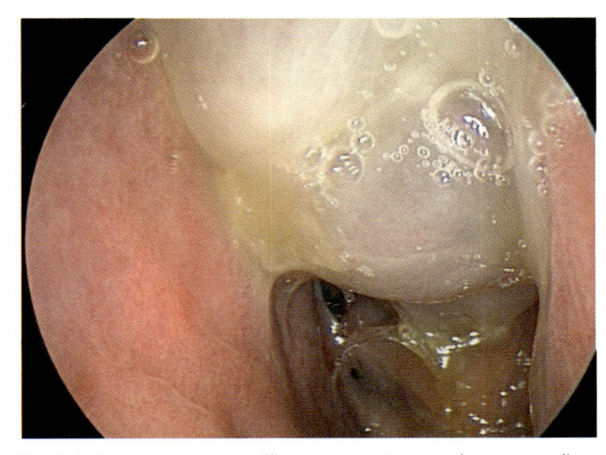

Fig. 8.**4** Um paciente com pólipos e secreções purulentas que diz ter tomado antibióticos. Os pacientes muitas vezes dizem que tomaram "uma porção" de séries de antibióticos – mas verificar que receberam tratamentos com o espectro bacteriano certo e durante tempo suficiente.

---

*ARIA: WHO Initiative Allergic and its Impacton Asthma, 2001.

lhor tratamento clínico (ver Capítulo 3, Tabela 3.1). É particularmente importante verificar a obediência aos esteróides nasais tópicos. Na polipose nasal grave, e em particular quando pólipos se situam mediais à concha média e há uma redução ou ausência do sentido do olfato, uma série de esteróides orais na semana antes da cirurgia deve ajudar a reduzir o dano cirúrgico à mucosa olfatória. Esteróides orais devem ser dados contanto que não haja contra-indicações e os seus efeitos colaterais sejam explicados ao paciente. Uma dose de 40–70 mg de prednisolona (dependendo da massa corporal) ao desjejum durante 4–7 dias é recomendada, desde que o paciente não tenha diabete, cardiopatia, úlcera gástrica ou duodenal, ou osteoporose. Pacientes com rinite alérgica, especialmente na estação da febre do feno, devem receber um anti-histamínico não-sedativo profilático pré-operatoriamente, porque isto reduzirá a hiper-reatividade e a quantidade de exsudato que ocorre com a cirurgia.

■ Verificar se as investigações relevantes foram feitas

Testes alérgicos

Testes de picada cutânea *(prick-tests)* têm boa sensibilidade e especificidade relativamente boa. Eles não apenas definem os alérgenos aos quais a evitação pode ajudar ao paciente, como também demonstram ao paciente que uma parte do seu problema é sua própria reação ao ambiente, e que a cirurgia por si própria pode não ser a solução total.

A IgE total não é muito específica ou sensível, sendo positiva em apenas aproximadamente 60% dos pacientes com rinite alérgica. Ela tem um papel como adjunto à história, achados clínicos e testes de picada cutânea. Entretanto, é particularmente útil em um paciente que está tomando anti-histamínico ou que tem dermatografismo. Pode acontecer que uma IgE total seja normal mesmo que a IgE específica esteja aumentada.

Como os tratos respiratórios superior e inferior estão em continuidade, vale a pena ter um medidor de fluxo máximo (e em crianças um gráfico de estatura-fluxo máximo) para verificar quanto uma possível asma. É pertinente lembrar que 16% daqueles com rinossinusite têm asma e que 80% dos asmáticos têm rinossinusite. A citologia da mucosa nasal não foi padronizada, e o que é chamado eosinofilia varia de estudo para estudo. Diz-se que aqueles com eosinófilos responderão melhor aos esteróides nasais tópicos, mas é mais simples fazer uma experiência de tratamento clínico do que fazer citologia nasal, particularmente porque esta é a estratégia clínica que será usada, qualquer que seja o resultado da citologia. A citologia não diferencia confiavelmente entre rinite "eosinofílica" e "não-eosinofílica", se é que existe de fato essa distinção a ser feita. Rinomanometria e rinometria acústica são principalmente usadas como ferramentas de pesquisa, embora possam ser usadas para fornecer dados objetivos após um procedimento nasal.

Estado imune

Se for suspeitada dismotilidade ciliar por causa de bronquiectasia coexistente ou uma falta de resposta ao tratamento clínico, o teste da *clearance* de sacarina é um teste de triagem útil e fácil (Fig. 8.5). Entretanto, ele só é útil quando a infecção do paciente está sob controle, porque a infecção por si mesma levará a um resultado anormal (Lale *et al.*, 1998). Similarmente, se amostras forem colhidas para citologia ou histologia a fim de procurar atividade ciliar ou examinar morfologia, elas devem ser tiradas de uma área de mucosa de aspecto sadio. Um teste do suor permanece a melhor escolha se fibrose cística for suspeitada, embora o teste genético capte mais de 80% daqueles com os alelos mais comuns.

Ao testar quanto à imunidade, se um paciente teve duas ou mais infecções sinusais sérias dentro de um ano ou recebeu duas ou mais séries de antibióticos com pouco efeito, então sua imunidade deve ser investigada *(Jeffery Modell Foundation)*. As investigações de primeira linha para imunodeficiência incluem amostras microbianas para culturas; um hemograma completo com leucocitograma diferencial; imunoglobulinas IgG, IgA, IgM; respostas de IgG vacino-específicas a tétano, Hib e pneumococo; eletrólitos e uréia; testes de função hepática e uma glicemia de jejum; e um teste de HIV. As investigações de segunda linha incluem um teste de redução de nitrazul tetrazólio; subclasses de IgG; ensaios de complemento funcional; e testes para imunidade celular, os quais incluem análise de subconjuntos de linfócitos, estimulação linfocitária com antígenos e mitógenos, e testes cutâneos de hipersensibilidade retardada

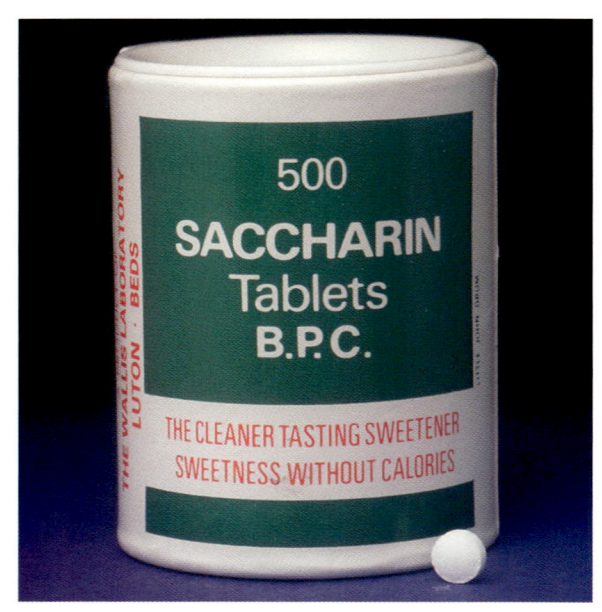

Fig. 8.5 Se um paciente tiver rinossinusite e bronquiectasia não-responsivas ou temporariamente infecciosas, fazer um teste de sacarina enquanto sua mucosa estiver sadia.

(Cooney e Jones, 2001). Há numerosos testes para diferentes aspectos da imunidade mediada por células *in vitro* e *in vivo,* sendo valioso o contato com um imunologista para escolher os testes corretos. Resultados anormais de testes ou uma suspeita forte justificam o encaminhamento a um imunologista.

Parâmetros hematológicos

Quando for clinicamente indicado, podem ser pedidas a hemoglobina do paciente, leucocitograma diferencial, estudos da coagulação, eletrólitos e testes de função hepática.

Olfação

O paciente e o cirurgião muitas vezes negligenciam a importância do sentido do olfato (Simmen *et al.*, 1999). Há poucos relatos sobre a incidência da perda do sentido do olfato subseqüente a cirurgia endonasal, mas ela pode ser tão alta quanto 1% (Kimelman, 1994; Briner *et al.*, 2003). O paciente que tem sentido do olfato freqüentemente o assume, mas se for perdido, provavelmente irá se queixar. Ao avaliá-lo, você não apenas será capaz de documentar se já é ausente ou reduzido, mas também será lembrado de mencionar ao paciente os riscos da cirurgia para o seu sentido do olfato (Fig. 8.6). Você poderia também discutir os possíveis benefícios da cirurgia se o seu sentido do olfato for precário. Também ajudará você a obter uma idéia de quão importante o sentido do olfato é para o paciente. Se houver uma perda parcial do olfato, então a cirurgia tem o potencial de melhorá-lo em aproximadamente 70% dos pacientes. Entretanto, na polipose grave, especialmente associada a asma de início tardio ou sensibilidade a drogas antiinflamatórias não-esteróides, é valioso avisar ao paciente de que qualquer melhora no seu sentido do olfato pode não ser sustentada – assim você pode evitar desapontamento.

Os testes olfatórios são muitos e variados. O emprego de frascos de odor não foi validado, e as perguntas "indicadoras" que muitas vezes os acompanham podem dar resultados falso-positivos indesejáveis. O teste de arranhar e cheirar UPSIT de 20 páginas é bom, mas é demorado e caro, e muitas das opções de cada cartão não são reconhecíveis fora da América do Norte, por exemplo, "cerveja de raízes" (não-alcoólica). O teste de identificação de odores de Zurich (Briner e Simmen, 1999) possui cápsulas de destampar numeradas para múltiplo uso com opções visuais transculturais. Este teste é rápido e o *kit* pode ser reutilizado durante mais de um ano. Ele foi validado, e um escore de oito odores oferecidos pode ser registrado nas notas. Um teste comercial de limiar olfatório é disponível mas é principalmente usado em pesquisa, porque é demorado (Wolfensberger *et al.*, 2000). Diluições seriadas em frascos "de cheirar" podem ser feitas com relativa facilidade (Robson e Woolons, 1996), mas estas ainda não ganharam aceitação na clínica. Um olfatômetro de limiar é usado em pesquisa (Fig. 8.7).

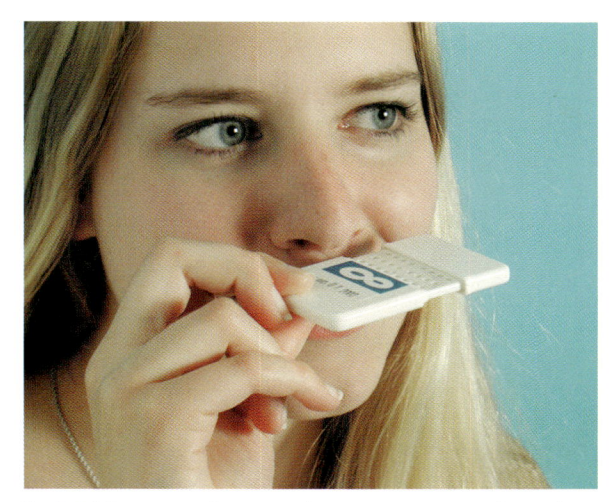

Fig. 8.6 Nós recomendamos consistentemente que você examine o sentido do olfato do seu paciente antes da cirurgia.

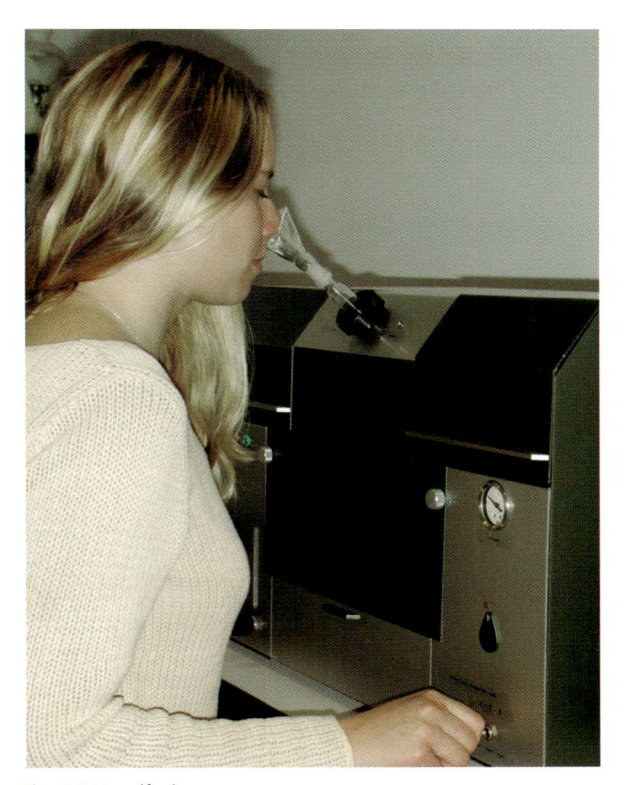

Fig. 8.7 Um olfatômetro.

Visão

Vale a pena, no mínimo, perguntar ao paciente pré-operatoriamente se ele tem quaisquer problemas visuais e se qualquer problema é com acuidade visual ou visão dupla. Se houver alguma dúvida, ou se houver um problema de proptose, é valioso obter uma avaliação ortóptica e/ou oftalmológica. Isto define qualquer problema pré-operatoriamente e ajuda a evitar alguma queixa

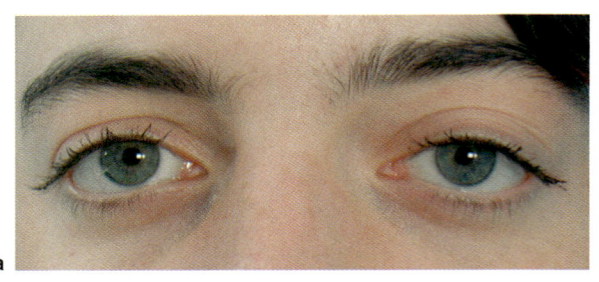

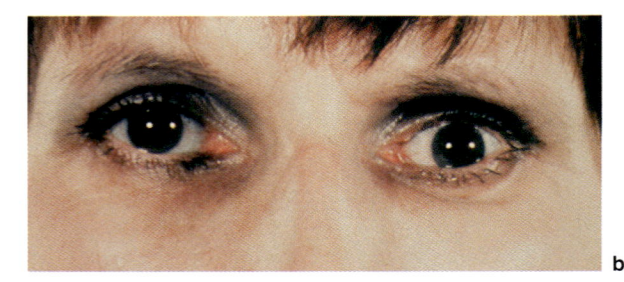

Fig. 8.8 a Proptose esquerda observada incidentalmente; isto necessita uma avaliação oftalmológica. b Enoftalmia esquerda devida a síndrome do seio silencioso – involução do seio maxilar com colapso do seu teto (Beasley et al., 1995).

pós-operatória de que a cirurgia tenha levado a um problema que de fato já estava presente (Fig. 8.8 a, b).

Se houver qualquer patologia de seios paranasais que afete a órbita, verificar quanto a proptose, ficando atrás do paciente e colocando seus dedos indicadores sobre a superfície anterior de ambas a pálpebras fechadas; então compare-as com a margem supra-orbitária e as proeminências zigomáticas. Também é importante procurar qualquer alteração nos eixos das pupilas pela frente, porque isto é mais freqüentemente causa de diplopia do que proptose. Assegure-se de perguntar se o paciente tem um olho com visão dominante devido a astigmatismo; isto é importante e comum. O olho que vê pior pode ter visão muito mais deficiente. Isto deve ser documentado.

Uma incapacidade de focalizar mesmo com o uso de óculos ou quando se olha através de um furo de alfinete (isto evita qualquer problema de acuidade e assim fornece uma maneira de testar a visão de um paciente quando ele perdeu seus óculos) significa que existe um problema importante e uma opinião olftalmológica é necessária. A perda de discriminação de cores, particularmente do vermelho, é um sintoma preocupante de pressão sobre o nervo óptico, e isto exige tratamento urgente. Para qualquer cirurgia orbitária, p. ex., descompressão orbitária, é necessária uma avaliação oftalmológica. É alarmante se uma pupila unilateralmente aumentada como uma pupila de Adie for notada apenas durante ou depois da cirurgia. (Uma pupila de Adie reage pouco à luz, porém melhor para acomodação a objetos próximos, e dilata-se de novo lentamente após constrição. Ela é sensível a pilocarpina diluída a 0,1%, que a constringe, embora não ao tamanho de uma pupila normal. A condição é benigna e não-associada a problemas neurológicos importantes em outras localizações, embora possa haver reflexo patelar diminuído.)

■ **Rever a história clínica relevante**

Documentar alergias a drogas como penicilina e drogas antiinflamatórias não-esteróides. Se o paciente estiver tomando aspirina, é aconselhável pedir que a suspenda durante pelo menos 14 dias antes do dia da cirurgia, a fim de reduzir sangramento.

■ **Lista de verificação da TC pré-operatória**

Como um piloto de linha aérea antes de se preparar para decolagem, você deve fazer uma verificação sistemática da imagem de TC antes da cirurgia, de modo a evitar o equivalente cirúrgico de um desastre. Problemas particulares ocorrem na ausência da concha média ou quando há um seio maxilar hipoplásico, uma célula aérea esfenoetmoidal ou uma base do crânio assimétrica. É vital verificar sistematicamente a TC. Você deve fazer isto, ou terá maior possibilidade de não perceber uma área de perigo ou uma variação importante na anatomia (Fig. 8.9 a–d).

Uma abordagem sistemática em cinco passos para examinar TCs garantirá que nenhum problema passe despercebido (Mason et al., 1998 b).

Passo 1. Ao colocar as imagens no negatoscópio, orientar a seqüência de imagens de anterior a posterior e assegurar que os lados sejam marcados e colocados como se você estivesse olhando para o paciente. Seguir os cortes de anterior a posterior; seguir o septo, observar qualquer desvio, e olhar o tamanho e extensão da bolha etmoidal, que é um marco anatômico relativamente constante.

Passo 2. Examinar a lâmina papirácea, o processo uncinado e a concha média. Ver se a lâmina papirácea é deiscente. É importante definir o local e a inserção do processo uncinado e sua proximidade à lâmina papirácea de tal modo que uma antrostomia meatal média possa ser realizada com segurança (Fig. 8.10 a, b). Delinear a inserção do processo uncinado ao estender-se para cima a partir da face superior da concha inferior e estabelecer

Lista de verificação da TC pré-operatória ▪ **135**

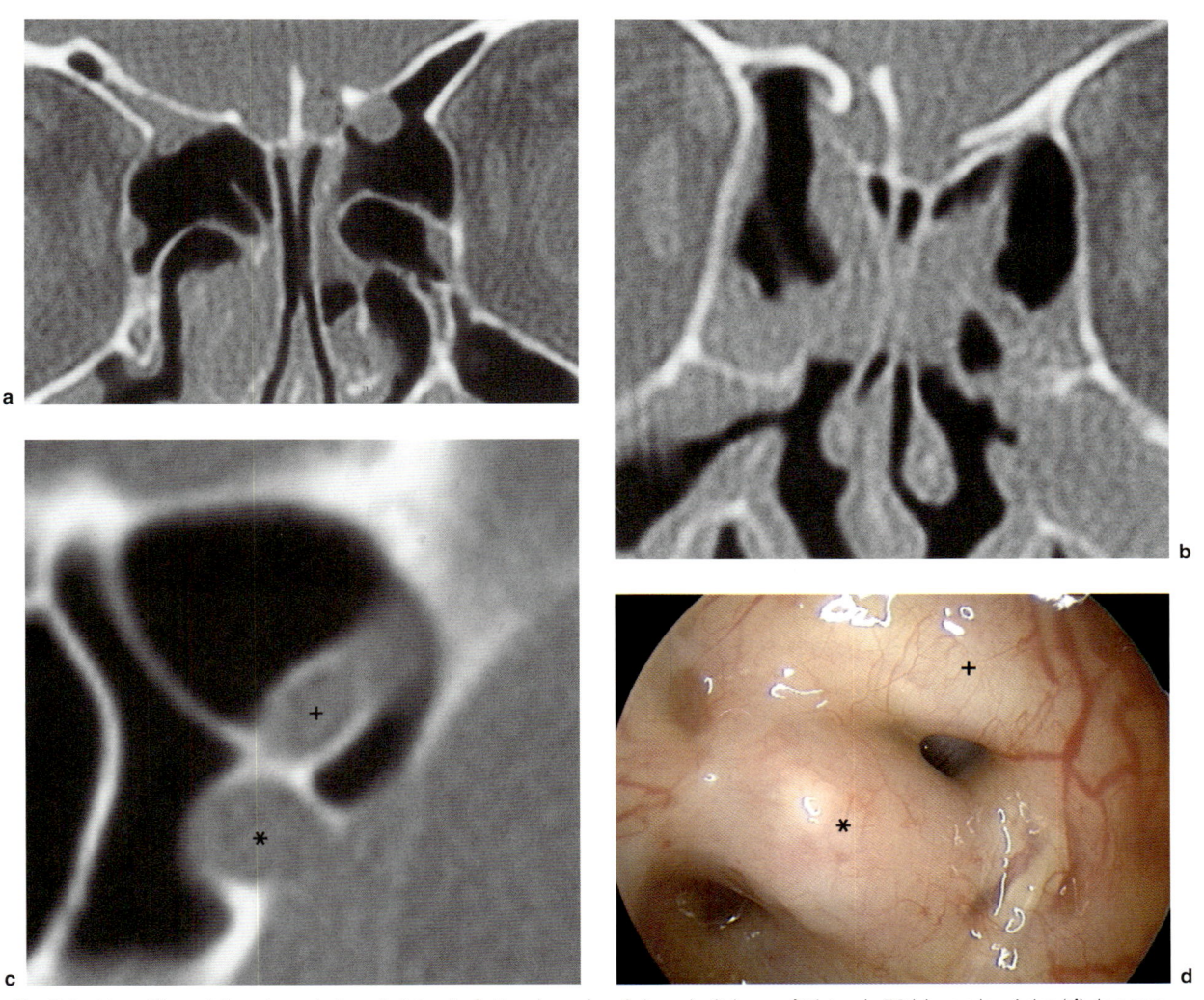

Fig. 8.**9 a** Um pólipo originando-se da *lamella lateralis*. **b** Uma base de crânio assimétrica. **c, d** Vistas de TC (**c**) e endoscópica (**d**) de nervo óptico (+) e artéria carótida (*) deiscentes no seio esfenoidal, lado esquerdo.

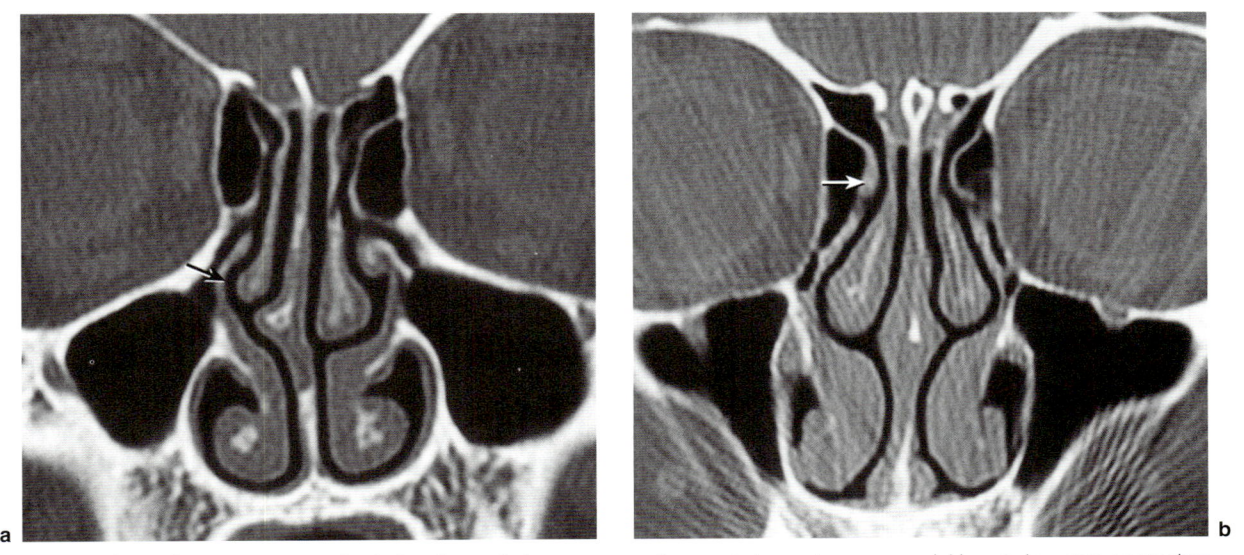

Fig. 8.**10 a, b** Localizar o processo uncinado (seta) a partir da sua margem livre posteriormente e acompanhá-lo anteriormente e para cima.

9 Termo de Consentimento e Informações ao Paciente

Quanto é necessário que expliquemos aos nossos pacientes para obter corretamente o seu consentimento? A resposta é: tanto quanto eles sejam capazes de compreender, dada sua capacidade de fazer sentido, com os pontos principais que estão delineados a seguir. O cirurgião pode achar que mencionar complicações ao paciente o assustará desnecessariamente, mas é possível mencionar até mesmo complicações sérias no contexto correto sem causar alarme, e é nosso dever fazê-lo. Por exemplo, pode-se dizer que "Complicações sérias comprometendo o olho foram descritas, mas estas são raras e nós faremos tudo que pudermos para cuidar de você e evitá-las".

Os pacientes necessitam:
- Compreender seu diagnóstico.
- Compreender o contexto dos seus sintomas à luz do seu diagnóstico. Por exemplo, um paciente que tem gotejamento pós-nasal persistente e que tem asma de início tardio e pólipos necessita compreender que embora a cirurgia possa aerar os seus seios, remover o volume dos pólipos para ajudar a respiração, e reduzir a área de superfície que produz pólipos, ela não sustará toda a produção de muco do revestimento dos seios. A produção de muco é devida à inflamação generalizada da mucosa do nariz que é semelhante à asma, e a cirurgia não a deterá.
- Compreender os princípios do procedimento cirúrgico, o "pensamento" por trás da razão para operar, e os principais aspectos técnicos do procedimento.
- Ser informados sobre complicações que ocorrem com freqüência, bem como sobre as graves – mesmo que sejam raras.
- Ser informado sobre o que podem esperar no período pós-operatório: o processo de cura, os sintomas que podem esperar, a terapia clínica que devem tomar e a necessidade de tempo de licença do trabalho.

Folhetos de informação para os pacientes entenderem o que foi dito durante a consulta. Os folhetos de informação aos pacientes que nós usamos estão incluídos como um Apêndice no fim deste livro. Você pode copiá-los para seus pacientes.

■ Como comunicar os benefícios e riscos da cirurgia ao paciente

É muito útil ter as imagens de TC do paciente com você para ilustrar o que está acontecendo nos seus seios e que procedimento é planejado, e para mostrar a proximidade da órbita e do cérebro ao discutir possíveis complicações (Fig. 9.1). Uma alternativa é dispor de um desenho dos seios paranasais. Nós normalmente descrevemos a cirurgia dos seios para os pacientes que têm pouco conhecimento médico como "trabalho de encanador" nos seios. Outra analogia que os pacientes compreendem é descrever os seios como 14 aposentos pequenos conectados por corredores em cada lado, e a cirurgia dos seios como a conversão destes em um salão grande em cada lado (Fig. 9.2 a, b). Dizemos que a cirurgia ajuda a drenagem, reduz a área de superfície da qual podem formar-se pólipos, e permite acesso à medicação nasal tópica. Entretanto, é importante enfatizar que a cirurgia não é sempre uma "cura" para todos os sintomas do paciente, particularmente na presença de rinite alérgica ou quando o paciente também tem asma de início tardio.

É vital diminuir as expectativas dos pacientes. Se os pacientes se sentirem melhor pós-operatoriamente do que esperavam, freqüentemente ficam satisfeitos e felizes. Entretanto, se o seu progresso não satisfizer a sua idéia do que pensavam que aconteceria, muitas vezes ficarão insatisfeitos. Por exemplo, em pacientes com asma de início tardio, polipose nasal grave e sensibilidade à aspirina, nós enfatizamos que os pólipos muitas vezes recidivam e que a sua condição é semelhante a "asma do nariz". A cirurgia pode ajudar estes pacientes, mas não é capaz de erradicar seus problemas.

Em outras condições, como imunodeficiências, discinesia ciliar ou fibrocística, é importante temperar ainda mais as expectativas do paciente e enfatizar para o paciente quais, se algum, dos seus sintomas têm probabilidade de ser melhorados pela cirurgia.

Nós normalmente mencionamos especificamente que sintomas de catarro podem não ser erradicados. Embora seja esperado que catarro purulento e gotejamento pós-nasal se tornem mais limpos com a cirurgia, muitos pacientes que se queixam destes sintomas têm uma percepção excessiva do muco ou um certo grau de *globus pharyngeus*, sendo judicioso avaliar suas esperanças pré-operatoriamente.

Embora a cirurgia possa reduzir a área de superfície que é capaz de produzir muco, ela muitas vezes não é capaz de reverter a patologia da mucosa que produz a secreção de muco. Exceções notáveis são nas rinossinusites fúngica e bacteriana, nas quais não há problemas ciliares ou imunológicos subjacentes. Nestes pacientes, a probabilidade de erradicação destes sintomas é muito maior.

Conforme foi salientado antes, é importante não enfatizar falsas esperanças dos pacientes de que o seu sentido do olfato será melhorado depois de cirurgia para polipose intensa (embora, usando a técnica de preservar e delicadamente "lateralizar" a concha média, nós tenhamos obtido principalmente bons resultados). Em pacientes que não têm absolutamente nenhum sentido do olfato após cirurgia prévia de pólipos, deve-se ser cauteloso quanto a prometer qualquer melhora, porque eles muitas vezes sofreram remoção da sua mucosa olfatória ou têm sinéquias obstruindo suas fendas olfatórias. Nos casos de anosmia secundária a outras causas, como trauma ou vírus neuropático, o sentido do olfato não melhorará, e isto deve ser declarado antes da cirurgia.

■ Tempo afastado do trabalho e conselho sobre vôo

É prudente avisar os pacientes sobre a quantidade de tempo que eles necessitarão ficar fora do trabalho para possibilitar sua recuperação. Depois de cirurgia pequena, como uma etmoidectomia anterior limitada, os pacientes poderiam retornar ao trabalho em uma semana, caso sintam-se suficientemente bem. Se trabalharem em ambiente com poeira ou fumaça, isto deve ser prolongado mais uma semana, de modo a que a função mucociliar tenha tempo para se recuperar mais. Os pacientes que fizeram cirurgia sinusal mais extensa são aconselhados a tirar duas semanas de afastamento do trabalho; isto é adequado para a maioria dos pacientes, embora o indivíduo normalmente vá retornar ao trabalho antes disto.

O aconselhamento difere sobre quanto tempo depois da cirurgia sinusal é seguro para os pacientes voarem. Algumas autoridades aconselharam que é prudente aguardar até 6 semanas depois da cirurgia, mas nossa opinião é que os pacientes que forem capazes de fazer uma manobra de Valsalva e insuflarem com facilidade seus ouvidos, possam voar. Aconselhamos que apliquem liberalmente um descongestionante nasal tópico 20 minutos antes de pousar, a fim de ajudar a função da tuba de Eustáquio.

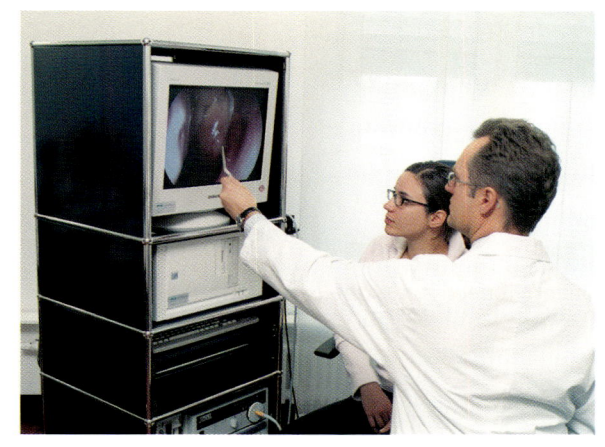

Fig. 9.1 Discutindo complicações com o paciente.

■ Complicações

Nosso objetivo é informar o paciente sem o alarmar desnecessariamente. Ter as imagens de TC do paciente à vista ajudará a mostrar a ele como os seios são separados por osso fino da órbita, ducto lacrimal e cérebro. Mencionamos que as únicas complicações que ocorrem com certa freqüência são aderências que podem necessitar de uma limpeza uma semana depois da cirurgia, sangramento que pode exigir tamponamento adicional, e equimose periorbitária, que pode parecer alarmante

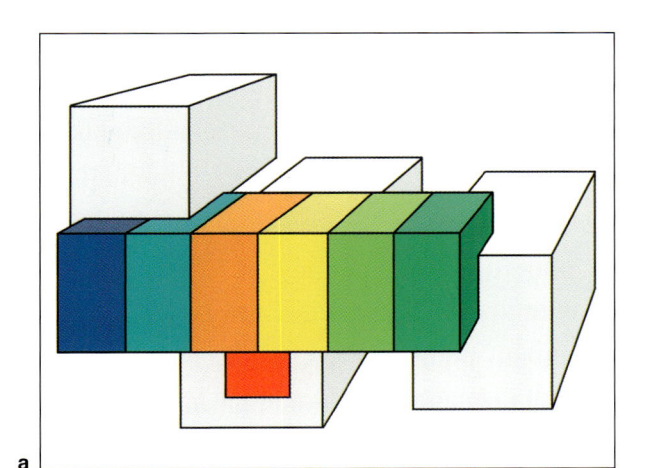

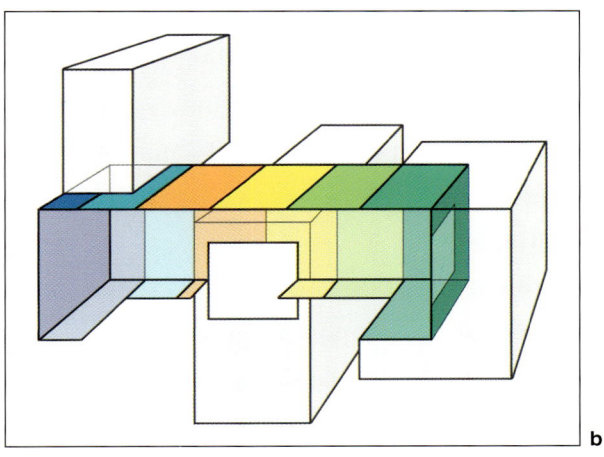

Fig. 9.2 a, b Diagramas lineares para ilustrar os diferentes "aposentos" dos seios paranasais que são convertidos em um grande "salão" depois da cirurgia.

Tabela 9.1 Incidência de complicações em cirurgias convencional e endoscópica

Complicações	Técnica convencional	Técnica endoscópica
Aderências	2–8%	4–6%
Sangramento	0,9–2,65%	0,48–0,6%
Equimose periorbitária	0,4–7%	0,4–1,3%
Lesão nasolacrimal	0,1%	0–0,5%
Vazamento de LCR	0,1–0,6%	0,07–0,9%
Anosmia	0,1%	0,4%
Mucocele frontal	Desconhecida	0,08%
Hemorragia retroorbitária	0,3–3,4%	0–0,4%
Lesão muscular extra-ocular	0–0,4%	Desconhecida
Lesão de nervo óptico	Desconhecida	0,007%
Pneumoencéfalo	Desconhecida	Desconhecida
Meningite	0,1%	0,007%
Lesão de artéria carótida	Desconhecida	Desconhecida

mas desaparecerá rapidamente. Sangramento que exija transfusão é extremamente incomum.

Nós dizemos que complicações mais graves como lesão do olho ou do "saco de líquido em torno do cérebro" foram descritas mas são incomuns e que faremos tudo que estiver ao nosso alcance para evitá-las. Dizemos que o risco relatado de alguma complicação moderada ou séria é aproximadamente 0,5% a 1%. Ao rever a literatura mundial sobre a prevalência de complicações associadas à cirurgia sinusal endoscópica, é valioso mencionar que estas não são mais comuns do que com cirurgia convencional (Tabela 9.1).

Aderências ocorrem com aproximadamente a mesma freqüência em cirurgia sinusal convencional e endoscópica. Elas podem ser reduzidas ao mínimo evitando-se lesão de mucosa em superfícies adjacentes, e fazendo espaço entre quaisquer superfícies teciduais a fim de reduzir as possibilidades de duas superfícies fazerem contato uma com a outra e formar-se uma ponte fibrinosa. "Lateralizar" delicadamente a concha média depois de uma etmoidectomia pode reduzir as sinéquias na fenda olfatória, bem como melhorar a ventilação para esta área. Aconselhar o paciente a irrigar o nariz pós-operatoriamente e rever o paciente depois de uma semana, quando delicado desbridamento de quaisquer pontes de exsudato fibrinoso pode ser necessário, minimizará a incidência de aderências. Preservação da mucosa, particularmente no recesso frontal, é essencial para evitar aderências, fibrose e estenose.

Lesão do ducto nasolacrimal pode ser causada pela remoção excessivamente entusiástica do processo uncinado ou aumento do meato médio além dos limites anteriormente. Dano ao ducto nasolacrimal foi descrito ocorrendo em até 12% dos pacientes peroperatoriamente, mas felizmente isto é em geral temporário. Epífora ocorre em apenas 0,02% em prazo mais longo (Stankiewicz, 1987, 1989).

Contrariamente à percepção da maioria dos cirurgiões, a complicação mais freqüente a seguir é uma fístula liquórica. Nossa prática inclui mencionar esta complicação mas ao mesmo tempo dizer que, se ela ocorrer, pode ser reparada.

A maioria dos cirurgiões teme complicações orbitárias. Equimose periocular pode ocorrer quando a lâmina papirácea é atravessada, mas isto normalmente se dispersa dentro de 3–4 dias sem qualquer problema. Uma complicação mais séria é sangramento dentro do compartimento posterior da órbita. Isto geralmente é produzido por retração e sangramento da artéria etmoidal anterior. Não reconhecido e não tratado, pode causar cegueira. Lesão direta do nervo óptico foi descrita como ocorrendo em aproximadamente 0,007% dos procedimentos.

Se o cirurgião tiver auditado sua taxa de complicações, pode citá-la para o paciente. Sempre é judicioso mencionar as complicações potenciais descritas, para mostrar que o cirurgião as encara com seriedade. Isto significa que os poucos desafortunados que sofrerão problemas terão sido preparados, e aqueles que não os sofrerão serão ainda mais gratos depois.

Complicações específicas

Incisão externa

Ao realizar cirurgia do recesso frontal, e em particular cirurgia de revisão, ou quando for planejado um procedimento de drenagem mediana, é valioso mencionar a possibilidade da necessidade de uma incisão externa. Para tumores vasculares da parede nasal lateral, como um angiofibroma, é importante mencionar que uma via de acesso externa como uma rinotomia lateral ou *degloving* mediofacial pode ser necessária. No tratamento de mucoceles, é importante mencionar a probabilidade real de recorrência em curto e longo prazos. Embora a marsupialização seja associada a bons resultados, não se pode de maneira alguma garantir 100% de sucesso (Kennedy, 1989; Beasley e Jones, 1995 b; Conboy e Jones, 2003).

Papiloma invertido

A remoção de um papiloma invertido justifica aconselhamento particular. Primeiro, depois da remoção da lesão tão completamente quanto o cirurgião seja capaz de obter macroscopicamente, a histopatologia pode mostrar a presença de atipia ou malignidade. Se este for o caso, pode ser necessário um processo adicional mais radical. Segundo, como o cirurgião deve visar a remoção de toda a mucosa doente (diversamente da maioria dos outros procedimentos de cirurgia sinusal endoscópica que preservam mucosa), há um risco aumentado de estenose, particularmente no recesso frontal.

Entretanto, a incidência de transformação maligna nestes tumores foi relatada com exagero. Uma revisão da literatura disponível mostra que isto é de fato muito raro se não houver atipia ou malignidade no exame completo do tecido depois da remoção inicial da doença.

A incidência de doença recorrente é tão alta quanto 30%, e isto deve ser explicado ao paciente antes da cirurgia (Lawson *et al.*, 1989).

Osteíte local

Uma complicação rara é osteíte local causada pela exposição de osso. Isto é parecido com um "alvéolo seco" depois de uma extração dentária. Ela produz um dolorimento, importuno, que dura 10 dias antes de regredir. Analgésicos fortes são necessários, e tratamento local parece proporcionar pouco auxílio. Os pacientes estão particularmente em risco desta afecção em cirurgia de papiloma invertido na qual não é preservada mucosa.

Infecção

Infecção depois da cirurgia é rara e pode ser minimizada dando-se antibióticos perioperatórios, caso esteja presente doença purulenta.

Enfisema cirúrgico, causado por ar forçado através de um defeito na lâmina papirácea, é evitado se o cirurgião avisar o paciente para não assoar o nariz nem reprimir espirros durante 4 dias após a cirurgia.

Complicações visuais

Se um paciente tiver importante proptose ou desvio do eixo das pupilas devido a doença dos seios paranasais (p. ex., uma mucocele), ele pode ter-se adaptado lentamente a estas alterações ao longo de várias semanas e não ter qualquer diplopia.

Ocasionalmente, pacientes podem ter alguma diplopia temporária depois da cirurgia quando este desvio é subitamente corrigido, e é valioso mencionar isto antes da cirurgia. Os pacientes que se submetem a descompressão orbitária estão em risco aumentado de diplopia, embora a manutenção da coluna de osso medial-inferior entre a parede medial e o soalho da órbita minimize o risco. Entretanto, ela deve ser mencionada como uma complicação possível, e é prudente mencionar perda de visão em qualquer cirurgia desta natureza, dados os relatos de casos esporádicos que foram atribuídos a espasmo reflexo ou trombose de artéria da retina.

Polipose recorrente

Finalmente, ao aconselhar um paciente com polipose nasal associada a asma de início tardio ou sensibilidade à aspirina, é sensato mencionar que, apesar de boa cirurgia e tratamento clínico pós-operatório, a maioria dos pacientes terá uma recorrência dos seus pólipos. Isto evitará o retorno de um paciente descontente, em vez de um paciente informado.

10 Cuidados Perioperatórios

Embora seja vital para o cirurgião possuir um conhecimento completo de anatomia e fisiopatologia dos seios paranasais e ter praticado cirurgia endoscópica sob supervisão, os avanços na tecnologia estão oferecendo instrumentos para complementar estas habilidades:

- Anestesia local.
- Anestesia geral.
- Equipamentos da sala de operações.
- Equipe auxiliar.
- Cirurgia dirigida por câmera.
- Instrumentos.
- Cirurgia assistida por computador.

■ Anestesia

Anestesia local

As vantagens de realizar cirurgia sinusal endoscópica sob anestesia local são:

- Ela pode ser feita como procedimento de hospital-dia.
- O cirurgião tem que ser delicado com o tecido, desse modo proporcionando a preservação da mucosa.
- O uso de agentes anestésicos locais com um vasoconstritor ou a epinefrina endógena, leva a menor sangramento peroperatório.
- Em um paciente considerado inadequado para uma anestesia geral, uma quantidade moderada de cirurgia endoscópica pode ser feita sob anestesia local.
- É possível monitorar a visão, e o risco de complicações orbitárias é reduzido porque o paciente observará se o cirurgião entrar na órbita.

As desvantagens da anestesia local incluem:

- Procedimentos mais extensos como cirurgia nos etmoidais posteriores, recesso frontal ou esfenoidal são desconfortáveis com anestesia local, mesmo com bloqueio nervoso e sedação.
- Sob anestesia local pode ser necessário um grau moderado de sedação. Nestas circunstâncias, mesmo se houver apenas pouco sangramento, ele pode resultar em tosse e lançamento de perdigotos se o reflexo de tosse tiver sido parcialmente suprimido.
- Em algumas culturas, os pacientes vieram a esperar uma anestesia geral como um direito; eles têm fé na anestesia geral e querem reduzir ao mínimo qualquer desconforto ou percepção da sua cirurgia.

- Para a maioria dos pacientes a serem submetidos a cirurgia extensa sob anestesia local, um anestesista é necessário para prover sedação controlada.

Técnica anestésica local

Cofenilcaína (uma mistura de lignocaína e norepinefrina) ou uma solução de cocaína 6–10% pode ser colocada sobre um aplicador ou fita de gaze fina na via aérea nasal durante vários minutos antes de recolocá-la no meato médio e na via aérea nasal mais posteriormente (Fig. 10.1 a, b). Embora um *spray* inicial da solução possa ser usado, grande parte dele acaba na orofaringe. Isto produz uma sensação desagradável para o paciente, fazendo-o sentir que há alguma coisa ali e que tem continuamente que tentar degluti-lo para retirá-lo. Depois de 5 minutos o aplicador pode ser removido e injetado anestésico local usando-se lignocaína 1–2% com norepinefrina 1:200.000 usando uma agulha dentária. Flexionar a extremidade pode ajudar a aplicá-lo no ângulo correto. Nós injetamos menos de 1 ml para dentro da parede nasal lateral imediatamente atrás da crista lacrimal anterior. Não injetamos na concha inferior.

Bloqueios nervosos na área esfenopalatina (imediatamente abaixo e lateral à base da concha média) e, quando estiver indicada cirurgia posterior, no forame palatino maior, podem ajudar a suplementar a infiltração local. Freqüentemente é útil deixar o aplicador embebido de cofenilcaína em posição enquanto você se desloca para trabalhar em outra área ou no outro lado, a fim de maximizar a anestesia e a vasoconstrição.

Anestesia geral

As vantagens de usar anestesia geral são:

- O cirurgião fica livre de preocupar-se se o paciente sente o desconforto da cirurgia.
- É possível chegar a áreas que não são facilmente anestesiadas com anestésico local, por exemplo, o recesso frontal e o esfenóide.
- É valioso dar anestesia local ao mesmo tempo a fim de ajudar a reduzir a quantidade de anestésico geral necessário e limitar a dor pós-operatória imediata. Também ajuda a reduzir o sangramento porque comumente ela contém também vasoconstritor.
- Se o sangramento for moderado ou acentuado, ele pode ser aspirado para fora porque o paciente não é perturbado por ter que repetidamente cuspir o sangue.

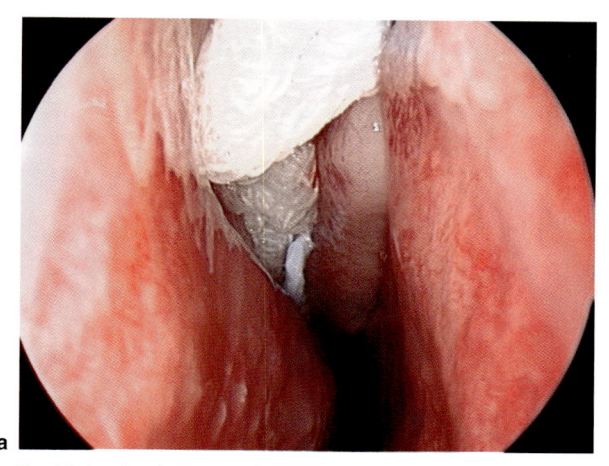

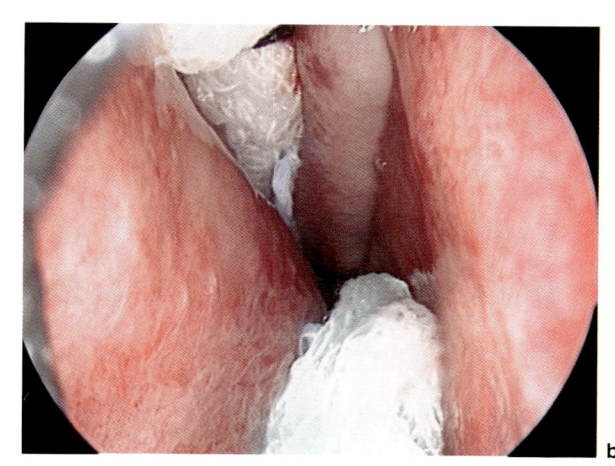

Fig. 10.1 **a** Fita de gaze no fundo do meato médio e **b** na via aérea nasal.

- Em casos infectados, anestésico local funciona precariamente e anestesia geral tem uma vantagem distinta; por exemplo, é difícil anestesiar um paciente com sinusite aguda usando anestésico local mesmo para um procedimento pequeno como lavagem do antro maxilar.
- O paciente não tem percepção de sensações desagradáveis, mesmo quando estas não causam dor, por exemplo, vibrações de uma broca.

As desvantagens incluem:

- Atenção ao detalhe e respeito pela mucosa não são mais lembrados pelas queixas de um paciente consciente.
- O paciente não fornece mais uma advertência precoce para indicar que a órbita foi violada ou penetrada.
- Existem riscos gerais associados a uma anestesia geral, recuperação pós-operatória imediata e a probabilidade de necessitar permanência de um dia para o outro.
- Tende a haver mais sangramento da mucosa que sob anestesia local. Isto pode ser em parte devido a menos vasoconstritor ter sido usado, ou a uma redução na quantidade de epinefrina endógena.

Técnica anestésica geral

Um vasoconstritor tópico como xilometazolina pode ser dado na enfermaria 20 minutos antes da cirurgia. Um vasoconstritor sobre um aplicador/mecha ou como líquido pode ser posto no nariz da mesma maneira que sob anestesia local.

Se um líquido for aplicado, o paciente é posicionado com sua cabeça estendida e seus ombros sendo suportados por um travesseiro. Nesta posição, com a cabeça muito estendida, a solução inserida banhará a artéria esfenopalatina; isto parece reduzir a quantidade de sangramento peroperatório. Se for usada cofenilcaína, ou 2 ml de cocaína 6% com 8 ml de soro fisiológico, ou solução de Moffatt (2 ml de cocaína 6%, 1 ml de epinefrina 1:1.000, 1 ml de bicarbonato de sódio 8%, feita com 6 ml de soro fisiológico para 10 ml globalmente), isso depende da preferência do cirurgião. É melhor deixar em posição durante pelo menos 5 minutos para ter seu efeito máximo (Fig. 10.2).

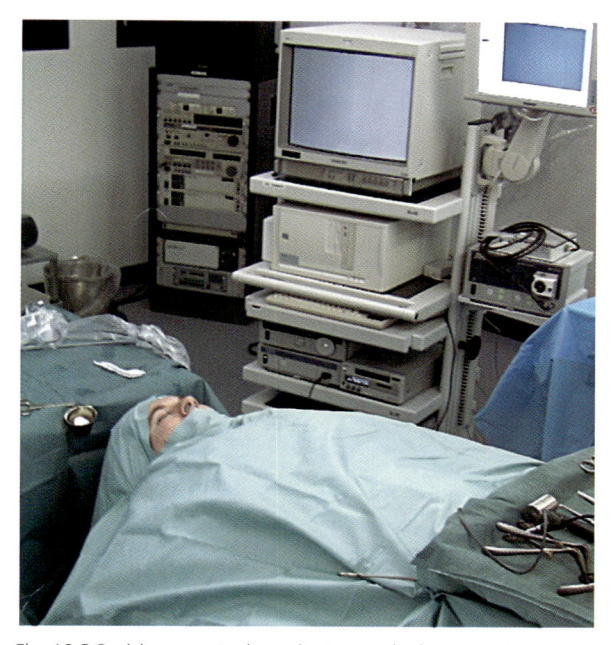

Fig. 10.2 Posicionamento do paciente na sala de operações. Alguma inclinação a mais da cabeça do paciente na mesa ajuda a reduzir o sangramento ao baixar a pressão venosa, e isto deve ser feito depois que o vasoconstritor esteve em posição durante vários minutos.

Nós achamos que colocar tampões em cada lado da máscara laríngea é preferível à inserção de gaze molhada, que é muito mais abrasiva para o palato mole, e o uso de tampões associa-se a menos desconforto pós-operatório. Os tampões são providos com seus próprios colocadores e um pouco de gelatina estéril colocada sobre a extremidade ajudará sua inserção.

Se houver pólipos extensos, pode não ser possível introduzir a solução. Neste caso, a solução pode ser usada para embeber fita de gaze ou aplicadores *(pattes)*, e estes podem ser inseridos em lugar daquela. Eles podem ser reinseridos depois de alguns minutos quando os pólipos se retraíram, a fim de dar um melhor resultado. Quanto mais tempo o vasoconstritor for deixado em posição, melhor o efeito. Se o sangramento permanecer um problema, pela quantidade perdida ou por causa da visibilidade restrita, é melhor colocar um tamponamento com epinefrina 1:10.000 e aguardar, e mudar para operar no outro lado. Epinefrina mais concentrada muitas vezes tem um efeito simpaticomimético sobre o coração; ocasionalmente ela pode afetar a pupila através dos reflexos simpáticos sobre a carótida no seio esfenoidal. Durante o procedimento, se houver uma quantidade moderada de sangramento, você deve usar um aspirador grande para remover o reservatório de sangue na nasofaringe antes de reinserir os outros instrumentos, porque isto minimiza a quantidade de tempo despendido removendo sangue.

Um ponto-chave a respeito de anestesia geral é o anestesista reduzir o débito cardíaco, principalmente assegurando que haja bradicardia. Metoprolol oral dado no dia anterior e na manhã da cirurgia pode ser usado quando não há contra-indicações, por exemplo, asma. Indução suave ajuda e uma máscara laríngea produz menos estimulação e é agora nosso método principal para proteger a via aérea. Ela também produz menos estimulação à extubação, com menos tosse, e isto reduz o sangramento ao acordar na recuperação. Colocar o paciente a 20° de elevação do corpo reduz a pressão venosa. Vasodilatadores não devem ser usados para reduzir a pressão arterial porque causam mais sangramento.

Nós não somos anestesistas, mas observamos vários aspectos da técnica anestésica que proporcionam um melhor campo operatório:

- Indução lenta, anestesia peroperatória e reversão suaves levam a menos sangramento. Tossir sobre um tubo com manguito resultará em grande quantidade de sangramento. Se isto acontecer, é melhor aguardar até que o paciente se tenha acalmado.
- Posicionar o paciente a 20° com o corpo elevado durante a cirurgia.
- O uso de vasoconstritores tópicos (conceder tempo suficiente para eles agirem).
- Não confiar em vasodilatação para induzir hipotensão porque isto resultará em mais sangramento.
- Se forem usadas técnicas hipotensivas, é melhor manter a pressão arterial média entre 65 e 75 mm Hg.
- O uso de uma máscara laríngea reduz a estimulação da via aérea, particularmente na extubação.
- Betabloqueadores necessitam ser usados com extremo cuidado, e nunca em asmáticos.

■ Arrumação da sala de operações

Mesa cirúrgica

As principais características a procurar são que a mesa possa ser inclinada para ter o paciente angulado com a cabeceira elevada, de modo que o corpo fique em um ângulo de cerca de 20°, e que a cabeça possa ser flexionada no pescoço. Também deve ser possível colocar as pernas embaixo da mesa, para permitir que o cirurgião se sente durante a cirurgia.

Assento do cirurgião

Um assento ajustável permite ao cirurgião encontrar uma posição confortável que reduza a fadiga e problemas de pescoço (Fig. 10.3).

Posição do anestesista

O anestesista senta-se ao pé da mesa de modo que não fique lutando por espaço com o assistente cirúrgico.

Operando com um cirurgião

Nós preferimos operar a partir da tela na plataforma de vídeo que é posicionada diretamente à frente do cirurgião em um nível imediatamente acima do plano do eixo visual do cirurgião. Isto é bom para a postura, em particular para o pescoço. Um dos autores prefere sentar-se durante o procedimento, com seu cotovelo repousando sobre uma mesa firme ao lado do paciente. Isto permite que o braço esquerdo segure o endoscópio e a câmera firmemente em um eixo vertical por um período prolongado (Fig. 10.4 a–c).

Um dos autores usou um dispositivo que permite a saída da imagem para dois dispositivos *(beam splitter)* durante muitos anos, mas constatou que isto é não apenas mais cansativo durante o procedimento como pode

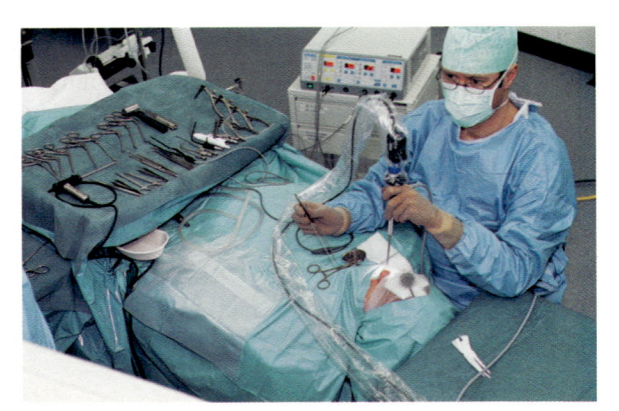

Fig. 10.**3** O cirurgião fica sentado, com suporte para o braço para reduzir a fadiga e estabilizar o braço que segura a câmera.

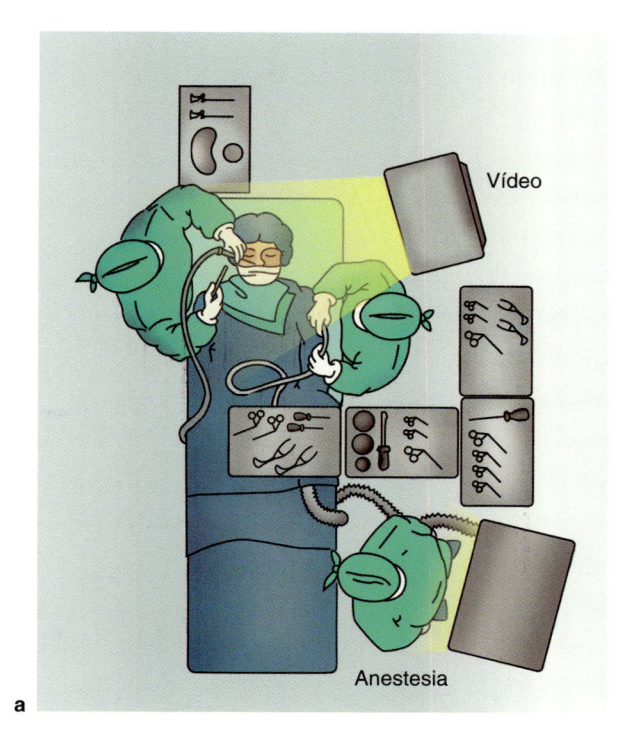

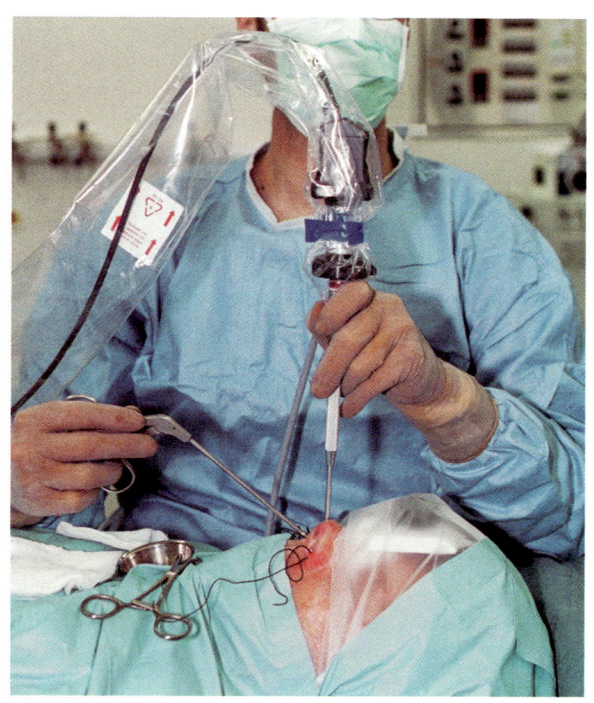

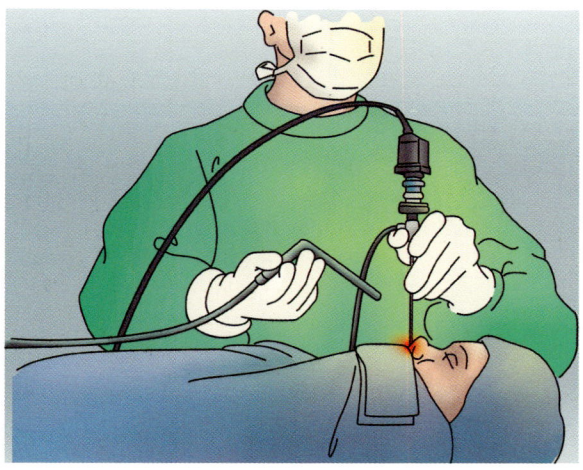

Fig. 10.4 a–c Sala operatória para o cirurgião.

causar problemas em longo prazo com a postura. Mesmo o melhor *beam spliter* reduz a luz refletida que é captada pela câmera e produz uma imagem ruim.

Operando com dois cirurgiões

A vantagem de ter dois cirurgiões é que um pode segurar a câmera enquanto o outro tem duas mãos livres (Fig. 50.5 a–c). Isto significa que para tumores muito vasculares é possível aspirar e operar ao mesmo tempo e, quando a navegação cirúrgica é crítica, que um instrumento-guia pode ser usado ao mesmo tempo que se opera. Também permite ao operador tracionar o tecido e cortar ao mesmo tempo, assim possibilitando uma cirurgia mais delicada. O cirurgião que segura a câmera senta-se à cabeceira da mesa com o endoscópio e a câmera firmados com ambas as mãos. Ambos os cirurgiões podem ver a tela de vídeo, que está posicionada um pouco mais para trás.

Prateleiras de vídeo/câmeras

A tela deve ficar posicionada em um nível que faça o cirurgião levantar sua cabeça apenas um pouco, e isto estimulará a boa postura. Uma tela maior com alta resolução é um investimento valioso. Idealmente a pilha de

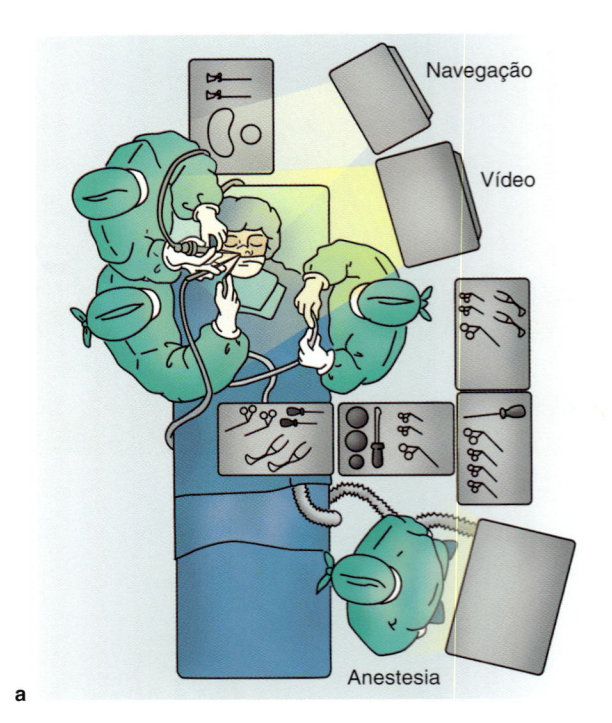

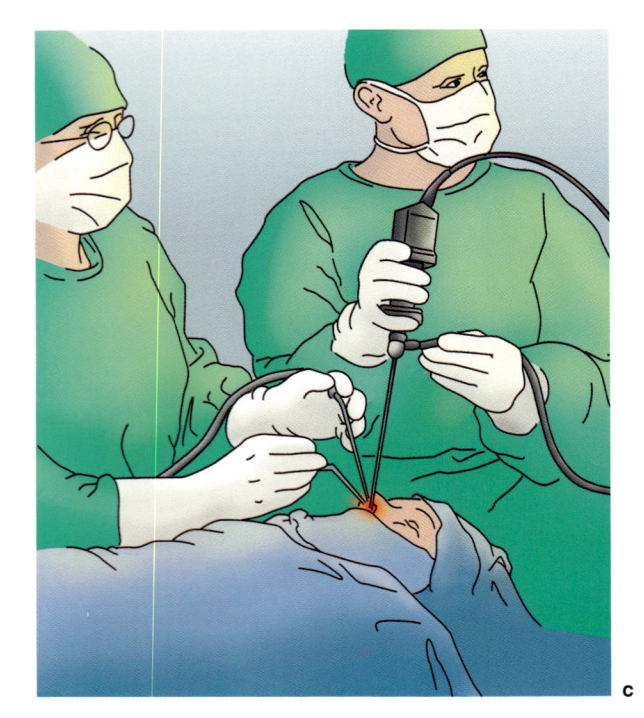

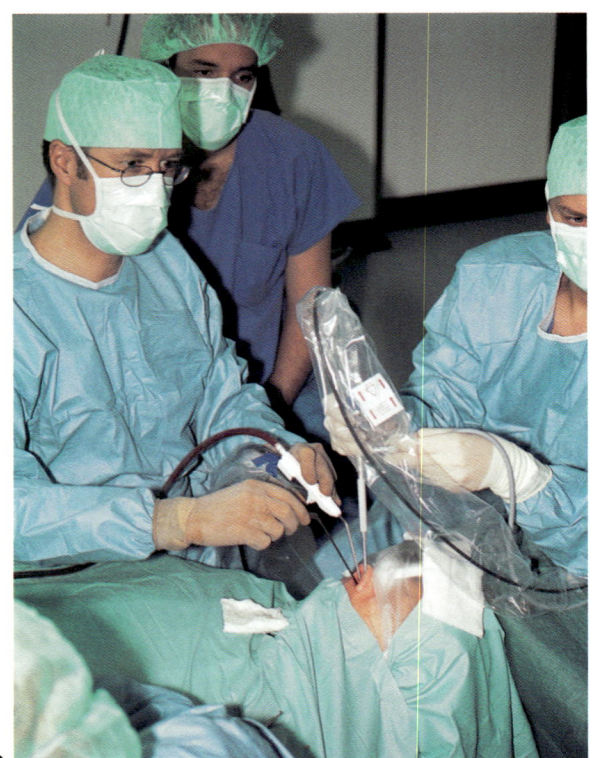

Fig. 10.**5 a–c** Arrumação para dois cirurgiões.

prateleiras manterá a maioria dos instrumentos acessórios a fim de reduzir o tempo necessário para arrumar o equipamento e reduzir o seu desgaste. Uma boa fonte de luz é um dos fatores mais críticos para obter uma boa imagem. A qualidade do sistema de câmera determina o detalhe que o cirurgião consegue ver e é extremamente importante. Uma câmera de três *chips* fornece uma imagem muito melhor. A pilha também pode manter o impulsor para instrumentação a motor e um sistema de registro de imagem (Fig. 10.**6 a, b**).

Cabos

Cabos podem ficar no caminho e o seu peso pode cansar o cirurgião. O cabo de luz e o cabo da câmera devem ser clipados aos campos de modo que o seu peso indo para a prateleira não puxe a mão de sustentação do cirurgião. Gaste um minuto para organizar por onde os cabos passarão antes de começar, de modo que haja uma área livre para a mão operadora introduzir instrumentos sem embaraçar com outros cabos (Fig. 10.**7 a, b**). Outros cabos de instrumentação motorizada como aspiração e navegação devem alinhados paralelos em cima da superfície. É importante que a instrumentadora dê e pegue cada conjunto de instrumentos de tal modo que eles sejam mantidos separados e não se misturem.

Arrumação da sala de operações ■ **153**

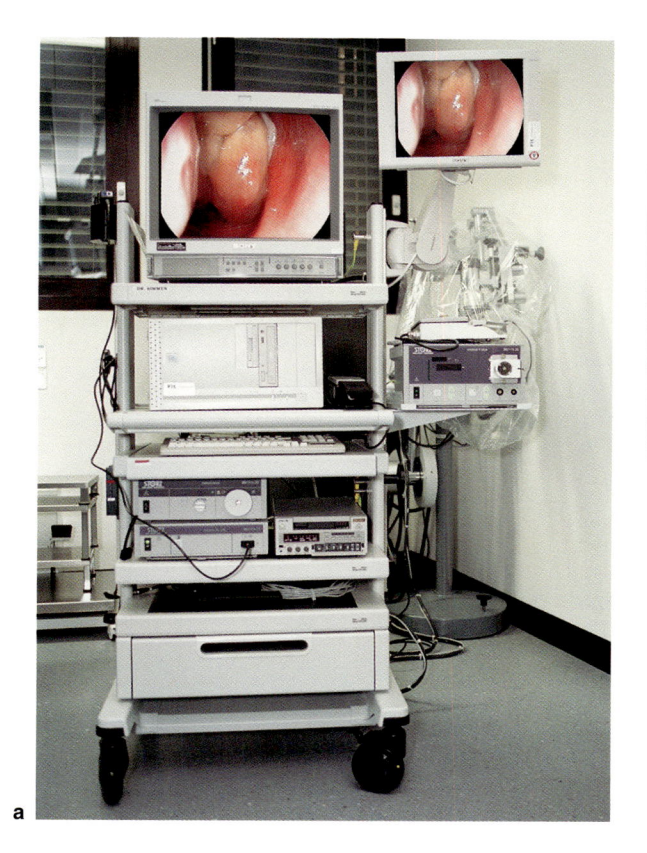

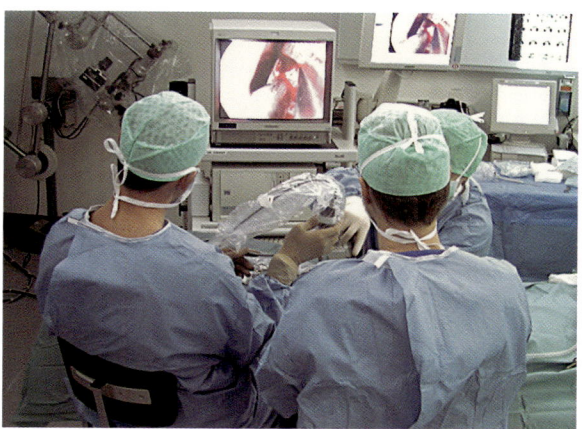

Fig. 10.**6 a, b** O sistema de plataformas é posicionado na frente do cirurgião.

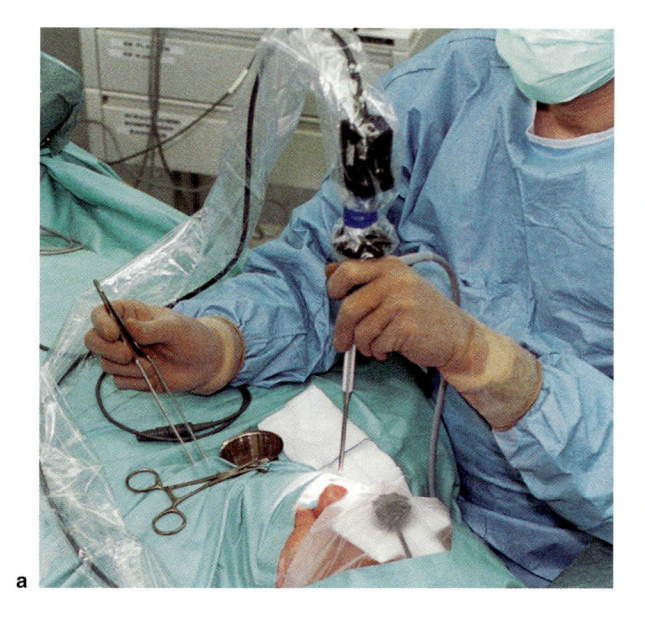

Fig. 10.**7 a, b** Os cabos podem ser arqueados por cima da mão operadora do cirurgião ou presos na direção da cabeça do paciente, de modo a não ficarem no caminho.

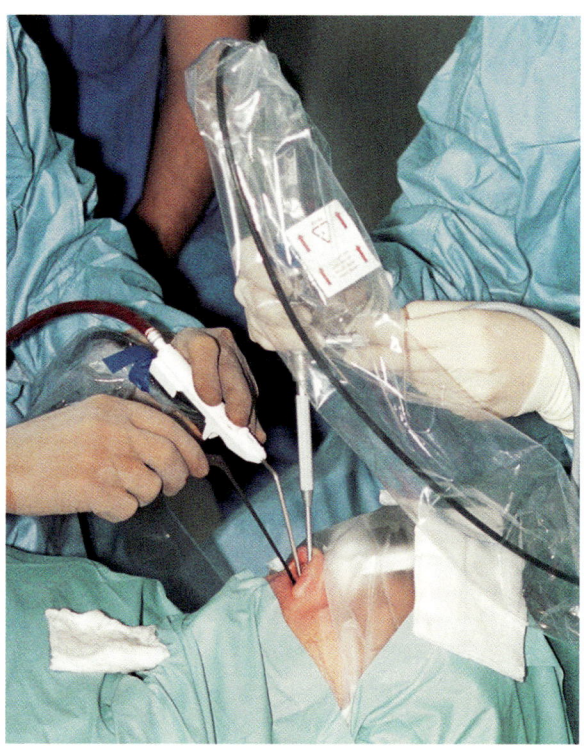

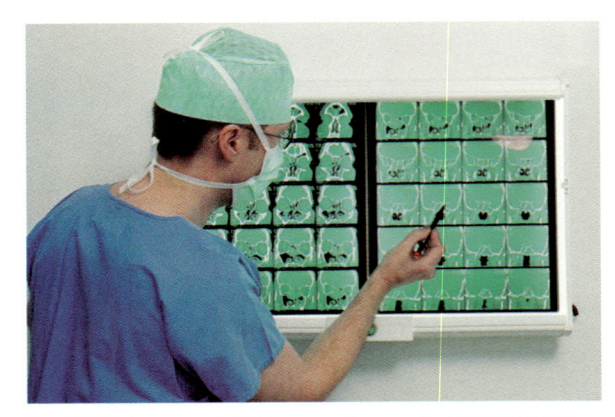

Fig. 10.8 As imagens de TC devem estar na sala de operações e devem ser inspecionadas antes de operar.

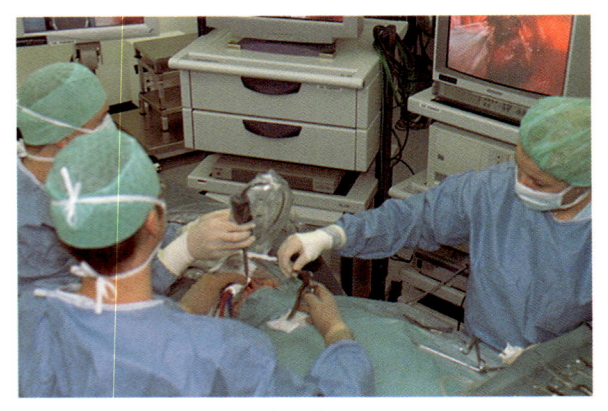

Fig. 10.9 A instrumentadora deve ficar estrategicamente posicionada para passar instrumentos.

Iluminação

Para visão ótima, a tela deve ter um fundo relativamente sombrio. Não ficar com uma janela brilhante atrás dela ou uma luz brilhante de teto refletindo-se para o cirurgião.

Negatoscópio

As imagens de TC devem ser colocadas em ordem sobre uma tela para o cirurgião inspecionar antes e durante o procedimento (Fig. 10.8).

Equipe auxiliar

O valor de um bom assistente cirúrgico não pode ser desprezado (Fig. 10.9). Receber o instrumento correto para encaixar na mão no momento certo poupa tempo, particularmente quanto há uma quantidade moderada de sangramento com tempo limitado entre as manobras até que mais aspiração seja necessária. Ter o instrumento correto colocado na mão poupa ao cirurgião virar sua cabeça para olhar fora da tela. Muitas vezes quando o cirurgião se vira, afastando-se da tela, o endoscópio move-se e fica manchado de sangue, tendo então que ser removido e limpado. Um assistente consciencioso que vigia qualquer movimento do olho quando o cirurgião está operando na parede nasal lateral pode salvar de lesão o olho do paciente. Cuidado com os instrumentos é importante. As extremidades dos instrumentos não encaixarão se houver detritos deixados dentro ou em torno da dobradiça das maxilas. É fácil o cirurgião ficar frustrado e aborrecido e externar seus sentimentos à pessoa mais próxima (a instrumentadora); isto não é justo e não ajudará. Nós procuramos construir uma equipe que, junta, ganhará o dia para o paciente.

■ Instrumentos

Endoscópios

A maior parte da cirurgia é mais bem feita usando-se um endoscópio de 0° de 4 mm, o qual possibilita boa iluminação. Mesmo em uma criança ou nariz estreito é mais fácil operar com este do que com um endoscópio de 2,7 mm. Um endoscópio de 4 mm também é mais robusto. O emprego de um endoscópio de 0° significa que o operador está trabalhando em linha com o seu eixo visual normal e tem menos tendência a desviar-se do seu curso. O cabo de luz também sai em qualquer ângulo, e isto permite que ele seja posicionado fora do caminho do campo operatório. A maioria dos seios paranasais pode ser visualizada com um endoscópio de 0°, com exceção das paredes lateral, medial e inferior do seio maxilar. É melhor fazer tanta cirurgia quanto possível usando o endoscópio de 0° (Fig. 10.10 a, b).

Mesmo o recesso frontal pode ser acessado usando-se um endoscópio de 0°, mas você precisa remover da frente quaisquer células aéreas do *agger nasi*. Um endoscópio de 45° fornece acesso e visibilidade superiores que ajudam a conservar mucosa em torno do recesso frontal. Um endoscópio de 30° pode proporcionar uma visão melhor que um endoscópio de 0°, mas um endoscópio de 45° é muito melhor para fornecer visibilidade da variada anatomia em torno do recesso frontal. O endoscópio de 45° tem excelentes propriedades ópticas e um amplo ângulo de visão, tornando-o uma peça essencial de equipamento. A fixação para o cabo de luz pode sair a 90° ou a 180° do eixo do endoscópio. A versão de 90° é melhor porque isto mantém o cabo fora do caminho da mão operadora. Um endoscópio de 70° é mais difícil de usar mas permite visibilidade de grande parte do seio maxilar e para o alto dentro do recesso frontal. Um prendedor do cabo está disponível para melhorar o conforto e ajuda o operador a estabilizar o endoscópio.

Sistemas de câmeras

A câmera de três *chips* fornece uma imagem excelente que permite cirurgia detalhada dos seios paranasais. Uma boa câmera e fonte de luz são necessárias porque a vermelhidão do sangramento do rico suprimento sangüíneo ao nariz absorve grande parte da luz e é difícil obter definição e um senso de profundidade com uma má imagem. Operar a olho nu por um endoscópio fornece uma boa imagem. Há, no entanto, um preço a ser pago por isto, pois o operador pode desenvolver problemas de pescoço com o passar do tempo. Se outros quiserem ver a imagem, um feixe dividido pode ser usado, mas isto reduz a qualidade da imagem. Globalmente, recomendamos operar pela tela.

Aspiradores

Um aspirador de extremidade reta com uma flexão a dois terços na sua haste com uma fenestração é bom para a maioria das finalidades. O cano precisa ser suficientemente largo para confrontar sangramento moderado; de outro modo, o operador despenderá a maior parte do seu tempo procurando aspirar sangue em vez de operar. A fenestração é útil porque, sem ela, se o aspirador for introduzido no nariz com uma acumulação de sangue, ele pode aspirar com tanta força que o sangue pode respingar sobre a extremidade do endoscópio. Se a fenestração for descoberta e o aspirador for introduzido no sangue acumulado posteriormente e a seguir a fenestração for coberta, isto não acontecerá. Um aspirador de 2 mm é ideal para localizar o seio esfenoidal adjacente ao septo em cerca de 1 cm acima da coana posterior. Um aspirador com diâmetro maior muitas vezes falhará em encontrar a área de osso fino neste local, possibilitando que o seio esfenoidal seja localizado com segurança (Fig. 10.11 a, b).

Aspiradores curvos com extremidade de oliva

Há diversos aspiradores com extremidade de oliva e diferentes ângulos, e estes são úteis. Suas extremidades arredondadas minimizam trauma à mucosa e eles podem ter uma dupla finalidade para explorar e delicadamente descobrir se há espaços atrás de partições, e para quantificá-los de modo que pinças cortantes curvas possam ser usadas com segurança para remover as partições. Eles muitas vezes são largos demais para acessar o seio frontal, exceto quando uma polipose acentuada o expandiu. A versão de ângulo reto é útil para iniciar a antrostomia meatal média pela "maneira preguiçosa" com que contorna a dissecção do processo uncinado. O aspirador mais obtuso tem um papel em alguns pacientes para expandir o recesso frontal quando ele foi definido. As paredes finas de células aéreas altas do *agger nasi* podem ser lateralizadas empurrando-se delicadamente a mucosa e o osso fino para um lado (uma técnica alternativa é remover o osso de modo submucoso com um explorador de bola, mas o sangramento nem sempre faz desta uma tarefa fácil) (Fig. 10.12). Os aspiradores curvos também permitem aspiração do conteúdo maxilar e podem ser usados para palpar e descobrir se há quaisquer pólipos no seio fora de vista, ou loculações de pus. Uma versão com metal não-fatigável que permite que ele seja dobrado é disponível.

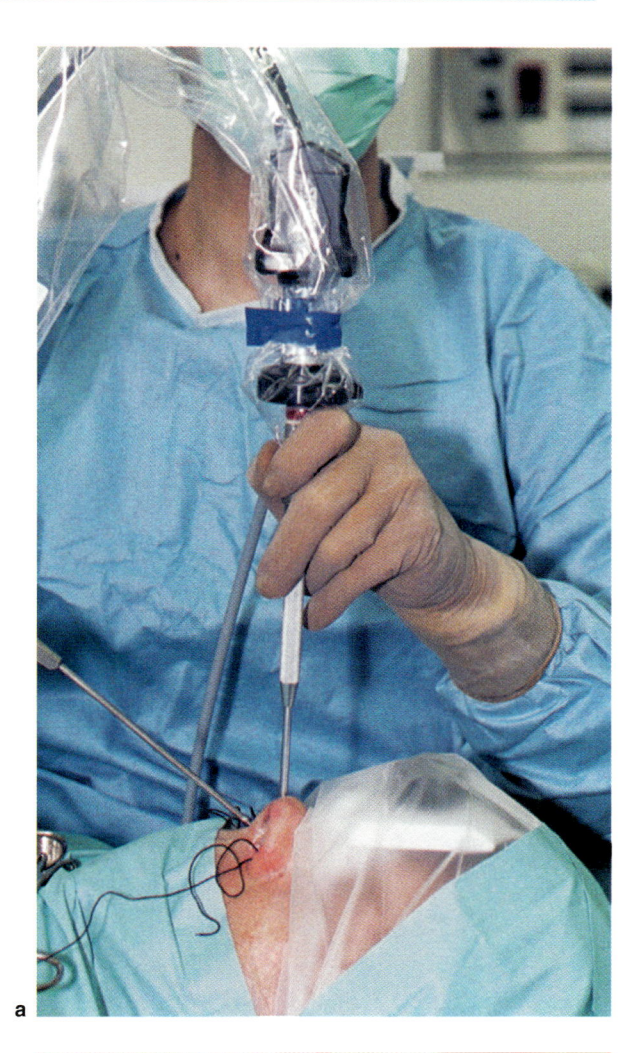

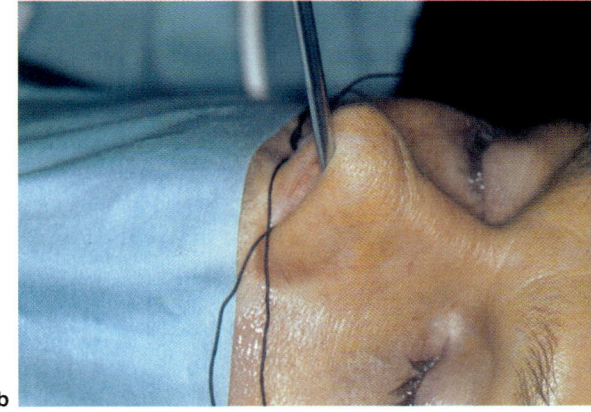

Fig. 10.**10 a, b** Muitas vezes é melhor ter o endoscópio posicionado alto na narina para permitir que outros instrumentos sejam introduzidos a partir de baixo.

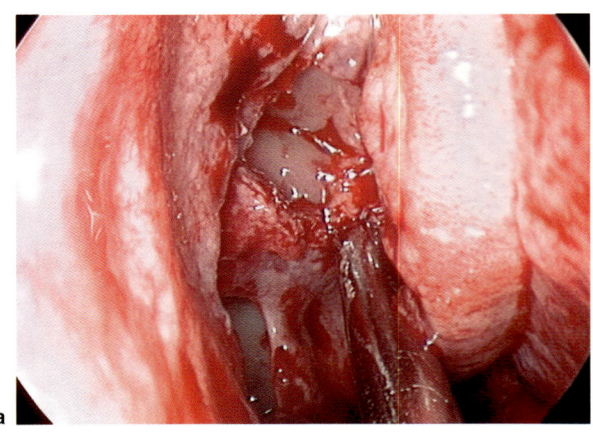

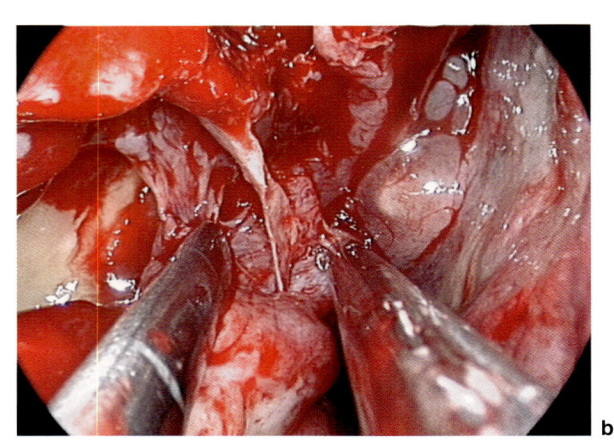

Fig. 10.**11 a** Um único aspirador fenestrado no meato médio direito. **b** Ter um assistente segurando a câmera permite instrumentação bimanual.

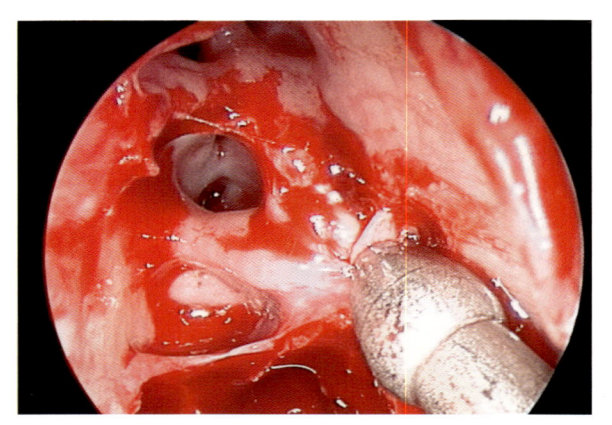

Fig. 10.**12** Um aspirador com extremidade de oliva não é traumático e é útil quando o recesso frontal foi identificado.

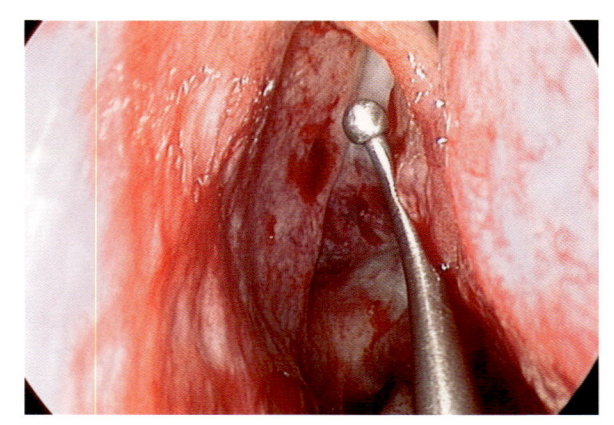

Fig. 10.**13** Um explorador de bola é valioso como uma sonda – uma extensão sensível das pontas dos dedos.

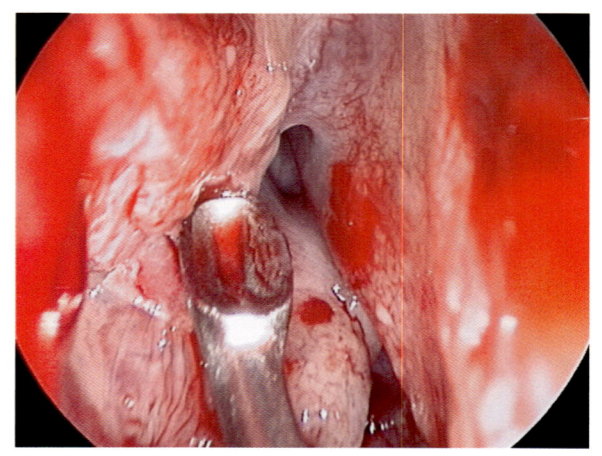

Fig. 10.**14** Uma cureta curva de Kuhn–Bolger para remover células etmoidais próximas ao recesso frontal. Todo esforço é feito para preservar a mucosa em torno do recesso frontal.

Exploradores de bola

Estes estão entre os mais baratos de todos os instrumentos, mas são alguns dos mais valiosos. Eles podem ser usados como uma sonda (não um puncionador) para encontrar o recesso frontal (Fig. 10.13). Sua forma e espessura fina os tornam ideais para esta finalidade. Além disso, podem ser usados para dissecar a mucosa que forma o recesso frontal, separando-a do osso de uma célula aérea alta do *agger nasi* de tal modo que a mucosa seja preservada. Há um explorador de bola com uma extremidade invertida para possibilitar que fragmentos ósseos, que, de forma acidental, são inadvertidamente empurrados para o alto, adentro do recesso frontal, sejam retirados, indo acima deles com o explorador, e em seguida puxados de volta – como ao recuperar um corpo estranho do nariz.

Curetas

Uma cureta curva de Kuhn–Bolger possibilita que fragmentos firmes de osso no recesso frontal sejam removidos, de modo submucoso, se possível, quando um ex-

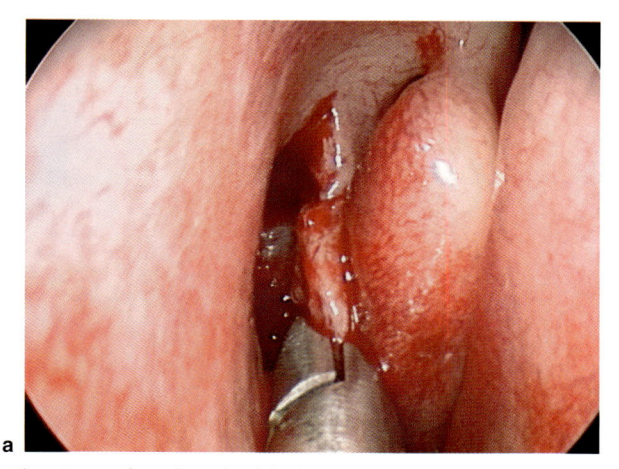

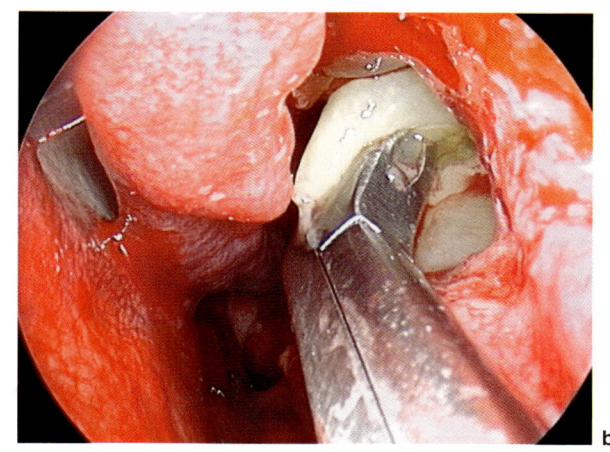

Fig. 10.**15 a, b** A pinça de Blakesley é útil para remover tecido mobilizado ou pólipos. Procurar não lacerar tecido com ela.

plorador de bola não é suficientemente forte para isto (Fig. 10.**14**). Sua forma significa que ela tem que ser passada para dentro do nariz à maneira de uma "colherada". É importante não dar estocada com ela, mas apenas colocar onde irá sem qualquer pressão, e idealmente sob visão direta. Uma cureta reta é usada para remover o nó da crista etmoidal que protege os ramos posteriores da artéria esfenopalatina. Sua forma permite a remoção controlada e precisa de osso ou mucosa quando isto está indicado.

Pinça de Blakesley

A pinça de Blakesley tem a vantagem de fornecer ao cirurgião um senso delicado de quanta pressão está sendo exercida entre as extremidades da pinça (Fig. 10.**15 a, b**). Isto é muito importante em torno da base do crânio para obter um senso das estruturas com que você está lidando. Esta pinça é útil para apreender fragmentos soltos de osso. Entretanto, ela normalmente provoca algum grau de laceração da mucosa.

Pinça de Blakesley é útil para fazer um buraco na bolha etmoidal, então abrir a pinça dentro dela, e a seguir puxar de volta com as maxilas abertas. Isto ajudará a abrir o buraco ainda mais e exporá o revestimento da bolha (Fig. 10.**16**). Ela deve ser usada com cuidado porque a sua extremidade afiada pode facilmente puncionar a lâmina papirácea ou a base do crânio. Elas são suficientemente fortes para rasgar parte da concha média e da base do crânio inadvertidamente. Se for usada para remover osso ou mucosa, é melhor trabalhar com seus lados. Mesmo então, corre-se o risco de rasgar mucosa e deixar osso desnudado. A pinça de 90° deve ser usada com cuidado particular; seu uso quase subentende que sua extremidade é para ser colocada fora de vista, de modo que ela deve ser usada apenas quando o operador puder ter certeza de que não irá causar dano algum.

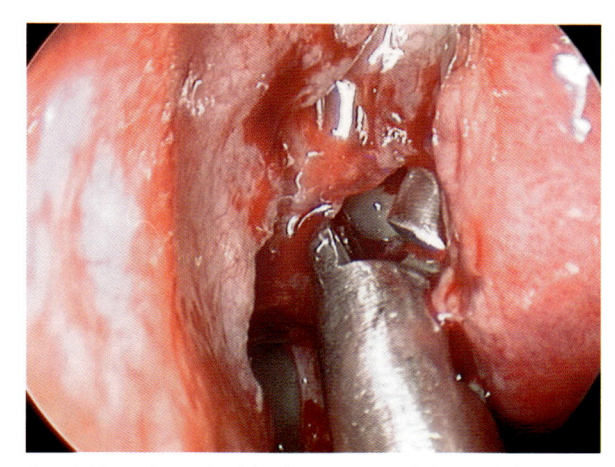

Fig. 10.**16** As pinças de Blakesley reta e angulada são úteis para penetrar a bolha etmoidal.

Instrumentos cortantes curvos (pinça de Blakesley/Mackay–Grunewald Rhinoforce)

Estes são valiosos porque permitem a remoção controlada de tecido sem lacerar a mucosa (Fig. 10.**17 a, b**). Lacerações da mucosa não somente resultam em mais sangramento, como muitas vezes deixam osso exposto. Elas são pinças reta e de 45° cortantes curvas e são mais bem usadas com a "maxila" que se abre sendo colocada atrás do pedaço de osso que necessita ser removido. Isto permite ao cirurgião avaliar a profundidade do espaço que existe atrás desse osso, e então as maxilas são abertas e deslizadas por cada lado da partição óssea. A pinça maior cortante curva de 45° é útil ao alto no recesso frontal se houver uma célula supra-orbitária, porque a divisão entre ela e o seio frontal é mais bem "clipada" sem rasgar a mucosa. Com pinça cortante curva, a remoção de tecido é mais controlada e há menos sangramento e menos trauma à mucosa.

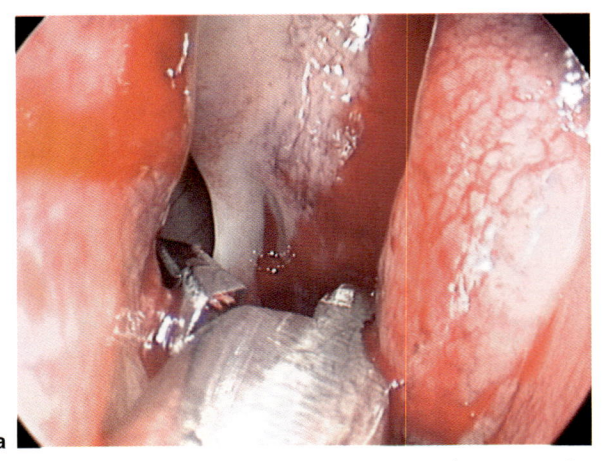

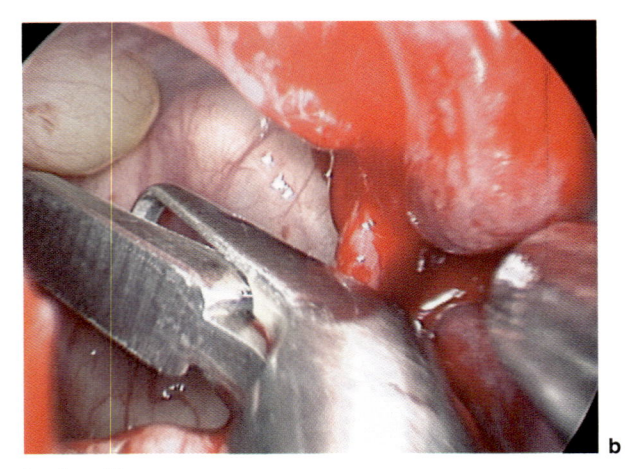

Fig. 10.17 a, b Instrumentos cortantes curvos permitem a remoção precisa de tecido.

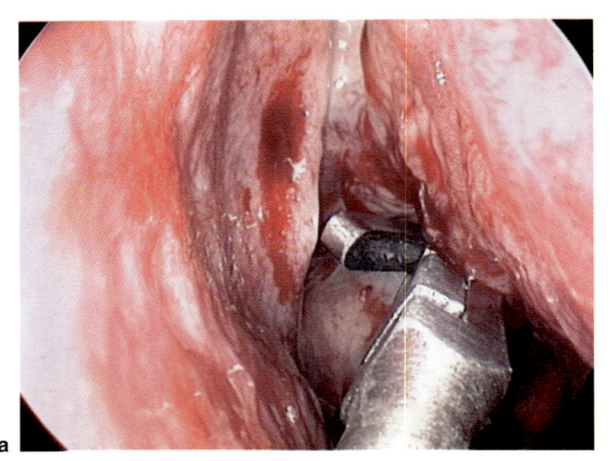

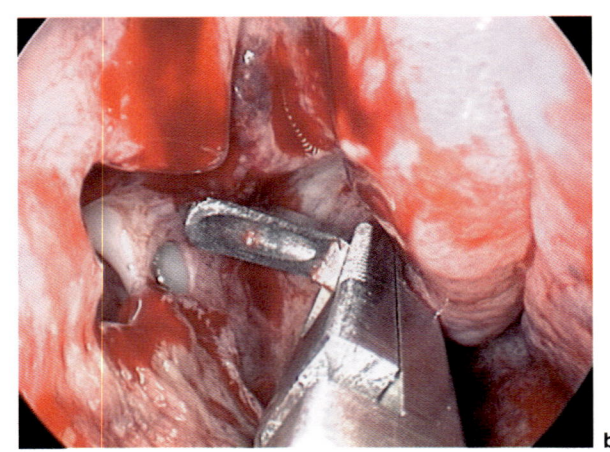

Fig. 10.18 a, b O saca-bocado de antro de Stammberger Rhinoforce sendo usado para remover a parte inferior do processo uncinado.

Saca-bocado (punch) de antro de Stammberger Rhinoforce ("Pinças retrógradas")

Existem pinças retrógradas para a esquerda, direita e intermediárias. É melhor possuir a esquerda e a direita, senão o cabo do instrumento pode bater no encaixe da luz do endoscópio quando o operador tenta colocá-lo na posição correta. A lâmina retrógrada é mais bem introduzida fechada para fazer uma uncinectomia e a seguir a extremidade do instrumento é rotada para o meato médio sob a concha média. O instrumento é então rotado e sua lâmina é aberta quase verticalmente, imediatamente posterior à borda do processo uncinado. A lâmina pode então ser deslizada atrás do processo uncinado e rotada para baixo para o infundíbulo. É possível tirar duas ou três mordidas com essas pinças retrógradas antes que elas necessitem ser removidas para limpeza (Fig. 10.18 a, b).

Saca-bocado de Hajek–Kofler (rotatório)

O Hajek é um instrumento seguro porque não é capaz de ir de lado a lado de uma estrutura óssea, mas apenas pode remover o osso que o seu bico de avanço consegue abocanhar. O micro-Hajek é ainda mais preciso que outros *punches* e é particularmente útil em torno da base do crânio (Fig. 10.19 a, b).

O mecanismo de trava giratório permite que sua extremidade seja angulada em qualquer direção e então travada com um manguito rotatório. Isto ajuda a evitar que o seu cabo colida com o endoscópio e significa que um instrumento servirá para a maioria das circunstâncias. Este também é um bom instrumento para remover a maior parte da crista lacrimal anterior a fim de minimizar a quantidade de osso que necessita ser perfurada em uma dacriocistorrinostomia endoscópica.

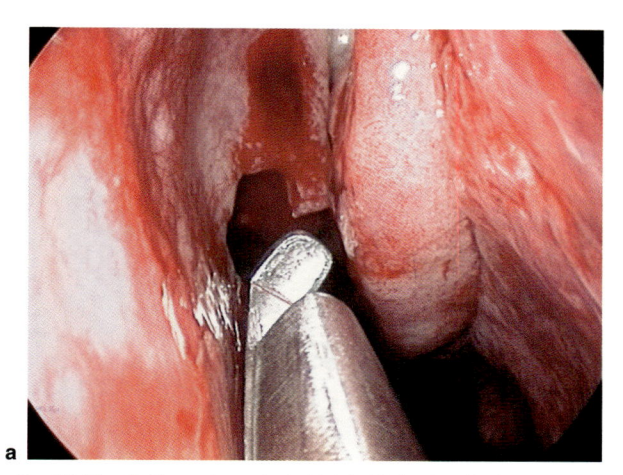

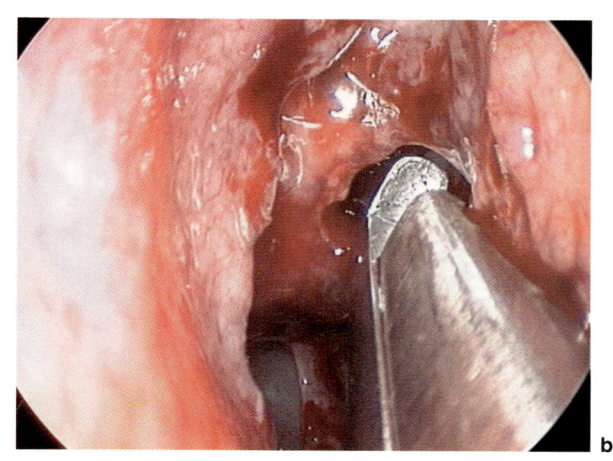

Fig. 10.**19 a, b** O saca-bocado de Hajek–Kofler é muito bom e seguro para remover segmentos de osso e mucosa quando há espaço atrás dele.

Saca-bocado "tipo cogumelo" cortante de Stammberger

O saca-bocado "tipo cogumelo" de Stammberger permite que o óstio esfenoidal seja aberto com segurança e gradativamente, embora várias mordidas sejam necessárias em vez de apenas duas ou três com o saca-bocado de Hajek (Fig. 10.**20**). Há um saca-bocado de cogumelo angulado para o recesso frontal, para mordiscar os remanescentes de fragmentos ósseos nesta área.

Saca-bocado de antro de Kerrison

O tamanho e o ângulo da extremidade deste *punch* são ideais para ir em torno da crista lacrimal anterior e removê-la de um modo controlado em uma dacriocistorrinostomia endonasal.

Elevador de Freer

Este é útil para medializar delicadamente a concha média a fim de obter uma vista do meato médio e do processo uncinado. Alternativamente, pode ser usado para lateralizar delicadamente a concha média a fim de encontrar o óstio esfenoidal, caminhando para cima pela parede anterior do esfenóide a partir da coana posterior (Fig. 10.**21 a, b**). Ao fazer isto, a seção média romba deve ficar em contato com a concha média, e não sua extremidade afiada.

Bisturi de foice

Este é usado para incisar o processo uncinado mas, como mencionamos, é preciso tomar cuidado a fim de evitar entrar na órbita (Fig. 10.**22**). Também pode ser usado para incisar uma concha bolhosa se o cirurgião quiser remover sua metade lateral (a metade medial deve ser deixada intacta porque contém valiosas fibras olfatórias). A concha bolhosa tendo sido aberta, seu segmento lateral pode ser removido incrementalmente com instrumentos retos cortantes.

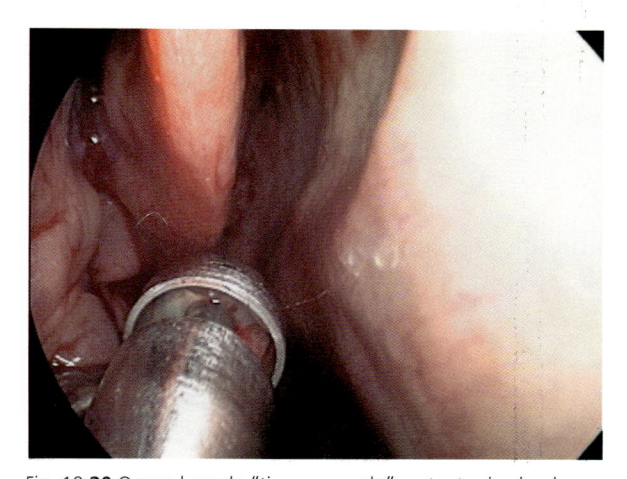

Fig. 10.**20** O saca-bocado "tipo cogumelo" cortante circular de Stammberger.

Tesouras de Belluci e de Zurich

Estas são para corte delicado como criar retalhos anterior e posterior no saco aberto em uma dacriocistorrinostomia. Também podem ser usadas para cortar farrapos de mucosa que permanecem fixados ao processo uncinado em uma infundibulectomia a fim de evitar tracionar e lacerar a mucosa (Fig. 10.**23**).

Pinça saca-bocado látero-mordedora de Stammberger

Esta essencialmente ajuda a abrir uma antrostomia meatal média inferiormente (Fig. 10.**24**). É útil se uma etmoidectomia extensa tiver sido feita e for desejável lateralizar a concha média e abrir a fenda olfatória. Isto se aplica particularmente se houver pólipos mediais à concha média, saindo dela ou do septo. Isto cria uma antrostomia com uma saída que será abaixo do nível inferior da con-

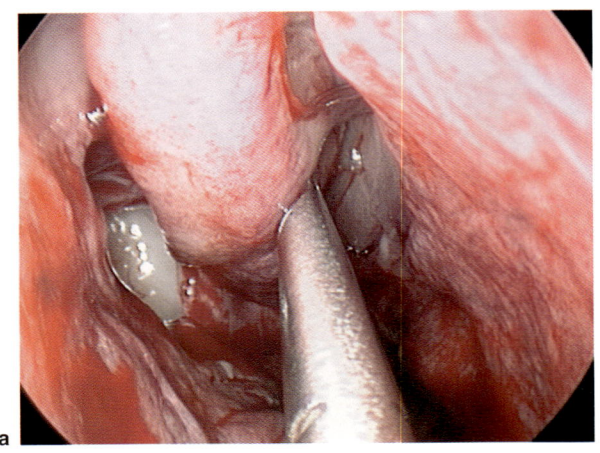

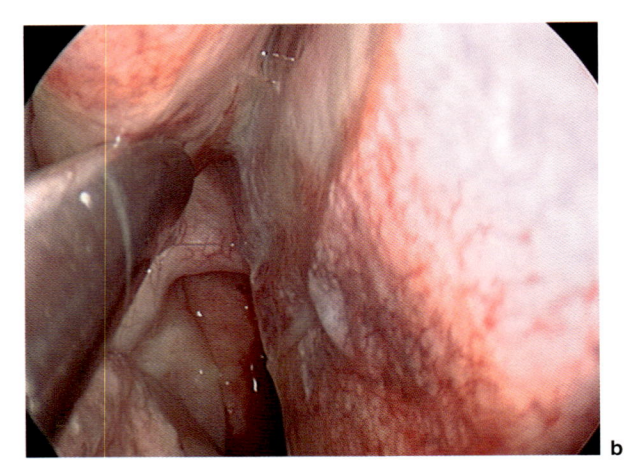

Fig. 10.**21 a, b** O elevador de Freer está sendo usado para lateralizar delicadamente a concha média para abrir a fenda olfatória.

cha média lateralizada. Se for tirado demais, ela pode morder através da base da concha inferior. Isto não é um problema em si mesmo, embora possa apanhar um ramo da artéria esfenopalatina vindo através dela.

Pinça de agarrar antro de Heuwieser

Esta é útil para desbastar pólipos no seio maxilar (Fig. 10.25). Ela tem extremidades relativamente afiadas, de modo que não é possível fazer avulsão de pólipos no seio maxilar. Isto é desejável, porque é melhor deixar um revestimento relativamente intacto no seio; caso contrário, a regeneração ciliar levará muitos meses.

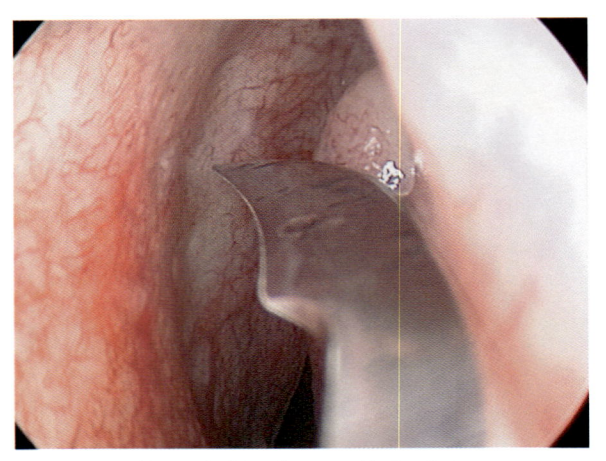

Fig. 10.**22** Um bisturi de foice de extremidade afiada.

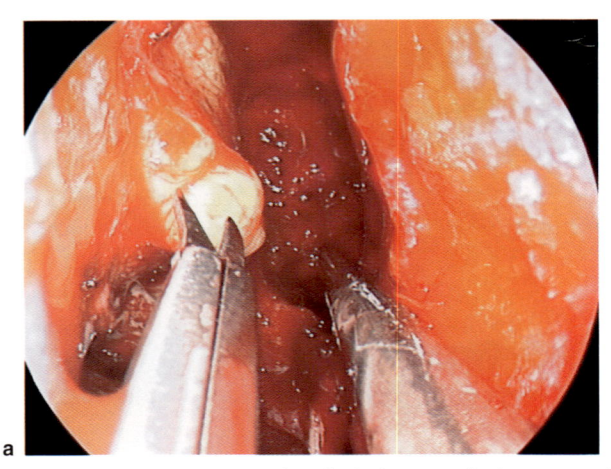

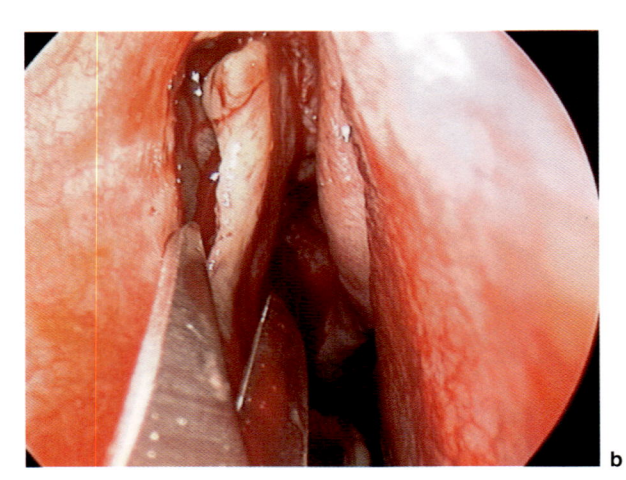

Fig. 10.**23 a** Tesoura pequena de Belluci e **b** tesoura ligeiramente maior de Zurich.

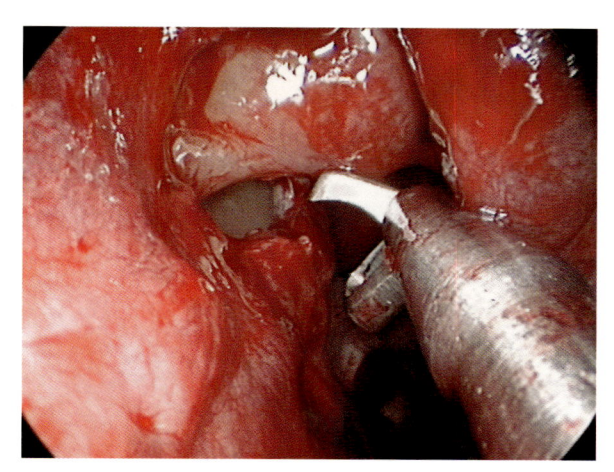

Fig. 10.**24** Pinça saca-bocado de mordida lateral de Stammberger aumentando um óstio maxilar inferiormente.

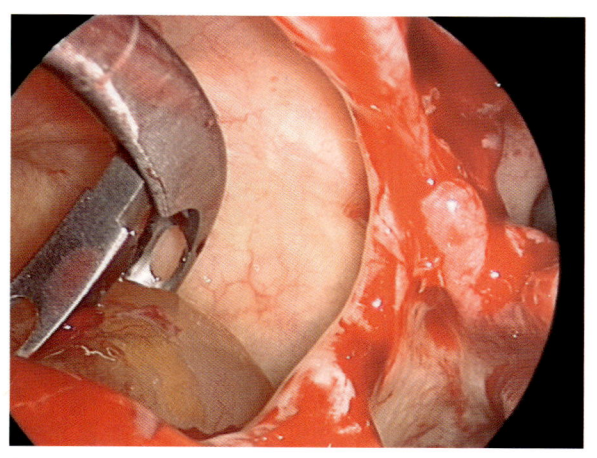

Fig. 10.**25** Uma pinça de agarrar de antro de Heuwieser desbastando um pólipo no seio maxilar.

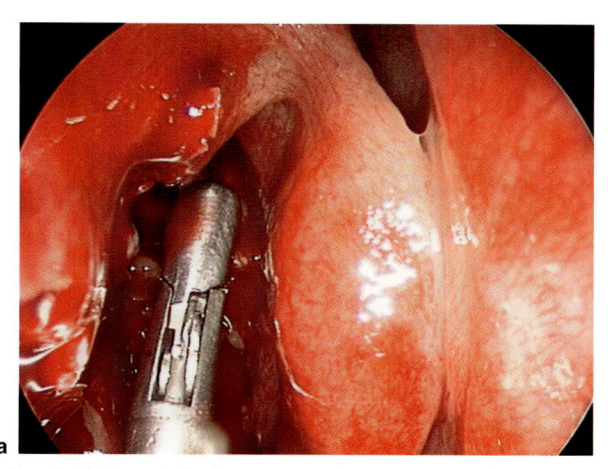

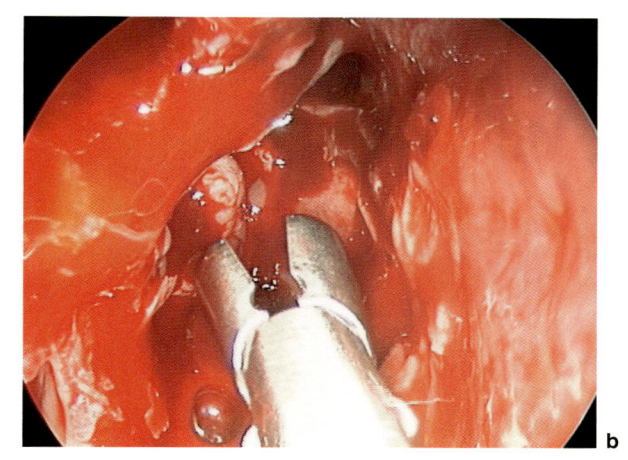

Fig. 10.**26** Pinça-girafa de preensão **a** ântero-posterior e **b** látero-lateral no recesso frontal.

Pinça-girafa (de Kuhn–Bolger)

Esta tem uma forma para retirar fragmentos de osso ao alto no recesso frontal que não podem ser alcançados por qualquer outro instrumento (Fig. 10. **26 a, b**). Ela deve ser introduzida em um movimento de "colherada" a fim de evitar atingir a mucosa. Existem cúpulas de apanhar para a frente e lateralmente; cada uma tem seu próprio uso dependendo da posição do osso que necessita ser removido.

Shavers (aparadores) a motor

Há dois usos principais para estes instrumentos: o primeiro é a remoção de pólipos e mucosa redundante; o segundo é a remoção de osso também. É importante não esquecer de enviar qualquer material colhido para exame histopatológico. Estes instrumentos têm a vantagem de cortar limpamente através do tecido mole, o que reduz a quantidade de osso que é deixado exposto ao fim do procedimento (Fig. 10.**27**). As versões que são capazes de remover osso necessitam ser usadas com o máximo cuidado, a fim de evitar complicações muito sérias. É mais seguro remover osso em torno da órbita ou da base do crânio com instrumentos que proporcionem mais sensibilidade e informação acerca da qualidade do tecido naquela área.

Furadeira

A furadeira de haste longa com brocas extralongas permite que a perfuração de osso seja feita dentro do nariz sem raspar ou escoriar a mucosa circundante. Ela fornece líquido de irrigação perto da extremidade para impedir que a broca se aqueça. Brocas de diamante extragrossas foram produzidas para ajudar na remoção de osso onde ele é espesso, por exemplo, o bico do recesso frontal ou a crista lacrimal anterior. Usando estas

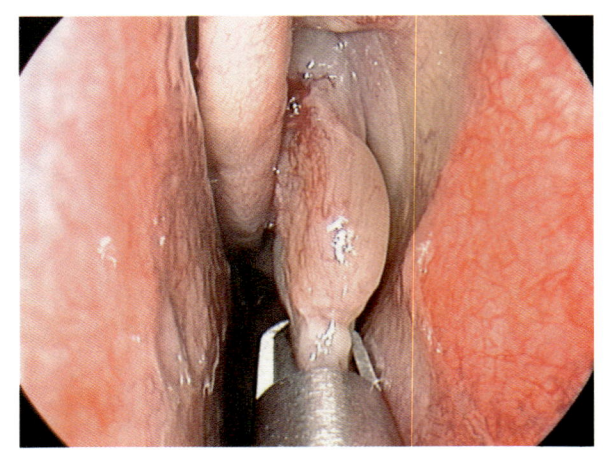

Fig. 10.**27** O aparador (*shaver*) aspirando e a ponto de cortar um pólipo.

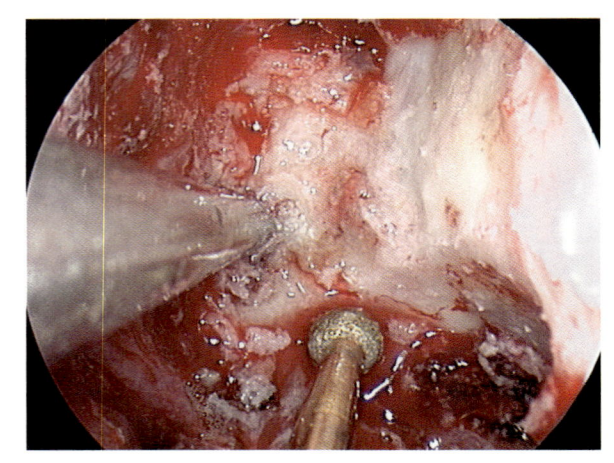

Fig. 10.**28** Uma broca de diamante grossa irrigada removendo osso displástico fibroso no ápice orbitário.

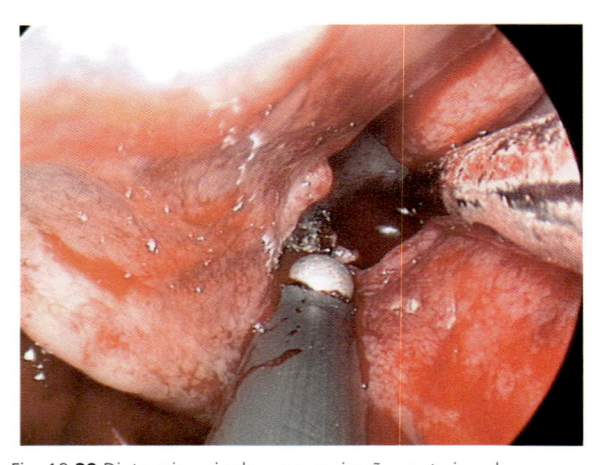

Fig. 10.**29** Diatermia unipolar com aspiração cauterizando o ramo septal da artéria esfenopalatina.

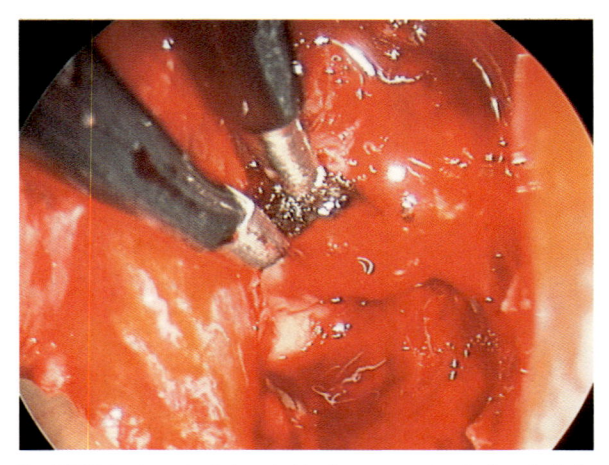

Fig. 10.**30** A pinça de diatermia bipolar com aspiração é mais fácil de usar na metade anterior do nariz.

brocas, é possível e expor o periósteo orbitário ou a dura sem os lacerar (isto é útil em cirurgia de tumor endonasal) (Fig. 10.28). Uma broca de diamante mais delicada é indicada para trabalhar sobre o nervo óptico, mas de outro modo uma broca grossa de diamante é a de escolha.

Diatermia unipolar com aspiração

A diatermia unipolar com aspiração permite que vasos sangüíneos sejam cauterizados com segurança. Um canal de aspiração ajuda a remover qualquer fumaça e também sangue ao mesmo tempo (Fig. 10.29). Ela é útil ao coagular quaisquer ramos da artéria esfenopalatina ou quando há sangramento acentuado em cirurgia de tumor. A extremidade de bola de coagulação situa-se acima do canal de aspiração a fim de permitir boa visibilidade.

Diatermia bipolar com aspiração

A vantagem da pinça de diatermia bipolar com aspiração é que ela pode ser usada em pacientes externos porque a corrente é limitada ao tecido entre as extremidades da pinça isolada (Fig. 10.30). A desvantagem é que o canal de aspiração é bloqueado com facilidade por sangue coagulado.

■ Cirurgia assistida por computador

O princípio dos sistemas assistidos por computador é prover ao cirurgião uma ligação interativa direta com as imagens de TC (ou RM) pré-operatórias (Fried e Morrison, 1998). Isto é realizado reformatando-se imagens de TC (ou RM) específicas do paciente adquiridas pré-operatoriamente e exibindo-as na tela nos planos coronal, sagital e axial. Durante a operação, o sistema

Cirurgia assistida por computador ■ **163**

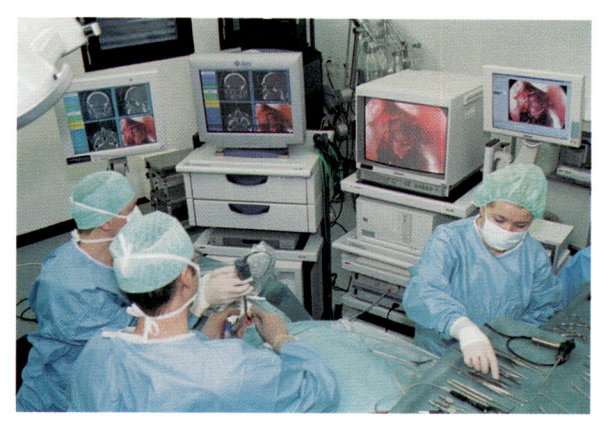

Fig. 10.**31** Arrumação da sala para cirurgia assistida por computador.

rastreia a posição dos instrumentos cirúrgicos especializados e identifica estas posições nas imagens pré-operatórias (Fig. 10.31).

No presente, uma precisão intra-operatória de 1–3 mm pode ser obtida (Fig. 10.32). Anatomicamente, a cirurgia assistida por computador é mais útil nos locais que são associados a risco aumentado de causar complicações orbitárias ou intracranianas. Os procedimentos relevantes incluem abrir o seio frontal quando marcos anatômicos normais foram alterados, limpar células esfenoetmoidais, procedimentos de drenagem mediana, excisão de lesões da base do crânio e cirurgia da hipófise. Outras aplicações incluem descompressão do nervo óptico e orbitária (Anon *et al.*, 1997).

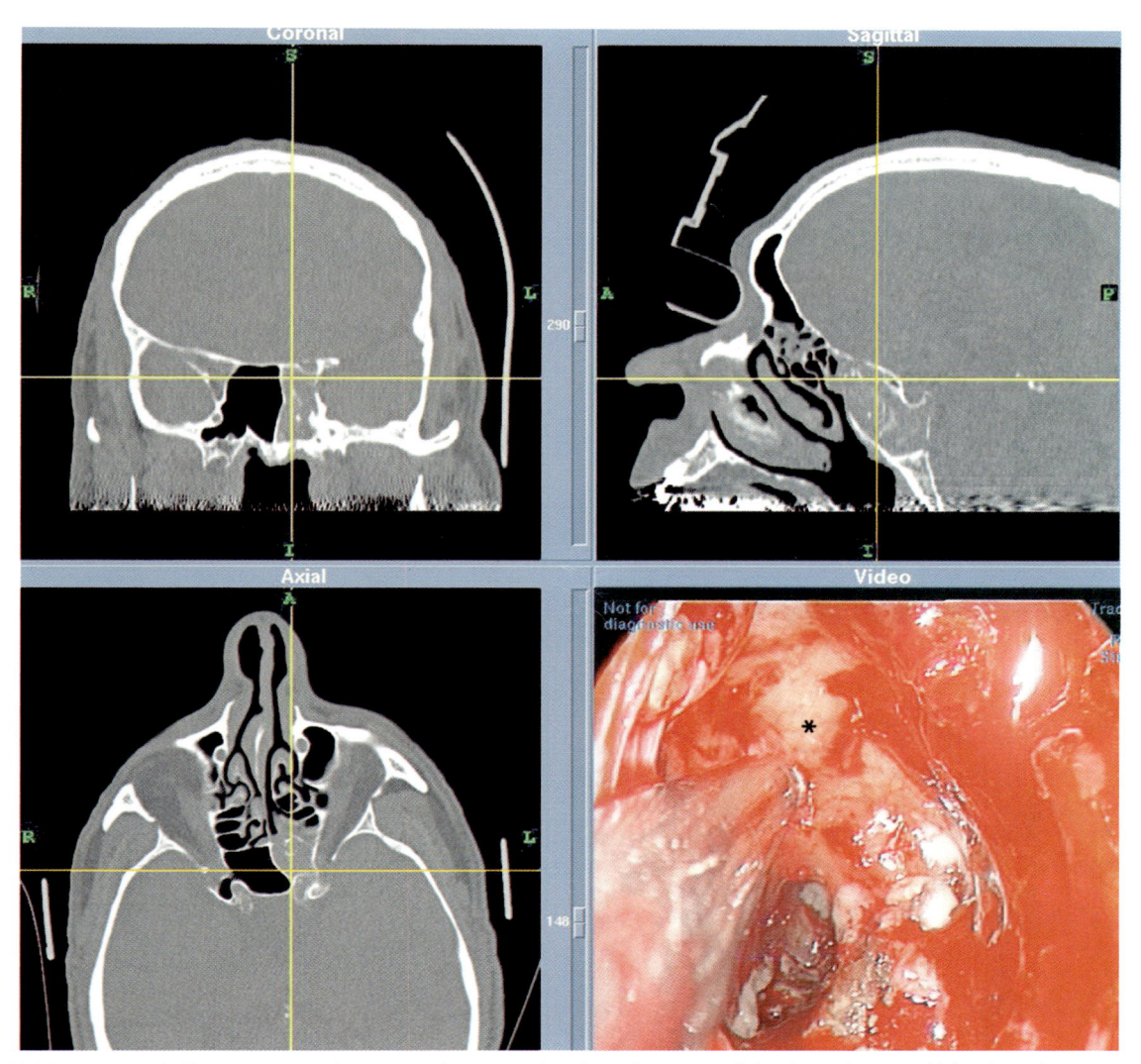

Fig. 10.**32** Imagens assistidas por computador mostrando que o explorador está em uma célula aérea esfenoetmoidal na base do crânio (∗).

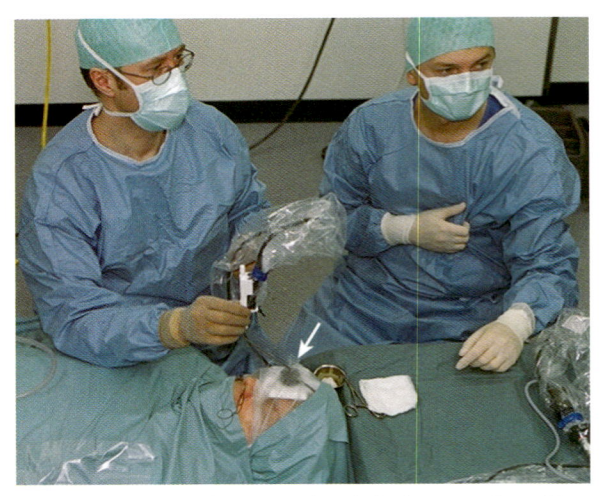

Fig. 10.**33** Verificação dos pontos de referência quanto à precisão no conjunto cefálico do paciente (seta) durante o registro.

Examine criticamente a informação fornecida, à luz do seu julgamento clínico, porque é perigoso confiar nesta informação isolada. Lembrar sempre que você é o "piloto" e o sistema guiado por imagem não pode "voar" por si próprio; ele é apenas um instrumento. Ano a ano a tecnologia que suporta estas técnicas está se aperfeiçoando. A precisão, a velocidade de montagem e o custo estão todos ficando melhores (Uddin *et al.*, 2003).

Vantagens:
- A cirurgia assistida por navegação ajuda o cirurgião a construir uma imagem em 3D.
- É uma valiosa ferramenta de ensino para o cirurgião em treinamento.

Desvantagens:
- Cirurgia assistida por computador é mais cara.
- Tempo extra é necessário na preparação.
- O operador não deve confiar em sistemas de navegação unicamente.
- A imagem exibida mostra apenas a imagem de TC pré-operatória e não leva em conta o tecido que foi removido.
- Resulta em irradiação adicional quando cortes de TC mais finos são pedidos.

A cirurgia assistida por computador acrescenta uma "terceira dimensão" ao permitir ao cirurgião apontar uma estrutura específica no campo cirúrgico e ver sua localização nas imagens de TC pré-carregadas no monitor de computador (Olson e Citardi, 2000). Entretanto, estes sistemas não são substitutos para um conhecimento completo da anatomia dos seios paranasais porque, presentemente, as imagens reformatadas apenas ajudam o cirurgião a confirmar a posição e não são suficientemente confiáveis para serem usadas por si próprias (Simmen, 2000). Deve ser lembrado que elas não levam em consideração o tecido que é removido durante a cirurgia, uma vez que são baseadas na anatomia pré-operatória.

Montagem pré-operatória

Se for tomada uma decisão de usar cirurgia assistida por computador, uma TC (ou RM) é feita pré-operatoriamente usando fatias axiais de 1 mm de espessura a intervalos de 1 mm. O formato freqüentemente depende da especificação do fabricante. Alguns sistemas exigem que uma armação cefálica seja usada durante o escaneamento de TC pré-operatório. Os dados de TC podem ser transferidos para o computador na sala de operações em disco magnético/óptico ou fita digital. Calibração dos instrumentos é obrigatória e cada instrumento é checado antes da operação para verificar sua exatidão (Caversaccio *et al.*, 1999).

Modelagem

Os dados da imagem axial pré-operatória são reformatados para reconstruir imagens nos planos coronal, sagital e axial ao mesmo tempo. TC é a modalidade de imageamento que apresenta menos problemas para a tecnologia de computador atual; RM tem problemas devido a distorção das linhas de campo magnético (Klimek *et al.*, 1998).

Posicionamento do paciente, cirurgião e equipamento

O paciente é colocado em posição supina sobre a mesa de operações e o conjunto cefálico é aplicado. Durante a cirurgia, o cirurgião vê à sua frente o monitor da estação de trabalho do computador e observa as projeções de TC e imagens navegadas endoscopicamente. Embora estas possam ser exibidas juntas, a visão endoscópica cirúrgica é de melhor qualidade em uma tela maior separada e o operador usa esta principalmente, e apenas consulta as projeções em TC para confirmar a posição dos instrumentos.

Registro

É importante verificar que o instrumento no campo cirúrgico e as imagens de TC se correlacionem bem. A correlação das coordenadas *x, y* e *z* nos três planos de imagem ortogonais com a posição atual do explorador define a precisão do sistema (Fig. 10.**33**).

Diversas técnicas de registro foram descritas. Um método consiste em registrar pontos de referência artificiais que são colados na pele ou são incluídos no acessório cefálico durante o escaneamento da TC pré-operatória e o procedimento operatório. Uma máscara maleável de registro com marcadores-padrão recentemente foi descrita (Albritton *et al.*, 2001) e é provável que processos como estes venham a ser simplificados, bem como tornados mais acurados.

Marcos anatômicos naturais podem ser usados para efetuar "registro de superfície", que permite tomografia pré-operatória sem qualquer conjunto cefálico ou marcadores montados no paciente. Isto envolve o cirurgião a tocar em um número finito de pontos individualizados no paciente com um explorador e registrar os pontos correspondentes no modelo tridimensional apresentado no *display* do computador (Anon *et al.*, 1994; Fried e Morrison, 1998). Quatro pontos de referência são escolhidos usualmente e podem incluir os seguintes: os tragos, rebordos orbitários laterais e cantos laterais, cantos mediais, a parte mais funda da glabela, o ângulo columelolabial, e as bordas das asas nasais. Uma vez que o registro tenha sido completado, o cirurgião deve realizar uma checagem anatômica com estruturas conhecidas para avaliar a precisão posicional e o erro estimado no alvo. Com o sistema eletromagnético, uma vez que a armação cefálica tenha sido aplicada, o registro é rapidamente verificado usando a espinha, origem da concha média e crista lacrimal anterior, e posteriormente a base da concha média e a raiz do vômer. Isto dá excelente precisão (Fig. 10.34 a, b).

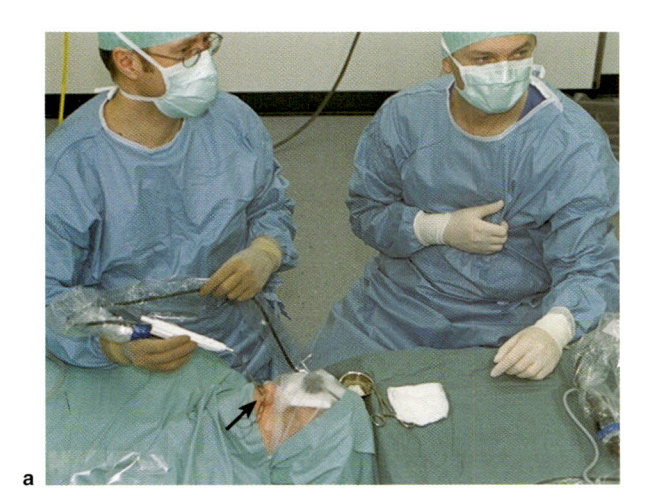

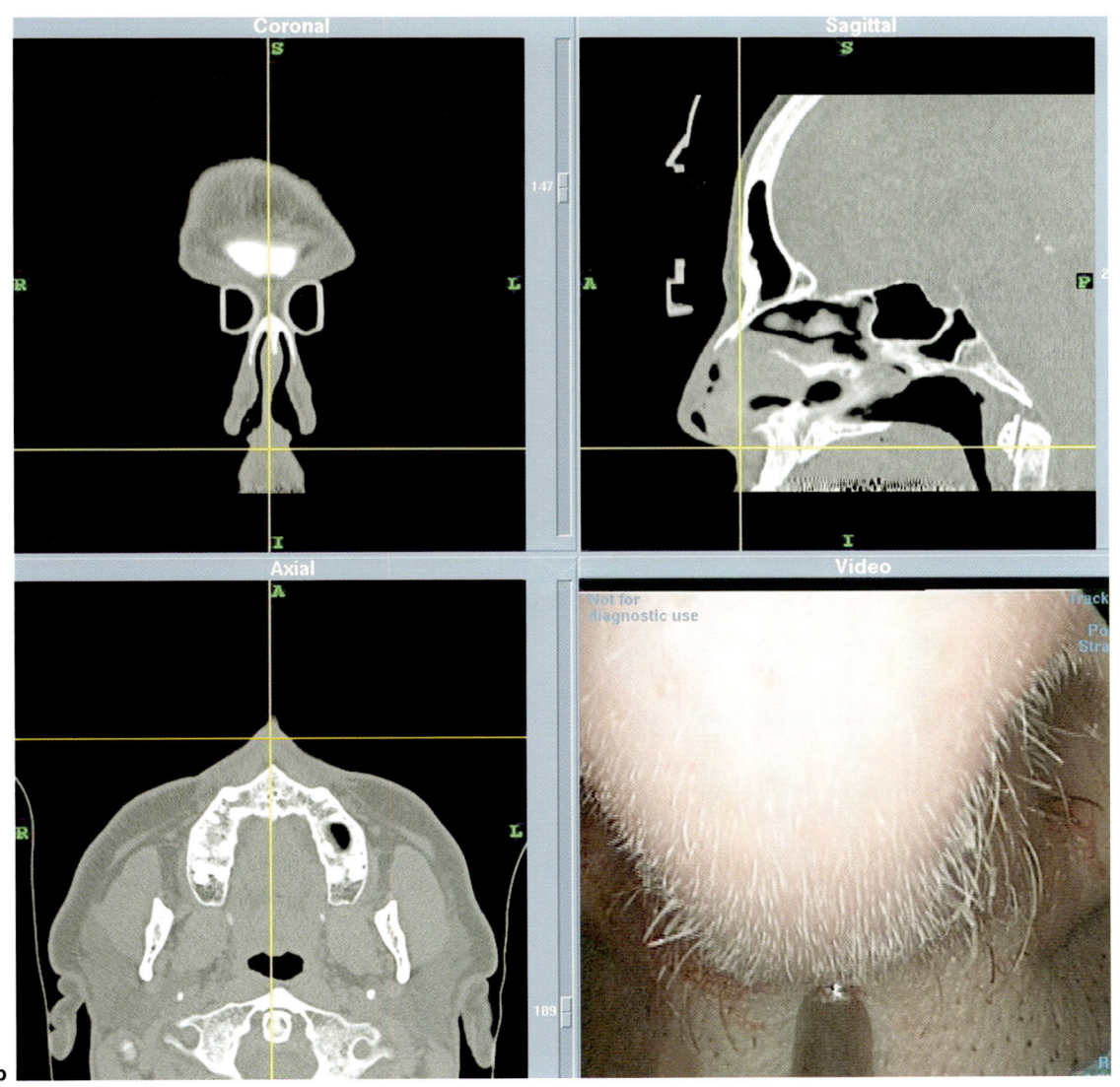

Fig. 10.**34** Verificação dos pontos de registro **a** na espinha nasal (seta) e **b** na tela de navegação.

Métodos de localização

O sistema de localização é usado para transferir a posição de um instrumento no campo cirúrgico para coordenadas superpostas às imagens de TC pré-operatórias exibidas no monitor do computador. O componente crítico deste sistema de localização é o sensor digitalizador ou rastreador. Quatro tipos diferentes de tecnologia de rastreio foram usados: eletromagnético, óptico, eletromecânico e sônico. No presente, os sistemas óptico e eletromagnético são os dois únicos em uso difundido.

Sistemas eletromagnéticos

Campos magnéticos de baixa freqüência reconhecem a posição de um instrumento por meio de exploradores ferromagnéticos que detectam gradientes no campo magnético. As influências destes exploradores sobre o campo magnético podem ser calculadas para obter sua posição. O equipamento compreende uma armação cefálica com um transmissor eletromagnético e um aparelho de aspiração com um receptor eletromagnético no seu cabo. Esteja ciente de que qualquer objeto ferromagnético ou paramagnético no campo cirúrgico, como alumínio, pode distorcer o campo magnético. Isto entretanto raramente é um problema. A armação cefálica idêntica necessita ser usada para a aquisição da TC pré-operatória e o procedimento operatório. Este sistema é fácil de usar e é amplamente aceito.

Sistemas ópticos

Há dois tipos de sistemas de rastreamento óptico: ativo e passivo. No sistema ativo, a armação cefálica e o instrumento possuem emissores de infravermelho que são detectados pelas câmeras. Estes sistemas utilizam vários diodos infravermelhos de imageamento fixados ao explorador ou instrumento operatório em um padrão geométrico característico. Este sistema necessita que o instrumento na mão seja conectado por um fio. Um sistema passivo não necessita de um fio, porque depende de marcadores fixados ao instrumento, que são detectados pelas câmeras infravermelhas. Um sistema de arranjo de três câmeras posicionado a 2 metros do conjunto cefálico detecta a posição destes diodos e a posição do explorador (Klimek et al., 1998; Anon et al., 1997). O conjunto cefálico, que não necessita ser usado durante o escaneamento pré-operatório, contém um teclado estéril que é usado intra-operatoriamente. O conjunto cefálico também contém diodos e é, portanto, crucial para o registro de cada instrumento.

A desvantagem deste sistema é que uma linha de visão desimpedida precisa ser mantida entre o sensor do instrumento, o conjunto cefálico e o arranjo de câmeras. É vital que o conjunto cefálico não deslize durante o procedimento. Os instrumentos disponíveis no presente não possuem diodos de imageamento infravermelho colocados em uma variedade de posições que os habilite a serem usados e detectados por uma câmera em uma posição. Isto se aplica particularmente ao trabalho no recesso frontal. Isto significa que a câmera e plataforma têm que ser movidas para que o sinal possa ser captado.

Sistemas eletromecânicos

Os sistemas eletromecânicos dependem de detectores localizados dentro das articulações de um braço robótico com múltiplas articulações, montado na mesa, sensível à posição. A posição da ponta exploradora conectada ao braço é calculada a partir da geometria do braço e da informação dos detectores nas articulações (Klimek, 1998). O problema com este sistema é que o movimento da cabeça do paciente afeta o registro, e por essa razão a cabeça tem que ser imobilizada. O aparelho também é volumoso e ocupa considerável espaço na sala de operações (Fried e Morrison, 1998).

Sistemas sônicos

Os sistemas sônicos são baseados na medição do tempo para que o som emitido de várias localizações seja detectado por diversos microfones. Entretanto, diferenças de temperatura e umidade afetam a velocidade do som, e ecos, fluxo de ar e correntes de convecção podem diminuir a confiabilidade do sistema (Anon et al., 1997; Klimek et al., 1998).

Exibição de imagens

A tela de *display* do computador de trabalho para cirurgia sinusal endoscópica assistida por computador é dividida em quatro quadrantes. Três quadrantes mostram simultaneamente imagens em escala de cinza bidimensionais de cortes coronal, sagital e axial reconstruídas a partir da imagem de TC pré-operatória (Anon et al., 1997; Klimek et al., 1998). A ponta do explorador é representada por um retículo de fios cruzados nestas imagens (Fig. 10.**35**). O quarto quadrante pode ser usado para mostrar a imagem endoscópica ou alternativamente, nos sistemas mais recentes, pode mostrar um modelo reconstruído tridimensional.

Precisão

Imprecisões podem originar-se da TC e sua reconstrução, do aparelho sensor, movimento do conjunto cefálico, flexão do explorador, sua colocação ao registrar, e do movimento do paciente. Isto reforça o fato de que o sucesso da operação ainda depende primordialmente da habilidade e experiência do cirurgião, que não podem ser substituídas por tecnologia. Entretanto, os números geralmente aceitos sugerem uma faixa de precisão de 0,5–3 mm com uma média de aproximadamente 1 mm (Cartellieri et al., 2001).

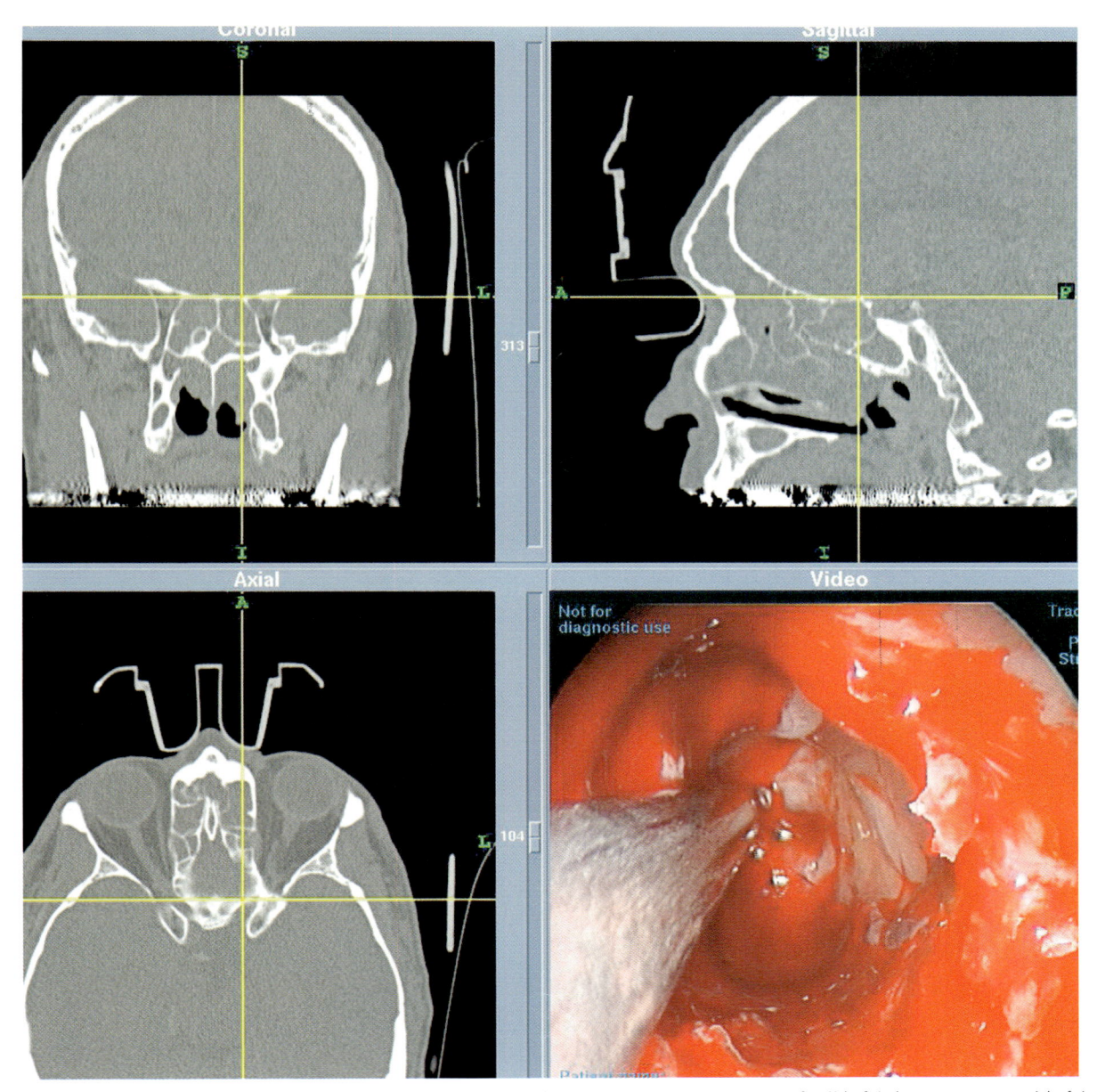

Fig. 10.**35** Aspergilose no seio esfenoidal. Observar que as imagens de TC *não* mostram que o osso esfenóide foi aberto e seu conteúdo foi removido.

Tempo de operação

O registro é o principal fator que aumenta o tempo de operação usando o sistema óptico, embora alguns argumentem que, como ele permite identificação rápida de áreas anatômicas difíceis, os cirurgiões podem operar mais rapidamente (Metson *et al.*, 2000).

Fatores econômicos

Além do sistema de computador, os custos dos discos ópticos, tempo anestésico prolongado, e possivelmente a necessidade de uma sala de operações maior precisam ser considerados. Uma análise de custos por Gibbons *et al.* mostrou que a cirurgia sinusal endoscópica assistida por computador forneceu benefícios importantes aos pacientes apesar de ser mais cara, e por essa razão foi "custo-efetiva" (Gibbons *et al.*, 2001). Levando isso em consideração e dada a mais alta precisão da dissecção cirúrgica e a maior confiança do cirurgião, a maioria dos autores acredita que os altos custos iniciais dos sistemas de navegação de 3D são justificados a longo prazo (Cartellieri *et al.*, 2001).

Ensino

Os sistemas assistidos por computador ajudam os cirurgiões em treinamento a apreciar a anatomia dos seios paranasais e constituem uma excelente ferramenta de ensino. Eles têm um papel valioso ao ajudar o cirurgião a construir uma imagem em 3D "em tempo real" na sua mente. Esta tecnologia não deve dar àqueles em treinamento uma falsa sensação de segurança, e eles não a devem usar para justificar operarem além dos limites da sua experiência.

Cirurgia assistida por computador em tempo real

A cirurgia assistida por computador depende de dados de imageamento pré-operatório em vez de imageamento intra-operatório e por isso não reflete ou compensa alterações teciduais, mudanças de volume, ou dissecção durante a cirurgia (Olson e Citardi, 2000). O futuro da cirurgia sinusal endoscópica assistida por computador é no sentido do imageamento simultâneo ou em tempo real periódico usando imagens de RM adquiridas intra-operatoriamente para refletir estas alterações na anatomia (Anand e Kacker, 2000).

Monitoramento peroperatório da função óptica

Analogamente ao monitoramento do nervo facial em cirurgia de parótida e mastóide, foram feitas tentativas de monitorar potenciais evocados visuais durante cirurgia endoscópica e da base do crânio anterior. Monitoramento desta natureza seria de benefício particular quando operando no ápice da órbita, como durante descompressão do nervo óptico ou remoção de doença nesta área. Embora os potenciais evocados visuais tenham a capacidade de fornecer uma indicação precoce de alterações reversíveis no sistema visual, eles são demasiado variáveis para que possam ser confiáveis no presente (Jones, 1997).

11 Dicas

Estes conselhos vêm como resultado da nossa experiência – o que significa que nós aprendemos com os nossos erros.

■ Na sala de operações

Antes de começar a operação:

- Nunca ser tentado a operar sem as imagens de TC.
- Não operar sem o prontuário do paciente.
- Gaste o seu tempo. O dito "mais pressa, menos velocidade" nunca foi mais verdadeiro do que ao executar cirurgia sinusal endoscópica. Estar com pressa pode significar que você esquece alguma coisa na sua lista de verificação, que você não concede tempo suficiente para o descongestionante tópico atuar, ou que você introduz seus instrumentos abruptamente e arranha a mucosa na área anterior do nariz. No final das contas, qualquer destes retardará você.
- Vale a pena gastar tempo para mostrar que você aprecia o anestesista e a enfermeira e a equipe de apoio.
- Otimize suas condições de operação maximizando o tratamento clínico pré-operatório. Se não houver contra-indicações (p. ex., asma) um betabloqueador oral pode ser dado no dia anterior à cirurgia, bem como na manhã da cirurgia. Conceder tempo suficiente para os vasoconstritores tópicos atuarem exige paciência, mas terá recompensadas.

■ Objetivos do anestesista

Dicas para reduzir sangramento:

- Indução e anestesia suaves (se o paciente estiver tossindo contra o tubo de anestesia, aguarde até que tudo se tenha acalmado, ou tenderá a haver sangramento substancial).
- Bradicardia diminui o débito cardíaco e o sangramento.
- Evitar outros métodos de baixar a pressão arterial, como agentes voláteis, porque isto resultará em vasodilatação periférica e mais sangramento.

■ Preparação

- Opere com o corpo a 20° de cabeça alta para reduzir o ingurgitamento venoso na mucosa nasal.
- Tenha a cabeça flexionada sobre o pescoço para tornar mais vertical o plano da base anterior do crânio. Isto reduzirá a probabilidade de atravessá-la.
- Não fechar com esparadrapo os olhos, para que eles possam ser examinados regularmente quando você estiver operando na parede nasal lateral. Também regularmente fazer rechaço dos olhos com as pálpebras fechadas para verificar se há qualquer deiscência da lâmina papirácea.

■ Dicas cirúrgicas

- Esta não é cirurgia tipo "quebrar o vidro e apanhar o que puder". Em vez disso, ela exige boa preparação, análise de imagens de TC, e um conhecimento completo da anatomia e atenção ao detalhe na técnica cirúrgica.
- Permaneça atrás com o endoscópio, fazendo isto você manterá perspectiva e reduzirá o respingar de sangue na extremidade do endoscópio.
- Introduza instrumentos à frente do endoscópio para evitar raspar o terço anterior do septo. Cuidado tomado durante os primeiros 15 minutos de um procedimento é um bom investimento, porque evitará a frustração de o endoscópio ficar revestido de sangue toda vez que for introduzido além do terço anterior escoriado do nariz.
- Endoscopia não prove visão estereoscópica, portanto é importante usar marcos anatômicos (fixação da concha média, antrostomia meatal média, recesso frontal, teto do esfenóide) e permanecer atrás com o endoscópio, para permitir que tantos destes sejam vistos quanto possível.
- Pare se a visibilidade for má. Trabalhe no outro lado ou coloque fita de gaze de 6 mm embebida com um vasoconstritor (epinefrina 1:10.000) em posição. Se o sangramento for excessivo, encurte o procedimento.
- Não remova ou apreenda qualquer coisa que você não possa ver claramente (isto se aplica também ao microdesbridador).
- É mais fácil usar um endoscópio de 0° para a maior parte da operação, porque então você não operará inadvertidamente onde não você não quer. Nos li-

mites do campo visual através de um endoscópio angulado, há distorção e é possível estar trabalhando muito mais ao alto do que você imagina. Isto em parte é devido ao excelente grande ângulo dos novos endoscópios que abrangem aproximadamente 30° fora do eixo do escópio; por exemplo, usando um endoscópio de 45° você pode estar trabalhando a 75° (45° + 30°) do eixo do endoscópio.
- É mais seguro inicialmente permanecer medial à parede medial do seio maxilar, abaixo da origem da concha média da lâmina cribriforme e abaixo do nível do teto do seio esfenoidal. Este "bloco" de células contém a maioria dos seios, e é seguro remover tecido nesta área.
- Se você não removeu quaisquer pólipos durante algum tempo durante a cirurgia, considere se você está fazendo progresso ou apenas aumentando sua possibilidade de produzir uma complicação.
- Não instrumente em torno do território da artéria etmoidal anterior se houver pólipos naquela área e você não puder facilmente identificar marcos anatômicos.
- Respeite a mucosa do recesso frontal. Use instrumentos cortantes em vez de rasgar ou tracionar a mucosa. Preserve a mucosa de tal modo que a cavidade resultante ao término da cirurgia esteja revestida. Isto não apenas reduz a cicatrização do recesso frontal, como também acelera a cura e o retorno da função mucociliar.
- Nunca empurre com um explorador ou uma sonda.
- Preserve toda a mucosa olfatória, se possível.
- Lateralize delicadamente a concha média depois de uma etmoidectomia completa se houver pólipos mediais à concha média.

■ Objetivos da operação

É valioso obedecer à disciplina de analisar quais seios específicos você irá operar, antes de pegar um instrumento. Então é melhor obedecer a um plano predeterminado e não fazer nada mais, a menos que haja muito boas razões. Isto evita o "vaguear" desnecessário para dentro de áreas onde não há necessidade de você estar, por exemplo, o recesso frontal.

12 Prevenção e Tratamento de Complicações

Complicações sempre ocorrerão. Temos o dever de tentar reduzi-las ao mínimo e de executar a ação mais apropriada para ajudar nosso paciente, quando ocorrerem. É importante não as ignorar ou ficar na esperança de que elas se corrigirão por si próprias sem auxílio (Tabela 12.1).

■ Complicações peroperatórias

Sangramento

Sangramento pode ser reduzido ao mínimo pela maximização do tratamento clínico pré-operatório, e removendo o tecido com uma pinça cortante ou um desbridador (*shaver*), para evitar lacerar a mucosa. As outras principais causas de sangramento, além daquele causado por uma coagulopatia, são relacionadas com artéria esfenopalatina e artéria etmoidal anterior.

Artéria esfenopalatina

Os ramos anteriores da artéria esfenopalatina vêm através da parede nasal lateral horizontalmente, imediatamente acima da fixação da concha inferior. Se a antrostomia meatal média for aberta larga e posteriormente para chegar a um nível no plano coronal, que seja a menos de 0,5 cm de distância da parede posterior do antro maxilar, um ramo da artéria esfenopalatina muitas vezes será cortado e exigirá cauterização. Alternativamente, você pode lesar um ramo que vem através da concha inferior, mas este ramo raramente é traumatizado em cirurgia sinusal endoscópica.

Outro ramo da artéria esfenopalatina vem através da concha média, e se mais da metade da parte anterior da concha média for removida, esta artéria muitas vezes sangra.

O ramo septal da tributária posterior da artéria esfenopalatina corre cruzando a parede anterior do esfenóide. Se o óstio esfenoidal for aberto mais baixo que a meio caminho da sua altura, este ramo será encontrado e pode sangrar substancialmente.

Artéria etmoidal anterior

Lesão da artéria etmoidal anterior pode ter conseqüências sérias. Se a artéria se retrair para dentro da órbita, isto pode causar um aumento acentuado de pressão no compartimento posterior do olho. Isto comprometerá a vascularidade do nervo óptico e da retina e resultará em cegueira se não for reconhecido e tratado. As principais razões para complicações são pouca visibilidade e sangue na lente. É importante não operar, explorar, remover ou apreender qualquer coisa que você não possa ver. Exploradores curvos, pinça girafa e pinça de 90° são todos facilmente colocados onde não devem estar. Se não for possível ver – pare. Se houver sangramento excessivo, assegure que o paciente esteja a 20° com o corpo elevado e que a pressão arterial média seja mantida entre 65 e 75 mmHg. Usar uma fita de gaze de 6 mm embebida em cofenilcaína ou epinefrina 1:10.000 no lado com o sangramento, e mudar-se para o outro lado enquanto o sangramento regride. É possível trabalhar em um lado e no outro, transferindo o tamponamento periodicamente.

Se apesar destas medidas ainda houver sangramento que não pode ser controlado por diatermia, limpado com um aspirador maior, ou reduzido colocando-se um cateter através da outra narina para dentro da nasofaringe enquanto ele está em funcionamento para remover o reservatório de sangue, então pare a operação. Normalmente com esta quantidade de sangramento é melhor parar e fazer uma tentativa adicional de tratamento clínico. É surpreendente quão freqüentemente o paciente fica satisfeito, e melhorado sintomaticamente, embora o cirurgião sinta que a etmoidectomia que realizou está incompleta. Isto não tem tanta importância quanto a segurança do paciente, que deve ficar em

Tabela 12.1 Complicações peroperatórias e pós-operatórias (segundo Johnson e Jones, 2002)

Peroperatórias	Pós-operatórias
• Sangramento	• Sangramento
• Herniação de gordura	• Aderências
• Vazamento de LCR	• Epífora
• Hemorragia retroorbitária	• Enfisema periorbitário
• Lesão do reto medial	• Anosmia
• Lesão de nervo óptico	• Estenose do recesso frontal
	• Formação de crostas
	• Infecção
	• Osteíte
	• Dor neuropática

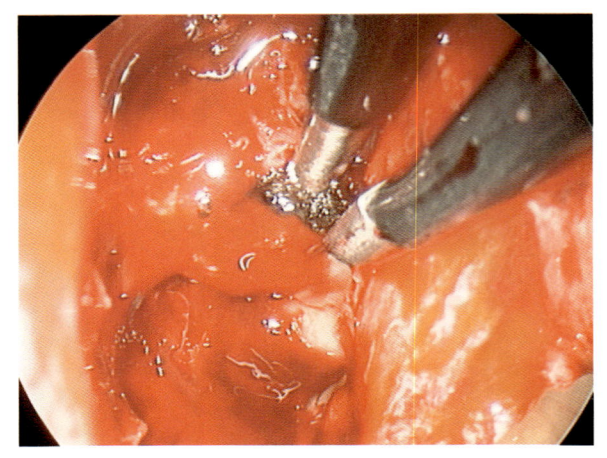

Fig. 12.**1** Diatermia bipolar com aspiração funciona bem, uma vez que as extremidades não sejam imersas em sangue que dissipa a corrente.

primeiro lugar. É bom reconhecer quando foi feito pouco progresso durante um procedimento. Em uma polipectomia, por exemplo, quando pouco tecido foi removido nos 5 minutos precedentes, pode ser valioso parar. Lembre-se de que a maioria das complicações tende a ocorrer mais para o término do procedimento, quando o cirurgião está desperdiçando tempo e ação na remoção de pequenas áreas de pólipos na base do crânio, o que pode por si próprio produzir pouco benefício.

Para sustar o sangramento destes vasos, você pode usar pinça bipolar (Fig. 12.**1**) ou diatermia monopolar com aspiração (Fig. 12.**2 a, b**). Algumas das pinças bipolares aspiradoras agora disponíveis ajudam a remover o sangue e a fumaça ao mesmo tempo. A cabeça bulbosa do aparelho de aspiração monopolar permite a cauterização de um vaso apreciável em qualquer lugar no nariz, e o seu grande canal de aspiração tende menos a ser bloqueado por sangue coagulado (Fig. 12.**3 a, b**). A artéria etmoidal anterior raramente é responsável por sangramento pós-operatório mas, se o for, pode ser lidada com diatermia (Fig. 12.**4 a, b**).

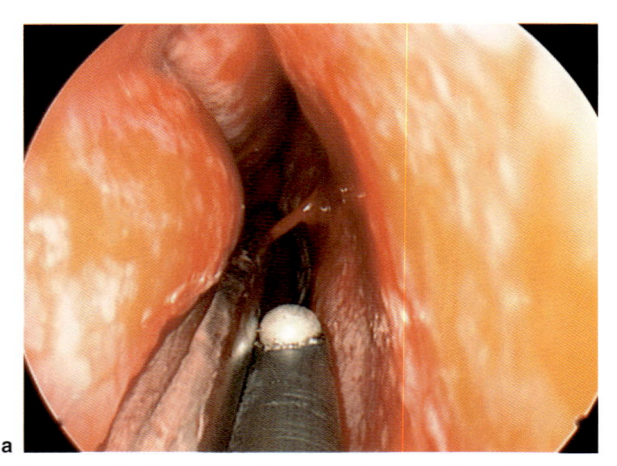

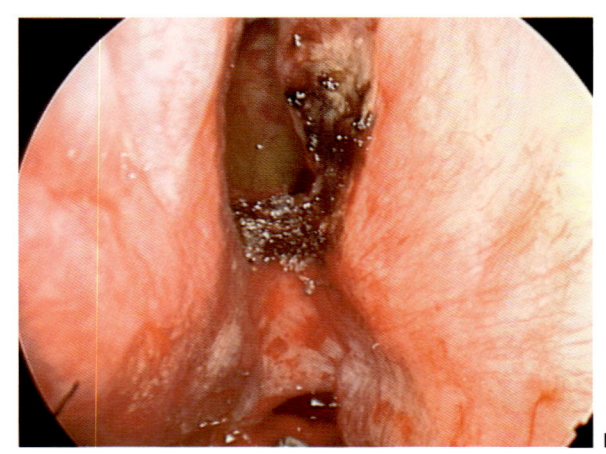

Fig. 12.**2 a, b** Diatermia bipolar com aspiração sendo usada para coagular o ramo septal da artéria esfenopalatina durante uma grande esfenoidotomia.

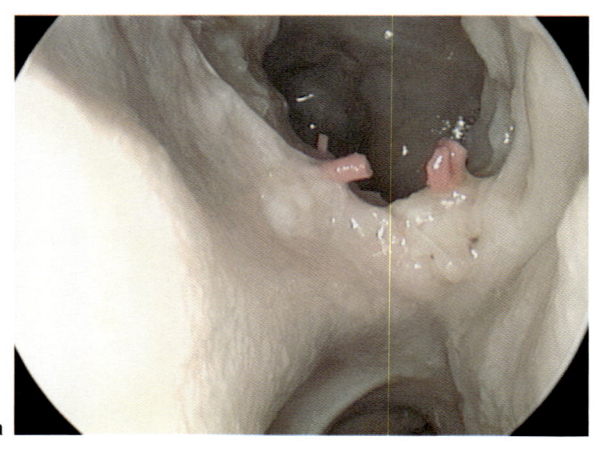

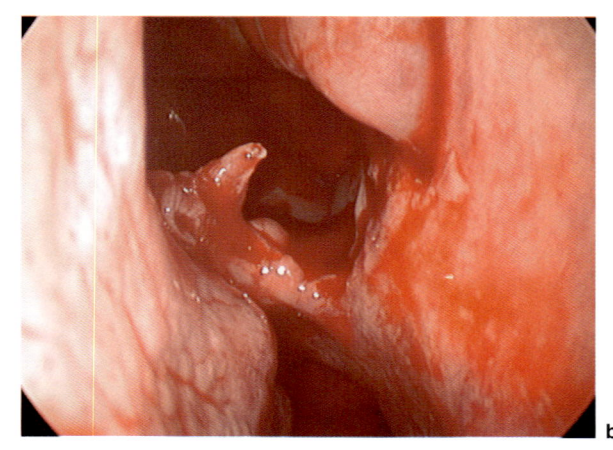

Fig. 12.**3 a** Um cadáver injetado com látex para mostrar a posição do ramo septal da artéria esfenopalatina cortada enquanto se aumenta a esfenoidotomia inferiormente, e **b** um caso clínico.

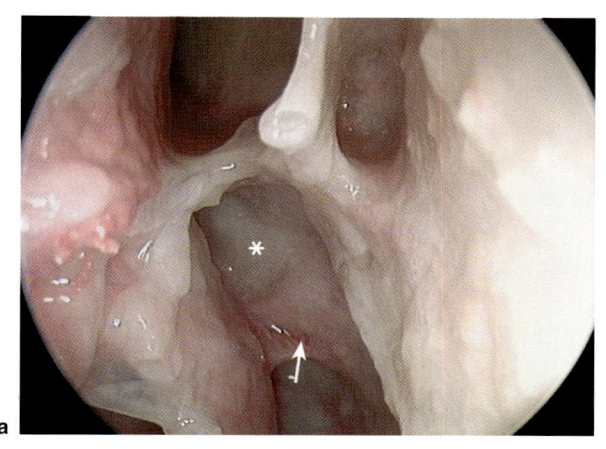

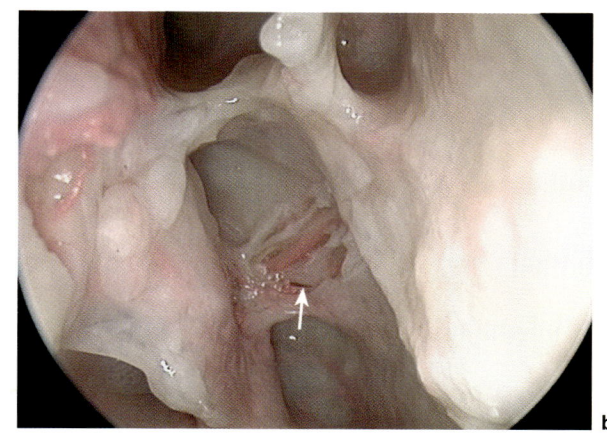

Fig. 12.**4 a, b** Um cadáver injetado com látex para mostrar a posição da artéria etmoidal anterior direita (seta). Observar o *sulcus terminalis* à esquerda e uma grande célula supra-orbitária (*) na frente da artéria etmoidal anterior.

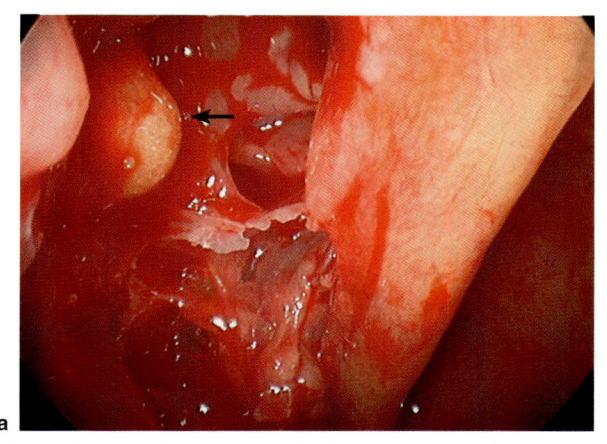

Fig. 12.**5 a** Uma vista peroperatória da gordura herniando-se através de um defeito na lâmina papirácea (seta). **b** Fazer rechaço do olho, de tal modo que o cirurgião possa ver se há uma deiscência da parede nasal lateral.

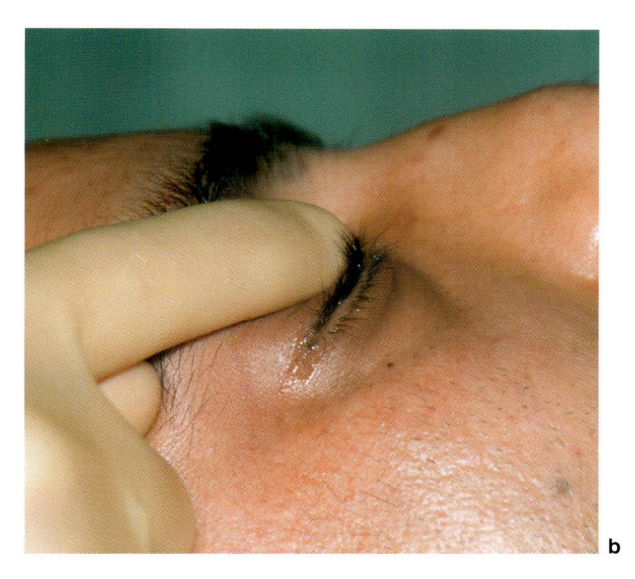

Se por algum infortúnio houver sangramento torrencial em virtude de trauma da artéria carótida interna no esfenóide, então pronto tamponamento do seio esfenoidal é necessário com um tampão de gaze firme. O paciente é então acordado, e a ajuda de um radiologista intervencionista é solicitada. Envia-se sangue para prova cruzada e, quando houver sangue suficiente disponível, o tampão pode ser delicadamente removido para ver se o sangramento continua. Caso não continue, então é melhor tamponar de novo o seio com fáscia e gordura seguidas por celulose oxidada, e um tampão impregnado de antibiótico é deixado em posição durante uma semana.

Se o sangramento continuar quando o tamponamento for delicadamente removido, deve-se pedir ao radiologista para efetuar um estudo de oclusão sob controle EEG. Se isso não for possível e a situação não for estável, então o paciente deve ser transferido para uma unidade onde isto possa ser feito. Se não houver alterações EEG depois da oclusão, é melhor vedar a artéria usando técnicas angioplásticas, de outro modo pode ser necessário o auxílio de um neurocirurgião para efetuar uma via de acesso transcraniana. Ligar a artéria carótida interna no pescoço não é uma boa opção, em virtude da retropressão a partir da circulação cerebral.

Hérnia de gordura e violação da órbita

A via de acesso anterior clássica para uma uncinectomia é potencialmente um dos procedimentos mais perigosos em cirurgia sinusal endoscópica, e nós agora recomendamos uma remoção retrógrada do processo uncinado, para aqueles que estão apenas começando FESS. Não, infreqüentemente, há células aéreas etmoidais para atuar como um acolchoamento entre o processo uncinado e a lâmina papirácea, e uma incisão tão pequena quanto 2 mm através do processo uncinado pode ir também através da lâmina papirácea e para den-

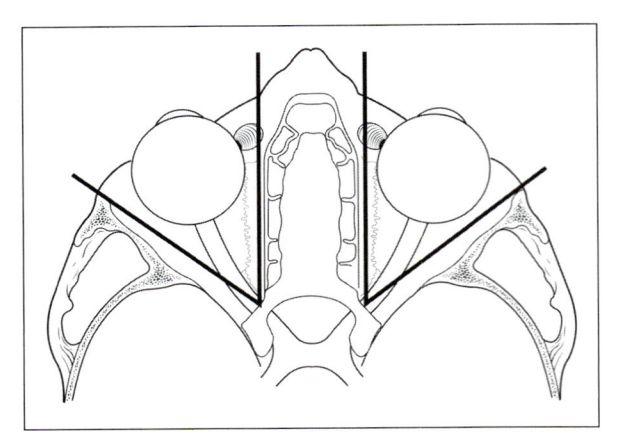

Fig. 12.**6** Diagrama linear para mostrar o plano das paredes mediais das órbitas.

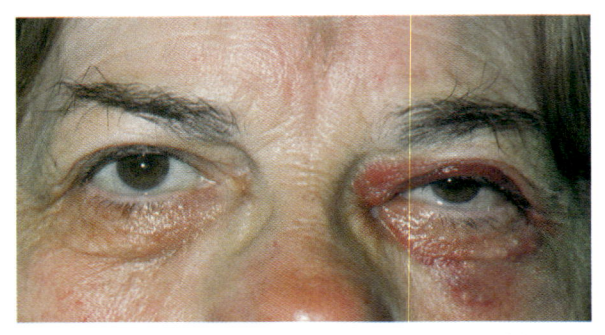

Fig. 12.**7** Equimose causada por atravessar o periósteo orbitário.

tro da órbita. Mesmo se o processo uncinado for submetido a rechaço para definir sua extensão, e o bisturi de foice for mantido tão perto quanto possível do plano sagital, para evitar atravessar a lâmina papirácea, é fácil entrar inadvertidamente na órbita. Nós vimos isto acontecer com cirurgiões experientes, e por essa razão aconselhamos um acesso retrógrado para os principiantes. Ao operar na parede nasal lateral, é melhor ter os olhos expostos e mantidos úmidos com pomada ocular simples, e pedir a um assistente para vigiar qualquer movimento ocular. Oferecemos uma garrafa do melhor *champagne* que pudermos comprar a um assistente que relatar qualquer movimento orbitário e estiver correto. Isto certamente poupou vários pacientes de uma complicação, bem como a nossa reputação! Se o assistente disser que pensa que houve algum movimento quando não houve, nós não o ignoramos ou advertimos, porque queremos que o seu limiar para nos alertar permaneça baixo.

Tanto no início de um procedimento quanto durante ele, é valioso pedir ao assistente para palpar o olho fechado para ver se há qualquer deiscência da lâmina papirácea, uma vez que neste caso a parede lateral será vista abaulando-se medialmente (Fig. 12.**5 a, b**). Ocasionalmente, você ficará surpreso e observará que o conteúdo orbitário se prolapsa para a cavidade nasal quando o olho é rechaçado. Isto pode ocorrer mesmo em um paciente que não recebeu qualquer cirurgia prévia, particularmente se ele tiver polipose nasal acentuada.

Outra área de perigo é a "axila", onde a parede nasal lateral se une à concha média. Freqüentemente, células aéreas do *agger nasi* acolchoam o operador da lâmina papirácea, mas às vezes a lâmina papirácea e o processo uncinado já se fundiram e é possível ir direto para dentro da órbita aqui. Lembrar que as órbitas não são estruturas cilíndricas "em forma de cenoura" cujo eixo longo é sagital (Fig. 12.**6**). As paredes mediais das órbitas são sagitais e enquanto você permanecer medial à parede medial do seio maxilar, tende a estar seguro. É verdade que muitas vezes há células laterais ao plano sagital da parede medial do seio maxilar que necessitam ser abertas, mas estas são mais bem identificadas em TC e são facilmente encontradas e abertas depois que as células mais mediais foram expostas. Palpação delicada com um explorador de extremidade rombo atrás da lamela restante revelará com segurança a maioria destas células.

Se a lâmina papirácea for rachada ou um segmento for removido durante o procedimento, isto pode causar uma pequena equimose (Fig. 12.**7**); esta regredirá espontaneamente em 3–4 dias. Se o periósteo orbitário for atravessado, então gordura orbitária se prolapsa para a via aérea nasal. Embora a gordura tenha uma tonalidade amarela, ela pode parecer notavelmente semelhante a pólipos nasais. Palpação do olho fechado pelo assistente, ou por você, mostrará se é gordura orbitária, porque se moverá abruptamente com esta manobra. Se for gordura, não entre em pânico; há uma tentação a empurrá-la de volta para a órbita (isto falhará), puxá-la para fora (isto tornará pior o dano à órbita), ou a cauterizá-la. Nenhuma destas ações é necessária, e elas podem causar mais mal.

Se estiver sendo usada instrumentação a motor, deve ser suspensa, porque a aspiração pode facilmente remover a gordura, a qual é então cortada fora, e isto torna as coisas piores. Se o cirurgião tiver a experiência para executá-lo, a colocação de uma *patte* neurocirúrgica úmida sobre a gordura pode proteger esta área enquanto o resto do procedimento é completado. Enquanto o único dano for a abertura do periósteo, o único problema será alguma equimose periorbitária. O cirurgião que realizou uma descompressão orbitária extensa e descomprimiu e incisou amplamente o periósteo, permitindo que a gordura se prolapse medialmente sem criar um problema, perceberá que esta não é uma complicação/dificuldade importante, contanto que seja reconhecida e a órbita não seja ainda mais penetrada.

O paciente deve ser aconselhado a evitar assoar o nariz e/ou represar quaisquer espirros durante 4 dias, a fim de evitar enfisema cirúrgico, e é melhor dar antibióticos profiláticos para evitar o risco teórico de celulite orbitária (Fig. 12.8). A tensão dentro da órbita deve ser monitorada comparando-a delicadamente com o outro olho, para assegurar que não há sangramento ou pressão acumulando-se no compartimento posterior. Se o globo estiver tenso e com proptose, então pode ser necessária descompressão. O eixo das pupilas deve ser verificado. Se estiver alterado, isto pode indicar que uma quantidade considerável do conteúdo orbitário foi removida ou proptosada para dentro da via aérea, ou que o reto medial foi lesado. Nestas circunstâncias, deve ser procurada uma opinião oftalmológica urgente.

Os reflexos pupilares à luz devem ser verificados com o "teste da lanterna oscilante" (Mason *et al.*, 1998 a). (Fig. 12.9 a–c). Isto mostrará se há um defeito pupilar aferente. Como exemplo, se houver preocupação com lesão do nervo óptico esquerdo, então a luz é lançada no olho esquerdo. Se tiver havido lesão desse nervo óptico, então se a luz for lançada nesse olho, ambas as pu-

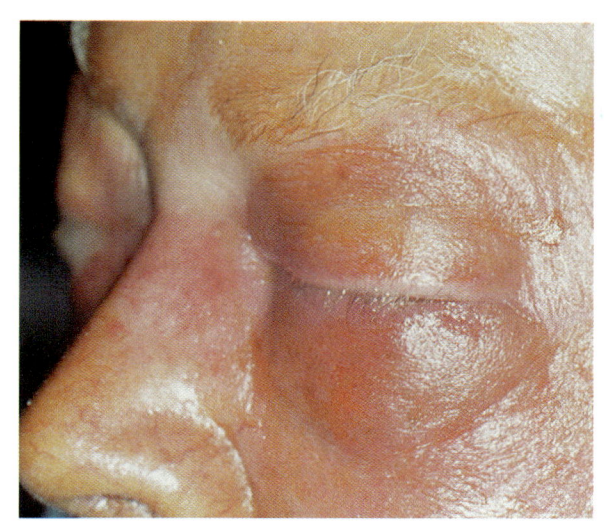

Fig. 12.**8** Celulite periorbitária pós-operatória.

Pupila esquerda dilatada durante cirurgia sinusal endoscópica mas que tem um teste da lanterna oscilante NORMAL. Portanto ausência de lesão do nervo óptico – dilatação farmacológica + recuperação completa provável

Passo 1: Lançar luz no olho esquerdo e a pupila direita constringe-se vivamente. Portanto, via aferente intacta à esquerda

Passo 2: Oscilar a luz rapidamente sobre a direita, a pupila parece como no passo 1, isto é, boa constrição da pupila direita. Portanto via aferente intacta à direita

Passo 3: Oscilar a luz rapidamente de volta para a esquerda, e as pupilas parecem a mesma coisa novamente

Em outras palavras, não importando sobre qual olho a luz brilhe, a pupila do olho direito permanece responsiva à luz. (A pupila esquerda é lenta ou não-responsiva devido a dilatação farmacológica ou lesão do nervo oculomotor neste lado [raramente])

a

Fig. 12.**9 a** O teste da lanterna oscilante para verificar quanto a um defeito aferente no nervo óptico.

Fig. 12.**9 b, c** ▷

Fig. 12.**9 b, c** Sinais oculares em várias situações clínicas.

O assistente observa movimento de puxões do olho esquerdo durante cirurgia sinusal endoscópica. Teste da lanterna oscilante mostra defeito pupilar aferente. Portanto lesão do nervo óptico

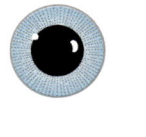

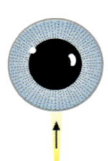

Passo 1: Lançar luz no olho esquerdo, ambas as pupilas mostram constrição precária ou ausente. N.B.: as pupilas podem ser de tamanho normal inicialmente em virtude da via aferente normal à direita

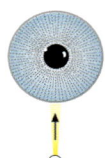

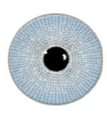

Passo 2: Lançar luz rapidamente sobre o olho direito, ambas as pupilas mostram boas constrições

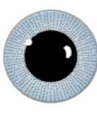

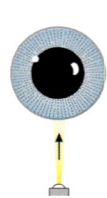

Passo 3: Lançar luz rapidamente de volta para o olho esquerdo, ambas as pupilas na realidade dilatam-se porque a via aferente à esquerda, com relação à direita, é defeituosa

b

Dilatação Unilateral

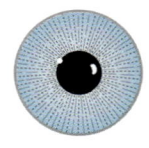

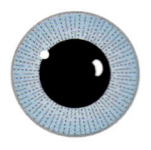

1. Dilatação pupilar devido a trauma do nervo oculomotor
2. Dilatação farmacológica da íris, p. ex., cocaína respingada no olho
3. Condução reduzida do terceiro nervo causada por cocaína na divisão inferior do nervo oculomotor quando passa através da fissura orbitária superior, em estreita proximidade ao seio esfenoidal/etmoidal (efeito de anestésico local)

Constrição Unilateral

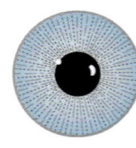

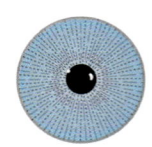

A constrição pupilar é causada por lesão do suprimento simpático à íris (síndrome de Horner)

c

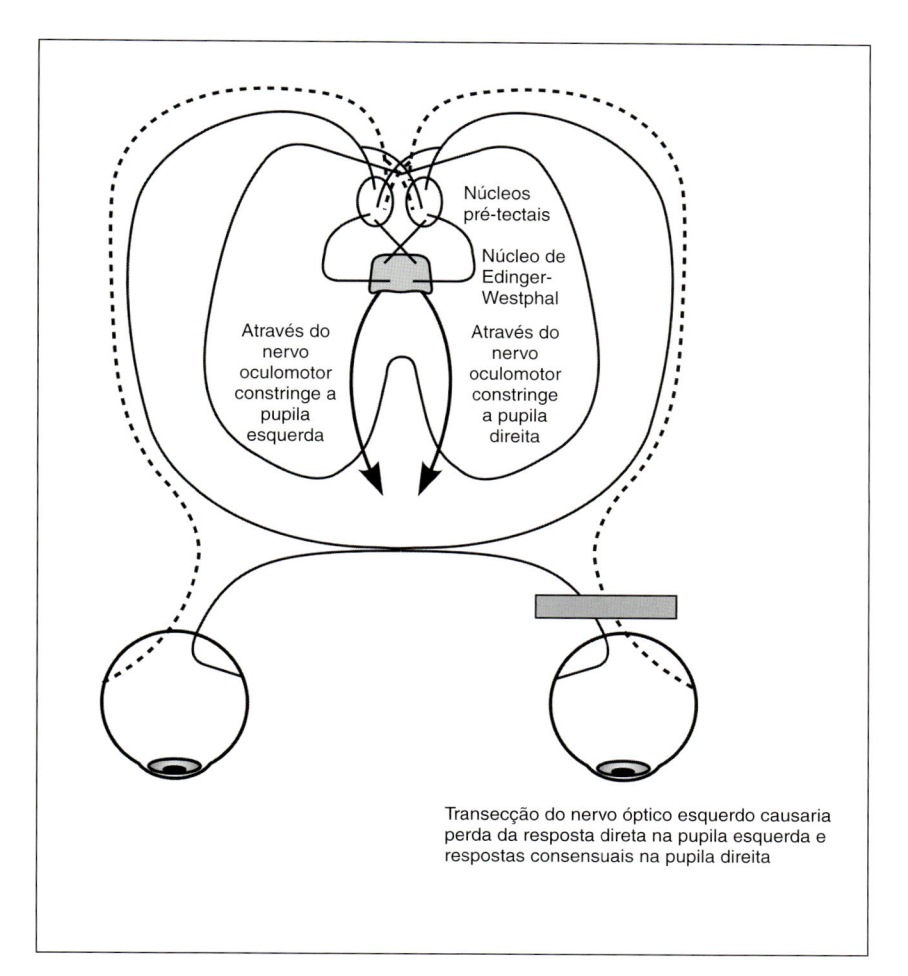

Fig. 12.**10** Diagrama linear das vias óptica e oculomotora.

Núcleos pré-tectais
Núcleo de Edinger-Westphal
Através do nervo oculomotor constringe a pupila esquerda
Através do nervo oculomotor constringe a pupila direita

Transecção do nervo óptico esquerdo causaria perda da resposta direta na pupila esquerda e respostas consensuais na pupila direita

pilas mostrarão constrição pouca ou ausente (as pupilas podem ser de tamanho normal inicialmente em virtude de uma via aferente normal à direita). A luz é então oscilada rapidamente sobre o olho direito, e ambas as pupilas mostram boa constrição. A luz é então balançada rapidamente de volta no olho esquerdo, e se ambas as pupilas se dilatarem, então isto indica que a via aferente à esquerda está defeituosa. Esta é a melhor maneira de verificar se há um defeito pupilar aferente, se o paciente estiver anestesiado. O aparecimento de pulsação dos vasos retinianos não é um sinal confiável. O teste final é acordar o paciente e verificar sua visão (Fig. 12.**10**).

O cirurgião não deve ignorar qualquer complicação ou complicações potenciais (Fig. 12.**11 a, b**). Os autores foram solicitados algumas vezes a comentar como testemunhas peritas sobre eventos nos quais os cirurgiões perceberam que tinham danificado o conteúdo orbitário e em seguida deixaram de executar a ação apropriada.

Se houver uma complicação orbitária, os reflexos à luz, a pressão da órbita e, mais importante, a acuidade visual devem ser verificados. Nenhum mal provém desta verificação, em particular a da visão. Se houver alguma preocupação acerca da integridade da via aferente ou da órbita, nós recomendamos que a visão seja verificada a cada 15 minutos durante a primeira hora, a seguir a cada 30 minutos durante duas horas, e a seguir horariamente durante mais duas horas. Se a pressão estiver elevada dentro da órbita, exigindo descompressão, isto deve ser feito dentro de uma hora. Ignorar isto coloca em risco a visão do paciente.

Tenha certeza de fechar o outro olho ao checar a visão do olho em questão. É melhor remover delicadamente qualquer excesso de pomada, limpando o olho enquanto ele está fechado, de outro modo, a acuidade visual será afetada e isto pode alarmar o paciente e o cirurgião (Fig. 12.**12 a–e**).

Vazamento de LCR

Os pontos-chave que necessitam ser observados a fim de prevenir complicações envolvendo vazamento de líquido cerebroespinal (LCR) são:

178 ■ 12 Prevenção e tratamento de complicações

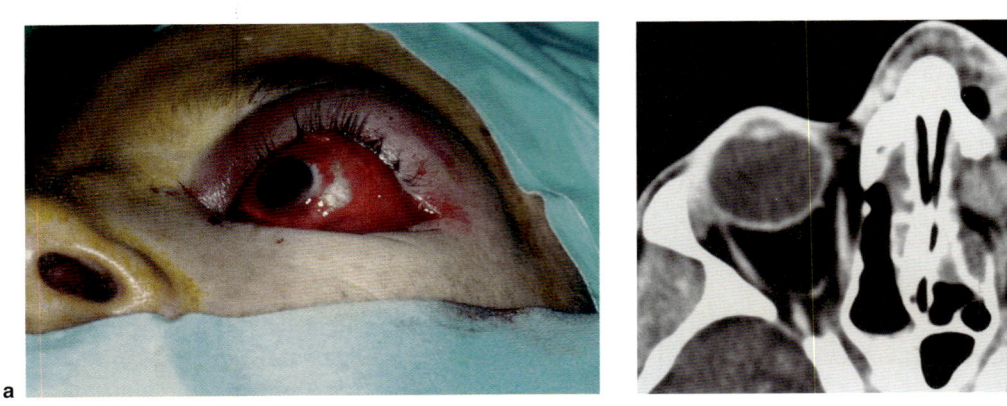

Fig. 12.**11 a** Proptose ocular devido a sangramento retroorbitário. **b** Imagem de TC de um paciente que teve sangramento para dentro do compartimento posterior do olho esquerdo que não foi descomprimido e resultou em cegueira.

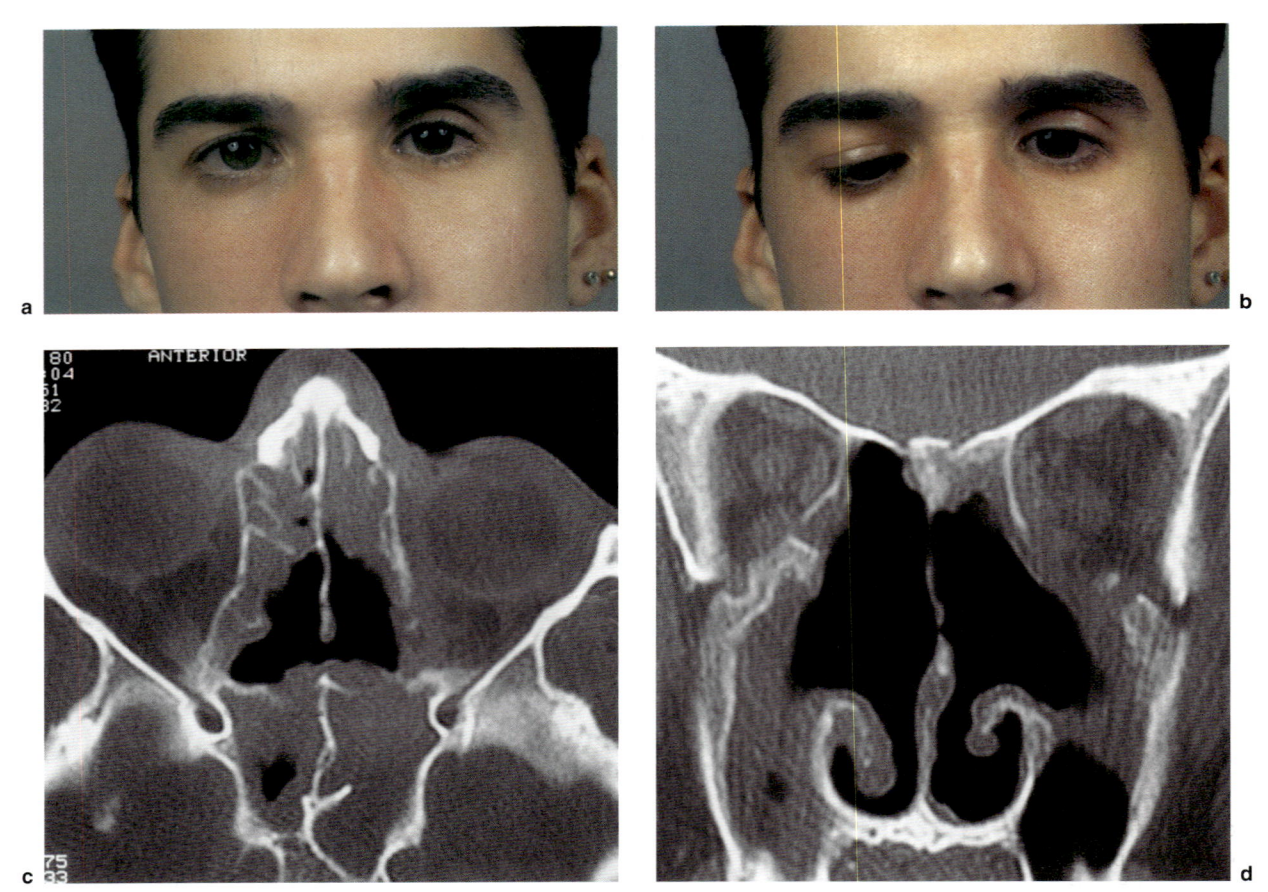

Fig. 12.**12 a, b** Um paciente que teve enoftalmia, ptose e pupila dilatada esquerdas, sem cegueira, devido a remoção excessiva de osso que incluiu o soalho da órbita e lesão do nervo oculomotor. **c, d** Radiologia mostrando o resultado da cirurgia.

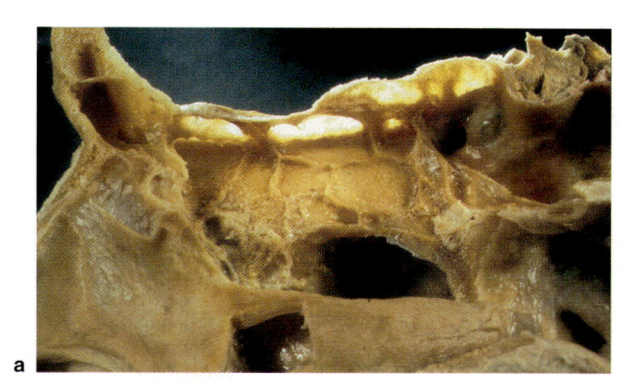

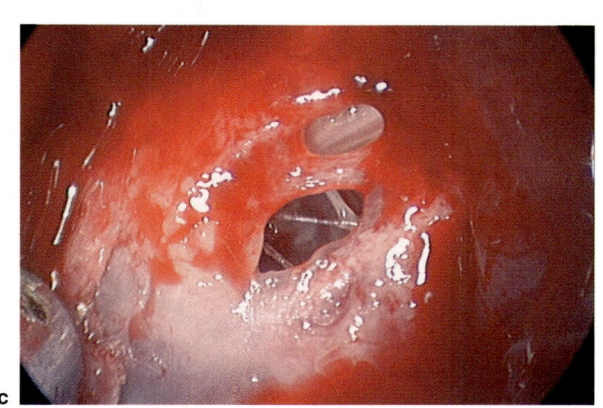

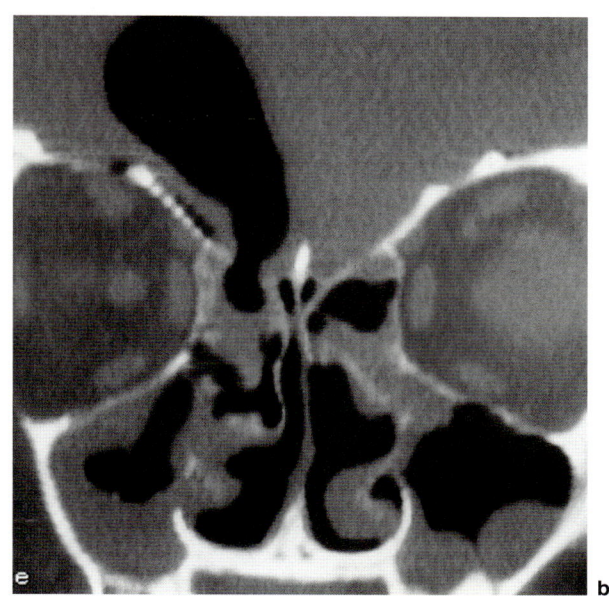

Fig. 12.**13 a** Um crânio transiluminado mostrando o osso fino da sua base anterior. **b** Uma imagem de TC coronal mostrando pneumoencéfalo porque a base do crânio foi atravessada. **c** Uma visão endoscópica do defeito.

- Obedecer à lista de verificação pré-operatória.
- Não ficar mexendo em vão ("futucando") em torno da fixação da concha média ao teto da base anterior do crânio, a não ser que você seja familiarizado com esta área.
- É mais seguro abrir as células aéreas etmoidais posteriores, uma vez que você tenha encontrado a altura do teto do seio esfenoidal: se você ficar abaixo deste nível, não irá através da base do crânio.
- Não angular seus instrumentos medialmente na direção da lamela lateral, porque a base do crânio é extremamente fina nesta área e você fica mais propenso a causar um vazamento.

A área mais fina da base do crânio é adjacente àquela em que a artéria etmoidal anterior entra na base anterior do crânio, na lamela lateral da lâmina cribriforme (Fig. 12.**13 a–c**). A área seguinte mais comum onde ocorre vazamento de LCR é onde o terço médio da concha média começa a fixar-se mais lateralmente, a partir da base do crânio até a parede nasal lateral. É aqui que ela pode inadvertidamente ser apreendida, torcida ou puxada, e um defeito pode ser criado. A base do crânio tende a angular-se inferiormente, à medida que o cirurgião trabalha posteriormente e a altura dos seios etmoidais posteriores varia. Você necessita ter uma boa razão para estar nos seios etmoidais posteriores. Esta razão, muitas vezes, é causa de polipose grave, com ou sem doença purulenta.

A imagem de TC pode ajudar o cirurgião a decidir a extensão da cirurgia que provavelmente será necessária para remover a mucosa doente e ventilar o seio afetado. (N. B.: Seja cuidadoso se a TC foi feita durante ou logo depois de uma série de esteróides orais, porque isto pode reduzir apreciavelmente a quantidade de edema da mucosa e a retenção de secreções.) Veja se há um "halo negro" de algum ar nas células periféricas em torno da base do crânio (Fig. 12.**14 a, b**). Este é um sinal encorajador, porque significa que há um acolchoamento de células normais que serão penetradas antes de alcançar a base do crânio. Um "branqueamento" na TC necessita ser abordado com mais cautela. Primeiro, vale a pena julgar a altura dos seios etmoidais posteriores na TC, examinando a altura desde a base posterior do crânio até o teto dos seios maxilares nos cortes coronais posteriores. A seguir, o cirurgião deve verificar a presença de uma célula aérea etmoidal. Antes de começar qualquer cirurgia, é valioso flexionar a cabeça sobre o pescoço, porque isto colocará a base do crânio em um plano mais vertical. Isto é particularmente valioso porque, em seguida à intubação, o paciente é muitas vezes posicionado sobre a mesa de operações com a cabeça estendida, tornando mais provável que o cirurgião penetre a base do crânio, se ele for direto para trás.

Se houver um "branqueamento", uma estratégia segura é entrar no seio esfenoidal antes que os seios etmoidais posteriores tenham sido abertos, para encontrar a altura do seu eto. Uma vez que o teto dos seios etmoidais nunca é mais baixo que o teto do seio esfenoidal, isto é um indicador útil do nível abaixo do qual é seguro operar. Embora os seios etmoidais posteriores

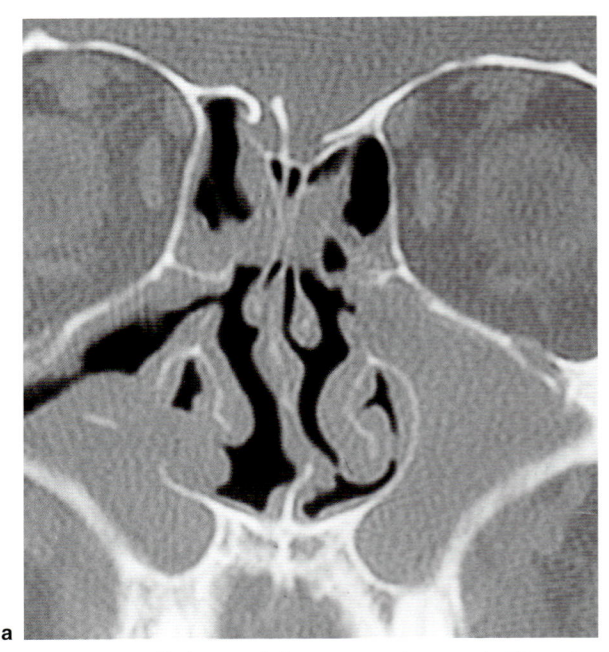

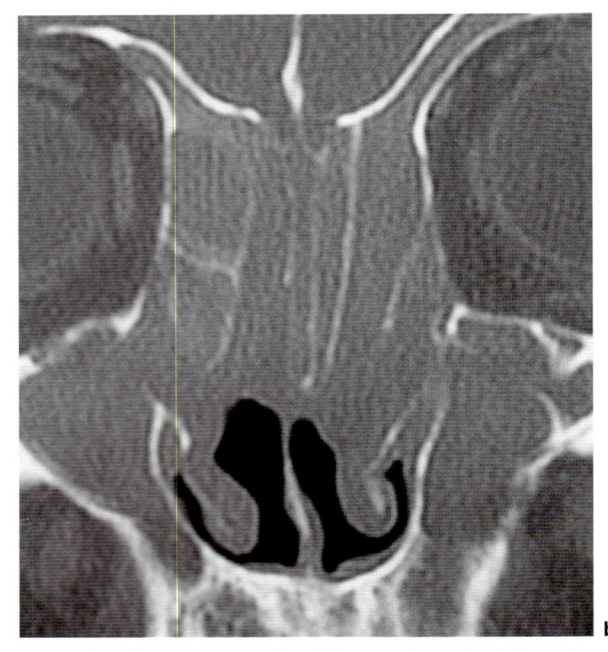

Fig. 12.**14 a** Um "halo negro" de ar em uma imagem de TC mostrando que ao cirurgião que aparecerão células aeradas antes da base do crânio. **b** Um "branqueamento" sem nenhuma aeração dos seios.

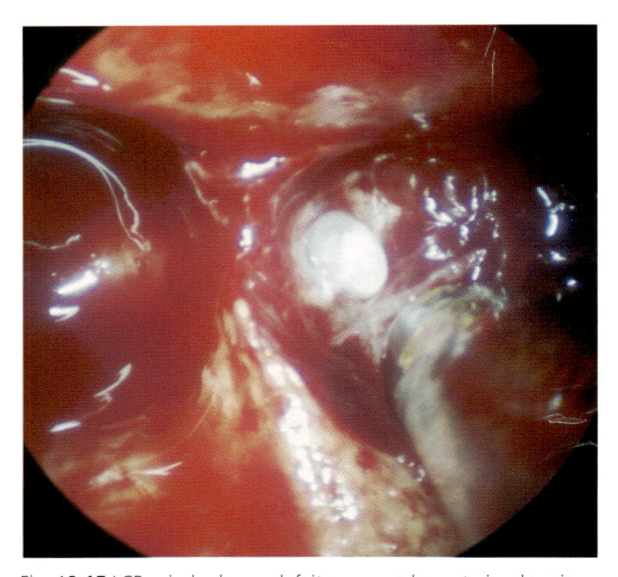

Fig. 12.**15** LCR saindo de um defeito na parede posterior do seio esfenoidal.

Tratamento de um vazamento intra-operatório de LCR

Líquido transparente pode ser visto emanando de um defeito na base do crânio (Fig. 12.15). Ele parece uma corrente clara em um acúmulo de sangue, e muitas vezes pulsa. A não ser que você esteja ciente desta possibilidade, poderá despercebê-lo. Ocasionalmente uma célula aérea etmoidal cheia de muco que é aberta produzirá um aspecto semelhante, mas então a corrente pára quase imediatamente. As bordas do defeito ósseo devem ser definidas. Muitos materiais de enxerto foram usados, variando de um enxerto de gordura tipo "rolha" para pequenos vazamentos (Wormald e McDonagh, 1997) até um enxerto de concha livre ou cartilagem de concha auricular para defeitos maiores (Marshall *et al.*, 2001 a). É melhor colocar o enxerto acima do defeito, de modo que ele fique subjacente ao defeito, mas encunhá-lo dentro do buraco também funciona. Isto então recebe uma superposição de enxerto livre de mucosa da concha inferior. Nós constatamos que um dreno lombar é desnecessário. O enxerto é suportado por um curativo de celulose oxidada, para evitar que ele cole num tamponamento, como gaze impregnada de bismuto e iodofórmio durante 10 dias. Tanto antibióticos profiláticos peroperatórios quanto pós-operatórios são dados durante 10 dias. O paciente é posicionado a 30° ou mais de cabeça alta e é solicitado a não fazer força (p. ex., não elevar objetos pesados e evitar constipação). Os pacientes têm alta hospitalar após 36 horas.

possam ser mais altos que o teto do seio esfenoidal, estas células são poucas e usualmente grandes, e exatamente por abri-las abaixo do nível do teto do seio esfenoidal, será fácil localizá-las. Com uma sonda de extremidade curva por exemplo, a extremidade em oliva de um aspirador curvo pode ser usada para palpar onde há espaço atrás de quaisquer das partições ósseas, de modo a que estas possam ser removidas com pinça cortante ou saca-bocado de Hajek.

Hemorragia retroorbitária

Geralmente a artéria etmoidal anterior pode ser localizada em uma célula atrás do recesso frontal. O tamanho desta célula varia: pode ser pequena ou grande. Esta célula é chamada uma célula supra-orbitária (muitas vezes é uma extensão do recesso suprabolhoso) (Bolger e Mawn, 2001). A artéria etmoidal anterior pode muitas vezes ser vista na TC, particularmente quando ela entra na órbita onde produz um defeito aflautado na lâmina papirácea. Quanto mais pneumatizado é o recesso supra-orbitário, mais vulnerável a lesões ele é (Fig. 12.16). Ocasionalmente, a bolha etmoidal fixa-se diretamente à base do crânio. Nestes pacientes, a artéria etmoidal anterior situa-se dentro do seu teto e é uma "ondulação" atrás da fixação da parede anterior da bolha etmoidal à base do crânio. A artéria etmoidal anterior jaz acima do nível da fixação da extremidade anterior da concha média à base do crânio e pode ser evitada permanecendo-se abaixo deste nível. Esta é outra razão para não instrumentar o recesso frontal, a não ser que haja boas razões para o fazer. Entretanto, se o recesso frontal necessitar abertura, é melhor abordá-lo anteriormente, afastado da artéria etmoidal anterior, se os marcos anatômicos forem precários devido a cirurgia prévia ou sangramento. Uma vez que a artéria etmoidal anterior é às vezes deiscente, é judicioso não apreender pólipos nesta área, se você não for capaz de identificar claramente a anatomia. Se a visibilidade for boa e a bolha etmoidal não tiver sido aberta previamente, então, depois de inspecionar a imagem de TC para checar quanto à presença e posição de células do *agger nasi/bulla frontalis*, o recesso frontal pode ser encontrado seguindo-se a parede anterior da bolha etmoidal superiormente.

A artéria etmoidal anterior é deiscente em algum ponto na maioria dos pacientes (Lang, 1989). É importante evitar lesá-la; embora sua laceração possa causar sangramento acentuado, a principal preocupação é que, se ela for transeccionada e se retrair para dentro da órbita, pode causar um acentuado aumento na pressão no compartimento posterior do olho e colocar em risco a artéria da retina e seu suprimento para a retina. Se ela for lacerada, uma diatermia bipolar delicada deterá o sangramento, mas faça isto com grande cuidado, a fim de evitar transeccioná-la queimando o segmento restante da artéria.

Se houver sangramento importante para o compartimento posterior do olho, o olho se proptosará, a órbita se tornará muito firme, e depois de alguns minutos o teste da lanterna oscilante revelará um defeito aferente. Um paciente que estiver acordado mencionará desconforto e perda de visão. Se isto for reconhecido imediatamente, um torniquete orbitário deve ser tentado. Isto envolve colocar lã de algodão sobre a pálpebra fechada e aplicar um torniquete orbitário (o equivalente oftalmológico de um esfigmomanômetro) sobre o algodão e em torno da cabeça, e a seguir inflá-lo para a pressão

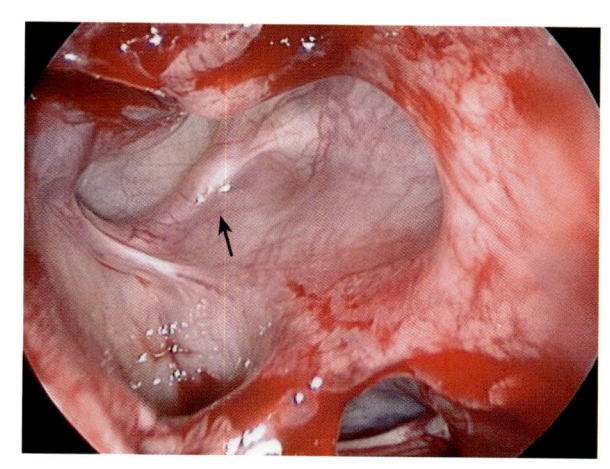

Fig. 12.16 A crista criada pela artéria etmoidal anterior é vista claramente (seta) por causa do grau de pneumatização da base do crânio.

sistólica. Isto deve ser feito durante um minuto, e a seguir deve ser removido e verificados os reflexos das pupilas e/ou a visão. Se a visão ou o reflexo pupilar tiverem melhorado, o torniquete óptico deve ser reaplicado, e o processo repetido a cada minuto durante até 5 minutos. Se isto for feito logo depois da lesão, pode ser suficiente para sustar o sangramento dentro da órbita e deter o processo.

É judicioso monitorar a visão durante 6 horas, daí em diante, para assegurar que nenhum sangramento adicional ocorra dentro do compartimento posterior. Se esta manobra não for possível ou não funcionar, a órbita deve ser descomprimida. Constitui a preferência dos autores fazer uma cantotomia lateral e cantólise inferior, uma vez que isto é rápido e eficiente e é associado a mínima morbidade (Fig. 12.17). Embora alguma evidência sugira que o nervo óptico é capaz de resistir à isquemia durante até uma hora, é melhor descomprimir a órbita tão precocemente quanto possível (Jones, 1997). Você não deve aguardar a chegada de um colega oftalmologista, a não ser que ocorra dentro de uma hora. Avaliação do suprimento vascular dos vasos retinianos com um oftalmoscópio é inadequada e não deve receber confiança.

Cantotomia lateral e cantólise inferior

É importante ter praticado este procedimento em cadáver para ter-se a confiança de efetuá-lo *in vivo*. Anestésico local deve ser colocado em torno do canto lateral do olho. Tesoura reta pequena deve ser usada para dividir o canto lateral até o osso do rebordo orbitário e até a profundidade do sulco lateral da conjuntiva. É importante proteger o globo a fim de evitar uma abrasão corneana ou lesão conjuntival (Fig. 12.18 a–d). A pálpebra inferior é a seguir afastada para baixo, para expor a substância da pálpebra inferior; a tesoura é angulada a

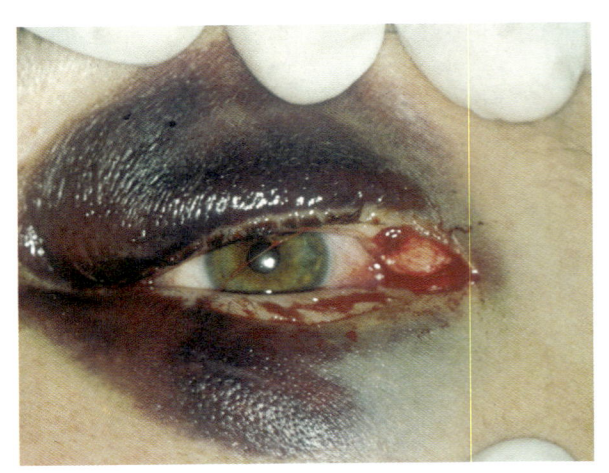

Fig. 12.**17** Um paciente que acabou de receber uma cantotomia lateral e cantólise inferior para uma hemorragia retroorbitária.

visão devem ser verificados. Ao longo dos 2–3 dias seguintes, a órbita se retrairá para sua posição normal e a incisão será normalmente quase imperceptível, uma vez que desaparece no pé-de-galinha do olho. Não necessita sutura em qualquer fase.

Este procedimento em geral é suficiente para descomprimir o compartimento posterior do olho. Se for inadequado, uma descompressão medial deve ser efetuada também. Isto pode ser feito endoscopicamente removendo-se a lâmina papirácea amplamente e incisando o periósteo orbitário, ou externamente por uma incisão de Lynch–Howarth; a escolha depende da experiência do cirurgião. Não fique assustado de fazer uma incisão externa, se você se sentir mais confortável com essa conduta. A preservação da visão assume prioridade, e vem antes de qualquer embaraço que você possa ter com a produção de uma cicatriz externa. De qualquer forma, a incisão externa normalmente se cura bem, desde que a linha seja quebrada com uma incisão em forma de gaivota, uma vez que isto minimizará a possibilidade de formação de membrana. Se a órbita for descomprimida por uma via de acesso externa, a artéria etmoidal anterior não será encontrada, porque terá se retraído para dentro da substância da órbita. Ela não deve ser procurada, uma vez que isto causaria mais descontinuidade e dano à órbita.

45° com o eixo horizontal, e o ligamento lateral e o septo são divididos. O globo e o conteúdo da órbita então se prolapsarão para a frente. Um pouco de exsudato corado de sangue sairá, mas não espere muito sangramento e não explore dentro do compartimento posterior do olho. Os reflexos pupilares, a pressão da órbita e a

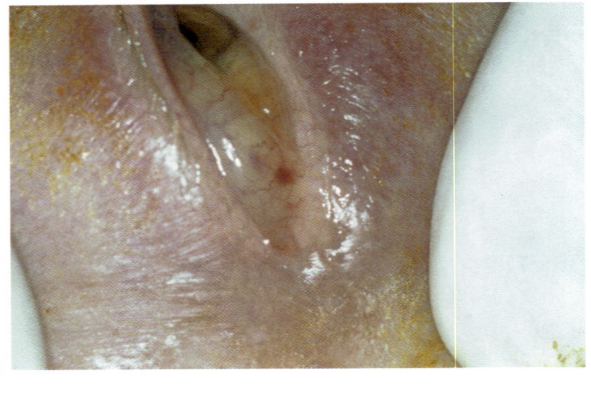

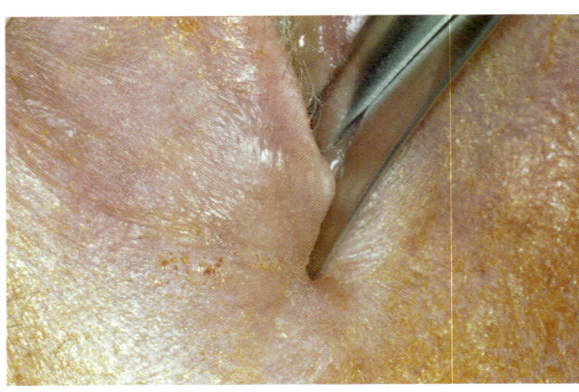

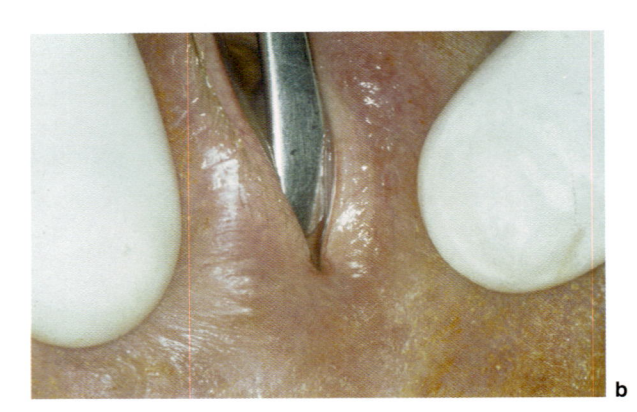

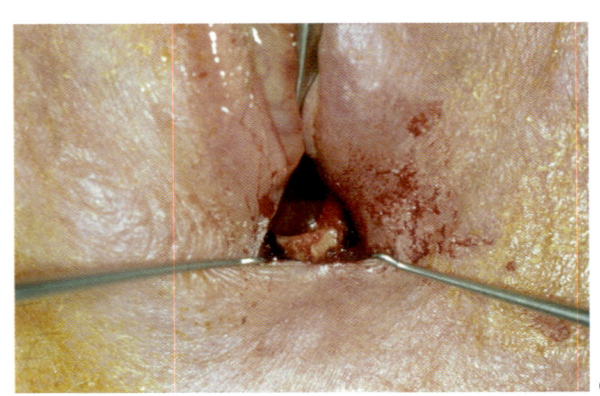

Fig. 12.**18 a–d** Uma cantotomia lateral e cantólise inferior. Expor o canto lateral, proteger a conjuntiva, incisar através de todas as camadas até a margem orbitária, e a seguir cortar o ligamento lateral, destacando-o da órbita.

Lesão do reto medial

Lesão do reto medial ocorre por desatenção: se o periósteo orbitário for atravessado, o assistente deve notar movimento do globo. O operador deve ser muito cauteloso ao operar na parede nasal lateral nesta área, e pedir ao assistente para fazer rechaço do olho repetidamente. Lesão do reto medial normalmente ocorre por penetração profunda na órbita (Fig. 12.**19**). Infelizmente, mesmo que seja reconhecida no momento, é muito difícil evitar a retração cicatricial e a diplopia que tendem a ocorrer (Flynn *et al.*, 1979). Até mesmo cirurgiões experientes de estrabismo têm dificuldade para melhorar os problemas causados por lesão do reto medial.

Lesão do nervo óptico

O nervo óptico pode ser lesado pela penetração na órbita através da lâmina papirácea (Fig. 12.**20**). Se o assistente procurar movimento do olho quando o cirurgião está operando na parede nasal lateral, é improvável que o nervo possa ser danificado antes que seja notado que a órbita foi penetrada.

O outro meio pelo qual o nervo óptico pode ser traumatizado é se ele for exposto em uma célula aérea esfenoetmoidal (Fig. 12.**21 a, b**). Uma célula aérea esfenoetmoidal deve ser procurada na TC pré-operatoriamente, e cuidado deve ser tomado ao remover pólipos ou células laterais ao plano sagital da parede medial do seio maxilar. Nestas circunstâncias, é particularmente aconselhável encontrar o seio esfenoidal medialmente, primeiro que tudo, e então trabalhar para a frente. O nervo óptico pode ser proeminente em 20% dos pacientes na metade superior da parede lateral do seio esfenoidal, mas raramente ele é deiscente. A carótida reside na área lateral e inferior do seio esfenoidal, e por essa razão é aconselhável evitar a parede lateral do esfenóide, a menos que haja boa razão (p. ex., descompressão do nervo óptico). Se um *shaver* (desbridador) a motor for colocado no seio esfenoidal, seu orifício de aspiração deve ser dirigido medialmente para reduzir ao mínimo o risco de danificar as estruturas na parede nasal lateral.

■ Complicações pós-operatórias

Sangramento

Para sangramento de pequena monta, sentar o paciente com cabeça alta a 30° ao término do procedimento muitas vezes será suficiente. Há temporariamente mais sangramento durante tosse quando o paciente acorda, porque isto aumentará a pressão venosa. Para sangramentos moderados, um tamponamento pode ser embebido em epinefrina 1:10.000 se não houver contra-indicação. Isto pode ser removido na recuperação ou deixado em posição durante 12 horas se o sangramento continuar.

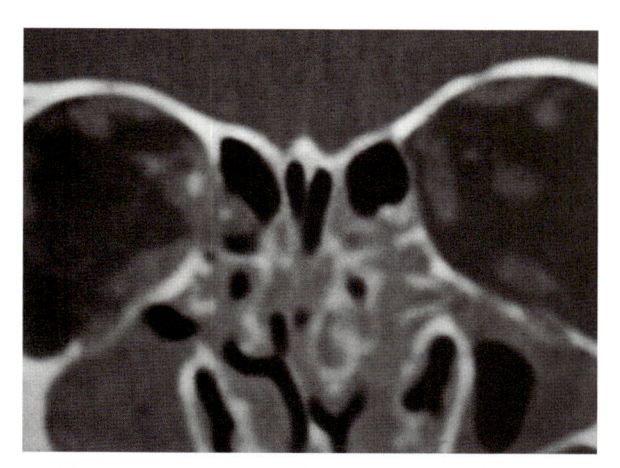

Fig. 12.**19** Imagem de TC coronal mostrando que o reto medial direito foi lesado.

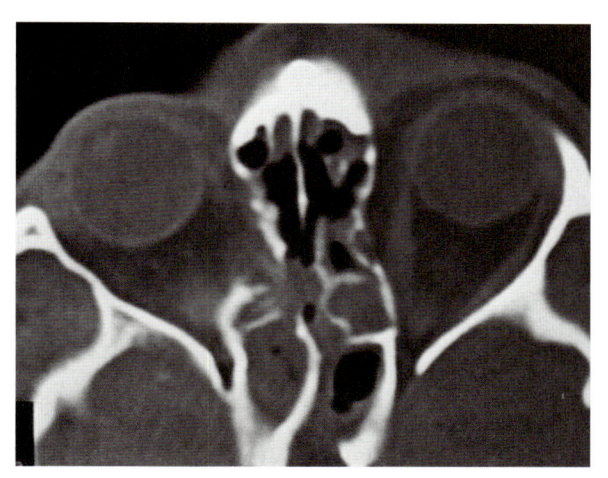

Fig. 12.**20** Uma imagem de TC axial mostrando lesão do nervo óptico direito.

Se tamponamentos tiverem que ser deixados em posição durante mais de 24 horas, um antibiótico profilático deve ser dado, porque os curativos se tornam fétidos, a não ser que contenham uma pomada antibiótica. Raramente, sangramento reacional torrencial pode ocorrer destes vasos nas primeiras 12 horas. Admite-se que isto seja devido a estes vasos inicialmente entrarem em espasmo no momento da cirurgia, quando um tampão de plaquetas e fatores de coagulação os bloqueou, mas com o tempo, o relaxamento da artéria ou a fibrinólise revertem este processo e o sangramento recomeça. Durante a extubação do paciente, se necessário, é melhor definir endoscopicamente o local do sangramento. Normalmente um tamponamento com vasoconstritor e anestésico local controlará esta situação e possibilitará cauterização bipolar do vaso sangrante, se necessário. Se não for possível visualizar o vaso e/ou obter controle do sangramento por este método, um tamponamento nasal e/ou balão podem ser necessários

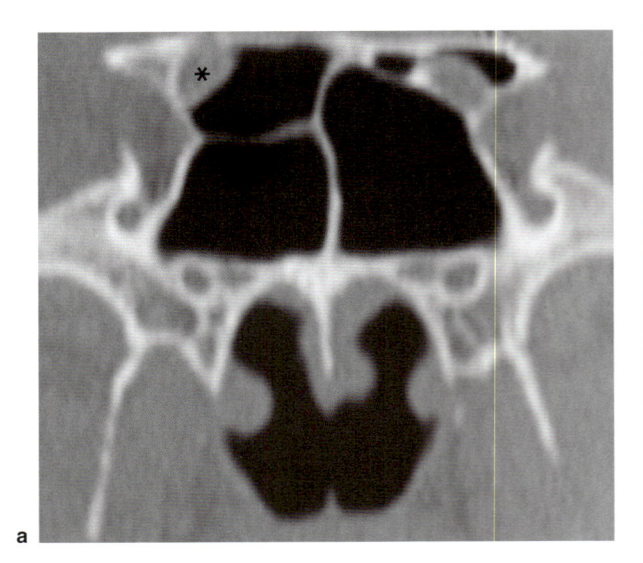

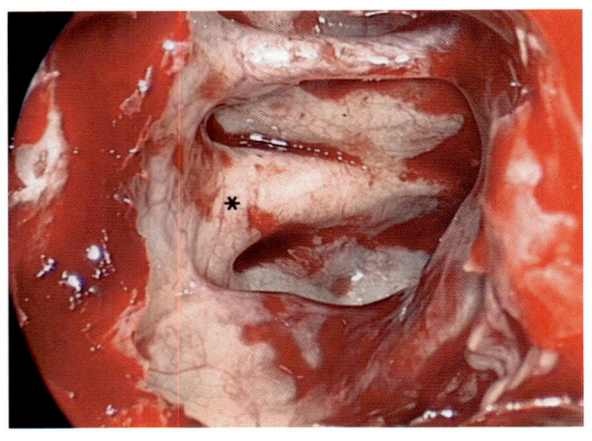

Fig. 12.**21 a** Uma imagem de TC coronal e **b** vista operatória de uma grande célula aérea esfenoetmoidal com o nervo óptico (*) exposto dentro dela.

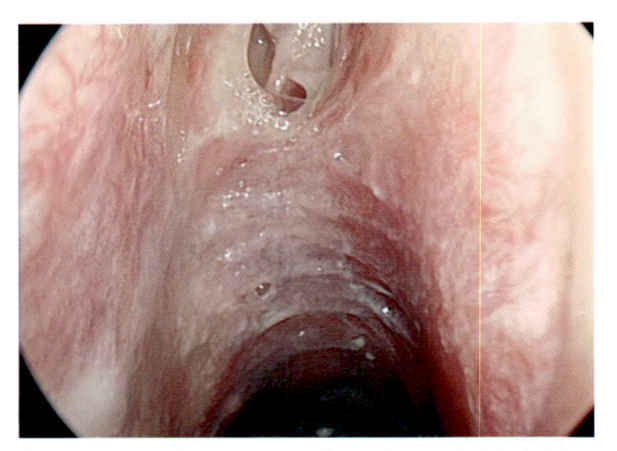

Fig. 12.**22** Aderências graves obstruindo a fenda olfatória devido a lesão da mucosa em superfícies adjacentes.

para tamponar o sangramento até que a artéria esfenopalatina possa ser ligada sob anestesia geral. Se tiver havido uma grande esfenoidotomia, então o sangramento provavelmente se origina de lesão do ramo septal quando ele cruza a parede anterior do esfenóide.

Aderências

Aderências são conseqüência de lesão da mucosa a superfícies adjacentes (Fig. 12.22). Elas podem ser minimizadas criando-se espaço, tratando a mucosa com cuidado, abrindo a fenda olfatória quando houve lesão da mucosa em ambas as superfícies, pedindo ao paciente para lavar a região vigorosamente três ou mais vezes por dia, e revendo o paciente após uma semana para anestesiar a mucosa com cofenilcaína e remover quaisquer filamentos de exsudato fibroso que estejam começando a se formar. Nós não observamos que talas ou cremes esteróides melhorem as coisas, uma vez que eles muitas vezes parecem causar mais lesão local da mucosa e estimular a fibrose. Similarmente, desbridamento mais precoce parece retardar a cura e estimular mais fibrose. Se aderências estiverem presentes pré-operatoriamente, elas precisam mais do que ser seccionadas, a fim de evitar que se formem novamente. Um segmento da aderência necessita ser removido com um saca-bocado de cortante, para criar mais espaço, seguindo-se irrigação com ducha e desbridamento após uma semana.

Epífora

O processo uncinado é fixado anteriormente ao osso em torno do ducto nasolacrimal, e se uma antrostomia meatal média for estendida muito anteriormente, o saco lacrimal ou o ducto nasolacrimal é danificado (Fig. 12.**23 a, b**). A melhor maneira de evitar isto é não aumentar o óstio anteriormente. Se o meato médio necessitar ser aumentado anteriormente para permitir acesso melhorado ou drenagem, então é melhor remover o processo uncinado retrogradamente com pinça retrógrada. Se os retromordedores exigirem outra que não mínima força para remover o processo uncinado, então é provável que o osso em torno do ducto nasolacrimal esteja também dentro das pás do mordedor, e você não deve continuar a apertar o instrumento. Se um paciente se queixar de que os seus olhos estão lacrimejando nos dias depois da cirurgia, é melhor não intervir, porque isso freqüentemente se resolverá por sua própria conta. Se a epífora persistir, uma dacriocistorrinostomia endonasal resolverá o problema.

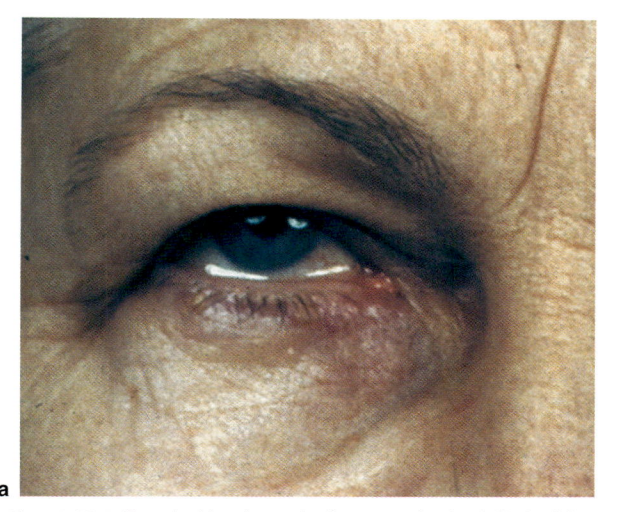

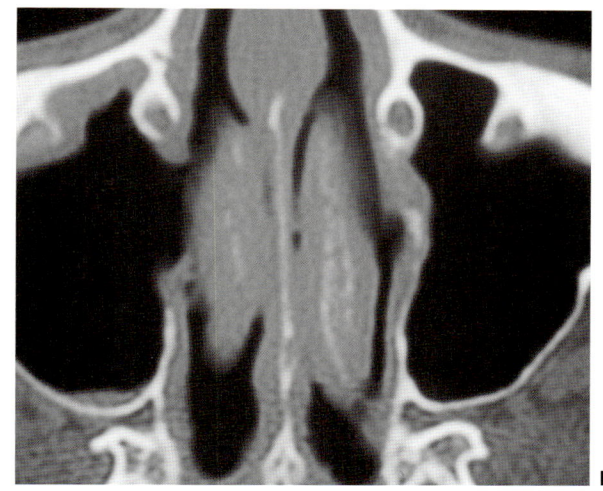

Fig. 12.**23** Epífora devida a lesão do ducto nasolacrimal direito (**a**) mostrada na imagem de TC (**b**).

Enfisema periorbitário

Se uma violação da lâmina papirácea ocorreu na cirurgia e o paciente tiver assoado o seu nariz nos primeiros 4 dias ou reprimido um espirro (o que aumenta dramaticamente a pressão intranasal), isto pode forçar ar para dentro dos tecidos moles em torno do olho (Fig. 12.24). Se o cirurgião reconhecer que há um defeito na lâmina papirácea, o anestesista deve ser aconselhado a tomar cuidado ao extubar o paciente e a não usar força demasiada, se o paciente necessitar ser ventilado com uma máscara facial (em outras palavras, se não tiver uma válvula fixa no circuito). Se ocorrer enfisema, ele será reabsorvido, desde que o paciente não insufle mais ar para dentro da área. Antibióticos profiláticos são dados a fim de evitar celulite orbitária.

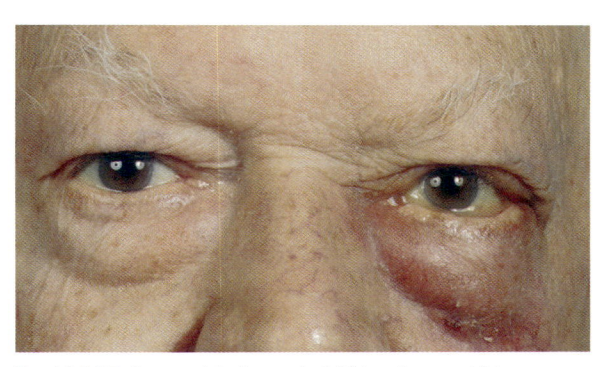

Fig. 12.**24** Enfisema cirúrgico periorbitário pós-operatório.

Anosmia

A importância do sentido do olfato e do paladar para o bem-estar psicológico dos pacientes freqüentemente é subestimada. Imagine se tudo de que você pudesse sentir o gosto fosse salgado, doce, amargo e azedo e que não pudesse cheirar o perfume, a loção de barba ou os feromônios do seu(sua) parceiro(a)! O olfato é um sentido precioso, e todo esforço deve ser envidado para preservá-lo ou melhorá-lo (Fig. 12.25). Isto significa essencialmente respeito *total* pela mucosa olfatória que se estende a partir da lâmina cribriforme para cobrir quase todo o lado medial da concha média, e não somente a mesma área no septo, em geral mas usualmente um pouco mais inferiormente.

Para evitar danificar esta mucosa, é útil dar esteróides orais pré-operatórios (a não ser que haja contra-indicações), especialmente se houver pólipos mediais à concha média visíveis na endoscopia quando o paciente é avaliado como paciente externo. Quando restam pólipos mediais à concha média na cirurgia, é melhor efetuar

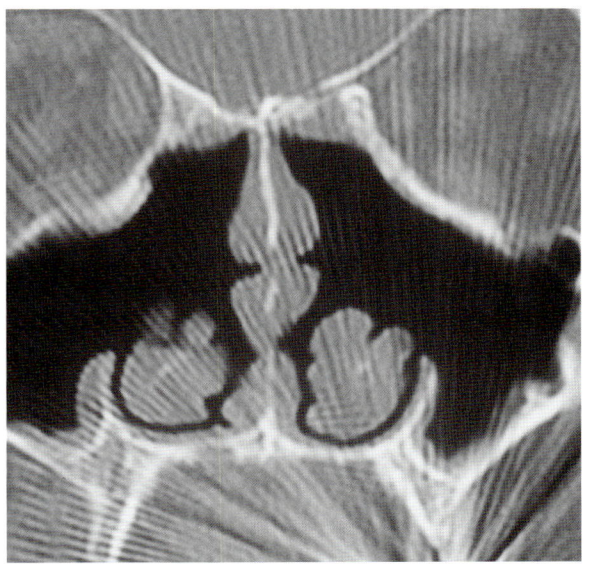

Fig. 12.**25** Uma imagem de TC de um paciente que tem anosmia após ressecção da mucosa olfatória.

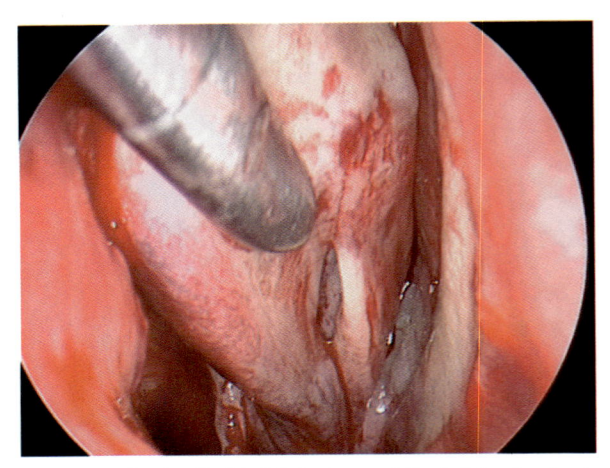

Fig. 12.**26** A fenda olfatória foi aberta por delicada lateralização da concha média depois de uma etmoidectomia.

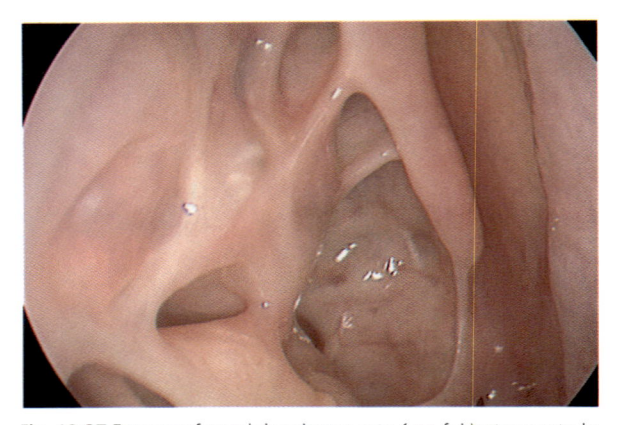

Fig. 12.**27** Estenose frontal depois que esta área foi instrumentada no passado.

uma etmoidectomia completa e a seguir lateralizar delicadamente a concha média para abrir a fenda olfatória (Fig. 12.**26**). Isso não é um problema se a extremidade anterior da concha média tornar-se aderente à parede lateral, desde que a antrostomia meatal média tenha sido estendida inferiormente, abaixo do limite inferior da concha média. Sob estas circunstâncias, a visibilidade do recesso frontal em pacientes externos pode ser limitada usando-se um endoscópio de 0° de 2,7 mm; ele pode ser visto com um endoscópio de 30°, embora isto raramente seja necessário. A recuperação de mucosa na fenda olfatória usando-se esta técnica, mesmo com grandes pólipos nesta área, necessita ser experimentada e acreditada. A técnica também minimiza os riscos de aderências nesta área e possibilita melhor acesso aos esteróides nasais tópicos. Se um paciente tiver hiposmia ou anosmia após cirurgia e a concha média for aderente ao septo, é valioso ressecar aqueles e lateralizar a concha média como um procedimento eletivo quando qualquer edema da mucosa tiver regredido.

Estenose do recesso frontal

A maioria das doenças do seio frontal é resultado de cirurgia prévia, e é importante não instrumentar esta área, a não ser que haja uma boa razão. O seio frontal muitas vezes é opaco na TC na polipose nasal, mas isto não é uma razão para operar no recesso frontal, uma vez que normalmente é devido a muco retido. É raro encontrar pólipos dentro do seio frontal. Simplesmente abrir o meato médio e desbastar pólipos na região abaixo do recesso frontal com um aparador ou pinça cortante, seguindo-se irrigação com ducha e esteróides nasais tópicos, muitas vezes será suficiente para possibilitar que a doença do paciente e seus sintomas sejam controlados.

O ponto-chave é não desnudar o recesso frontal da sua mucosa, uma vez que isto faz correr o risco de causar estenose (Fig. 12.**27**). Se houver doença purulenta dentro do seio frontal causando sintomas, então é melhor abrir o recesso, preservando tanta mucosa quanto possível. Isto é mais bem feito dissecando-se a mucosa, separando-a das células aéreas do *agger nasi* com um explorador e a seguir puxando o explorador para baixo sobre a casca da célula e removendo os fragmentos de osso – tendo o cuidado de preservar a mucosa. Quaisquer fragmentos soltos de mucosa, devem ser deixados, porque apanhá-los e puxá-los rasgaria a mucosa como se se rasgasse papel de parede solto de uma parede, deixando o osso nu, correndo o risco de cicatrização. Se houver fragmentos grandes de mucosa redundante que não podem ser aproximados das paredes em torno do recesso frontal, estes podem ser aparados usando-se um *shaver* ou pinça cortante. Se houver uma partição óssea entre uma célula supra-orbitária e o recesso frontal ou uma célula frontal alta, a partição entre elas deve ser removida de modo submucoso, ou uma partição projetando-se pode ser sacada com um instrumento de corte curvo. Isto deixará uma cobertura quase intacta de mucosa (Fig. 12.**28 a, b**).

Ao operar no recesso frontal, um endoscópio de 45° é valioso. Se você não puder localizar o seio frontal com um explorador pelos métodos descritos, é melhor não explorar com qualquer força nem remover tecido na esperança de que achará o recesso, porque é assim que são produzidos vazamentos de LCR, lesão orbitária ou estenose frontal. Em virtude desta complicação, sempre pergunte a você mesmo por que precisa estar no recesso frontal. O paciente tem sinusite frontal genuína, ou ele tem cefaléia de tensão? Sintomas frontais na polipose nasal são incomuns, e é igualmente raro que sintomas frontais crônicos sejam devidos a rinossinusite genuína.

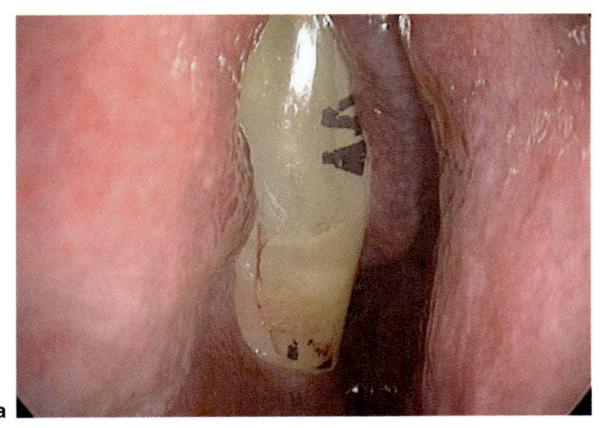

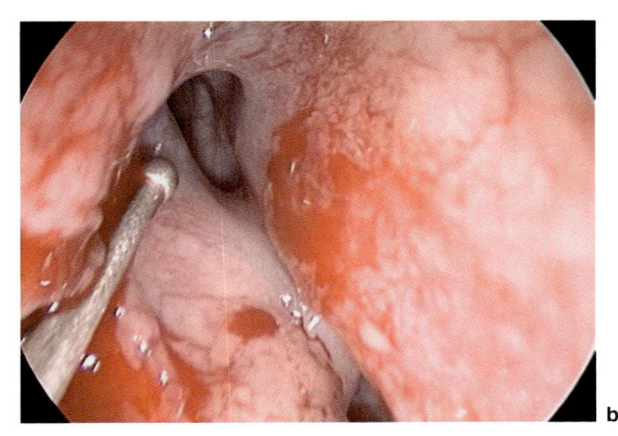

Fig. 12.**28 a** Tecido de granulação circunda um *stent* no recesso frontal e este pode estenosar-se quando o tubo for removido. **b** Abertura e preservação da mucosa no recesso frontal tende menos a resultar em estenose.

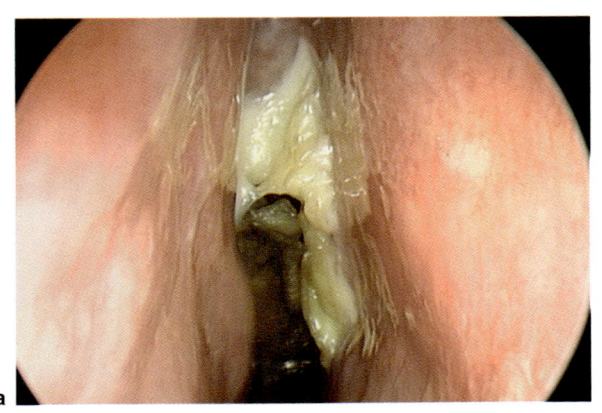

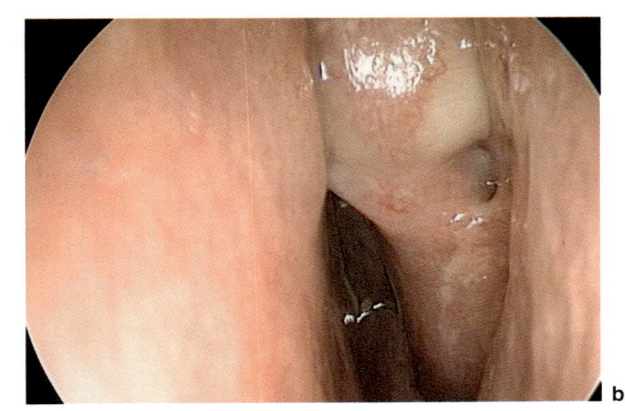

Fig. 12.**29** Visão pós-operatória de um paciente com infecção continuada **a** antes e **b** depois de lavagem com ducha juntamente com pomada antibiótica.

Formação de crostas

Crostas resultam de lesão da mucosa. Se houver lesão de espessura total da mucosa, o muco produzido estagna porque não há cílios funcionantes para removê-lo, e pode levar até um ano para os cílios começarem a funcionar sincronicamente outra vez. Lesão da mucosa deve ser minimizada, e um defeito de espessura total deve ser evitado a todo custo.

Infecção

Infecção superficial do muco estagnado é comum e geralmente se resolve com a lavagem com ducha. Ocasionalmente, estafilococos multiplicam-se em um mucopus que se coleta no seio maxilar e isto demora para limpar com a irrigação apenas (Fig. 12.**29, a, b**). Pomada de mupirocina nasal tópica cheirada liberalmente depois de aplicar a ducha seis vezes por dia durante 3 semanas pode fazer uma diferença dramática nestes pacientes.

Infecção alastrando-se para os tecidos moles é rara. Se o paciente tiver dor aumentada 1–3 dias depois da cirurgia, associada a edema periorbitário, antibióticos parenterais são necessários e a dor normalmente começa a regredir dentro de 2 dias.

Osteíte

Uma complicação rara é a dor grave causada por uma osteíte local que é pelo menos em parte devida à exposição de osso (Fig. 12.**30**). Isto é como um "alvéolo seco" após uma extração dentária. O paciente se queixa de uma dor intensa, surda, importuna na área onde osso branco nu está exposto. Ela produz um dolorimento muito indistinto, grave, incapacitante, intolerável, que traz lágrimas aos olhos dos pacientes. É muito an-

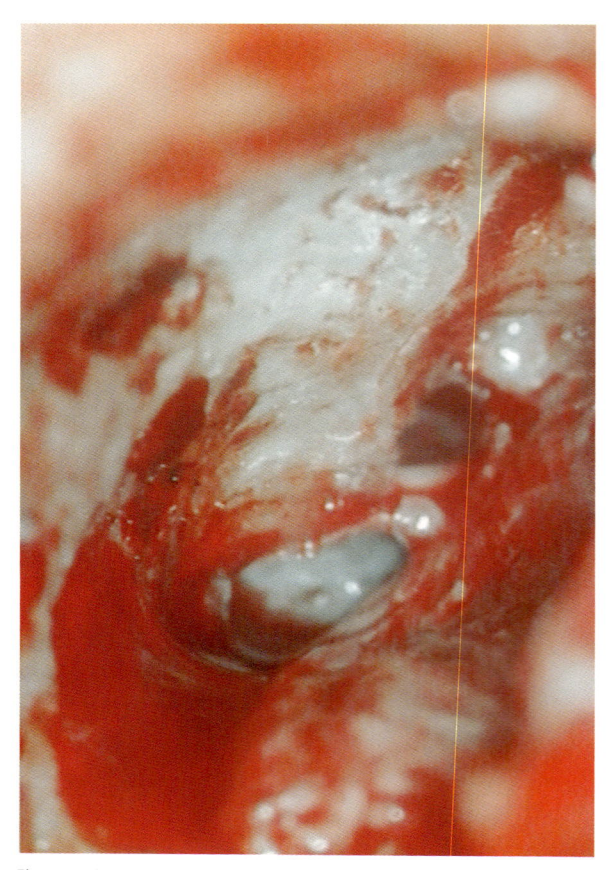

Fig. 12.**30** Osso exposto na cirurgia tende mais a resultar em osteíte, bem como formação de crostas.

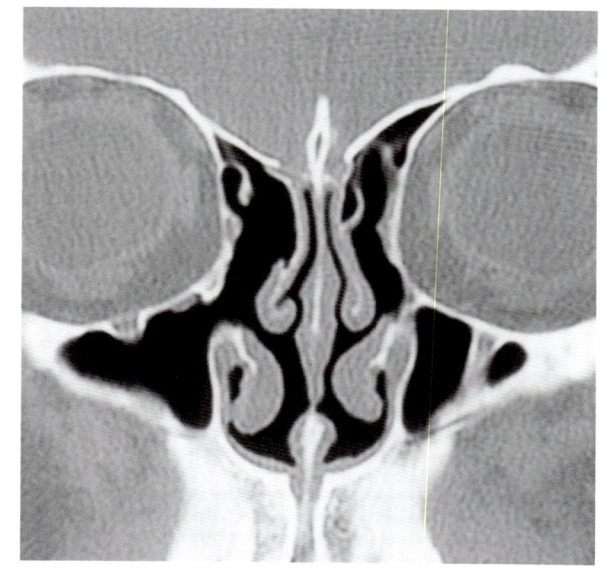

Fig. 12.**31** Este paciente teve dor pós-operatoriamente e nenhuma evidência de doença à endoscopia. Nós não recomendamos uma TC nesta situação, porque sempre há algum espessamento da mucosa que é normal após cirurgia, mas tinha sido feita uma. O paciente tinha dor do segmento facial médio.

gustiante para o paciente e preocupante para o cirurgião. O paciente avalia a dor como grau 9–10 em 10. Dura 10 dias antes de regredir, qualquer que seja a ação empreendida. Analgésicos fortes são necessários, e tratamento local parece proporcionar pouco socorro. Os pacientes correm risco particular desta afecção em cirurgia de papiloma invertido quando não é praticada preservação da mucosa.

Dor neuropática

Trauma ou cirurgia causam dor que é mediada por fibras A delta mielinizadas e C não-mielinizadas. A estimulação prolongada destas fibras pode ativar receptores a N-metil-D-aspartato (NMDA) e pode causar sensibilização central. Em uma pequena proporção de pacientes, uma mudança no processamento central pode então levar a uma alteração nos limiares para dor, produzindo hiperalgesia, ou mesmo levar à descarga espontânea de neurônios e pode produzir circuitos reverberantes. Trauma pode ser um fator iniciador, ao alterar as fibras dentro do núcleo do trigêmeo ou modificando seu *input* somatossensitivo, alterando desse modo as fibras nociceptivas para dentro do núcleo caudal do nervo trigêmeo (Fig. 12.**31**). Estes pacientes são raramente ajudados por drogas antiinflamatórias não-esteróides. Eles muitas vezes respondem à amitriptilina 10 mg à noite, aumentando-a depois de seis semanas em 10 mg a cada duas semanas se necessário e até 100 mg se necessário. Por outro lado, carbamazepina, novamente aumentada lentamente a fim de minimizar os efeitos colaterais de náusea e sonolência, ou gabapentina, podem ajudar. Todas estas necessitam ser experimentadas durante pelo menos seis semanas, em uma dose dentro da faixa terapêutica, antes de poder julgar sua eficácia, uma vez que elas necessitam dessa duração de tempo antes que as junções neuronais dentro do núcleo trigeminal sejam estabilizadas. A droga bem-sucedida deve então ser dada por seis meses antes de ser retirada. Parece que é necessário este tempo de estabilidade; caso contrário, a dor tem mais possibilidade de retornar. O tratamento da dor subseqüente à cirurgia deve ser principalmente com agentes farmacológicos neuroativos, os quais são eficazes em muitos pacientes (West e Jones, 2001; Jones, 2001 a; Khan *et al*., 2002).

13 Tratamento Pós-Operatório

A esta altura, visamos ter explicado aos pacientes o suficiente sobre seu processo de doença, para que eles compreendam que o seu tratamento é um esforço combinado da equipe médica e deles próprios para procurar melhorar seus sintomas. Os pacientes *não* devem achar que o seu tratamento e cirurgia é alguma coisa que o cirurgião *lhes* fez como em um recebedor passivo. Como parte de um esforço para melhorar seus sintomas, eles necessitam saber que também devem executar alguma ação.

As questões-chave são:

- A necessidade de irrigar o muco estagnado, sangue e impedir que eles se acumulem sobre o revestimento dos seios paranasais até que a função ciliar tenha retornado.
- Tratamento clínico local é usualmente necessário para reduzir a inflamação presente na mucosa. (Isto pode ser o resultado de uma infecção pré-operatória não-resolvida, alergia, ou inflamação inespecífica resultando da produção persistente de citocinas.)
- O paciente deve estar ciente de que o desbridamento local do seu nariz pode ser necessário com cerca de uma semana depois da cirurgia a fim de evitar aderências e acelerar a recuperação da mucosa.
- A remoção de um curativo nasal é freqüentemente muito desagradável para o paciente por causa de uma sensação de repuxamento ou o desconforto moderado causado ao puxá-lo para fora. É necessário que o paciente esteja preparado para isto. Se o paciente estiver ciente que provavelmente será desconfortável, se a equipe for simpática e se analgesia moderada for dada antecipadamente, este problema pode ser reduzido.
- Os pacientes devem saber que depois da cirurgia dos seios é importante continuar a cuidar do revestimento dos seus seios paranasais. O revestimento dos seios é como um gramado, sendo necessário tirar ervas daninhas freqüentemente, ou mesmo usar um herbicida (orgânico!).
- Obediência ao tratamento clínico é necessária para maximizar o benefício que a cirurgia pode oferecer através do auxílio à drenagem, redução da área de superfície, facilidade de acesso ao tratamento tópico, e desbastamento do tecido doente.
- Controle da dor é vital para o bem-estar do paciente em curto e longo prazos. Todo trauma, seja cirúrgico ou causado por lesão, altera a percepção de dor central e periférica do paciente através da neuroplasticidade. Felizmente, na maioria dos casos os processos de reparação significam que depois de alguns dias a dor do paciente regride. Em uma pequena proporção de pacientes, a dor persiste. É valioso controlar a dor pós-operatória dos pacientes, de modo a minimizar a possibilidade de que o seu núcleo do trigêmeo possa tornar-se "sensibilizado" e sua dor pós-operatória perpetuada (Sessle, 2000; Romer, 2001; Khan *et al.*, 2002.).

■ Evolução pós-operatória

Nos primeiros dias, a via aérea nasal pode receber um exsudato fibrinoso que endurece como gelatina em um molde. Nós incentivamos nossos pacientes a "fungarem" e usar ducha a fim de evitar isto (Fig. 13.1 **a, b**). O período de recuperação pós-operatória pode ser atormentado pela formação repetida de crostas, o que resulta em lesão da mucosa. A lesão da mucosa pode ser superficial, de espessura parcial ou de espessura total (Shaw *et al.*, 2001). A maioria dos curativos nasais causa lesão superficial da mucosa que resulta em estagnação do muco, e há poucos cílios funcionais remanescentes para remover quaisquer secreções (Shaw *et al.*, 2000). Se houver lesão da mucosa de espessura total, pode levar até um ano para os cílios começarem a funcionar sincronizadamente outra vez (Shaw *et al.*, 2001). Com lesão superficial da mucosa, podem ser necessárias duas a três semanas para a mucosa recuperar-se. Similarmente, se tiver havido uma infecção acentuada (p. ex., *Staphylococcus* dentro da mucosa – nestes pacientes pode ser visto pus emanando da mucosa minutos depois de ter sido limpada e irrigada), podem ser necessários meses de uso de lavagem com ducha antes que os cílios comecem a funcionar bem. Irrigação continuada é necessária para remover o muco estagnado, caso contrário ele será superinfectado e as toxinas bacterianas produzidas danificarão ainda mais os cílios e produzirão um ciclo autoperpetuante de estagnação.

■ No hospital

Tamponamentos nasais

A experiência mais desconfortável para o paciente é a da remoção de um tamponamento nasal; por conseguinte, se tamponamentos puderem ser evitados, é melhor fazê-lo. Se houver uma quantidade moderada de

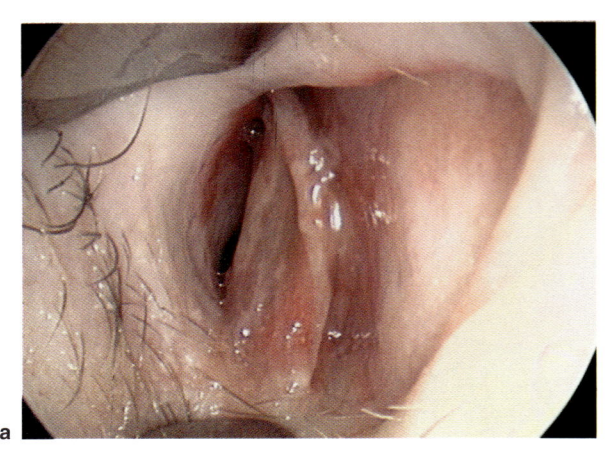

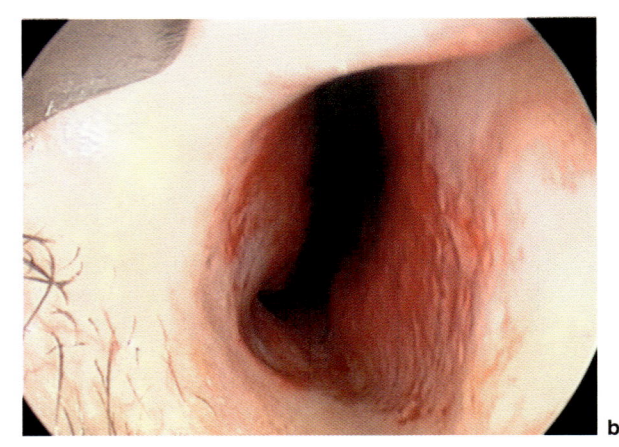

Fig. 13.1 a Exsudato fibrinoso que às vezes permanece até sete dias e necessita remoção a fim de evitar formação de aderências.
b O mesmo paciente um mês mais tarde, após limpeza com aspiração e irrigação com ducha.

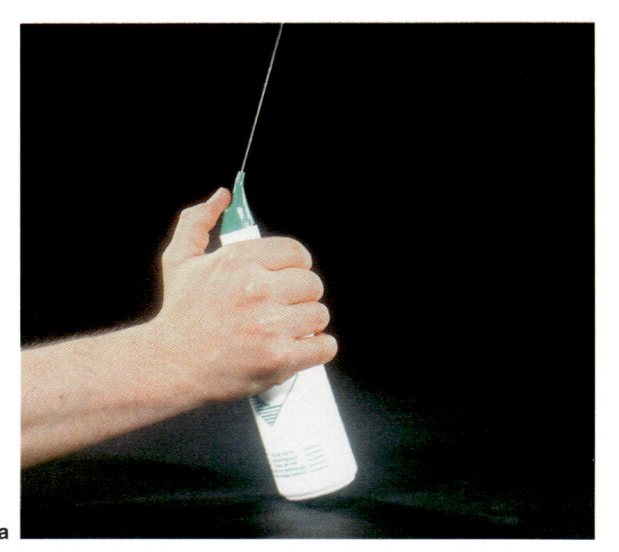

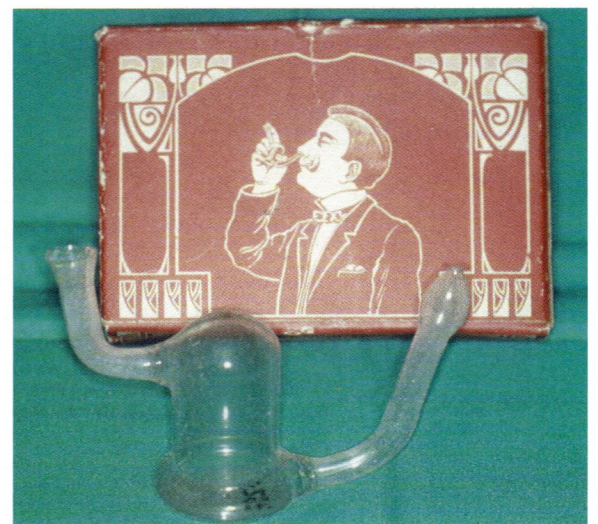

Fig. 13.2 a, b Vários *sprays* nasais esterilizados são disponíveis comercialmente, e muitos métodos existem para auxiliar a irrigação do nariz.

sangramento ao término da cirurgia, então um tamponamento embebido em epinefrina 1:10.000 pode ser colocado, e a seguir removido na sala de recuperação imediatamente antes de a máscara laríngea ser tirada. Se houver um leve sangramento, ele usualmente parará quando o paciente for colocado com cabeça elevada a 30° depois da extubação. O sangramento com freqüência aumenta temporariamente quando o paciente acorda e tosse, porque isto elava a pressão venosa. É melhor que qualquer sangramento mais acentuado seja tratado antes do término da cirurgia; geralmente é devido a um dos ramos da artéria esfenopalatina e é melhor que seja detido usando diatermia com aspiração.

Irrigação

Idealmente, os pacientes são orientados na técnica de lavar o nariz antes de terem alta. É bem valioso despender algum tempo com o paciente para ter certeza de que ele sabe como aplicar a irrigação, tanto para ver se ele o faz corretamente quanto para ajudá-lo na primeira vez que o fizer (Fig. 13.2 a, b). Isto ajudará grandemente na obediência às instruções. A maioria dos pacientes é instruída a aplicar ducha pelo menos duas vezes por dia durante duas semanas e particularmente antes de aplicarem qualquer medicação tópica (ver folha de instruções para o paciente nas páginas 285–286). Freqüentemente os pacientes são aconselhados a aplicar ducha quatro vezes por dia na primeira semana se a mucosa for muito comprometida. Em pacientes com polipose grave, ou naqueles que tiveram uma longa história de rinossinusite infecciosa, podem levar semanas ou meses para os cílios se recuperarem, e irrigação prolongada ao longo deste período pode ser necessária (Fig. 13.3). Em pacientes que têm dismotilidade ciliar ou fibrose cística, a lavagem é necessária em longo prazo. Alguns estudos mostraram que acrescentar antibióticos como tobramicina à ducha pode ajudar os pacientes com fibrose cística.

É interessante que estudos mostraram que a irrigação, por si mesma, ajuda a aliviar os sintomas de rinossinusite e o aspecto endoscópico da mucosa (Taccariello et al., 1999; Heatley et al., 2001).

Tratamento clínico

Os pacientes que têm evidência de secreções purulentas na cirurgia são aconselhados a tomar um antibiótico de amplo espectro com cobertura anaeróbica durante duas semanas, a não ser que uma cultura sugira um espectro de sensibilidade diferente. Os pacientes são avisados de que podem ter diarréia ao fim do tratamento. As mulheres são avisadas de que podem adquirir candidíase vaginal pelo fim do tratamento e necessitar de antifúngicos. Também são avisadas de que os antibióticos podem interferir com a absorção da pílula anticoncepcional.

Os pacientes com rinite alérgica são aconselhados a continuar sua esteroidoterapia nasal tópica depois da irrigação e a obedecer à sua estratégia de tratamento pré-operatória (p. ex., evitação de alérgenos, anti-histamínicos).

Gotas nasais penetram melhor no seio frontal se forem dadas com o paciente deitado na horizontal e com a sua cabeça flexionada para trás pela borda da cama. Muitas vezes é difícil para um paciente avaliar quantas gotas foram instiladas nesta posição, e pode ser útil manter as gotas no refrigerador, de modo a fornecerem mais sensibilidade quando instiladas. Como com todos os pacientes com rinite alérgica, a importância da obediência deve ser explicada. Em pacientes com polipose nasal, esteróides nasais tópicos são dados durante três meses e a seguir reduzidos se a mucosa parecer saudável (Fig. 13.4). Em pacientes com aspergilose alérgica ou aspergilose invasiva, itraconazol é preferível a anfotericina porque se associa a menos efeitos colaterais. Não obstante, a função hepática e, concentrações matinais de cortisol devem ser monitoradas mensalmente.

■ Retorno dos pacientes com uma semana

Desbridamento

Nos primeiros dias da cirurgia sinusal endoscópica, desbridamento era advogado. Não foi demonstrado que fosse útil, e os pacientes têm aversão a ele (Fig. 13.5 a–d). Fazemos tão pouca aspiração e instrumentação nos pacientes quanto possível, porque as achamos muito desconfortáveis. Nossa prática é ver os pacientes depois de uma semana, e não remover qualquer escara, a não ser que aderências estejam começando a formar-se entre duas superfícies adjacentes. Nestas circunstâncias, a via aérea nasal é anestesiada com um anestésico local tópico e as aderências são divididas; o paciente é incentivado a fazer irrigação mais freqüente e entusias-

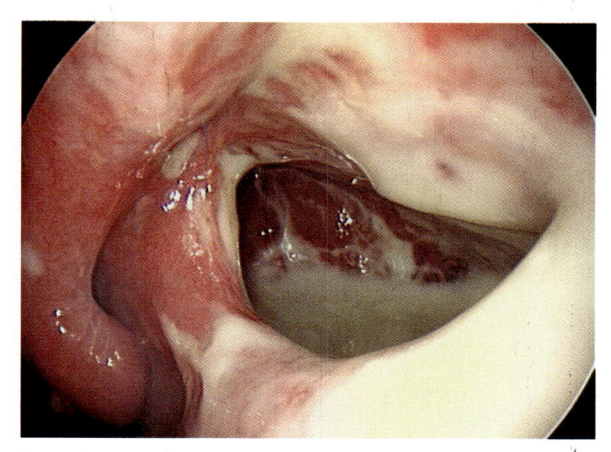

Fig. 13.3 Um paciente com um corrimento purulento persistente que necessita semanas, se não meses, de uso de ducha e tratamento clínico.

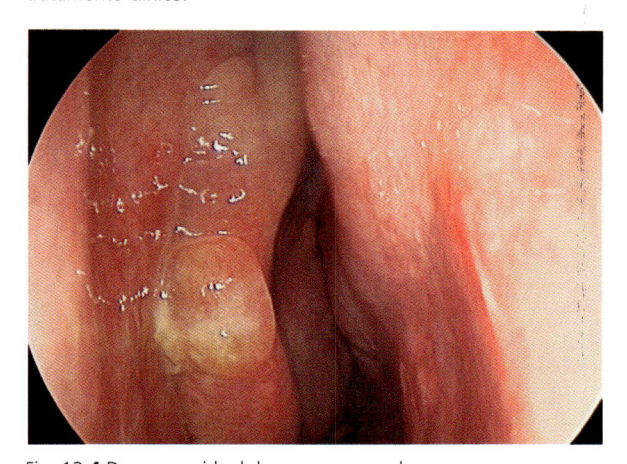

Fig. 13.4 Doença residual da mucosa com duas semanas. Enfatizamos a importância de aplicar esteróides nasais tópicos regularmente.

ticamente. Consideramos que inserir lã de algodão embebida em cofenilcaína durante 3 minutos e em seguida avançá-la gradualmente é uma boa maneira de anestesiar o nariz e remover a escara com uma quantidade mínima de sangramento. Às vezes "moldes" enormes de sangue endurecido podem ser removidos, para, satisfação do paciente, porque a sua via aérea é melhorada imediatamente. Um novo retorno marcado para a semana seguinte pode ser indicado se houver preocupação de que aderências podem formar-se novamente, de modo que quaisquer filamentos fibrinosos possam ser removidos. Normalmente um retorno adicional para 6–10 semanas é feito para checar o estado da mucosa.

Reforçamos a necessidade da irrigação e aconselhamos que os pacientes devem continuar isto até que sua via aérea seja sentida desimpedida e que não tenham sido removidos detritos durante vários dias. Apreciamos que os pacientes não assoem o nariz durante aproximadamente quatro dias. Os pacientes com distúrbios ciliares foram instruídos pré-operatoriamente de que necessitarão aplicar ducha em longo prazo.

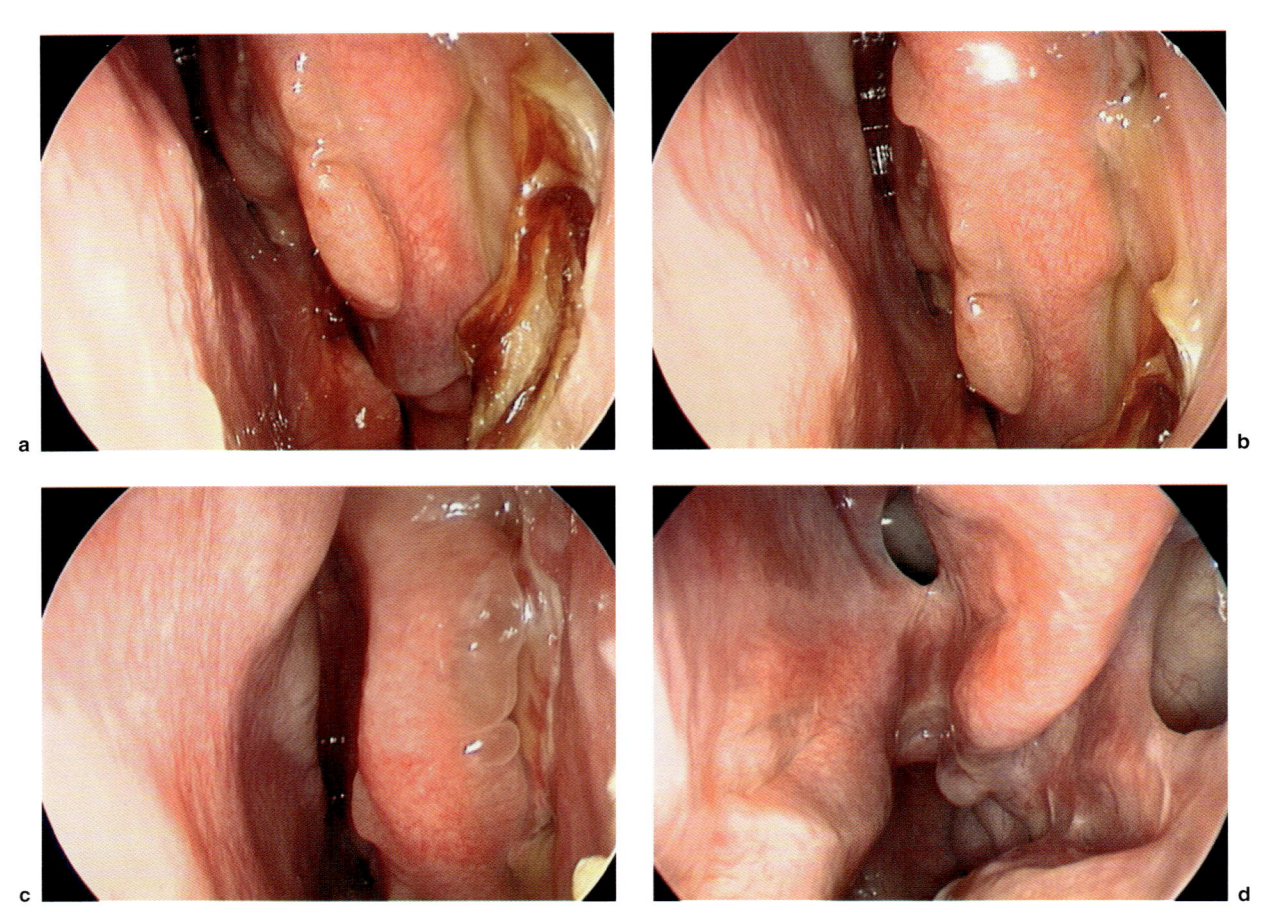

Fig. 13.**5 a–d** Aspecto pós-operatório da via aérea nasal e fenda olfatória esquerdas no mesmo paciente após sete dias, 14 dias, três semanas e dois meses.

Tratamento clínico

Sabemos que alguns cirurgiões dão esteróides pós-operatoriamente para complementar sua cirurgia. Gostamos de dá-los pré-operatoriamente em vez de pós-operatoriamente a fim de reduzir a extensão da manipulação cirúrgica e o dano à mucosa. Durante os primeiros dias depois da cirurgia o paciente ficará mais bloqueado do que se recebesse esteróides pós-operatórios, mas depois disso ele se recuperará melhor porque uma área menor de superfície da mucosa foi danificada.

■ Problemas pós-operatórios

Formação de crostas

Onde foi removida mucosa, podem levar meses para os cílios retornarem e qualquer muco que seja produzido secará e acumular-se-á. Neste caso, as seguintes medidas podem ajudar: irrigação regular, permanecer bem hidratado, calor facial ou inalações de vapor (aconselhar os pacientes a deixarem a água fervida repousar por 5 minutos antes de inalar, caso contrário o vapor estará demasiado quente e causará dano), e umidificação do ambiente (pela colocação de uma flanela molhada sobre um aquecedor no quarto ou ter uma cuba de água quente em um canto). Em uma pequena proporção dos pacientes, particularmente aqueles que fizeram vários procedimentos ou que vivem em um clima seco e poeirento, áreas da mucosa podem ficar secas e atróficas. Estes pacientes podem necessitar obedecer a todos os conselhos já citados durante um período prolongado. Várias pomadas têm sido usadas para deter o ressecamento do revestimento. Nossa experiência é que uma pomada oleosa como a vaselina funciona melhor. Gotas de glicose e glicerina dispersam-se rapidamente, do mesmo modo que agentes hidromiscíveis. Pacientes que receberam radioterapia ou que têm discinesia ciliar necessitarão aplicar ducha indefinidamente.

Sangramento

É normal o nariz produzir muco tingido de sangue durante vários dias depois da cirurgia.

Dor

O desconforto pós-operatório que os pacientes experimentam é normalmente por lesão óssea; uma combinação de uma droga antiinflamatória não-esteróide com acetaminofeno ou fosfato de codeína ajuda. A combinação regular destes pode ser necessária durante alguns dias. É bom dar a droga antiinflamatória não-esteróide como supositório ou parenteralmente à indução, de modo que esteja em atividade antes que o paciente acorde.

Obstrução nasal

Nos primeiros dias após a cirurgia, a acumulação de secreções e o muco seco tendem a encher qualquer via aérea que reste depois que as conchas edemaciadas tomaram o seu espaço. Irrigação com ducha pode ajudar consideravelmente, mas em uma proporção moderada de pacientes a escara acumula-se não importando quanta irrigação o paciente efetue. *Sprays* simpaticomiméticos podem fornecer alguma ajuda durante uma hora ou duas, mas é importante dizer aos pacientes para não os usar mais que alguns dias a fim de evitar o desenvolvimento de hábito na vasculatura das conchas. Duchas e umidificação são os fundamentos do tratamento até que o edema da mucosa regrida. Esteróides orais no período pós-operatório podem ajudar a reduzir o edema que resulta da cirurgia, mas a análise de risco-benefício desta estratégia permanece incerta. Um paciente com o estresse da cirurgia, e possivelmente com apetite reduzido durante um dia ou dois, pode ser propenso a erosões gástricas se tomar esteróides. Há evidência insuficiente disponível para os autores terem uma idéia clara sobre se os benefícios de tomar esteróides orais pós-operatórios superam os riscos.

Pacientes com rinite alérgica, quer tenham febre do feno dentro da estação ou rinite alérgica perene, serão ajudados se tomarem anti-histamínicos até e depois da cirurgia, a fim de reduzir a quantidade de secreções que eles produzem e a quantidade de edema da mucosa subseqüente à cirurgia.

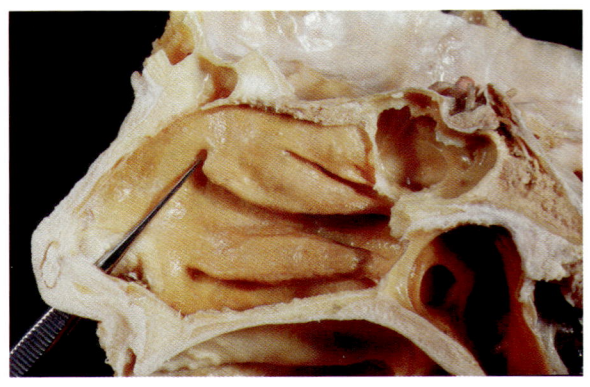

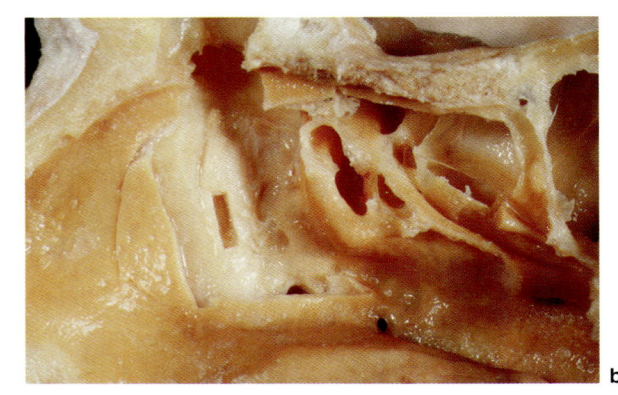

Fig. 14.**4 a** A parede nasal lateral direita mostrando a posição do fundo do saco lacrimal. **b** A relação do saco lacrimal com as células etmoidais mais anteriores e o infundíbulo do seio frontal.

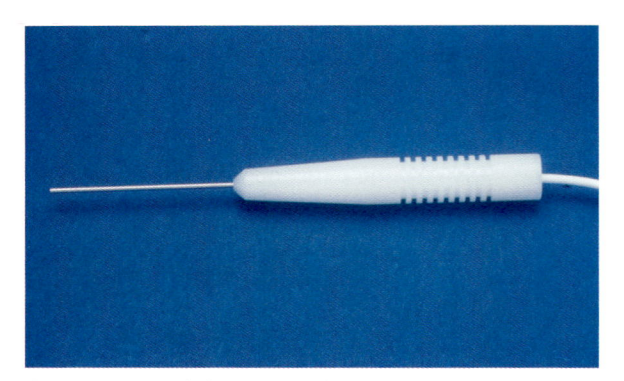

Fig. 14.**5** Uma sonda luminosa rígida.

lículo comum, leve resistência pode ser sentida – o "*stop* mole" – e a seguir quando ela toca a parede medial do saco há um "*stop* duro". Neste ponto a sonda é angulada verticalmente para baixo para sentir se há qualquer patologia do saco ou obstrução distal. Dacriocistoscópios rígidos de 0,7 mm, os quais atualmente são principalmente experimentais, permitiram inspeção das finas membranas obstrutivas que podem ser encontradas na área medial dos canalículos superior e inferior (Jones, 1998 a). Estas membranas proximais são a causa principal de obstrução proximal, e uma DCR não está indicada se este for o local da obstrução.

Pressionar o saco pode espremer lágrimas para fora da válvula de Hasner: isto ajudará a localizá-la embora não seja rotineiramente examinado. Obstrução distal é diagnosticada sondando-se e então instilando com seringa para ver se o líquido pode inicialmente ser passado através dos canalículos para dentro do nariz. Se ele refluir através do outro *punctum*, isto indica que há obstrução distal. Se houver refluxo através do mesmo *punctum*, então há estenose canalicular ou canalicular comum, e isto pode ser confirmado por sondagem delicada. O local mais comum de obstrução distal é onde o saco se torna o ducto. Como mencionado, uma

DCR é feita principalmente para obstrução distal, mas em muitos pacientes há também algum grau de obstrução proximal. Se esse for o caso, sondagem delicada e dilatação juntamente com uma DCR e inserção de *stents* pode ser oferecida. Os resultados, no entanto, não são tão bons como se houvesse obstrução distal pura. Alguns cirurgiões oferecerão uma DCR aos pacientes com um bloqueio funcional no qual há livre fluxo à instilação com seringa, mas na cintigrafia o sistema de bomba não opera. Esta é uma área de contenção, mas os resultados dependem da gravidade para drenar as lágrimas, e isto freqüentemente é insuficiente porque elas não são aspiradas para dentro do saco e o sistema de bomba é o problema principal. Noventa por cento das lágrimas são drenados pelo canalículo inferior, e, se houver patologia neste local, um tubo de Lester-Jones que contorna o sistema inteiro é muitas vezes necessário.

Técnica cirúrgica

DCR endonasal pode ser feita sob anestesia local ou geral. É possível abrir o saco lacrimal endonasalmente com instrumentos convencionais ou um *laser*. O procedimento a *laser* tem a vantagem de que pode ser feito mais facilmente como procedimento em um só dia, uma vez que há uma quantidade mínima de sangramento. As desvantagens do *laser* são o seu custo, as precauções que necessitam ser tomadas, e o fato de que os resultados não são tão bons como com instrumentos convencionais.

Outra técnica que ajudará o operador a encontrar o local do saco lacrimal e o osso lacrimal é inserir uma sonda luminosa rígida através do *punctum* e do canalículo superiores e angulá-la para baixo, para dentro do saco (Fig. 14.5). O local da fossa lacrimal pode então ser facilmente identificado, endonasalmente, vendo-se o ponto de luz, e isto ajudará o operador a definir onde o osso é mais fino na fossa lacrimal (Fig. 14.**6 a, b**). Em aproximadamente 8% dos pacientes há uma célula aérea do *agger nasi* nesta área e a luz será mais

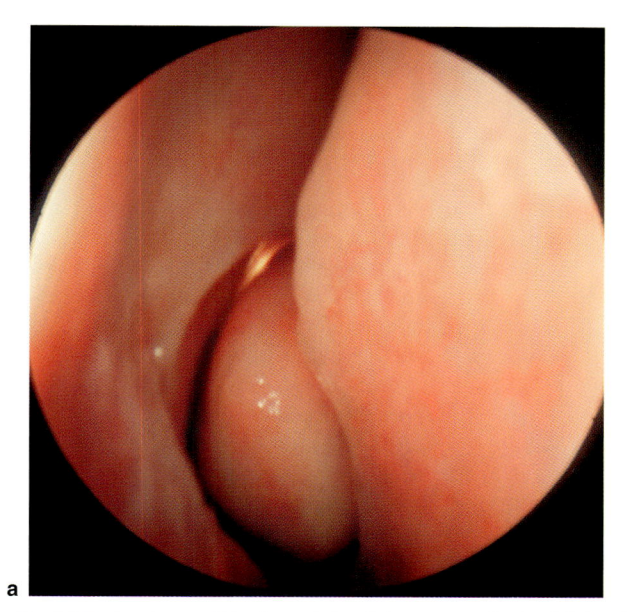

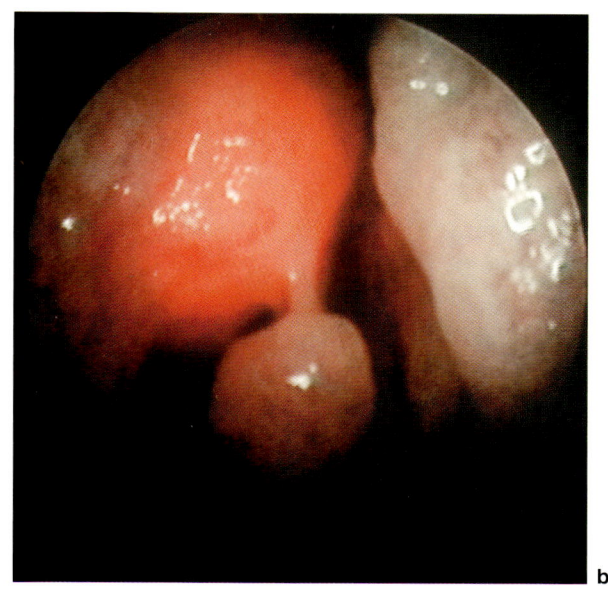

Fig. 14.**6 a** Luz transmitida de um tubo de luz no saco lacrimal. **b** Luz transmitida de um tubo no saco lacrimal quando da presença de uma grande célula do *agger nasi*.

difusa. Muito ocasionalmente, a luz é difícil de ser vista e então a luz no endoscópio pode ser desligada para ajudar a definir onde o osso é mais fino. Se a luz for difusa e houver uma célula aérea do *agger nasi*, será necessário abrir esta para cima e passar através dela antes de transpor a parede lateral e o osso lacrimal para dentro do saco. É melhor não abrir o saco muito alto sem também o abrir inferiormente, porque pode formar-se um coletor que acumula muco e pode predispor a infecção recorrente. Se o procedimento for feito sob anestesia local, gotas de ametocaína são instiladas no olho, seguindo-se um tampão nasal (1 cm de gaze em fita ou uma *patte* embebida em cofenilcaína ou cocaína 6%) e uma injeção de lignocaína 1% injetada através da superfície da conjuntiva em torno do saco. Esta última pode parecer alarmante para o principiante, mas a conjuntiva fica bem anestesiada com gotas anestésicas tópicas. Desconforto pode ser minimizado injetando-se lentamente para evitar pressão e aquecendo o anestésico local até perto da temperatura corporal. Anestésico local é injetado em torno e não dentro do saco lacrimal. Depois de 2 minutos, uma injeção subcaruncular ajudará a anestesiar o osso em torno da fossa lacrimal. Isto é seguido 5 minutos mais tarde por uma injeção de lignocaína 1% e epinefrina 1:200.000 intranasalmente, onde a rinostomia será feita.

Marsupialização endoscópica do saco com instrumentos convencionais

A melhor maneira de expor o saco lacrimal com instrumentos convencionais endoscopicamente é incisar a mucosa sobre a crista lacrimal, produzindo um retalho de base posterior (Fig. 14.**7 a, b**). A crista lacrimal anterior é osso branco grosso, e o cirurgião pode reconhecê-lo como sendo o osso duro que ele atacou primeiro com um bisturi de foice quando tentou efetuar uma uncinectomia convencional e constatou que não podia incisar esta área (Fig. 14.**8 a–c**).

Quando um retalho de mucosa é refletido, o osso duro branco da crista lacrimal anterior é facilmente visto e palpado. É possível removê-lo usando um saca-bocado de Kerrison ou de esfenóide, o qual é capaz de remover a maior parte dele em três ou quatro mordidas. A fim de obter um óstio grande, a parte superior da crista lacrimal também necessita ser removida. Em uma criança isto pode ser removido com um saca-bocado de esfenóide, mas em um adulto é necessária uma broca de diamante grossa para removê-lo, porque é muito espesso (Fig. 14.**9 a, b**). Isto expõe o saco lacrimal mais amplamente, a ponto de que o canalículo comum pode muitas vezes ser visto. Imediatamente posterior à crista lacrimal dura reside o processo uncinado, e imediatamente lateral a esse o osso fino que forma a face medial da fossa lacrimal. O osso muito fino sobre o saco lacrimal pode facilmente ser removido porque tem espessura de papel. O saco tem uma tonalidade magenta, e pode ser dividido verticalmente com um bisturi de foice ou um bisturi *beaver* de 45° (Fig. 14.**10 a, b**).

Colocar um explorador dentro do saco ajudará a tensioná-lo medialmente e tornará mais fácil incisá-lo

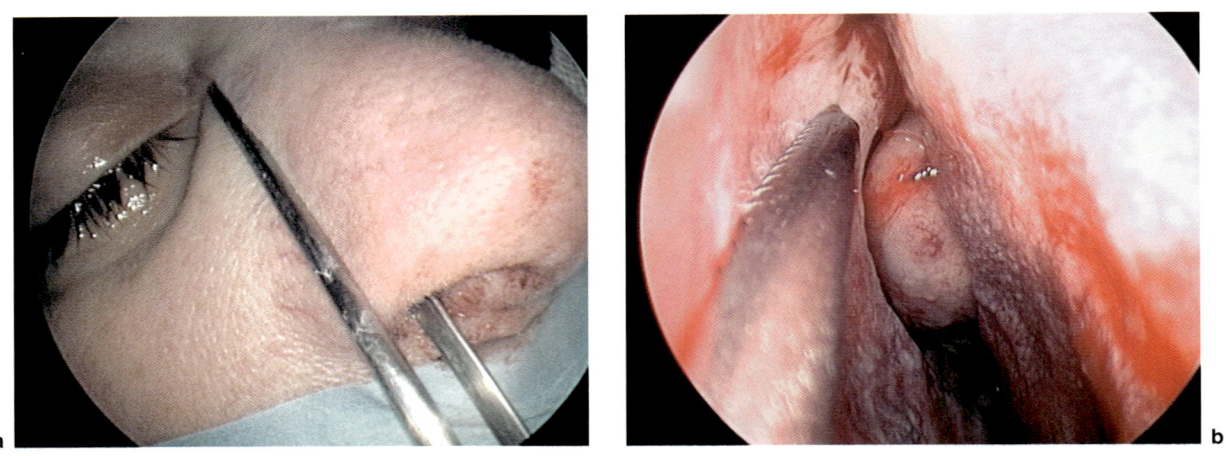

Fig. 14.**7** Visão **a** externa e **b** intranasal mostrando uma pinça sendo usada para ajudar a localizar o saco lacrimal. Isto pode ajudar o principiante a confirmar a área certa a explorar.

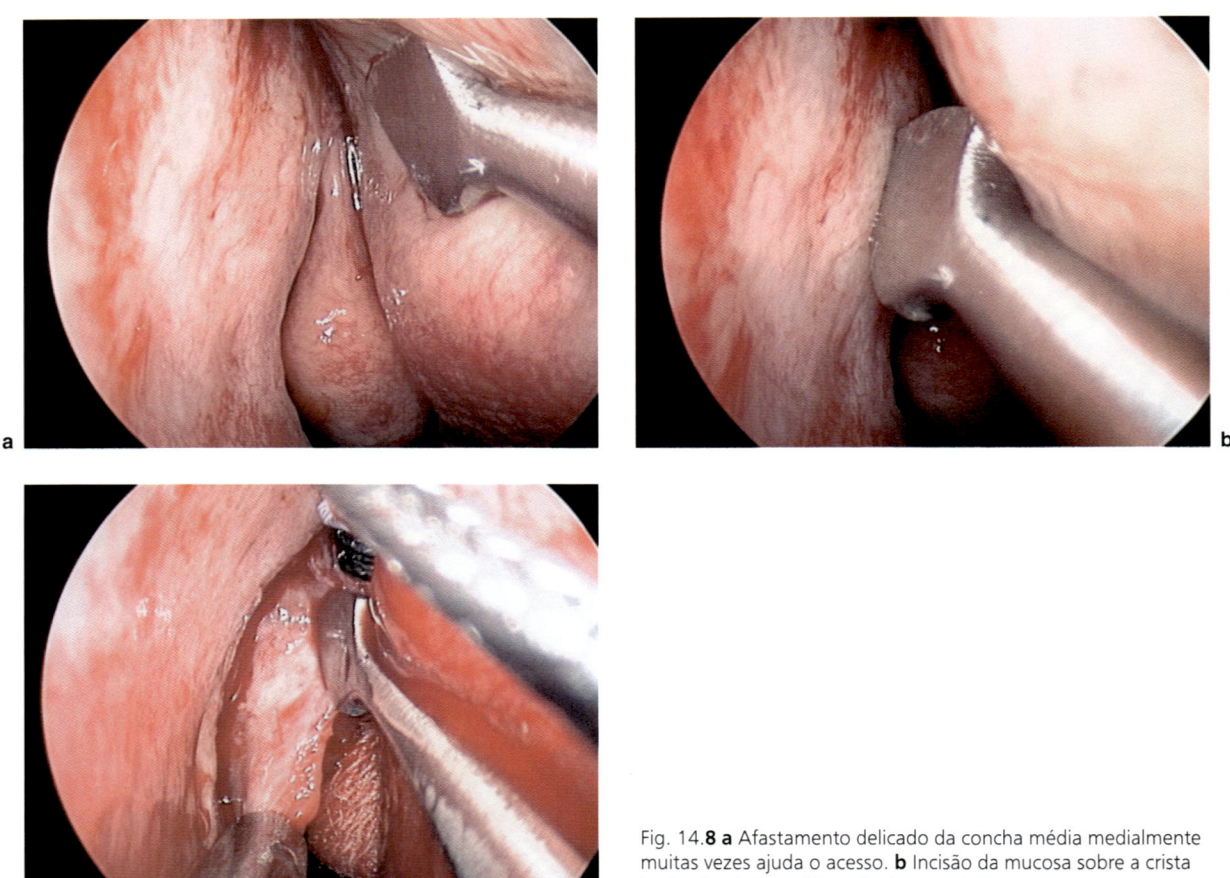

Fig. 14.**8 a** Afastamento delicado da concha média medialmente muitas vezes ajuda o acesso. **b** Incisão da mucosa sobre a crista lacrimal anterior. **c** Elevação de um retalho para expor o osso branco da crista lacrimal anterior.

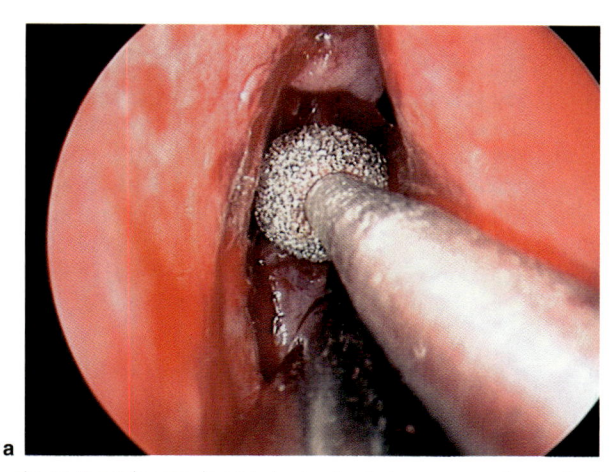

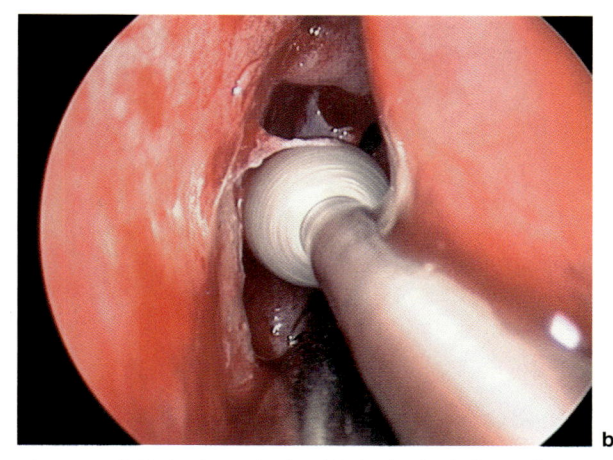

Fig. 14.**9 a** Palpação da crista lacrimal anterior com uma broca de diamante grossa. **b** Desbastamento da crista lacrimal anterior expõe o saco de cor magenta.

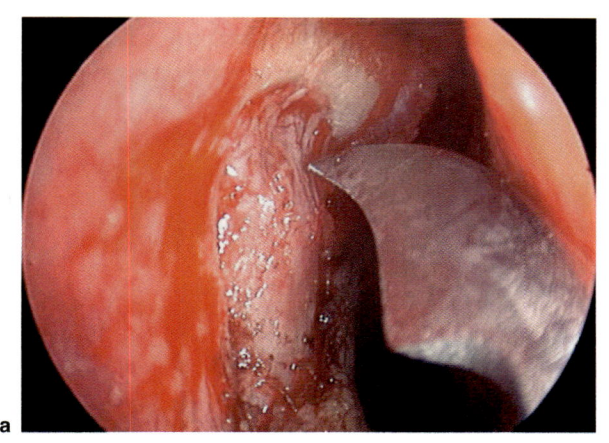

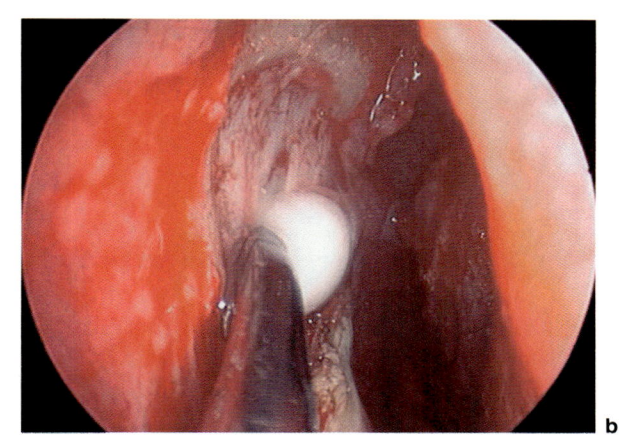

Fig. 14.**10 a** Incisão do saco lacrimal com um bisturi de foice. **b** Mucopus sendo liberado de um saco lacrimal infectado.

(Fig. 14.**11**). Microtesoura pode ser usada inferior e superiormente para criar retalhos anterior e posterior do saco lacrimal. Alternativamente, pode ser usado um saca-bocado para aumentar a rinostomia (Fig. 14.**12 a, b**). Estes retalhos de mucosa do saco podem então ser postos em continuidade com a mucosa da parede nasal a fim de evitar cicatrização e ajudar a manter uma rinostomia desimpedida (Yung e Harman-Lea, 1998). *Stents* são colocados em posição durante 6–8 semanas (Fig. 14.**13**).

DCR a *Laser*

O *laser* é usado primeiro para ablação de mucosa em torno da área onde a luz do tubo é mais facilmente vista. O osso é então tirado em uma área de 0,5–0,8 cm (Fig. 14.**14**). É importante ser guiado pela luz no saco e não seguir o reflexo do feixe de pontaria, que poderia potencialmente levar à criação de um falso trajeto. Contato com o osso maximiza a ablação, porque o fornecimento de energia de *laser* através de uma fibra não libe-

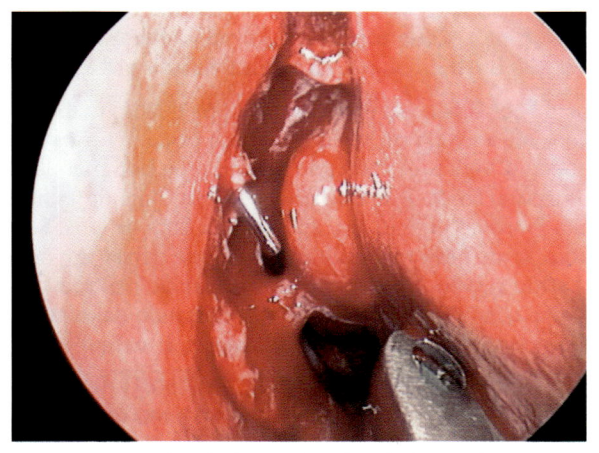

Fig. 14.**11** Um explorador lacrimal é colocado dentro do saco; isto ajudará a esticá-lo como um pau de barraca medialmente para facilitar a incisão da extensão do saco exposto.

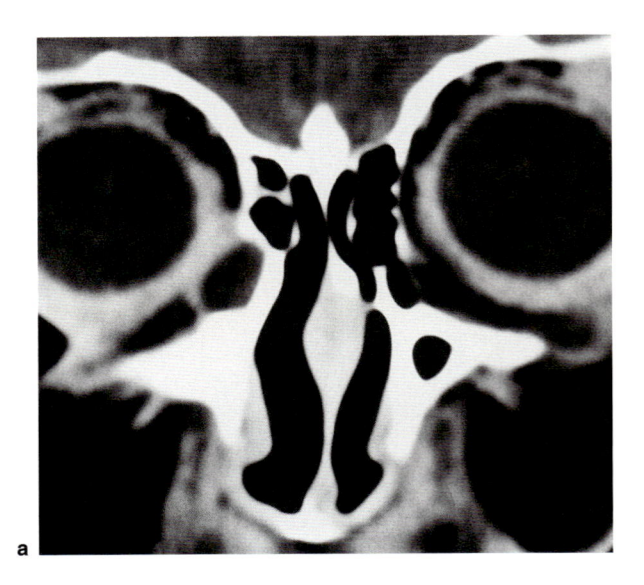

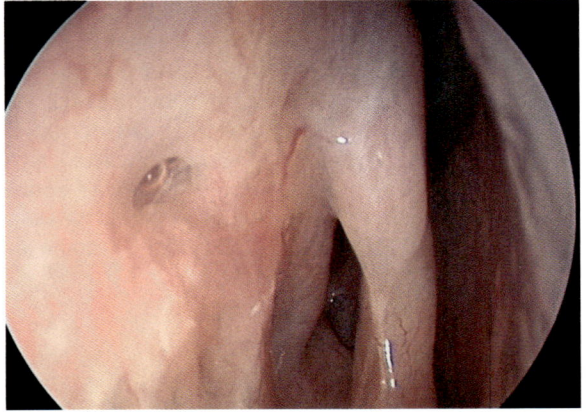

Fig. 14.**16 a** Imagem de TC coronal pré-operatória de uma mucocele lacrimal direita. **b** Local da rinostomia direita pós-operatória.

Instrumentos úteis

- Pinça jacaré para recuperar a extremidade dos *stents* antes de amarrá-los sobre uma manga.
- Exploradores lacrimais de todos os tamanhos com dilatador de *punctum*.
- Tubo de luz vitreorretiniano.
- Uma cureta de calázio ou de House para remover carvão se a ablação de osso tiver sido excessiva.
- Um *punch* de antro de Kerrison para remover o osso da crista lacrimal anterior.
- Uma furadeira de haste longa com broca grossa de diamante para remover a parte superior da crista lacrimal.
- Um bisturi de foice ou *beaver* para incisar o saco.
- Microtesoura de Bellucci para criar retalhos, uma vez que o saco tenha sido aberto.

DCR revisional

Ideal para uma operação com *laser* endonasal quando o osso já foi removido e apenas a membrana fina da mucosa que se formou no local da rinostomia precisa ser removida. Pode facilmente ser feito sob anestesia local. Entretanto, nós freqüentemente observamos em DCRs de revisão que não foi removido osso suficiente na primeira operação ou que uma célula aérea do *agger nasi* tinha sido penetrada, e não a via aérea nasal.

Patologia de canalículo comum

Agora é possível observar a patologia canalicular comum com um endoscópio de fibra óptica rígido de 0,7 mm. Experiências tentando usar *laser* em patologia de canalículo comum estão em andamento mas ainda têm que provar benefício. Se a patologia proximal for grave, um tubo de Lester–Jones pode ser colocado depois de criada uma fístula desde o sulco ínfero-medial da pálpebra para dentro da parede lateral do nariz. Isto pode ser feito colocando-se uma agulha através da parte medial mais profunda do sulco da pálpebra inferior e passando-a para dentro do nariz. É possível então usar *laser* em torno da agulha e manga para criar uma fístula para cima no sulco na pálpebra inferior. É vital proteger o olho do *laser*; o flange da manga ajuda isto, mas uma proteção de metal tem que ser colocada sobre a esclera. Depois que uma incisão é feita na conjuntiva junto de onde a agulha foi colocada, um tubo de Jones de cerâmica é então passado através do trato fistuloso e suturado no lugar com Vicryl 7-0 em alça em torno dele três vezes e suturado através da pálpebra inferior. Os resultados desta técnica aguardam avaliação a médio prazo.

■ Manejo da artéria esfenopalatina

Terminologia e classificação

A artéria esfenopalatina tem vários ramos e em muitos textos as descrições da sua ligadura incluem apenas o seu ramo anterior. É importante diferenciar entre ligadura do ramo anterior da artéria esfenopalatina e ligadura de todos os seus ramos. Todos eles saem através do forame esfenopalatino (Fig. 14.**17 a–c**).

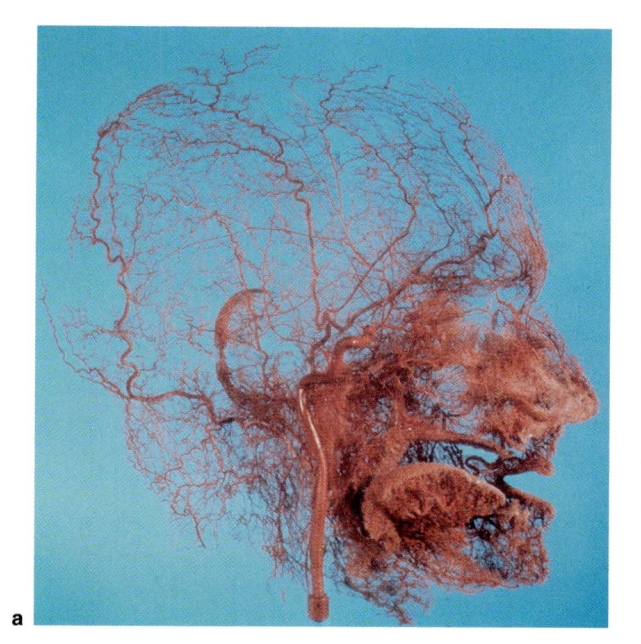

Fig. 14.**17 a** Sistema arterial da cabeça mostrado usando infusão de látex. **b** Detalhe mostrando o extenso suprimento sangüíneo ao nariz. **c** Parede nasal lateral direita após injeção de látex róseo para dentro do sistema arterial, mostrando três ramos da artéria esfenopalatina acima da crista etmoidal (seta) e um ramo grande abaixo.

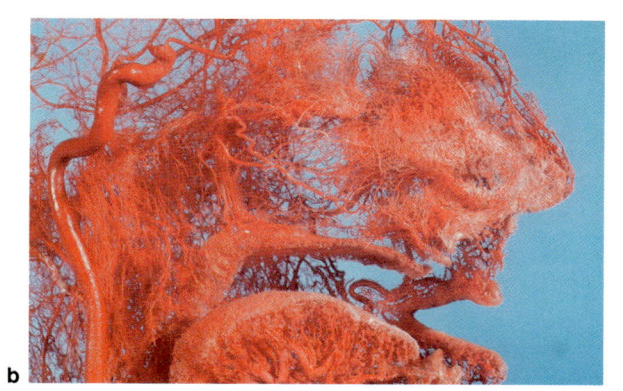

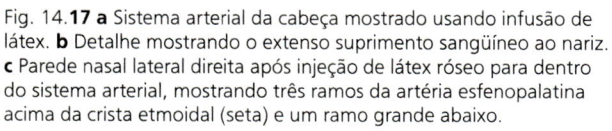

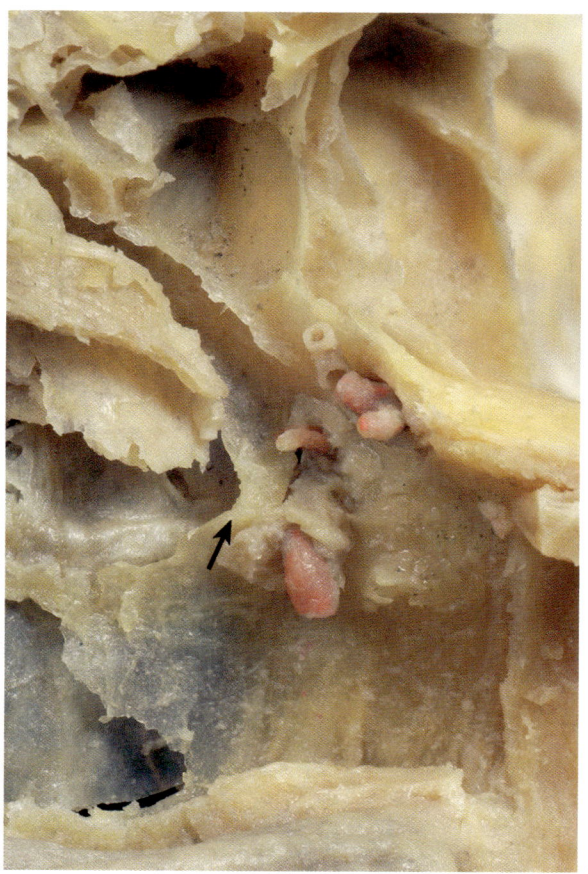

Indicações

Se não for possível parar uma epistaxe por inspeção ambulatorial e cautério (idealmente usando endoscopia e pinça de diatermia bipolar com aspiração) ou tamponamento, então deve ser considerada a ligadura da artéria esfenopalatina. Outra indicação é um sangramento posterior da parede nasal lateral. Convencionalmente, se houvesse um sangramento posterior na presença de um desvio do septo, fazia-se uma ressecção submucosa e tamponamento. Entretanto, é melhor ligar a artéria esfenopalatina ao mesmo tempo em que se faz a cirurgia septal porque isto não apenas minimizará a necessidade de tamponamento nasal mas também lidará com o vaso provável perto do local do qual o sangramento está vindo (Rudert e Maune, 1997). A maioria das epistaxes que não vêm da parte anterior do septo origina-se de um dos ramos da artéria esfenopalatina. Uma das poucas exceções é quando há sangramento profuso depois de uma fratura nasoetmoidal, porque este tende a vir da artéria etmoidal anterior.

Anatomia

A artéria esfenopalatina possui três ou quatro ramos que saem do seu forame que está situado pelo menos a 0,5 cm profundo à mucosa na parede nasal lateral. Os vasos dividem-se tão logo saem do forame. O forame

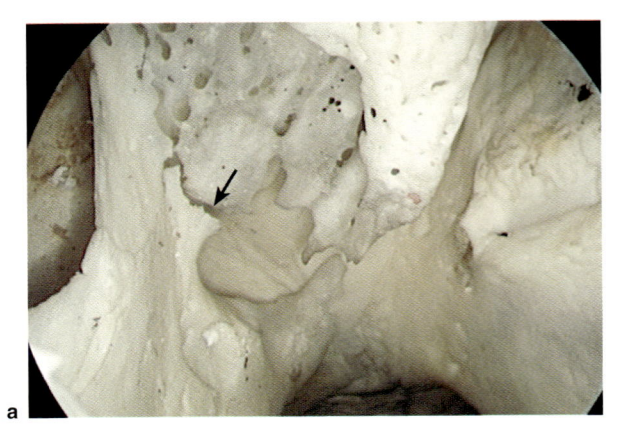

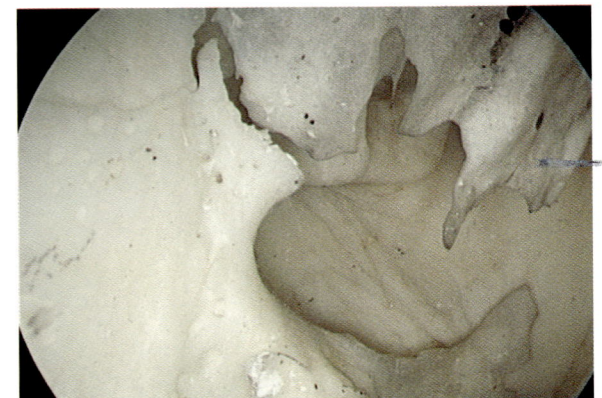

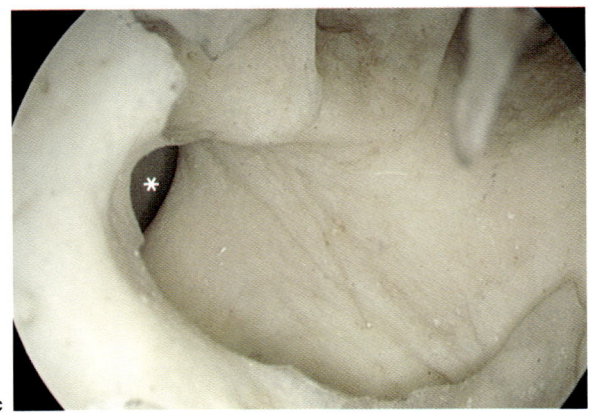

Fig. 14.**18 a** Vista endoscópica direita em um crânio mostrando a crista etmoidal (seta). **b, c** Vistas mais de perto mostrando o forame esfenopalatino (*) situado mais lateralmente.

torna-se uma fenda cuja margem anterior é um "nó" de osso lateral chamado crista etmoidal (Wareing e Padgham, 1998). A crista etmoidal sai da parede nasal lateral perto da raiz ou base póstero-inferior da concha média (Fig. 14.18 a–c). O ramo anterior da artéria esfenopalatina vem em torno da crista e pode ser encontrado ao correr para a frente na parede nasal lateral sobre a fontanela posterior.

Técnica cirúrgica

Uma incisão vertical é feita através da mucosa sobre a fontanela posterior, ou uma antrostomia meatal média é aumentada posteriormente para chegar perto da parede posterior do seio maxilar. Então a mucosa é elevada até a crista etmoidal (Fig. 14.19 a–h). A crista necessita ser tirada fora com cureta ou desbastada com uma broca de diamante grossa para expor os outros ramos. Estes ramos variam em número e trajeto. Muitas vezes são convolutos. É útil desenvolver um bom plano largo entre o mucoperiósteo e a parede lateral, e não "tunelizar" muito fundo, porque isto reduzirá a visibilidade e o acesso (Simmen e Heinz, 1998). Tração medial do mucoperiósteo é necessária para colocar os vasos sob tensão e ajudar a defini-los.

Alguns cirurgiões colocam clipes, mas nós preferimos diatermia para cauterizar estes vasos e depois cortá-los. Muitas vezes há um ou dois ramos passando superiormente e outro que vai para trás em torno da parede posterior da nasofaringe, imediatamente acima da coana posterior para suprir o septo. Este ramo posterior pode ser cortado se for feita uma esfenotomia grande (Fig. 14.**20 a, b**). Se os ligaclipes saírem, e isto pode acontecer quando você está procurando os outros

Fig. 14.**19 a** Vista endoscópica direita em um cadáver, incisando-se ▷ a mucosa sobre a fontanela posterior. **b** Elevação da mucosa revela um ramo da artéria esfenopalatina. **c** Diatermia bipolar. **d** Diatermia unipolar com aspiração no ramo anterior da artéria esfenopalatina. **e** Cortando o ramo anterior da artéria esfenopalatina com microtesoura. Observar a crista etmoidal na frente da artéria. **f** Desbastando a crista etmoidal para expor o forame da artéria esfenopalatina. **g** A crista etmoidal foi removida para revelar vários ramos da artéria. **h** Observar dois ramos cortados da artéria esfenopalatina e um ramo septal mais alto, intacto, que correrá sobre a parede anterior do esfenóide.

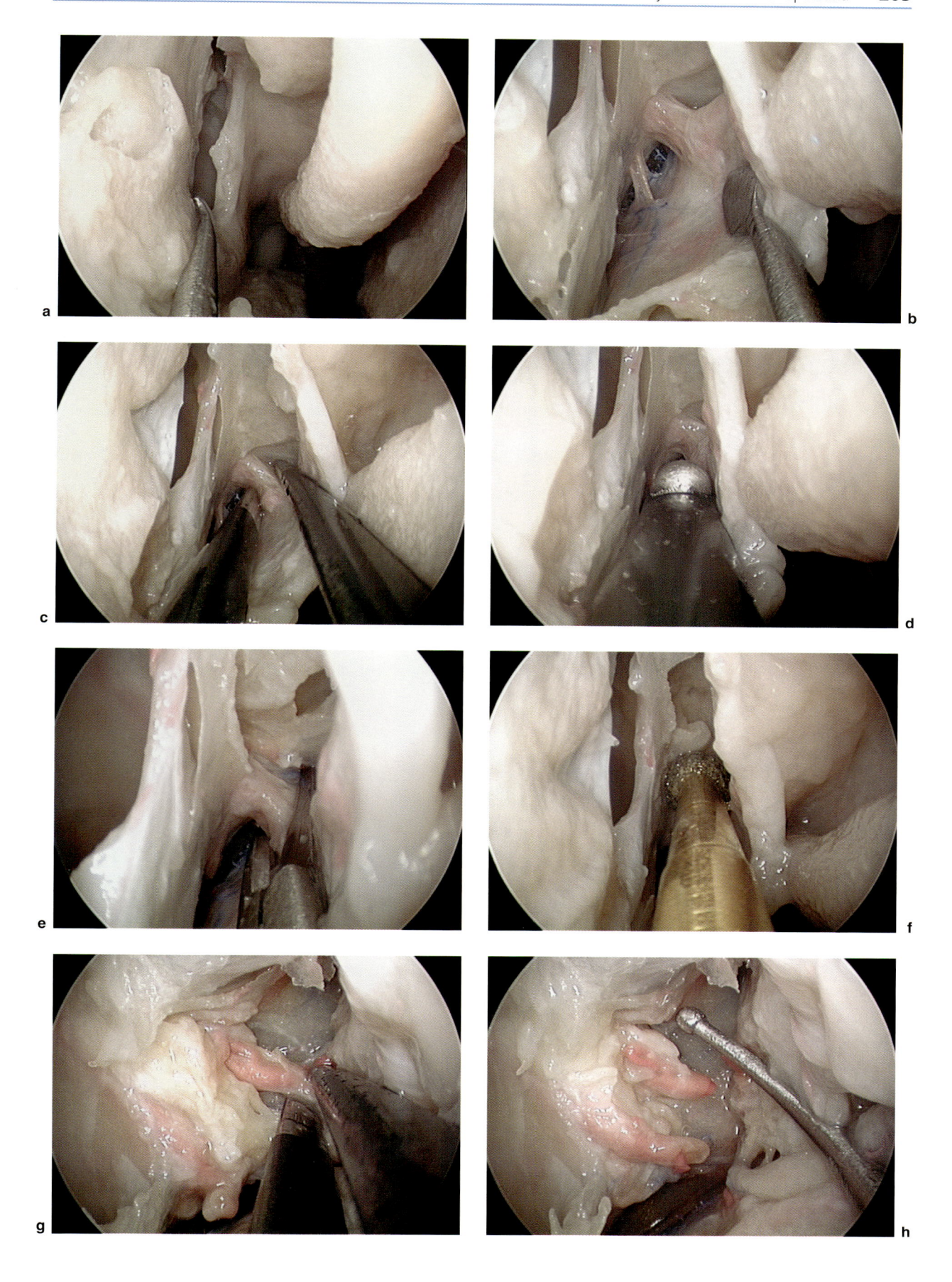

Manejo da artéria esfenopalatina ■ 205

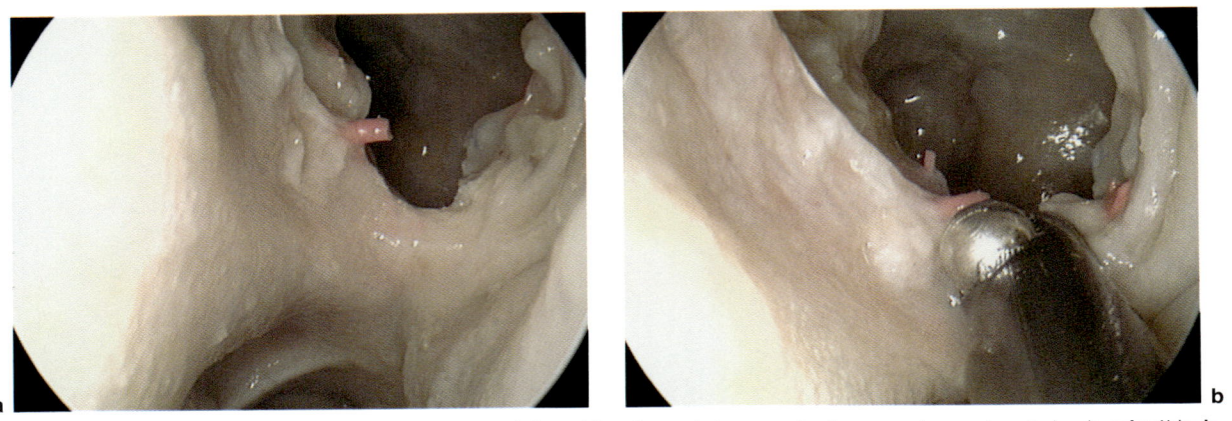

Fig. 14.**20 a** Uma grande esfenotomia cortou o ramo septal da artéria esfenopalatina quando ela corre pela parede anterior do esfenóide. **b** Diatermia unipolar com aspiração é mais eficaz quando há um grande sangramento.

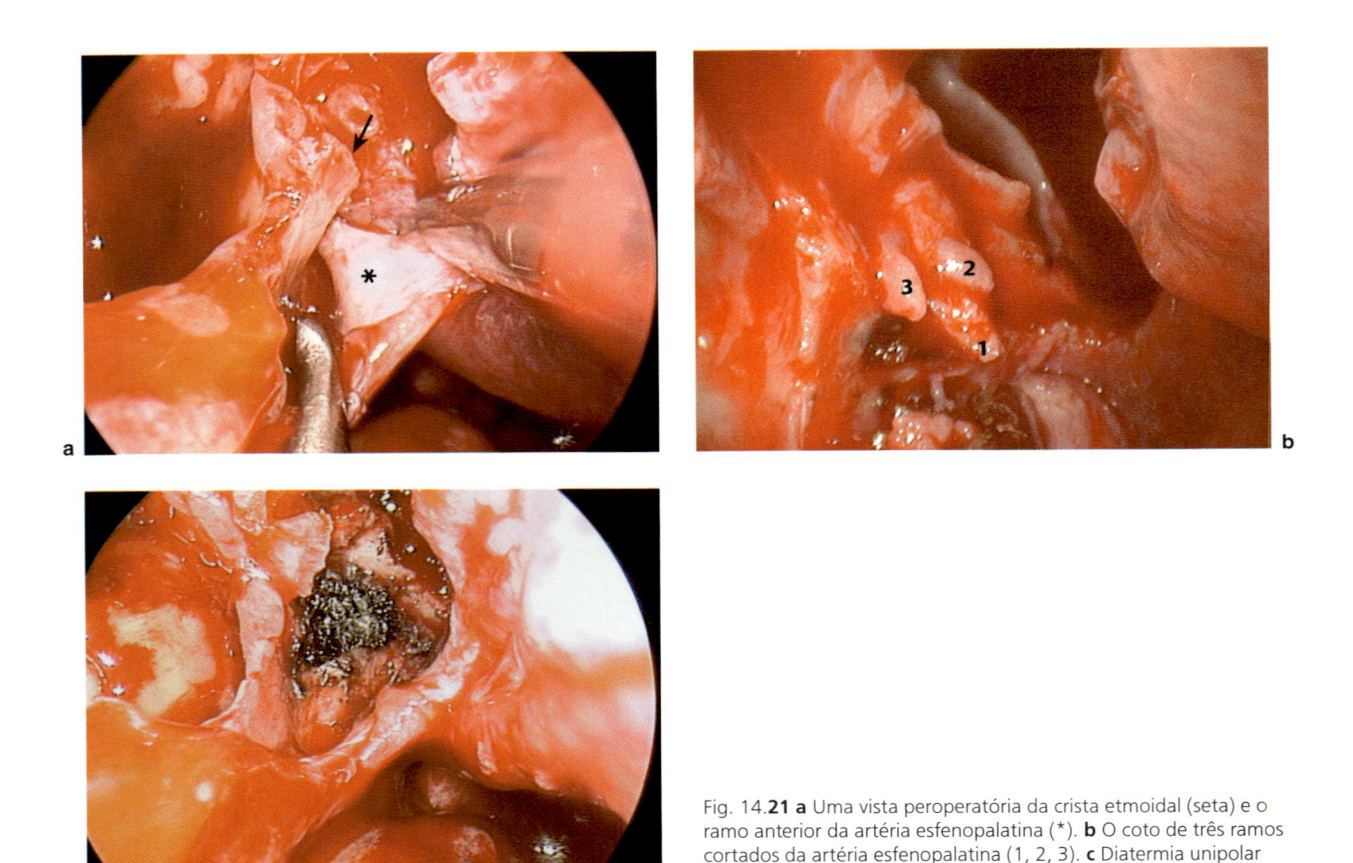

Fig. 14.**21 a** Uma vista peroperatória da crista etmoidal (seta) e o ramo anterior da artéria esfenopalatina (*). **b** O coto de três ramos cortados da artéria esfenopalatina (1, 2, 3). **c** Diatermia unipolar com aspiração foi usada para cauterizar os vasos.

ramos, então diatermia deve ser usada (Fig. 14.21 a–c). Na epistaxe posterior grave, verificar sempre o ramo septal da artéria esfenopalatina que é posterior aos seus outros ramos (Fig. 14.22 a, b).

Técnicas cirúrgicas alternativas

Antes da introdução do endoscópio, muitas vezes era feito tamponamento com um balão ou tampão anterior e/ou posterior, às vezes em conjunção com uma ressecção submucosa. Falhando isso, ligadura da artéria maxilar também foi defendida por uma via de acesso de

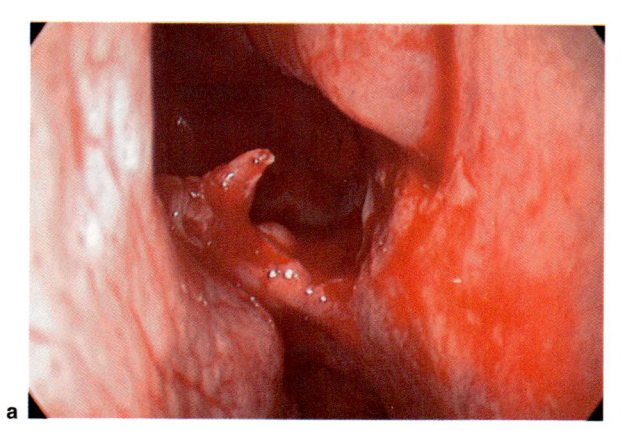

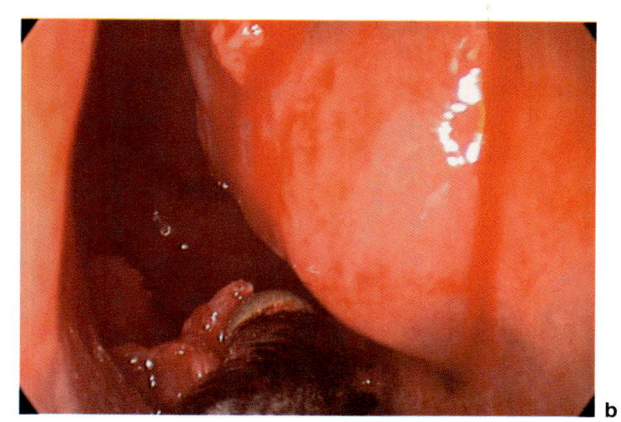

Fig. 14.22 a Vista peroperatória de um ramo septal sangrante da artéria esfenopalatina exposto durante uma esfenotomia. b O ramo septal sendo coagulado com diatermia unipolar com aspiração.

Caldwell–Luc. Outras alternativas incluem embolização. Ligadura da artéria carótida externa agora é evitada sempre que possível porque ela limita acesso para radiologia intervencionista caso esta seja necessária em uma data mais tardia e por causa da rica circulação cruzada a partir do outro lado. Ligadura da artéria que está a uma distância do ponto sangrante responsável é menos eficaz que a ligadura da artéria próxima de onde está sangrando. O objetivo deve ser minimizar o risco e a morbidade e lidar com o sangramento tão perto do seu local quanto possível. Isto normalmente significa fazer uma ligadura de artéria esfenopalatina.

Instrumentos úteis

- Uma broca de diamante grossa com uma haste longa ajuda a remover a crista etmoidal sem traumatizar os vasos da mucosa.
- Uma alternativa é uma cureta reta.
- Pinça de diatermia com aspiração ou aparelho unipolar com aspiração.
- Um aplicador de ligaclipes.

■ Manejo da artéria etmoidal anterior

Terminologia e classificação

A artéria etmoidal anterior pode ser ligada, grampeada ou diatermizada na epistaxe. Isto poderia ser necessário se, como uma complicação da cirurgia, ela fosse parcialmente lacerada.

Se a artéria foi dividida e retraiu-se para o compartimento posterior do olho, esta é uma situação diferentes porque pode elevar a pressão intra-orbitária e comprometer a visão. Nestas circunstâncias, nenhuma tentativa deve ser feita para encontrar e amarrar a artéria. Isto causará mais dano quando a artéria etmoidal anterior se retrair dentro da substância da órbita e entre os septos de tecido fibroso que suportam a gordura dentro da órbita. Se a artéria tiver retraído-se para dentro da órbita, o compartimento posterior usualmente necessita ser descomprimido (ver seção sobre Complicações peroperatórias, p. 171).

Indicações

A artéria etmoidal anterior é muitas vezes parcialmente deiscente ao correr no teto dos seios etmoidais, e se um buraco for feito nele, então o cautério pode ser aplicado ou um clipe pode ser colocado (Woolford e Jones, 2000). Se epistaxe profusa se seguir a uma fratura naso-etmoidal, o sangramento muitas vezes se origina da artéria etmoidal anterior. A artéria etmoidal anterior raramente é causa de epistaxe em outras circunstâncias, e é melhor lidar com a artéria esfenopalatina primeiro.

Anatomia cirúrgica

A artéria etmoidal anterior é um ramo da artéria oftálmica, e portanto se origina dentro da órbita antes de seguir medialmente através do osso da base anterior do crânio – a fóvea etmoidal (a parte do osso frontal que forma o teto dos seios etmoidais). Ela normalmente está encerrada em grande extensão dentro de um canal ósseo, mas muitas vezes uma parte deste é muito fina ou deiscente. Ela pode muitas vezes estar localizada imediatamente atrás da célula supra-orbitária que é uma extensão do recesso suprabolhoso (Fig. 14.23 a, b). Se o teto da bolha etmoidal for fixado na base do crânio, a artéria é encontrada como a ondulação seguinte no seu teto atrás da fixação da parede anterior da bolha. Ocasionalmente ela pode ser acessada diretamente, medial à parede medial da bolha, entre ela e a concha média alto na base do crânio. Ela pode seguir em um plano coronal, mas muitas vezes é oblíqua, passando mais anteriormente à medida que vai medialmente. Ela emite ramos para o septo, a parede nasal lateral, e intracranialmente. Quão exposta ela é depende em parte do grau de pneumatização dos seios e de quão "fun-

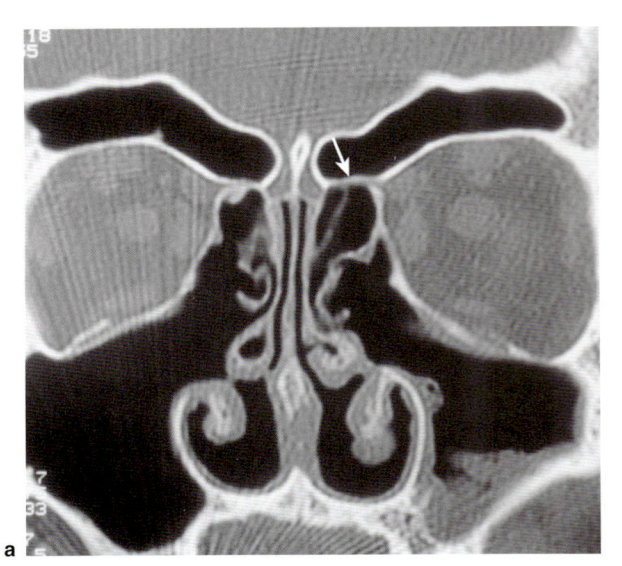

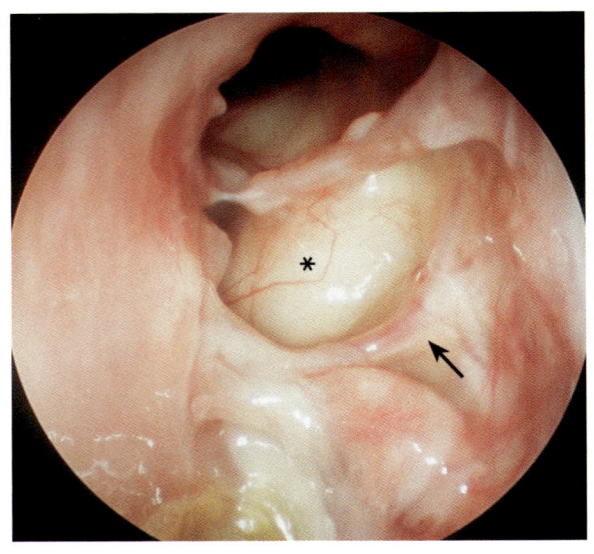

Fig. 14.**23 a** Imagem de TC coronal mostrando uma artéria etmoidal anterior livre (seta) em um sistema sinusal bem pneumatizado. **b** Uma vista endoscópica da artéria etmoidal anterior (seta) atrás de uma célula supra-orbitária (*).

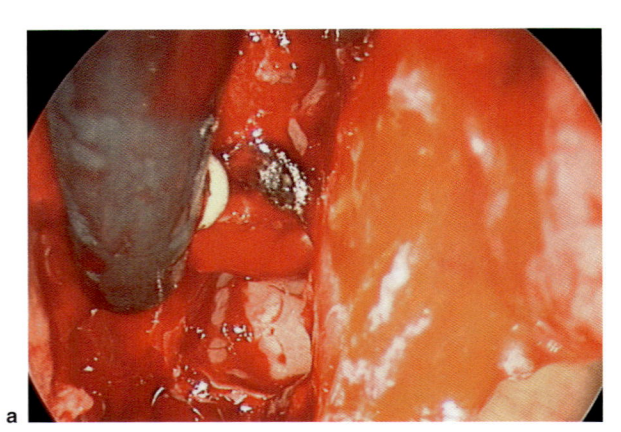

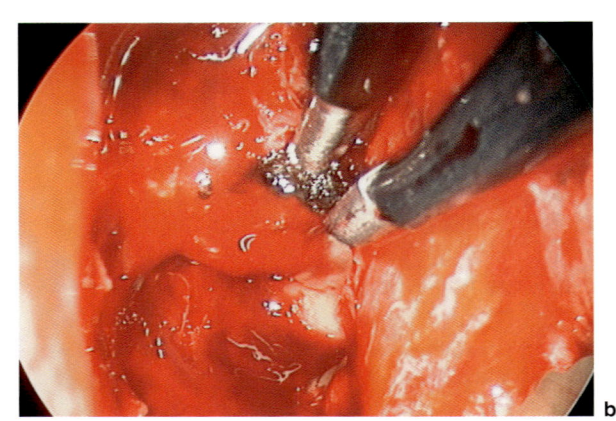

Fig. 14.**24 a** Diatermia unipolar com aspiração sendo usada para deter hemorragia. **b** Diatermia bipolar com aspiração em uma artéria etmoidal anterior sangrante.

do" a lâmina cribriforme "mergulha" para dentro da cavidade nasal. Se houver pouca pneumatização dos seios paranasais e a lâmina cribriforme for horizontal com a fóvea etmoidal, ela mais provavelmente corre em uma pequena ondulação óssea ou está oculta dentro do osso. Se houver pneumatização considerável com uma grande célula supra-orbitária, ela tende mais a ser exposta e vulnerável.

Em uma frontoetmoidectomia externa, a artéria etmoidal anterior situa-se aproximadamente 2,4 cm posterior à crista lacrimal anterior, junto da linha de sutura frontoetmoidal.

Técnica cirúrgica

Estudo cuidadoso das imagens de TC é necessário pré-operatoriamente para você familiarizar-se com a anatomia da base do crânio e a possível posição da artéria (Fig. 14.**23 a**). A artéria é usualmente vista como um aspecto semelhante a um funil passando medialmente através da parede súpero-medial da órbita (Fig. 14.**23 b**). O processo uncinado é removido usando-se pinça cortante de 45° ou um saca-bocado para mordiscá-lo e tirá-lo da sua fixação superior. Se houver células aéreas do *agger nasi* pequenas ou insignificantes, então um endoscópio de 45° pode ser usado para inspecionar a área medial à bolha etmoidal e lateral à concha média. Às vezes é possível ver a artéria etmoidal anterior nesta área. Se ela não for visível aqui, então a bolha etmoidal pode ser removida para revelar o recesso suprabolhoso que se estende para cima para uma célula supra-orbitária: a artéria normalmente reside na ondulação seguinte atrás disto. Novamente, o endoscópio de 45° é valioso para visualizar esta área.

O aparelho de diatermia unipolar com aspiração tem forma ideal para cauterizar a artéria (Fig. 14.**24 a, b**). Se for usar um clipe, ele deve ser aplicado delicadamente porque esta é uma das áreas mais delgadas da base do crânio e é possível transeccionar inadvertidamente a artéria etmoidal ou ir para dentro da base do crânio. Normalmente, nenhum tamponamento é necessário.

Técnicas cirúrgicas alternativas

A via de acesso externa é mais bem feita usando-se uma incisão "em forma de gaivota" para reduzir a probabilidade de a cicatriz formar membrana. Tendo encontrado e diatermizado a veia angular e dissecado até o periósteo, a crista lacrimal anterior deve ser encontrada e então uma dissecção subperióstica necessita ser feita posteriormente, permanecendo sobre o osso da parte medial da órbita. Isto deterá um prolapso de gordura orbitária e que ela entre no caminho, de modo que é importante permanecer no plano certo. Muitas vezes é surpreendente, para aqueles que não são familiarizados com o procedimento, quão longe para trás fica a artéria etmoidal anterior. Ela pode ser vista a aproximadamente 2,4 cm da crista lacrimal anterior sob a forma do que parece ser uma fixação firme do periósteo orbitário, mas de fato é simplesmente onde a artéria etmoidal anterior está indo através do periósteo, tensionando-o em tenda ao ir para o forame etmoidal anterior. O periósteo é mobilizado para expor o suficiente da artéria a fim de permitir que ela seja grampeada ou cauterizada com diatermia.

Instrumentos úteis

- O endoscópio de 45° é ideal para ajudar a visualizar a base do crânio e a artéria etmoidal anterior.
- Pinça de diatermia bipolar com aspiração, aparelho unipolar de aspiração.
  Aplicador ligaclipe e clipes.

■ Procedimento de drenagem do seio frontal

Terminologia e classificação

Este procedimento consiste em abrir os recessos frontais para criar um canal de drenagem central com a remoção do topo do septo, o septo intersinusal frontal e o bico anterior do osso frontal (Draf *et al.*, 1995) (Fig. 14.**25 a–e**).

Indicações

1. Estenose do recesso frontal secundária a cirurgia prévia.
2. Colapso da parede lateral do recesso frontal. Isto é geralmente secundário a uma frontoetmoidectomia externa, mas pode ocorrer porque uma mucocele ou outra patologia erodiu o osso.
3. Tumores medianos específicos (ver Capítulo 15, Cirurgia da Base do Crânio).

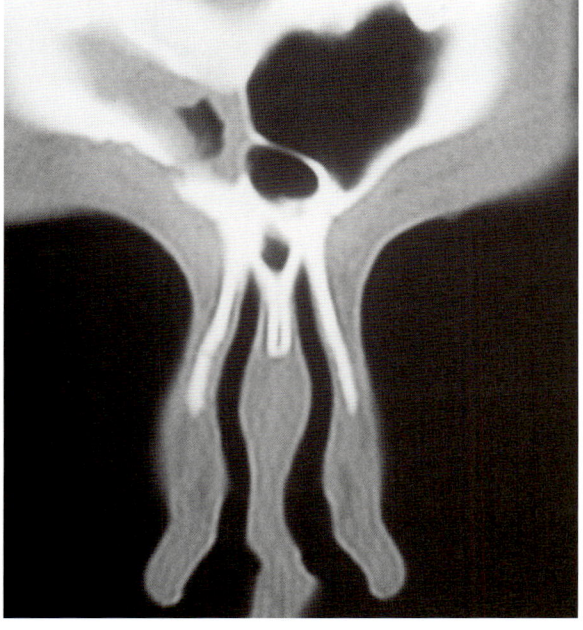

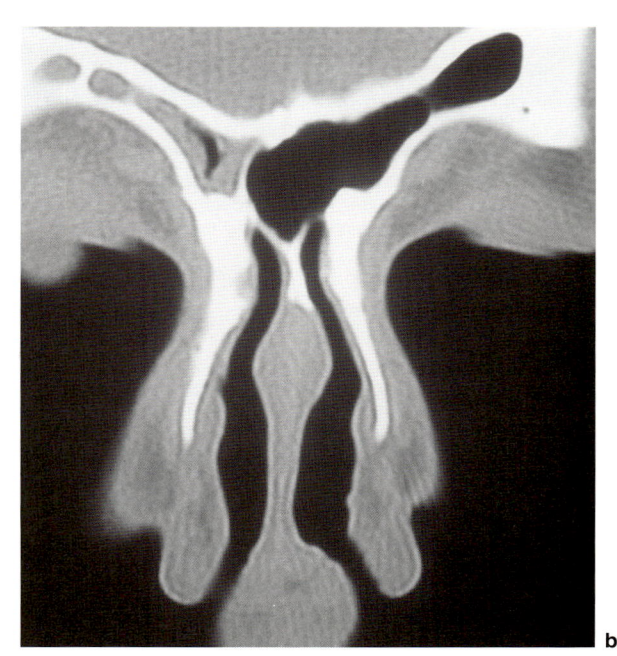

Fig. 14.**25 a, b** Imagens de TC coronal pré-operatórias mostrando estenose frontonasal pós-cirúrgica no lado direito.   Fig. 14.**25 c–e** ▷

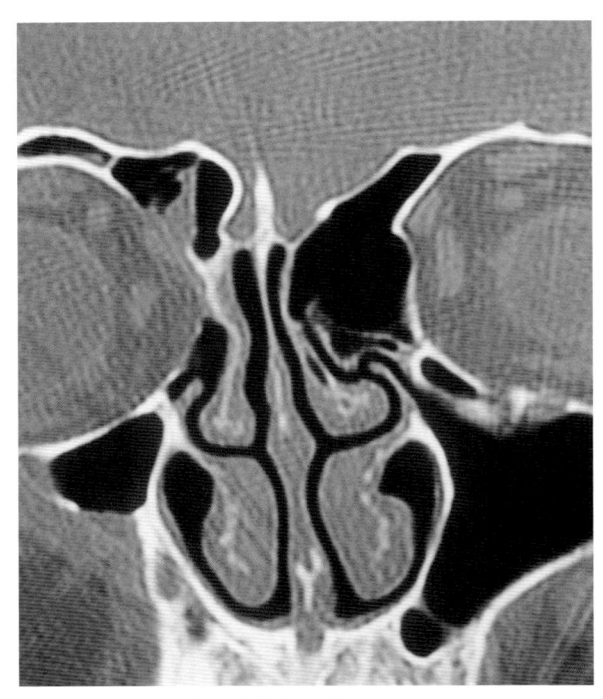

Fig. 14.**28** Estenose frontal direita subseqüente a uma etmoidectomia externa precedente.

Técnica cirúrgica

Os recessos frontais são identificados. O recesso frontal está posicionado adjacente à concha média e a sua dimensão depende da posição e do tamanho das células do *agger nasi/bulla frontalis*/supra-orbitárias que "empurram" o recesso frontal medialmente e relativamente anterior ou posteriormente, dependendo do tamanho relativo destes diferentes grupos de células. Ele é mais anterior se as células do *agger nasi* forem pequenas; é mais posterior se elas forem grandes. Os graus de pneumatização das células anteriores e posteriores tendem a ser parecidos, de modo que um sistema bem pneumatizado empurra o recesso frontal para uma "fresta" estreita junto da concha média, enquanto um sistema pouco pneumatizado deixa o recesso frontal facilmente acessível. Um explorador de bola pequeno pode ser colocado entre estas células e a concha média para ajudar a localizar o recesso frontal (ver a seção sobre frontoetmoidectomia no Capítulo 5, p. 69).

O operador pode obter uma indicação sobre se está no recesso frontal colocando um instrumento angulado, como um explorador de bola, uma cureta de Kuhn–Bolger, ou um aspirador de extremidade de oliva, na área que ele acredita ser o seio frontal e então observando o ângulo e o comprimento do explorador quando ela passa a espinha maxilar. O instrumento é então apanhado com os dedos em pinça junto da espinha e a seguir removido e colocado sobre a superfície externa do nariz no mesmo ângulo e comprimento desde a espinha. Se a extremidade do explorador ficar bem acima do rebordo supra-orbitário, então provavelmente ele está no seio frontal, a não ser que haja uma grande *bulla frontalis* ou célula supra-orbitária, quando então o explorador é angulado lateralmente também. Estas células podem ser vistas em uma imagem de TC mas são encontradas apenas comparando-se cortes adjacentes e reconstruindo-os mentalmente. A capacidade de reconstruir cortes sagitais a partir de uma TC helicoidal ajuda a fazer isto. Se o explorador se situar ao nível do canto medial ou logo acima dele, ele provavelmente está em uma célula aérea do *agger nasi*.

É fácil demais perfurar a base do crânio quando se está operando nesta área, especialmente onde a lamela lateral se junta à lâmina cribriforme na região da artéria etmoidal anterior. Nenhuma pressão deve ser usada ao colocar qualquer explorador ou buscador nesta área para localizar o recesso frontal (Fig. 14.**29 a–d**). Se tiver havido cirurgia prévia ou houver cicatrização e estiver muito estenosada, então uma trepanação do seio frontal com corante sendo colocado dentro do seio frontal pode ajudar a localizar o recesso frontal. Equipamento guiado por imagem também pode ajudar a localizar sua posição, mas a definição muitas vezes não é suficientemente boa para se ter confiança e seu uso principal é para ajudar o cirurgião a *confirmar* a posição. Como a artéria etmoidal anterior muitas vezes é deiscente, é judicioso não apreender mucosa nesta área se você não conseguir identificar a anatomia claramente. Na polipose grave o recesso frontal é muitas vezes aberto e expandido pelos pólipos; isto torna mais fácil abrir a área, mas é importante não arrancar estes pólipos e desnudar o recesso frontal da sua mucosa.

A parte ântero-superior do septo pode então ser removida com um instrumento a motor ou cortante, tendo certeza de permanecer anterior ao plano coronal entre os recessos frontais. É importante não ir posteriormente e correr o risco de entrar na base do crânio. A remoção do topo do septo nasal é um procedimento sangrento, e é útil possuir um aparelho para irrigar a extremidade do endoscópio. Este processo é continuado superiormente para remover o septo intersinusal. É mais seguro remover o bico (Fig. 14.**30 a–d**) ou o osso grosso que forma o limite anterior, e isto é mais fácil uma vez que o septo intersinusal tenha sido removido. Diversamente de outros procedimentos no recesso frontal, não é possível preservar mucosa. O osso do bico é espesso e às vezes leva tempo para reduzi-lo; novamente, esta área sangra bastante. A broca de diamante grossa combina as vantagens de remover osso eficientemente enquanto produz relativamente pouco sangramento. Pelo menos 3 horas devem ser disponíveis para este procedimento. Depois que a maior parte do bico foi tirada, deve ser possível examinar o seio frontal mais lateralmente.

Quando não há marcos anatômicos por causa de estenose grave, aderências e perda da concha média, há duas maneiras de achar o seio frontal. A primeira é re-

Procedimento de drenagem do seio frontal ▪ 213

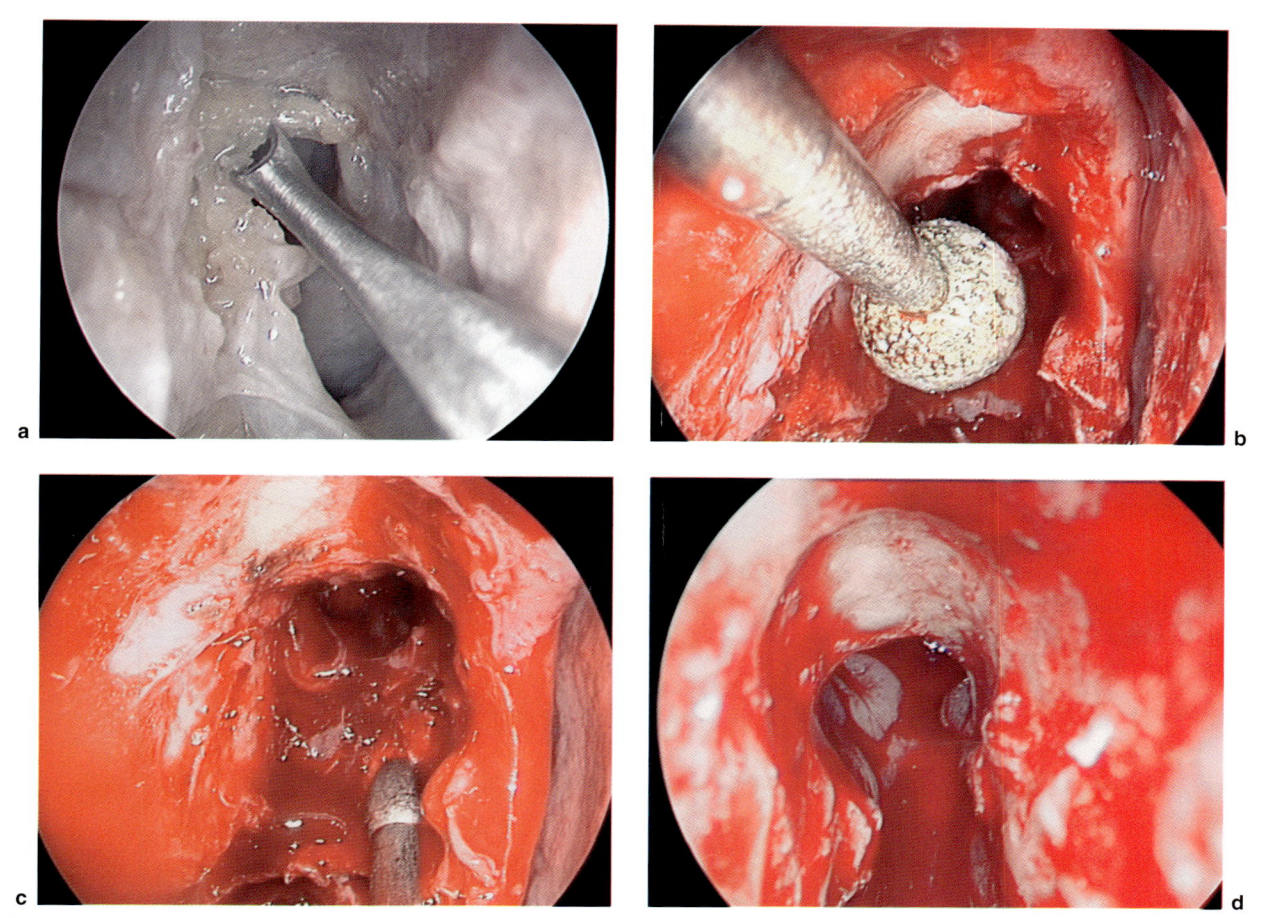

Fig. 14.**29 a** Uma cureta de Kuhn–Bolger em um cadáver sendo introduzida no seio frontal antes que os restos da célula anterior sejam curetados. **b** Uma broca de diamante grossa é usada para remover o bico do osso frontal. **c** Recesso frontal direito exposto com o topo da concha média sendo retido. **d** Vista em primeiro plano do osso nu do bico com mais para ser removido. Observar a mucosa intacta nos demais locais.

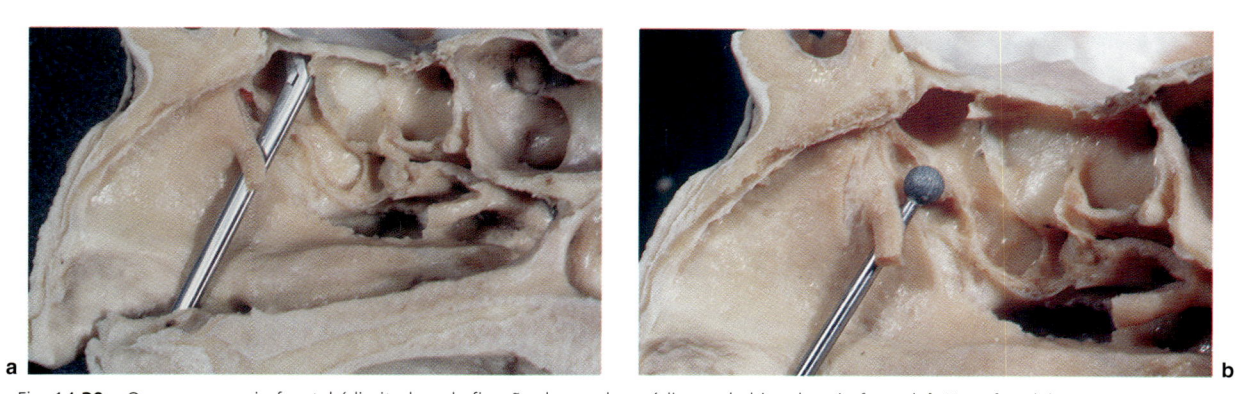

Fig. 14.**30 a** O acesso ao seio frontal é limitado pela fixação da concha média e pelo bico do seio frontal. **b** Uma furadeira tem que ser usada para remover os restos das células mais anteriores do *agger nasi* e o bico para ganhar acesso ao seio frontal.

Fig. 14.**30 c, d** ▷

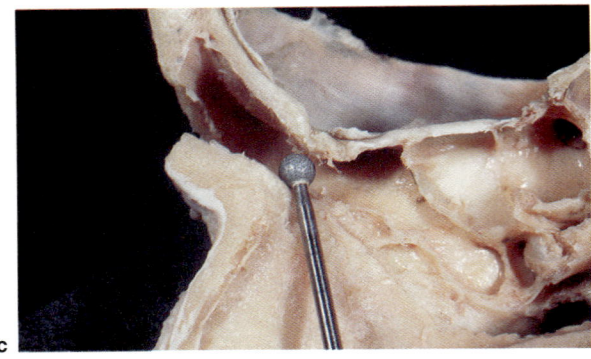

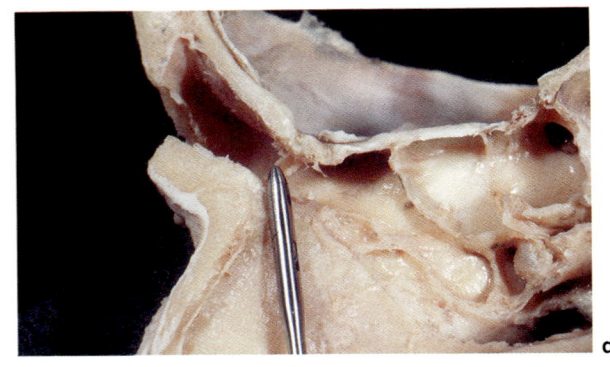

Fig. 14.**30 c** Desbastando o ombro do bico. **d** Um instrumento reto pode agora ser introduzido no seio frontal.

mover a parte ântero-superior do septo, permanecendo tão longe para a frente quanto possível. A segunda é definir o saco lacrimal como para uma DCR e segui-lo para cima, uma vez que isto leva diretamente à área anterior do recesso frontal (Fig. 14.31).

Não há necessidade de um *stent* (Figs. 14.32 a–g, 14.33 a–f, 14.34 a–d).

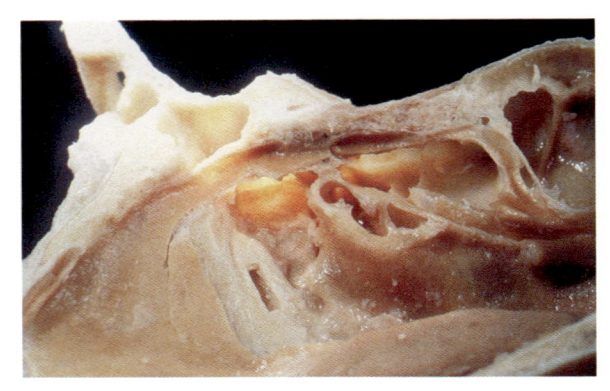

Fig. 14.**31** Seguir o saco lacrimal leva acima para a área do recesso frontal e da parede anterior da bolha, que está situada posterior ao recesso. Esta é uma maneira útil de achar o seio frontal quando todos os outros marcos anatômicos foram perdidos.

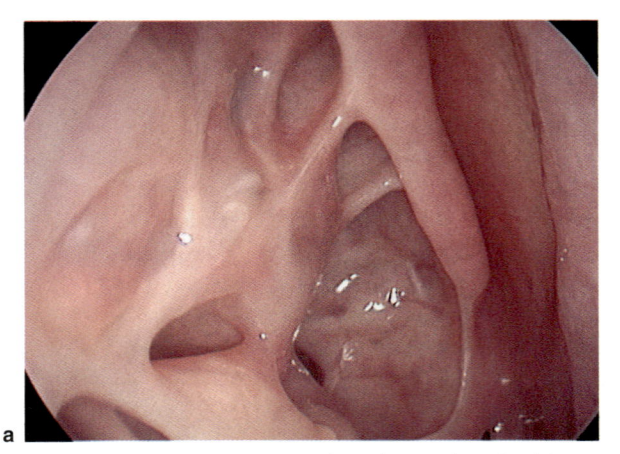

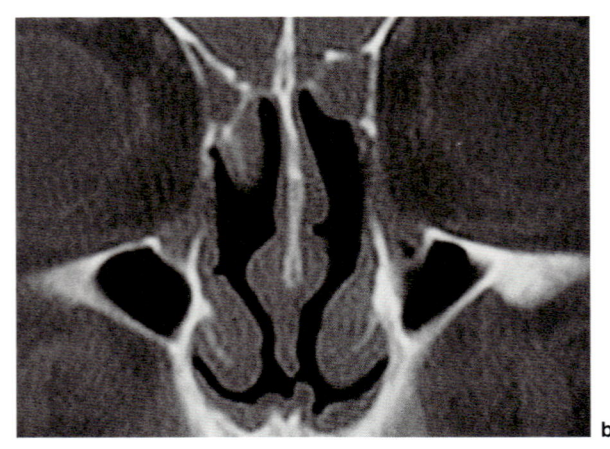

Fig. 14.**32 a, b** Estenose do recesso frontal esquerdo após vários procedimentos endonasais e externos.

Fig. 14.**32 c–g** ▷

Procedimento de drenagem do seio frontal ▪ 215

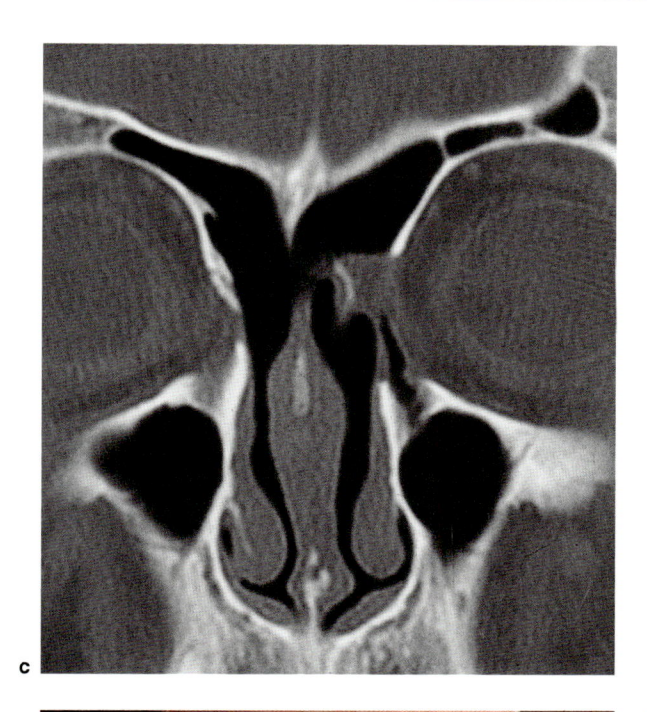

Fig. 14.**32 c** Imagem de TC coronal pós-operatória depois de um procedimento de drenagem mediana. **d** Vista endoscópica pós-operatória à esquerda após um procedimento de drenagem mediana. **e** Vista mais próxima sobre o topo do septo. **f** Vista endoscópica pós-operatória à direita. **g** Vista de dentro do seio frontal com os restos do septo intersinusal frontal (*).

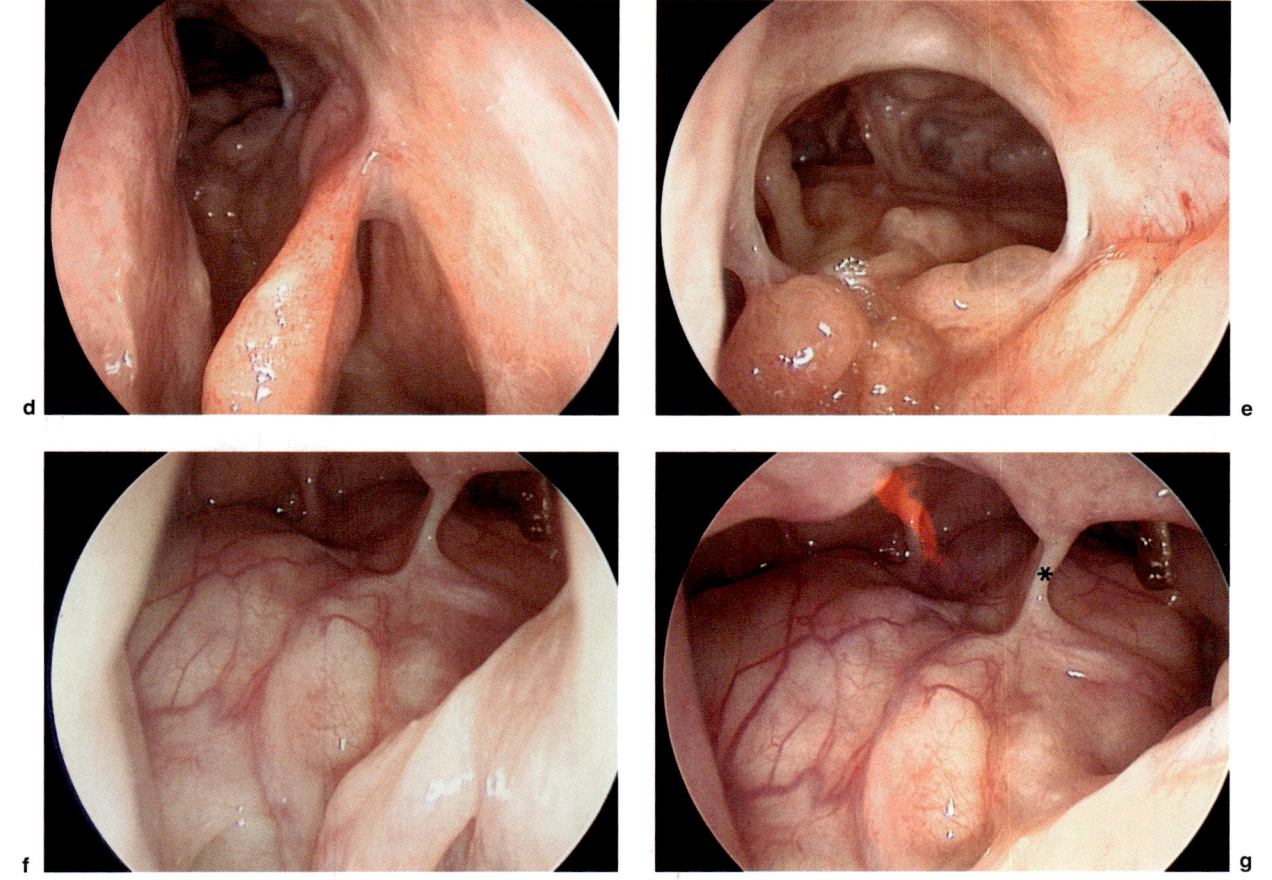

a

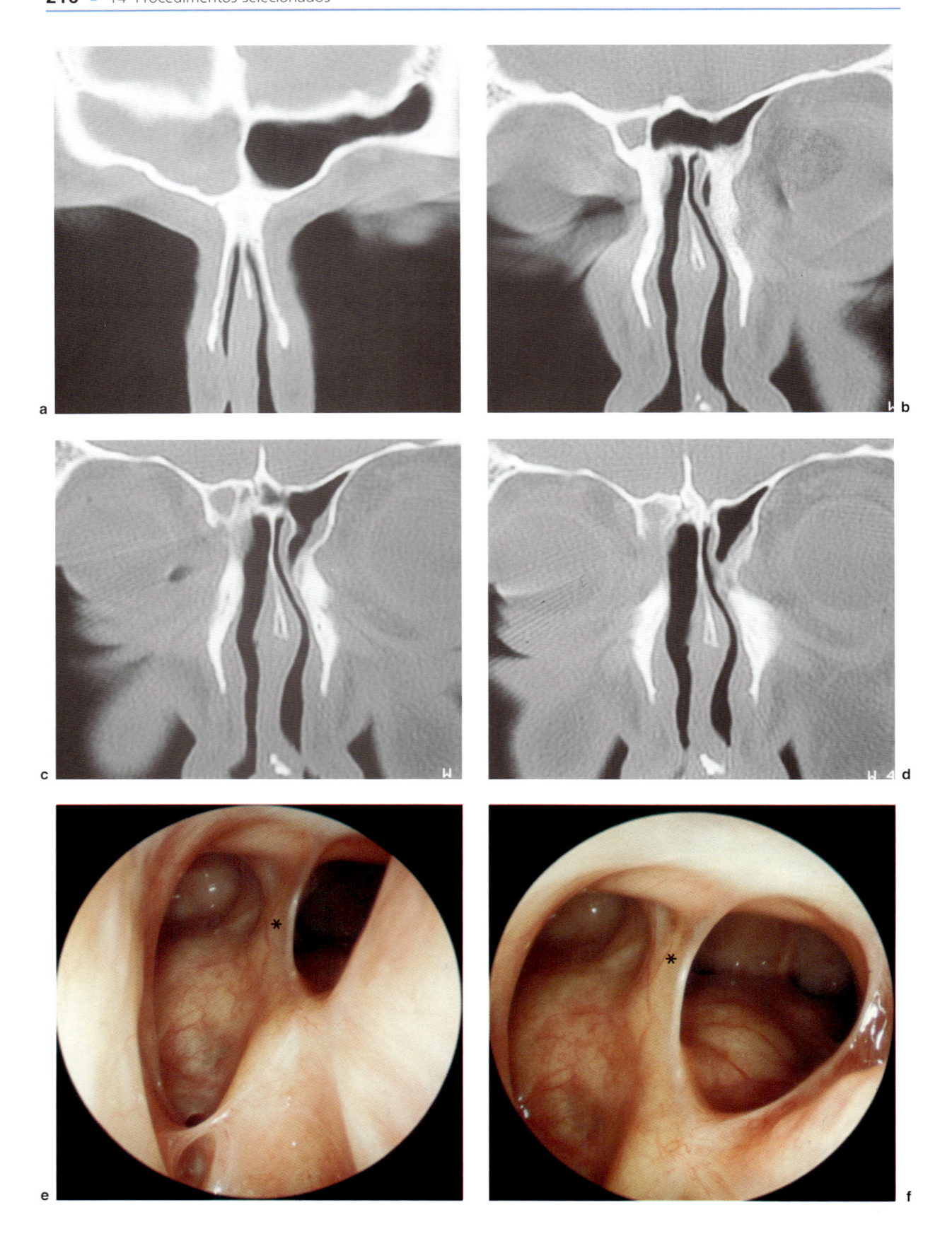

b

c

d

e

f

Procedimento de drenagem do seio frontal ▪ **217**

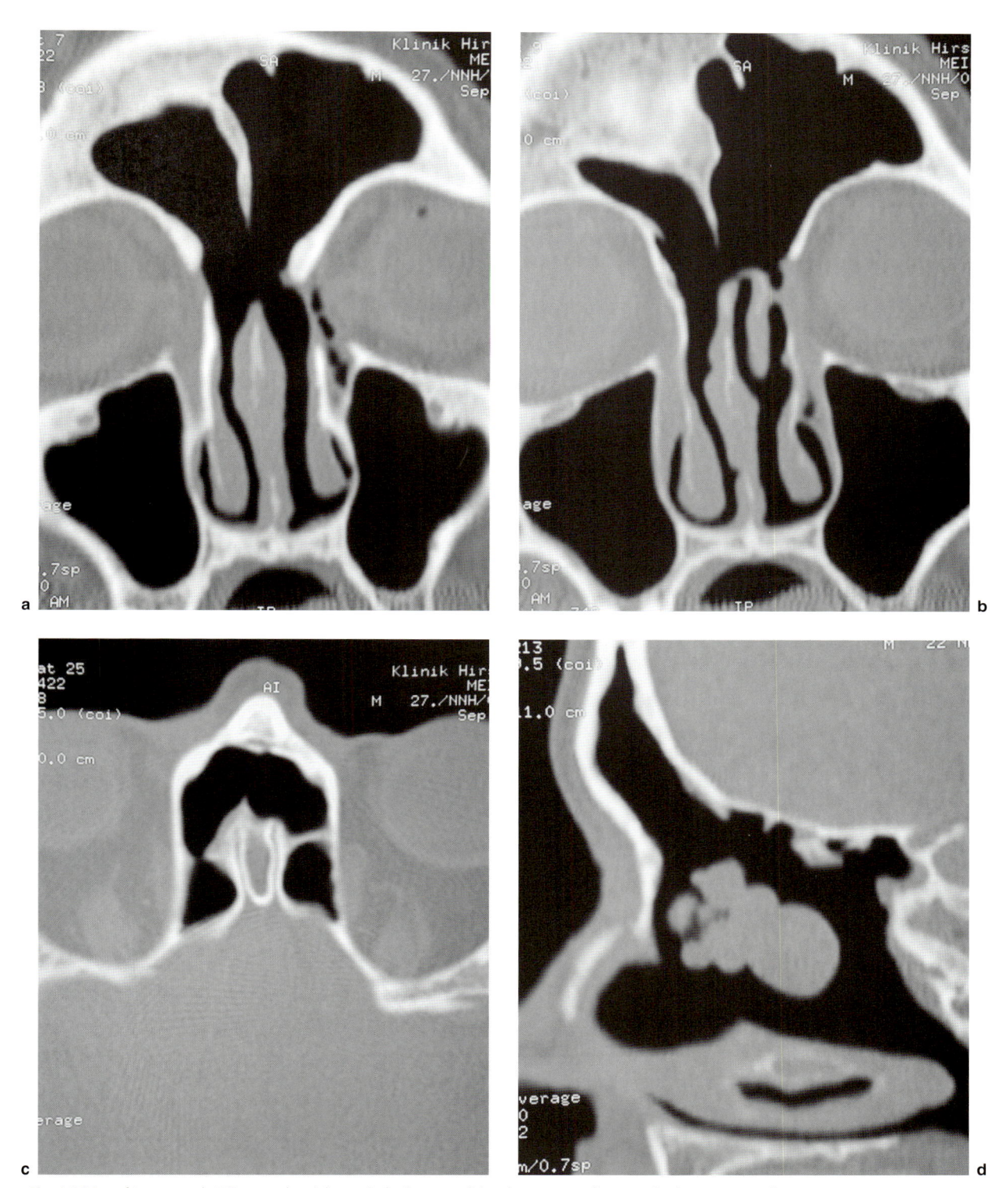

Fig. 14.**34 a–d** Imagens de TC coronal, axial e sagital pós-operatórias de um procedimento de drenagem mediana.

◁ Fig. 14.**33 a–d** Imagens de TC coronal mostrando estenose frontal direita como resultado de cirurgia sinusal endoscópica.
e, f Vista pós-operatória pela direita, olhando acima para os restos do septo intersinusal frontal (*).

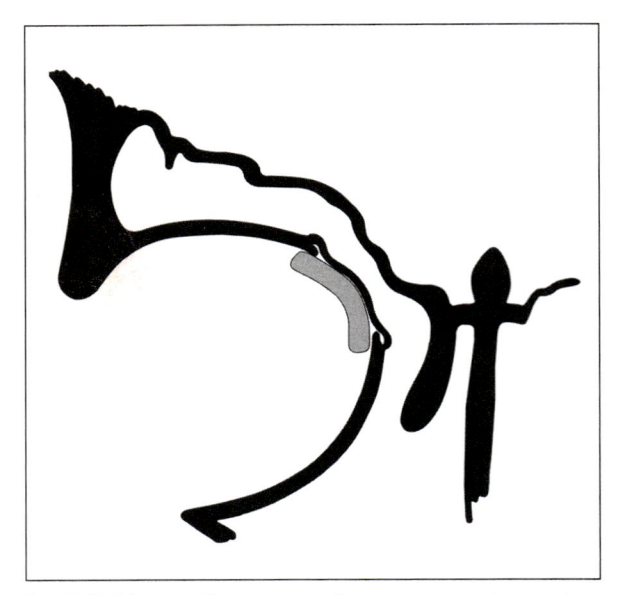

Fig. 14.**35** Diagrama linear mostrando como um enxerto septal pode ser colocado para reduzir colapso lateral.

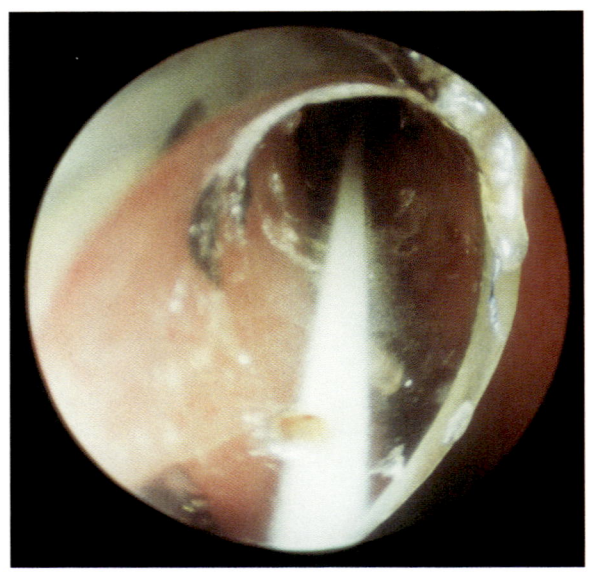

Fig. 14.**36** Um *stent* no seio frontal com infecção continuada. Os autores não recomendam *stents* porque eles parecem estimular tecido de granulação e atividade fibroblástica.

Técnicas cirúrgicas alternativas

Em vez de criar um canal central de drenagem, é possível suportar e reconstruir a parede lateral do recesso frontal se colapso dessa área for o problema principal (Fig. 14.35). Isto se aplica particularmente quando uma etmoidectomia externa levou a uma perda de osso lateral ao recesso frontal. Geralmente há muita fibrose na área do recesso frontal quando ela se estenosou depois de uma etmoidectomia externa. A antiga idéia de usar um *stent* tão grande quanto possível, na crença de que "quanto maior o *stent* maior a possibilidade que o recesso terá de não se estenosar completamente quando o *stent* for removido" é errada. A necrose de pressão que o *stent* grande causa induz um bocado de atividade fibroblástica (Fig. 14.36). Uma técnica alternativa é substituir a mucosa fibrosada por mucosa nova.

Raramente, é possível refletir um retalho septal que se estende para esta área; um enxerto livre de concha funciona bem. Um enxerto livre de cartilagem do septo ou concavidade de concha é suturado em posição com mucosa sobre ele, e um *stent* frouxo é colocado para mantê-lo aberto. O *stent* é frouxo a fim de evitar qualquer necrose de pressão sobre o enxerto. Isto fornecerá apoio lateral e reduzirá a possibilidade de estenose adicional. Duas semanas depois da cirurgia, a endoscopia mostrará que o *stent* está frouxo e rodeado por mucosa sadia no recesso frontal. Esta técnica é bem-sucedida em aproximadamente 80% dos pacientes após 5 anos nas nossas mãos.

Uma alternativa é a obliteração dos seios frontais. Este é um procedimento grande, particularmente se os seios forem bem pneumatizados, como muitas vezes é o caso nestes pacientes (Fig. 14.37 a–d). Um retalho coronal é feito depois que uma radiografia simples occipitofrontal foi tirada para elaborar um gabarito da extensão dos seios frontais. É valioso dissecar o periósteo do osso frontal até a margem supra-orbitária. Isto difere das descrições convencionais da parede anterior como ficando em dobradiça de um retalho de periósteo inferiormente. Isto raramente é possível sem ficarem farrapos de periósteo entre áreas onde osso foi dividido ao longo da sua margem inferior. Para agravar isto, a mucosa do seio frontal inteiro necessita ser removida, não apenas da parede posterior mas o retalho anterior, e isto é difícil de fazer por completo enquanto ela ainda está fixada no periósteo. É importante remover toda a mucosa do seio frontal, porque se alguma for deixada, uma mucocele se formará. Radiografia é usada para estimar o contorno do seio frontal, e um furo inicial é feito para dentro do seio no seu terço lateral. Um gancho de ponta romba pode ser usado para verificar o contorno da extensão do seio frontal, e se ele for rotado para onde sua extremidade alcança o limite do seio frontal, pode ser seguido o tempo todo com uma broca cortante (Murphy e Jones, 2004).

Uma técnica alternativa é colocar um endoscópio dentro do seio frontal; sua luz iluminará a extensão exata da parede anterior e isto ajudará na remoção precisa. Além disso, o cirurgião pode ver onde a extremidade da broca está, pela imagem endoscópica na tela. Isto reduz o grau de sobra pendente deixada depois que a parede anterior é removida, e torna mais fácil a remoção da

Procedimento de drenagem do seio frontal 219

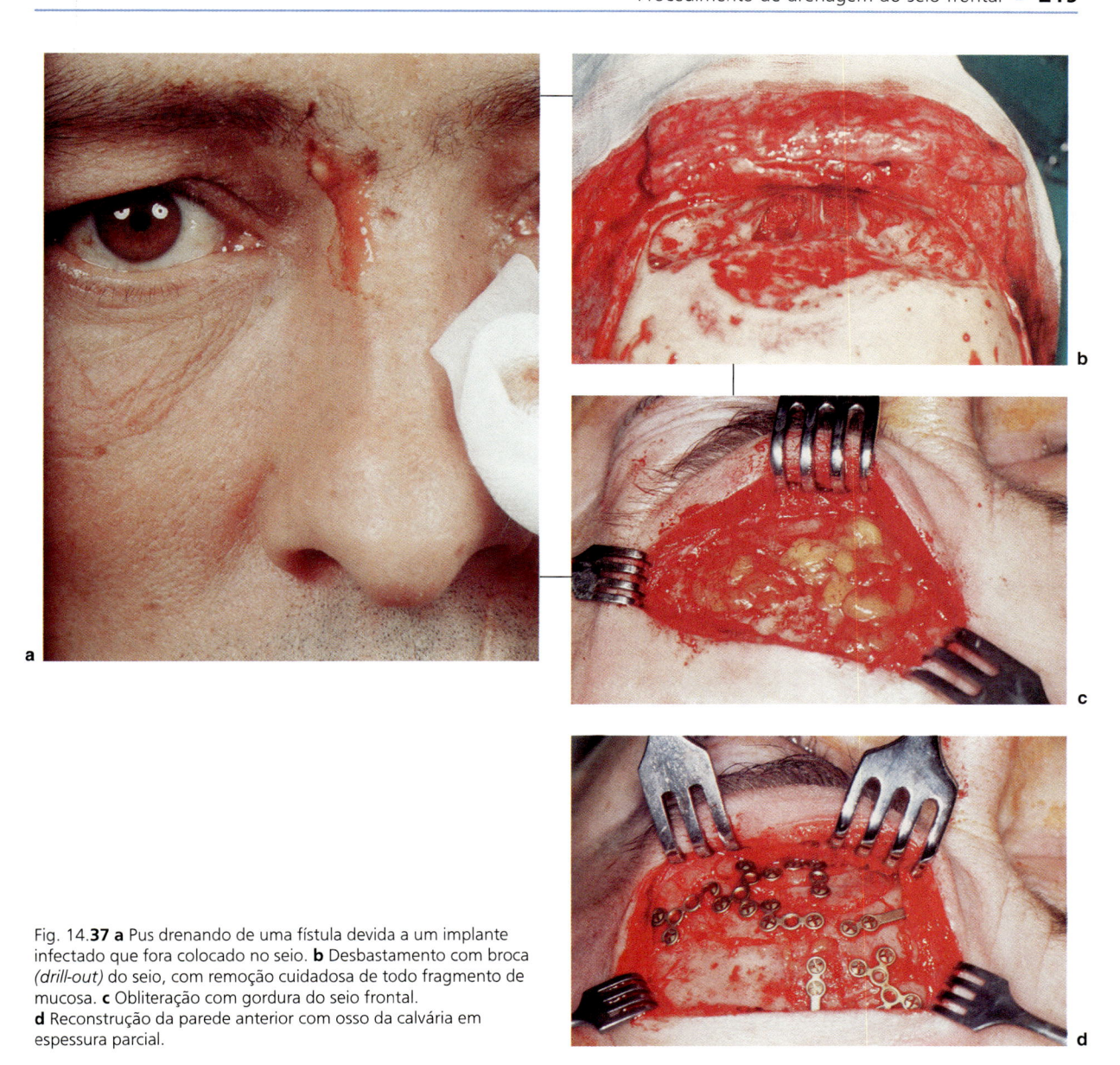

Fig. 14.**37 a** Pus drenando de uma fístula devida a um implante infectado que fora colocado no seio. **b** Desbastamento com broca *(drill-out)* do seio, com remoção cuidadosa de todo fragmento de mucosa. **c** Obliteração com gordura do seio frontal.
d Reconstrução da parede anterior com osso da calvária em espessura parcial.

mucosa. Não é prudente fazer um furo de entrada ao alto na linha mediana onde os seios venosos são grandes, porque a entrada ali pode causar sangramento torrencial. Antes de a placa anterior inteira ser removida, é valioso fixar miniplacas na parede anterior (estas serão removidas subseqüentemente) e fazer furos de broca no crânio para combinar com estas placas; isto tornará a recolocação da placa ao término do procedimento não apenas mais acurada mas mais rápida. Há invaginações de mucosa que acompanham veias para a parede posterior do seio frontal e é importante que a parede posterior seja escavada para reduzir a possibilidade de restos de mucosa serem deixados para trás. O seio é mais bem obliterado com gordura, e o recesso frontal deve ser bloqueado com fáscia; ambas podem ser obtidas da coxa ou do abdome. O retalho ósseo anterior é suscetível a infecção, e cobertura antibiótica profilática deve ser dada.

Uma outra técnica que pode ser usada quando há osteomielite ou uma perda de grande parte da parede anterior do seio frontal consiste em remover a parede anterior inteira e o revestimento mucoso, e alisar os rebordos supra-orbitários – procedimento de Riedel (Fig. 14.38 a–d) (Raghavan e Jones, 2004).

Instrumentos úteis

1 Em um procedimento de drenagem, um endoscópio de 45°, exploradores de bola, e uma cureta de seio frontal de Kuhn–Bolger são úteis.

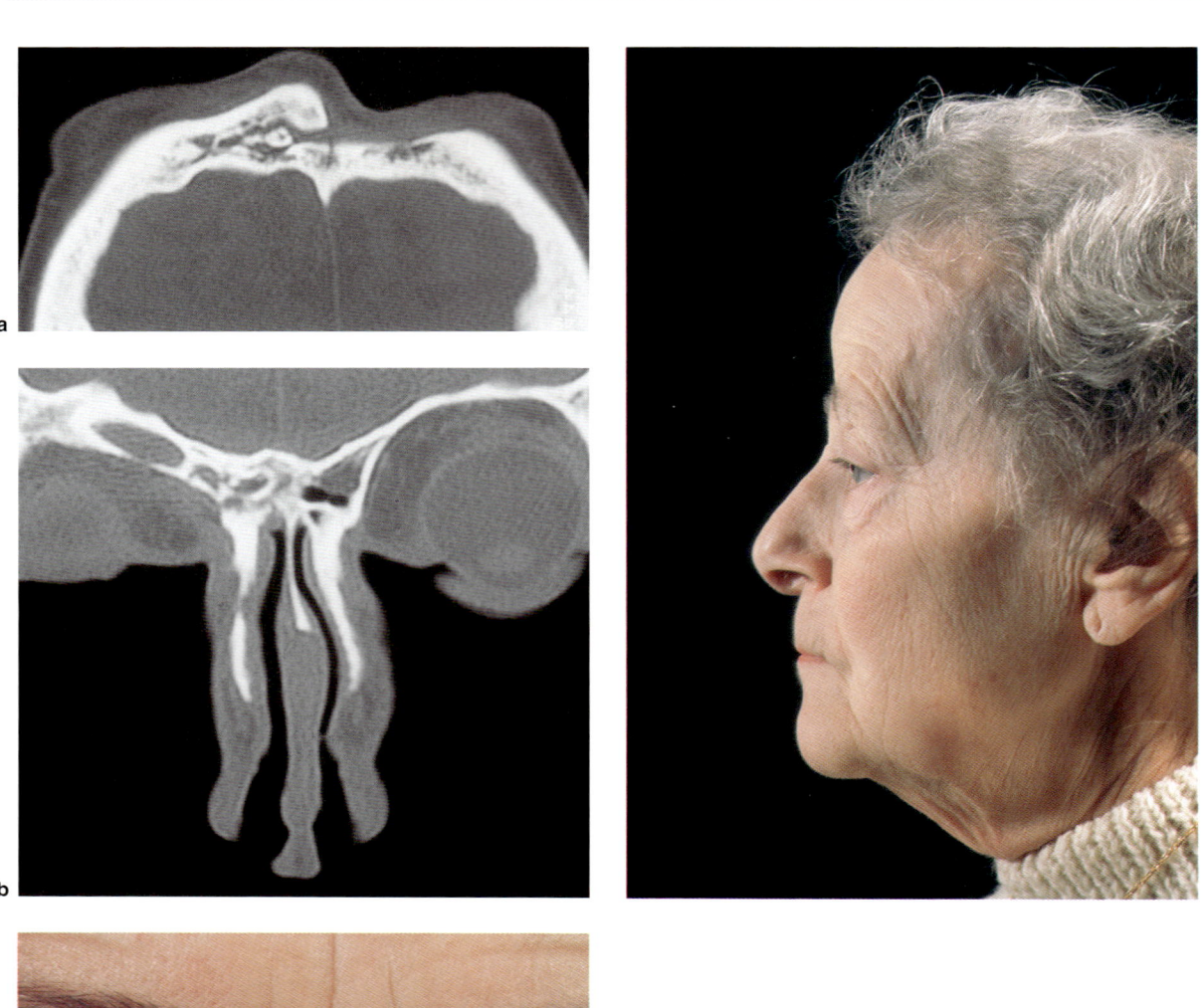

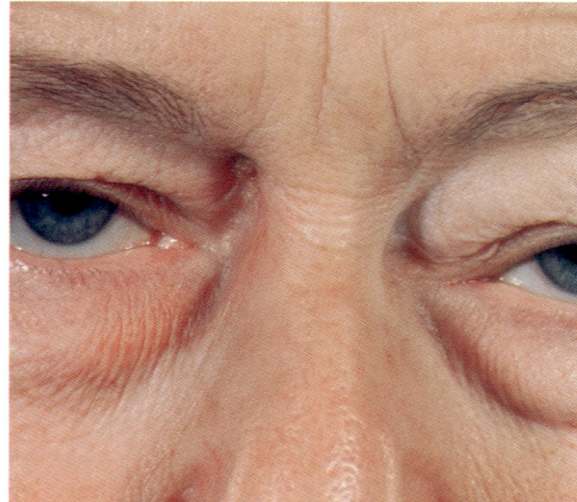

Fig. 14.**38 a, b** Imagens de TC axial e coronal mostrando osteomielite do osso frontal. **c, d** Fístula com drenagem pré-operatória, e aspecto pós-operatório depois de procedimento de Riedel.

2 Uma furadeira de haste longa com uma broca de diamante grossa ajuda a reduzir o "bico" do osso frontal.
3 Instrumentação guiada por imagem.

■ Descompressão orbitária

Terminologia e classificação

A remoção de uma ou mais das paredes ósseas que a circunscrevem pode descomprimir o conteúdo da órbita. A maior quantidade potencial de descompressão é obtida com a remoção da parede medial da órbita, a seguir seu soalho, e depois sua parede lateral. A descompressão pode ser realizada externamente, embora a quantidade de dissecção que pode ter lugar na direção do ápice orbitário seja limitada por causa de visibilidade reduzida e pressão sobre o conteúdo orbitário (Fig. 14.39). Muitas técnicas foram descritas para descomprimir a órbita transantralmente, ou através de uma incisão subconjuntival ou subciliar.

Indicações

A indicação principal para este procedimento é oculopatia distireóidea, seja por razões estéticas, seja quando a visão está se deteriorando e esteróides e radioterapia não controlaram isto (Fig. 14.**40 a, b**). Um acesso endoscópico pode descomprimir ambas as áreas medial e inferior do olho. Em mãos experientes, é possível obter melhor acesso ao ápice da órbita e mesmo descomprimir o nervo óptico endoscopicamente (Gormley *et al.*, 1997) (Fig. 14.**41 a–d**). Tumores ósseos benignos também podem ameaçar a viabilidade do nervo óptico e justificar remoção.

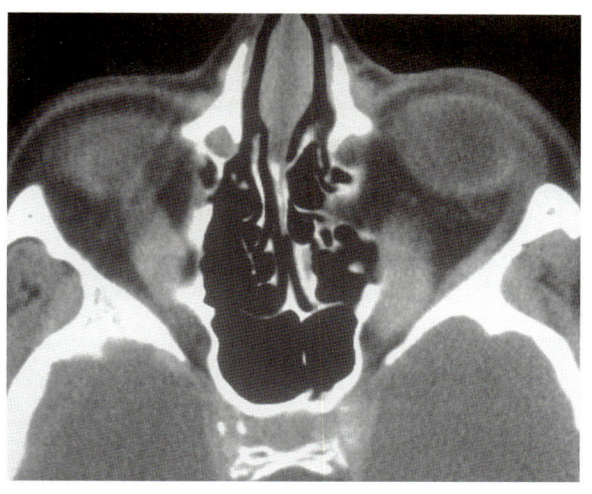

Fig. 14.**39** Uma imagem de TC axial após descompressão externa, mostrando pouca descompressão, em parte devido a acesso posterior limitado.

Anatomia cirúrgica

A parede medial da órbita é constituída da lâmina papirácea do osso etmóide, o osso palatino e mais posteriormente o osso mais espesso do esfenóide que constitui o ápice da órbita. O grau de pneumatização do seio esfenoidal determina se o nervo óptico faz uma impressão, ou mesmo se é deiscente na sua parede lateral. O mesmo se aplica aos seios etmoidais posteriores, os quais podem envolver o nervo óptico antes de ele atingir o seio esfenoidal se houver uma célula esfenoetmoidal. A viga ínfero-medial é constituída pelo osso maxilar, e esta muitas vezes é grossa (Fig. 14.**42**). A área se-

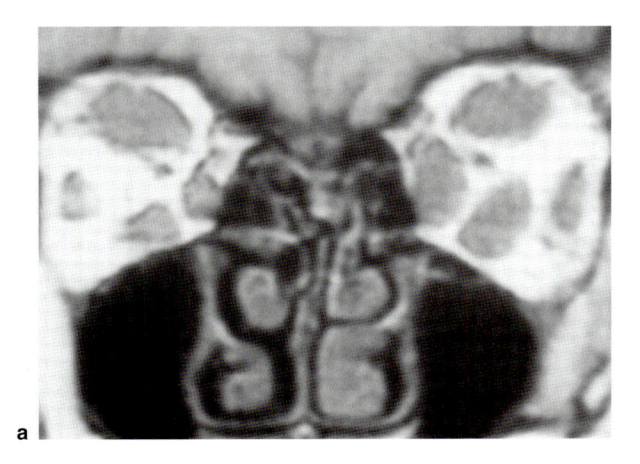

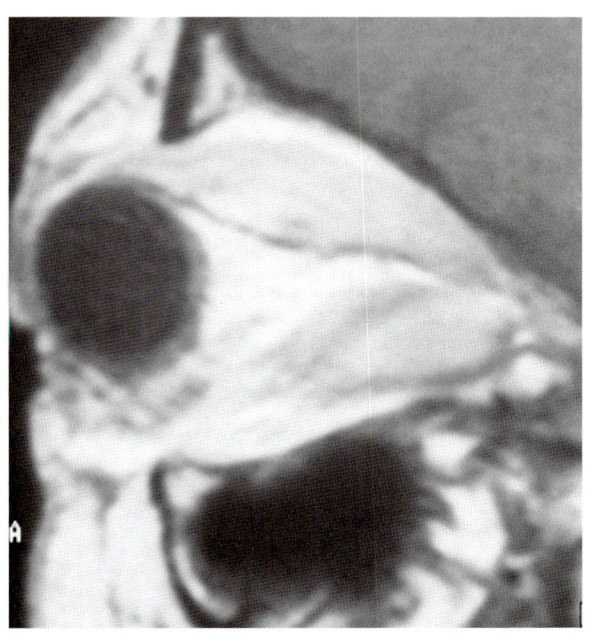

Fig. 14.**40** Imagens de RM **a** coronal e **b** sagital, mostrando os músculos hipertrofiados e proptose da oculopatia distireóidea.

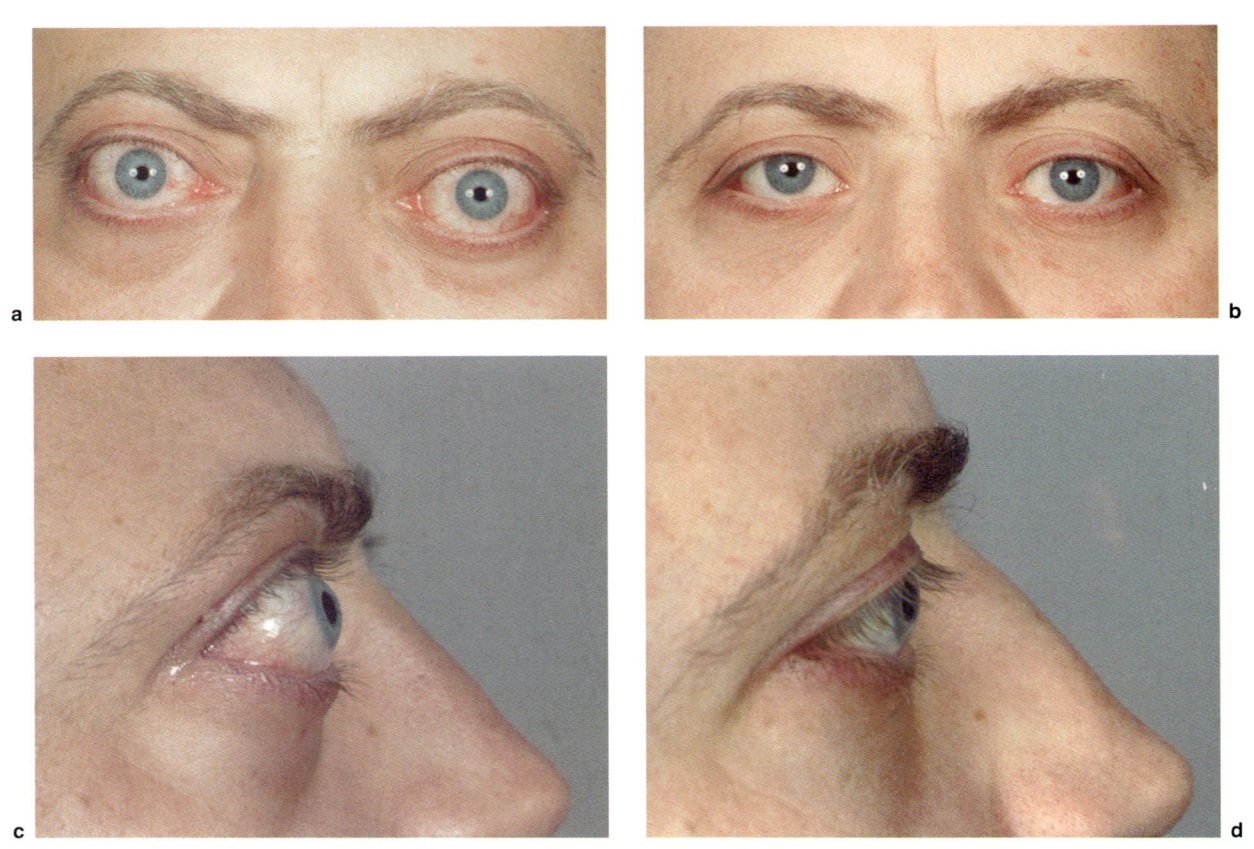

Fig. 14.**41 a–d** Aspecto pré-operatório (**a, c**) e pós-operatório (**b, d**) após descompressão endoscópica bilateral para oculopatia distireóidea.

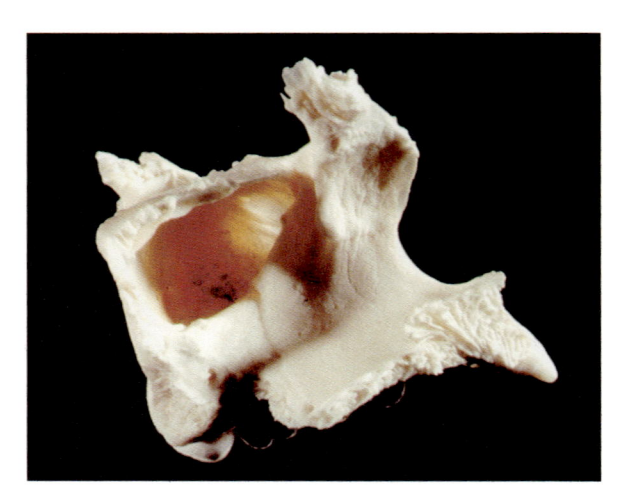

Fig. 14.**42** O aspecto medial do osso maxilar esquerdo desarticulado mostrando a viga espessa que constitui a parte ínfero-medial da órbita. Não remover demasiado, porque isto causará diplopia.

guinte de condensação óssea é em torno do nervo infra-orbitário no soalho da órbita, e lateral a isto o osso é mais espesso e mais difícil de remover (Fig. 14.43).

Técnica cirúrgica

Uma sinusotomia maxilar tipo III é efetuada inicialmente e uma etmoidectomia completa é feita para expor a lâmina papirácea. A lâmina papirácea é facilmente incisada em uma direção oblíqua com um elevador de Freer (Fig. 14.**44 a, b**). Pinça cortante pode ser usada para removê-la seqüencialmente inferior, superior e posteriormente. Durante este procedimento, o assistente observa o olho, que não deve mover-se, e o rechaça repetidamente para permitir ao cirurgião ver quanto da parede nasal lateral é deiscente. Um viga espessa de osso forma a junção entre a parede medial e o soalho da órbita, e isto não é facilmente removido. É aconselhável deixar esta viga porque a sua remoção aumenta a probabilidade de diplopia, pois isto tende a alterar mais o eixo do globo, apesar de o ligamento suspensor do olho não ser diretamente afetado. Mesmo que isto seja feito em ambos os lados, não é fácil controlar o eixo do globo quando esta viga de osso é removida. A lâmina papirácea pode ser removida mais anteriormente, usando-se uma pinça retrógrada, mas é importante não vir tão longe para a frente de modo que o osso fique firme, porque é aqui que o saco lacrimal está mais em risco. A lâmina papirácea pode ser mais bem removida dissecando-se entre ela e o periósteo orbitário com um elevador de Freer.

Somente quando a órbita foi completamente descomprimida o periósteo orbitário deve ser incisado (Fig. 14.45 a, b). É de grande ajuda se a lâmina for extremamente afiada e se apenas cortes horizontais posteriores superficiais no periósteo forem feitos inicialmente: cortes mais profundos correm o risco de danificar o reto medial. Múltiplas fileiras devem ser feitas, e então estas devem ser seguidas por incisões "hachuradas" verticais, outra vez começando posteriormente. Se as primeiras incisões no periósteo forem anteriores, isto limitará o acesso posterior, porque a gordura se prolapsará e bloqueará a visão. É útil aplicar rechaço no olho com as pálpebras fechadas a fim de ajudar o prolapso da gordura para dentro da via aérea nasal nesta fase. Também ajuda colocar tensão sobre o periósteo e significa que este pode ser incisado mais superficialmente sem entrar no conteúdo da órbita. Uma vez o "hachurado" múltiplo entrecruzado tenha sido feito, a órbita pode ser empurrada para dentro para romper quaisquer filamentos restantes de periósteo orbitário. Isto encorajará a gordura orbitária a prolapsar-se medialmente através da parede nasal lateral. O grau de proptose deve então ser reavaliado para assegurar que a descompressão foi adequada. Isto muitas vezes encorajará o cirurgião a executar mais "hachurado" entrecruzado e a ser mais meticuloso acerca da remoção de quaisquer fragmen-

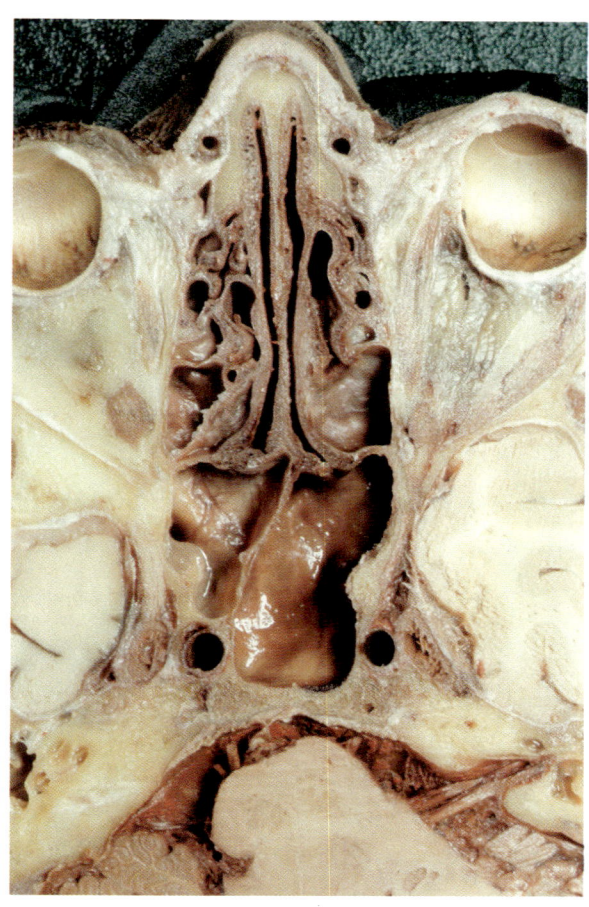

Fig. 14.**43** Corte axial mostrando a relação do reto medial com a lâmina papirácea e o nervo óptico no seio esfenoidal.

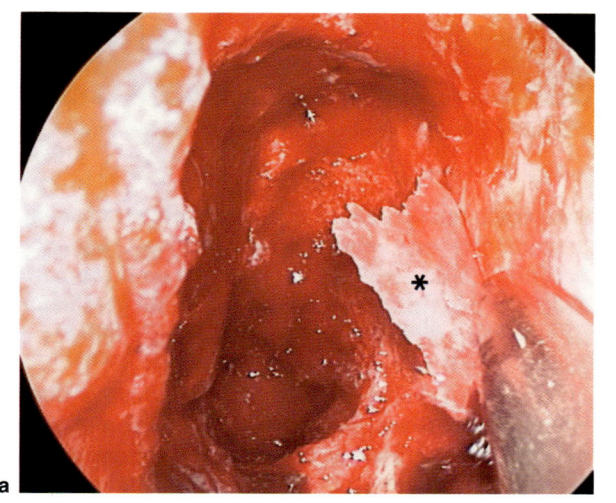

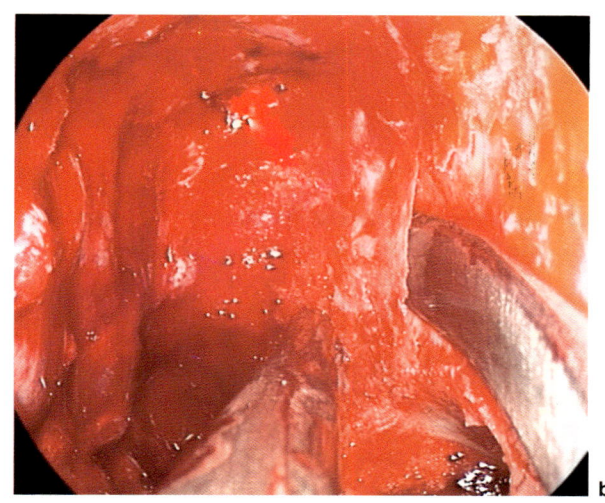

Fig. 14.**44 a, b** Remoção da lâmina papirácea (*) da parede nasal lateral esquerda.

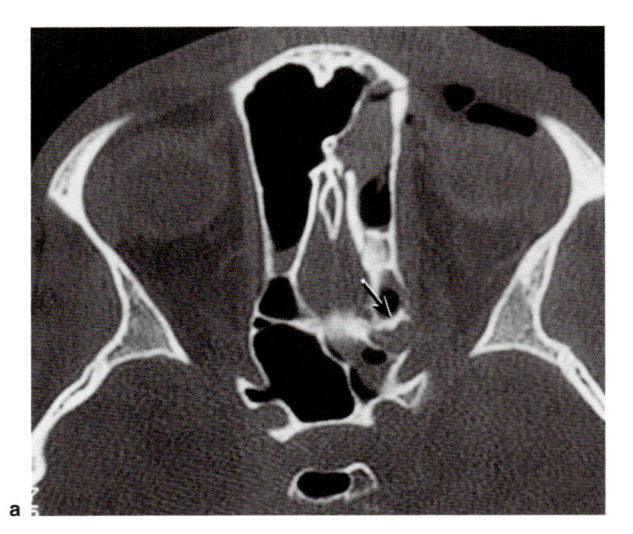

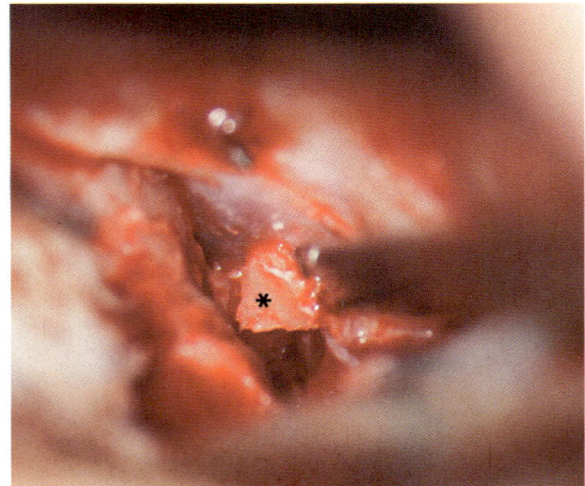

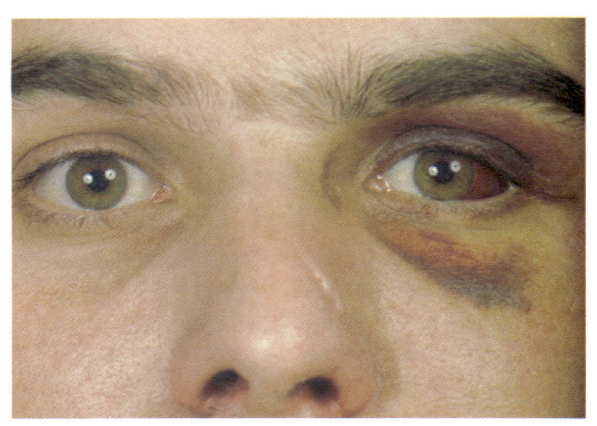

Fig. 14.**48 a** Imagem de TC axial mostrando um fragmento de osso pós-traumático pressionando o nervo óptico (seta). **b** Vista endoscópica peroperatória mostrando remoção do fragmento ósseo (*) responsável 4 horas depois do acidente. **c** A perda parcial da visão recuperou-se em seguida à remoção do fragmento ósseo e descompressão da órbita.

Glasgow de menos de 8 (Jones *et al.*, 1997 b). Se houver uma fratura da base do crânio incluída no esfenóide e houver evidência de um defeito aferente, então investigações adicionais, incluindo potenciais evocados visuais (Jones, 1997) ou usualmente um teste de lanterna oscilante (Mason *et al.*, 1998 a) devem ser feitas. Se estas forem anormais, então resta a dúvida sobre quando é apropriado descomprimir o nervo óptico. Diversos estudos sugerem que com hemorragia retroorbitária, a descompressão da órbita necessita ser feita em menos de uma hora (Mason *et al.*, 1998 a). Entretanto, quando não há hemorragia, é menos claro sob que circunstâncias é benéfico descomprimir a via nervosa.

Esteróides em altas doses são o principal tratamento de escolha na neuropatia óptica traumática (Sofferman, 1995). Contudo, se a função do nervo óptico estiver se deteriorando apesar destes, parece razoável intervir (Jiang *et al.*, 2001). Se houver uma constrição anatômica em imagens de TC afetando o trajeto do nervo óptico e o paciente for apto para anestesia, então parece razoável remover o osso que está pressionando o nervo (Fig. 14.48 a–c). Embora os resultados da descompressão do nervo óptico tenham sido animadores, a avaliação destes pacientes, o estado da via aferente e o conhecimento da capacidade do nervo óptico de melhorar sem qualquer intervenção são demasiado limitados para permitir diretrizes claras no presente.

Anatomia cirúrgica

Ver a seção sobre Descompressão Orbitária.

Técnica cirúrgica

Primeiro que tudo, uma descompressão orbitária da parede medial é feita sem incisar qualquer periósteo a esta altura. O nervo óptico pode muitas vezes ser descomprimido na parede lateral do esfenóide, mas extremo cuidado é necessário para evitar aquecer o osso so-

Descompressão orbitária ▪ **223**

vida. A lâmina papirácea pode ser removida mais anteriormente, usando-se uma pinça retrógrada, mas é importante não vir tão longe para a frente de modo que o osso fique firme, porque é aqui que o saco lacrimal está mais em risco. A lâmina papirácea pode ser mais bem removida dissecando-se entre ela e o periósteo orbitário com um elevador de Freer.

Somente quando a órbita foi completamente descomprimida o periósteo orbitário deve ser incisado (Fig. 14.**45 a, b**). É de grande ajuda se a lâmina for extremamente afiada e se apenas cortes horizontais posteriores superficiais no periósteo forem feitos inicialmente: cortes mais profundos correm o risco de danificar o reto medial. Múltiplas fileiras devem ser feitas, e então estas devem ser seguidas por incisões "hachuradas" verticais, outra vez começando posteriormente. Se as primeiras incisões no periósteo forem anteriores, isto limitará o acesso posterior, porque a gordura se prolapsará e bloqueará a visão. É útil aplicar rechaço no olho com as pálpebras fechadas a fim de ajudar o prolapso da gordura para dentro da via aérea nasal nesta fase. Também ajuda colocar tensão sobre o periósteo e significa que este pode ser incisado mais superficialmente sem entrar no conteúdo da órbita. Uma vez o "hachurado" múltiplo entrecruzado tenha sido feito, a órbita pode ser empurrada para dentro para romper quaisquer filamentos restantes de periósteo orbitário. Isto encorajará a gordura orbitária a prolapsar-se medialmente através da parede nasal lateral. O grau de proptose deve então ser reavaliado para assegurar que a descompressão foi adequada. Isto muitas vezes encorajará o cirurgião a executar mais "hachurado" entrecruzado e a ser mais meticuloso acerca da remoção de quaisquer fragmen-

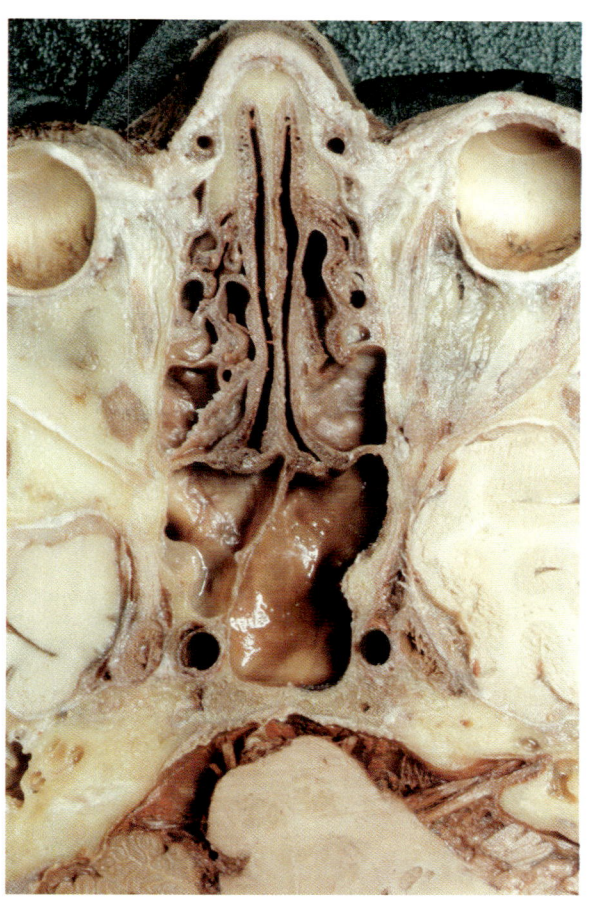

Fig. 14.**43** Corte axial mostrando a relação do reto medial com a lâmina papirácea e o nervo óptico no seio esfenoidal.

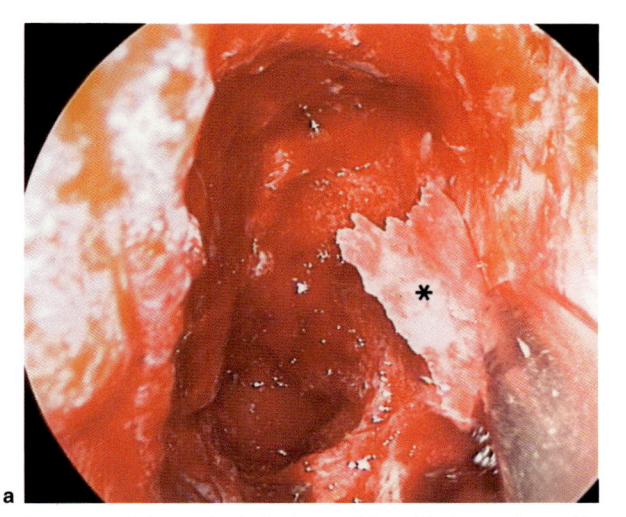

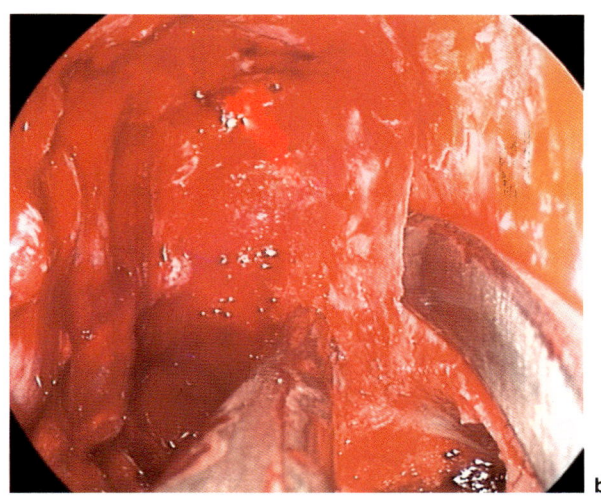

Fig. 14.**44 a, b** Remoção da lâmina papirácea (*) da parede nasal lateral esquerda.

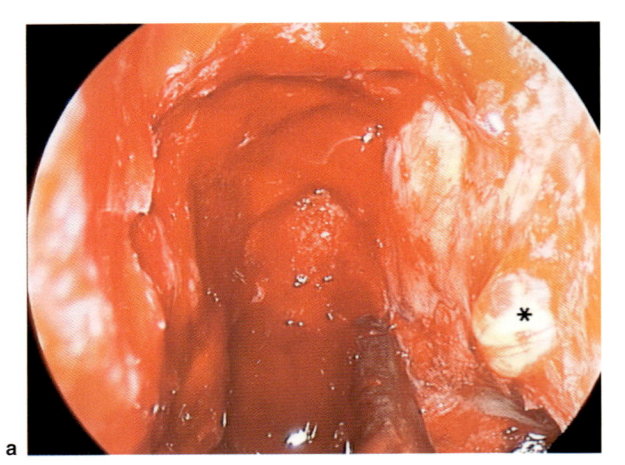

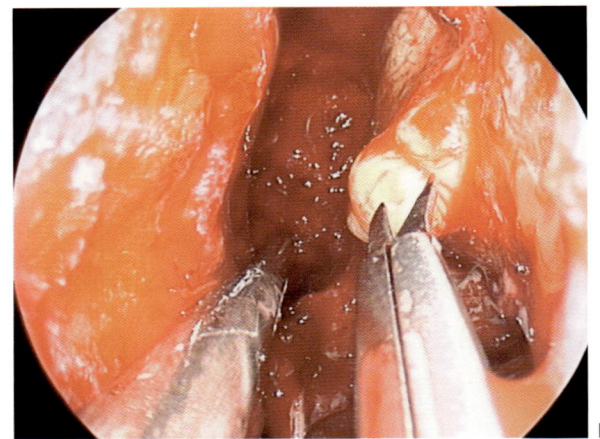

Fig. 14.**45 a, b** A lâmina papirácea foi removida e um pouco de gordura (*) pode ser visto salientando-se através de um pequeno defeito da camada periorbitária. Tesoura de Bellucci é então usada para dividir cuidadosamente a camada periorbitária.

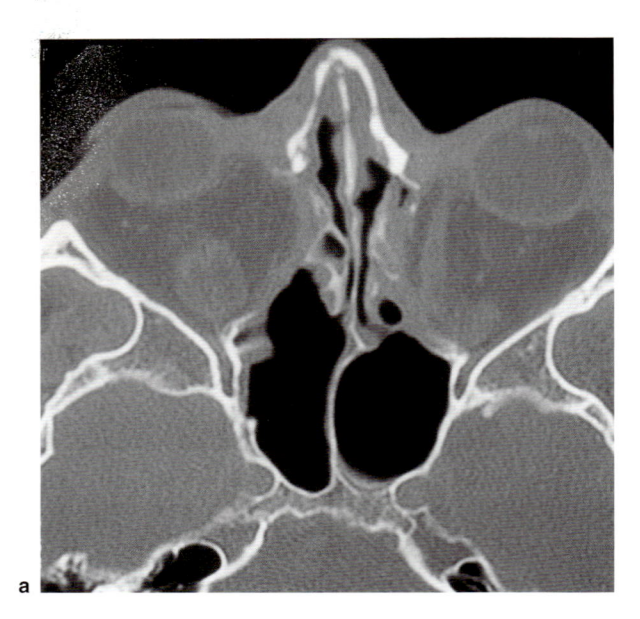

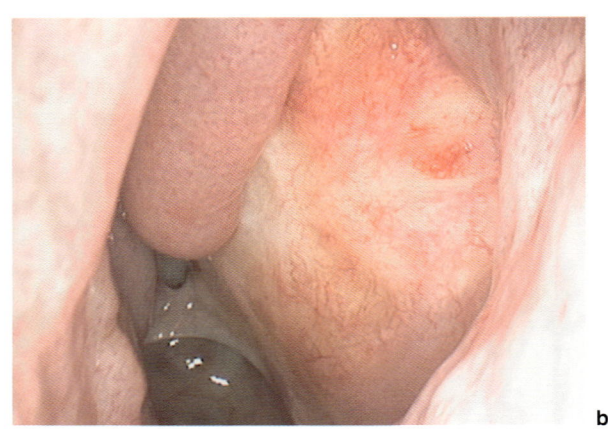

Fig. 14.**46 a** TC axial pós-operatória e **b** vista endoscópica esquerda para mostrar mucosa curada sobre o conteúdo orbitário descomprimido.

tos restantes de lâmina papirácea ou periósteo orbitário (Figs. 14.**46 a, b**, 14.**47**).

No ápice orbitário, o osso do esfenóide se torna extremamente espesso e é necessária uma broca de diamante grossa para reduzir o osso. É importante irrigação extensiva a fim de evitar geração de calor e a possibilidade de este ser transmitido ao nervo óptico. Uma descompressão orbitária completa significa que osso é removido até esta área. É melhor avaliar a espessura do osso depois de desgastá-lo, usando um elevador de Freer e a seguir usando uma cureta de mão a fim de remover os restos de osso que permanecem sobre o nervo óptico. No terço inferior da parede lateral do seio esfenoidal, é mais comum o ramo maxilar do trigêmeo ser visto como uma proeminência. É possível erradamente descomprimir este em vez do nervo óptico. O nervo óptico, nos 20% de pacientes nos quais ele produz uma saliência na parede lateral do esfenóide, está geralmente na junção do terço superior e dois terços inferiores da parede lateral do esfenóide.

Procure celulite periorbitária que causaria dor e edema progressivos, porque esta é uma complicação potencial. É interessante que a gordura orbitária deiscente é rapidamente coberta por mucosa sadia.

Descompressão do nervo óptico ■ 225

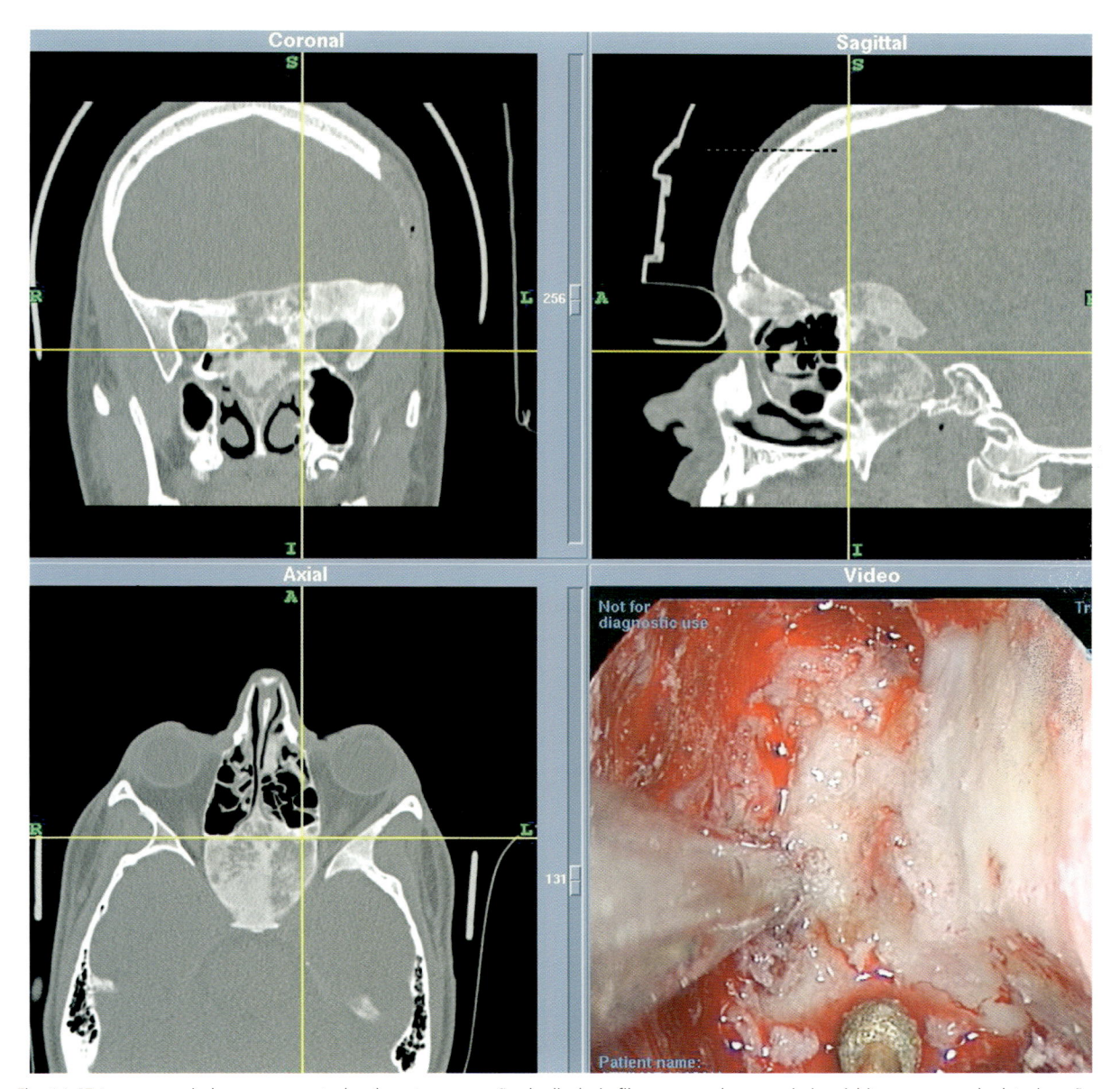

Fig. 14.**47** Imagens guiadas por computador durante a remoção de displasia fibrosa para descomprimir a órbita por causa de deterioração da visão.

Instrumentos úteis

1 Uma furadeira de haste longa com uma broca de diamante grossa e um bom sistema de irrigação para manter frio o osso.
2 Cirurgia guiada por imagem.

■ Descompressão do nervo óptico

Terminologia e classificação

A descompressão do nervo óptico é uma extensão da descompressão orbitária quando o nervo óptico na parede lateral do esfenóide é descomprimido.

Indicações

As indicações para isto são limitadas. Muito freqüentemente, lesão do nervo óptico é reconhecida dias depois do trauma que a causou. O tipo de traumatismo craniano que leva à lesão do nervo óptico é usualmente associado a importante lesão cerebral, cujo tratamento é prioritário. O quadro clínico é normalmente de um paciente obnubilado pelo seu estado neurológico global. Avaliar a via óptica aferente nestas circunstâncias não é fácil, porque o paciente muitas vezes necessita de ventilação e está paralisado. Nestas circunstâncias, pode ser inapropriado o paciente ser submetido a cirurgia, particularmente se ele tiver um escore na escala de coma de

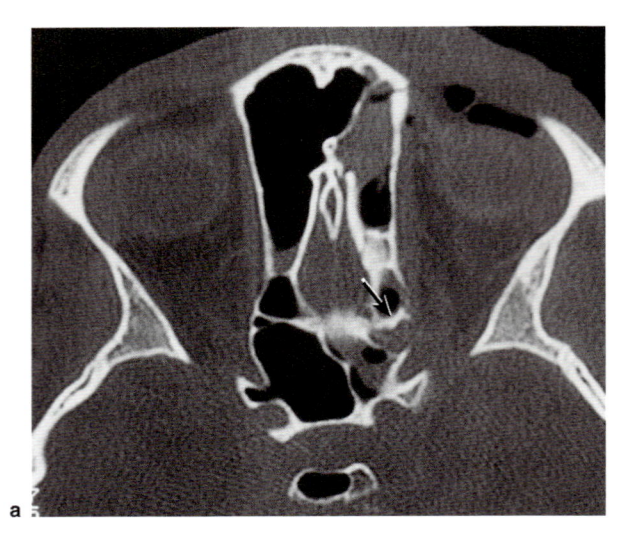

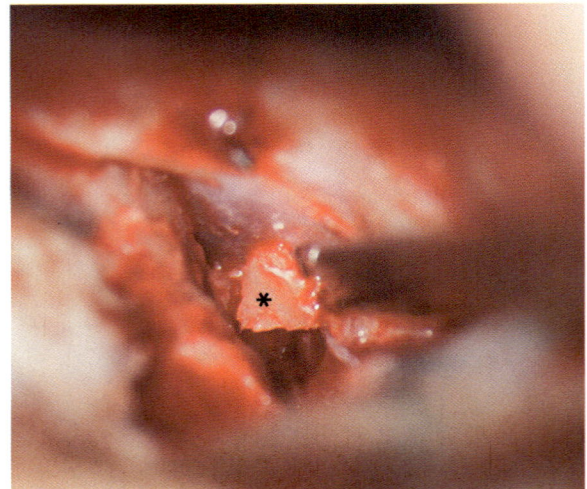

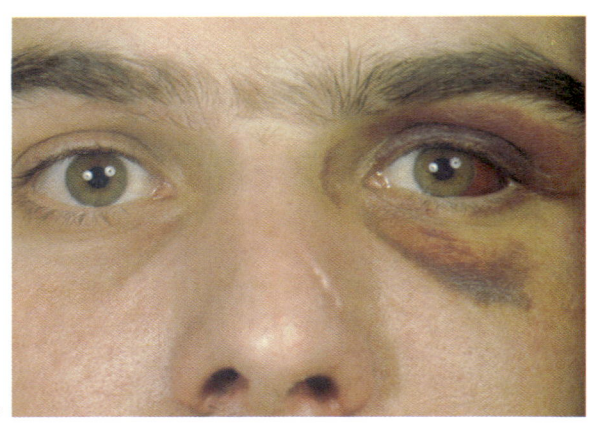

Fig. 14.**48 a** Imagem de TC axial mostrando um fragmento de osso pós-traumático pressionando o nervo óptico (seta). **b** Vista endoscópica peroperatória mostrando remoção do fragmento ósseo (*) responsável 4 horas depois do acidente. **c** A perda parcial da visão recuperou-se em seguida à remoção do fragmento ósseo e descompressão da órbita.

Glasgow de menos de 8 (Jones *et al.*, 1997 b). Se houver uma fratura da base do crânio incluída no esfenóide e houver evidência de um defeito aferente, então investigações adicionais, incluindo potenciais evocados visuais (Jones, 1997) ou usualmente um teste de lanterna oscilante (Mason *et al.*, 1998 a) devem ser feitas. Se estas forem anormais, então resta a dúvida sobre quando é apropriado descomprimir o nervo óptico. Diversos estudos sugerem que com hemorragia retroorbitária, a descompressão da órbita necessita ser feita em menos de uma hora (Mason *et al.*, 1998 a). Entretanto, quando não há hemorragia, é menos claro sob que circunstâncias é benéfico descomprimir a via nervosa.

Esteróides em altas doses são o principal tratamento de escolha na neuropatia óptica traumática (Sofferman, 1995). Contudo, se a função do nervo óptico estiver se deteriorando apesar destes, parece razoável intervir (Jiang *et al.*, 2001). Se houver uma constrição anatômica em imagens de TC afetando o trajeto do nervo óptico e o paciente for apto para anestesia, então parece razoável remover o osso que está pressionando o nervo (Fig. 14.48 a–c). Embora os resultados da descompressão do nervo óptico tenham sido animadores, a avaliação destes pacientes, o estado da via aferente e o conhecimento da capacidade do nervo óptico de melhorar sem qualquer intervenção são demasiado limitados para permitir diretrizes claras no presente.

Anatomia cirúrgica

Ver a seção sobre Descompressão Orbitária.

Técnica cirúrgica

Primeiro que tudo, uma descompressão orbitária da parede medial é feita sem incisar qualquer periósteo a esta altura. O nervo óptico pode muitas vezes ser descomprimido na parede lateral do esfenóide, mas extremo cuidado é necessário para evitar aquecer o osso so-

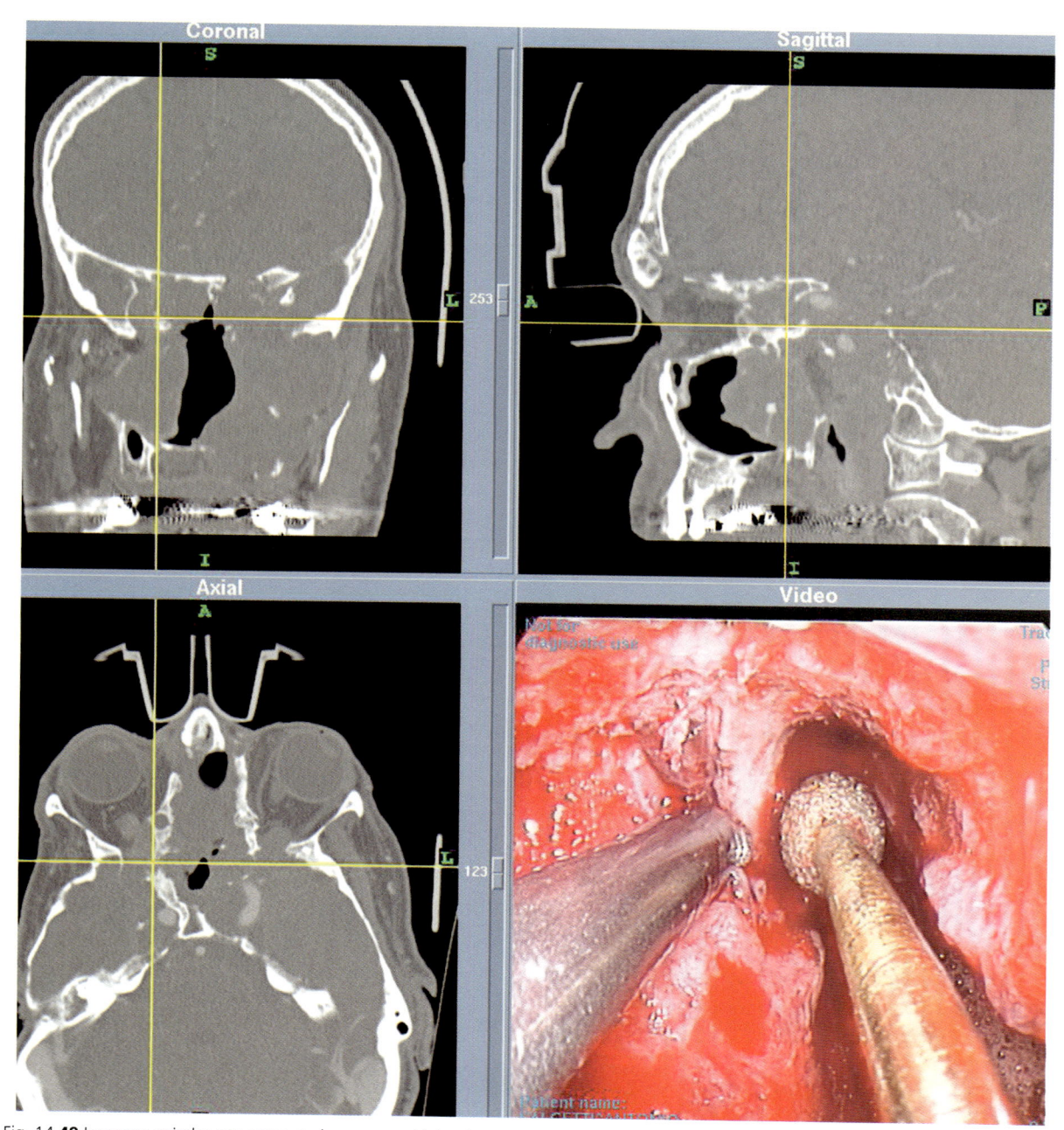

Fig. 14.**49** Imagens guiadas por computador peroperatórias durante a remoção de um cordoma pressionando o ápice orbitário.

bre ele. Houve debate sobre se a bainha do nervo óptico deve ser incisada ou não. Há evidência insuficiente a favor disto (Jiang *et al.*, 2001). Incisar a bainha não apenas acarreta o risco de produzir um vazamento de LCE como poderia comprometer alguma parte do suprimento vascular do nervo óptico (Fig. 14.49).

Pós-operatoriamente, é vital monitorar a visão a cada quarto de hora durante uma hora, e a seguir horariamente durante 4 horas, embora descompressão raramente seja associada a qualquer deterioração na visão.

De fato, os resultados imediatos ou iniciais da descompressão freqüentemente são extremamente compensadores. O paciente deve ser instruído a não assoar o seu nariz nem reprimir espirros durante 4 dias a fim de evitar enfisema cirúrgico (Fig. 14.50).

Instrumentos úteis

Ver a seção sobre Descompressão Orbitária.

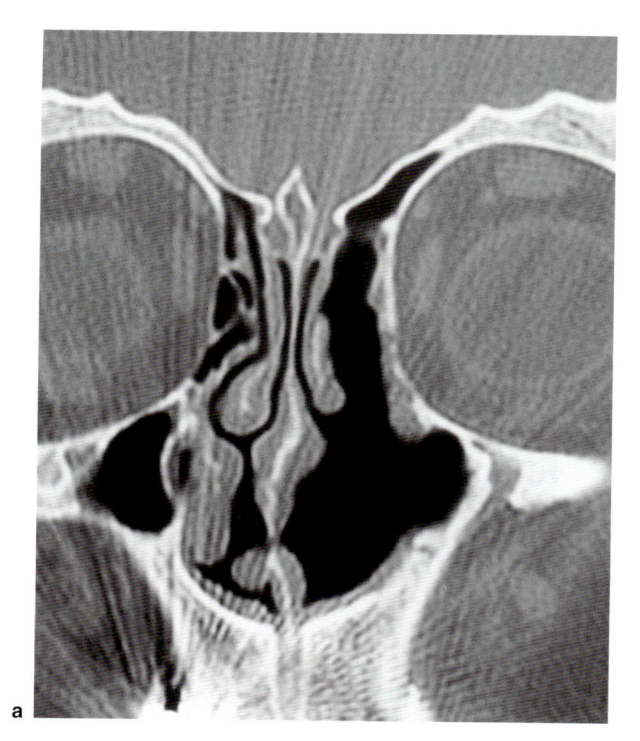

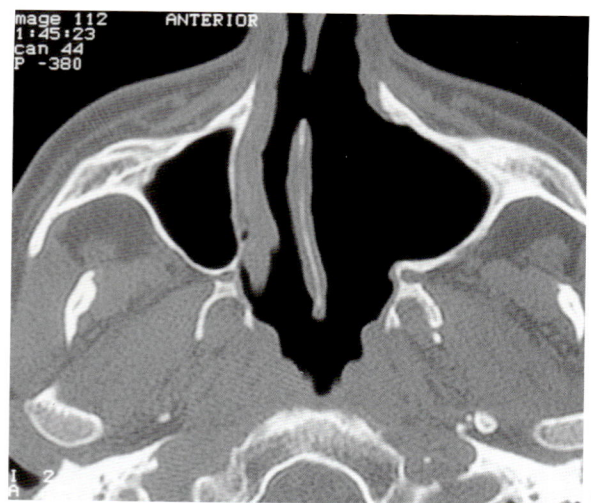

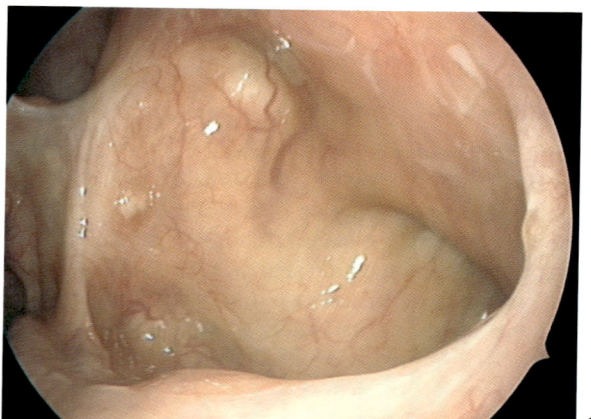

Fig. 14.**56** Imagens de TC **a** coronal e **b** axial, bem como **c** o aspecto endoscópico depois de uma maxilectomia medial esquerda.

Este procedimento usualmente é combinado com uma etmoidectomia anterior. Na remoção radical de um tumor, a concha média também pode precisar ser ressecada (Fig. 14.**60**).

Técnicas alternativas

Rinotomia lateral ou *degloving* mediofacial fornecem bom acesso e visibilidade ao seio maxilar e à parede nasal lateral. Uma cicatriz externa é a principal desvantagem de uma rinotomia lateral (Fig. 14.**61 a–d**). Nas mãos de um cirurgião endoscópico experiente, a visibilidade é a mesma. Alguns cirurgiões sinusais endoscópicos fazem um procedimento de Caldwell–Luc no mesmo tempo que uma cirurgia endoscópica para ajudar a visualizar o seio maxilar.

Instrumentos úteis

1 Pinça saca-boca de antro látero-mordedora de Stammberger.
2 Saca-bocado de Hajek–Kofler.
3 Uma furadeira de haste longa com uma broca grossa de diamante para remover o osso no topo da crista lacrimal e o rebordo da superfície medial do seio maxilar, onde ele é espesso demais para ser removido por um saca-bocado.

Maxilectomia medial ■ **233**

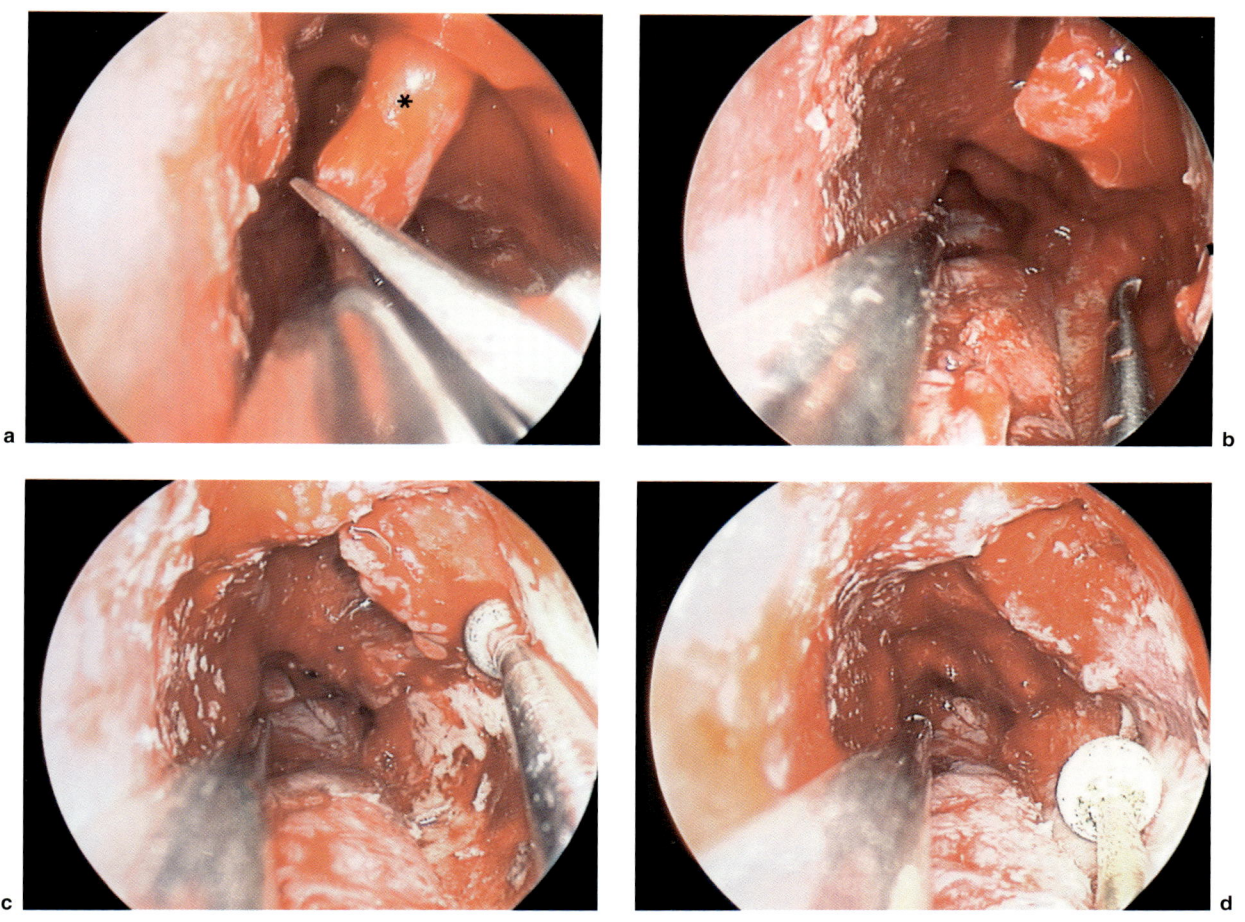

Fig. 14.**57 a** Divisão do saco lacrimal esquerdo exposto (*). **b** Dissecção da mucosa destacando-a das margens do seio maxilar esquerdo. **c** Desbastamento adicional do ombro da crista lacrimal esquerda. **d** Nivelamento da crista que divide o maxilar do soalho do nariz.

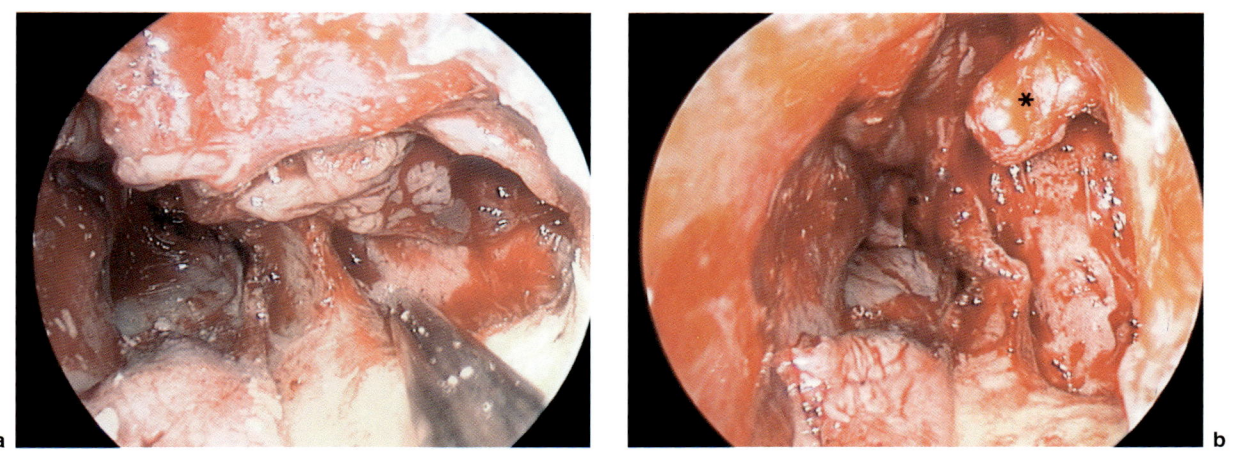

Fig. 14.**58 a** Dissecção do tumor do soalho e da parede anterior do seio maxilar esquerdo. **b** Vista geral com o remanescente do saco lacrimal esquerdo (*).

Fig. 14.**58 c, d** ▷

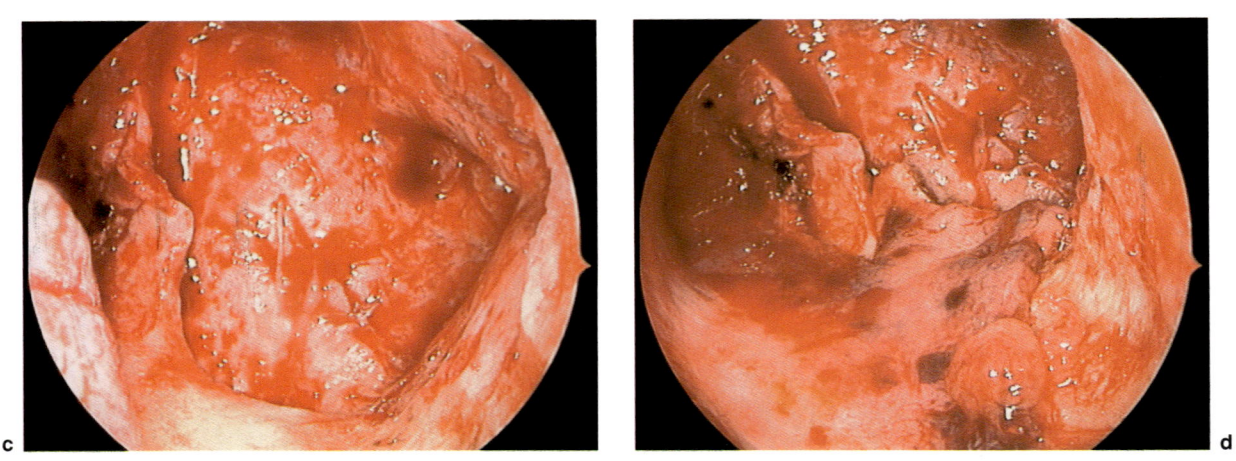

Fig. 14.**58 c** Antes e **d** depois de dobrar o retalho de mucosa com base medial sobre o soalho do nariz e a maxila.

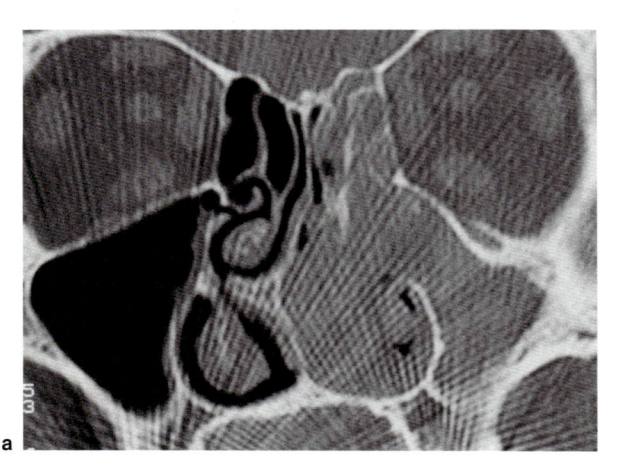

Fig. 14.**59 a** Imagem de TC coronal pré-operatória e **b** aspecto endoscópico pós-operatório de papiloma invertido comprometendo o seio maxilar.

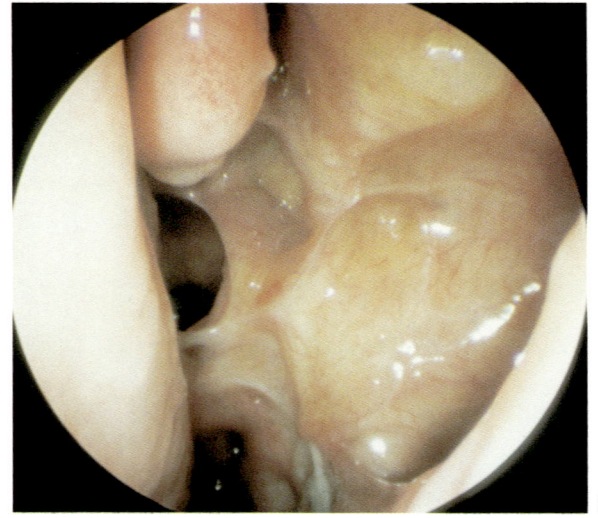

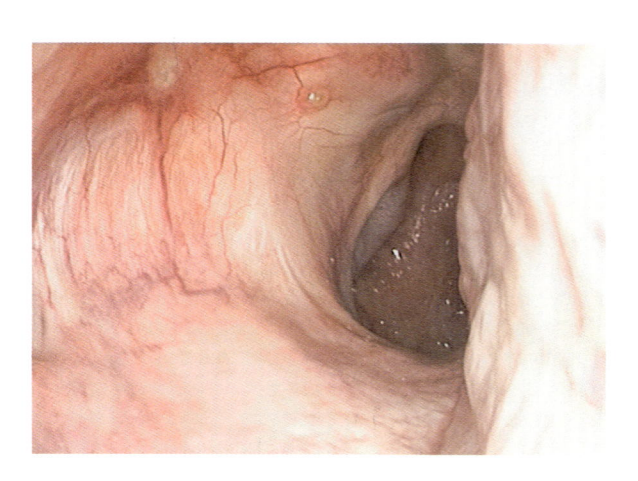

◁ Fig. 14.**60** Muitas vezes a parede medial do seio maxilar se medializa e enche-se para dar este aspecto. Esta é a vista 3 anos depois da ressecção endoscópica de um adenocarcinoma de baixo grau no lado direito.

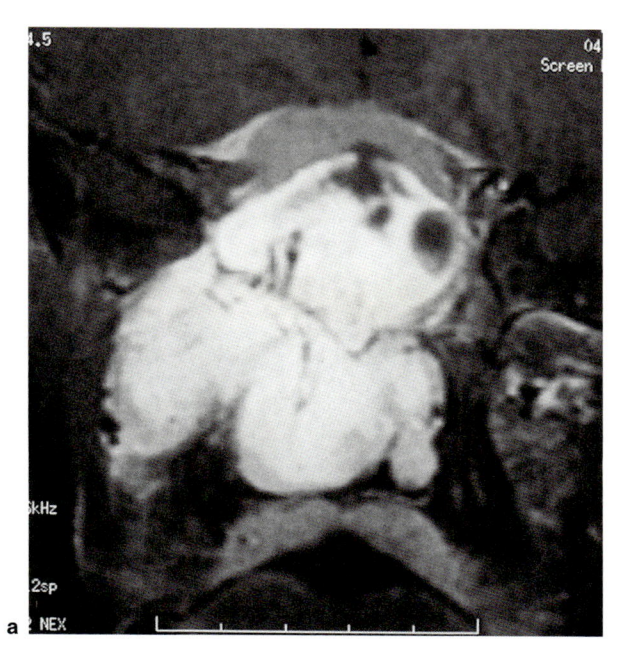

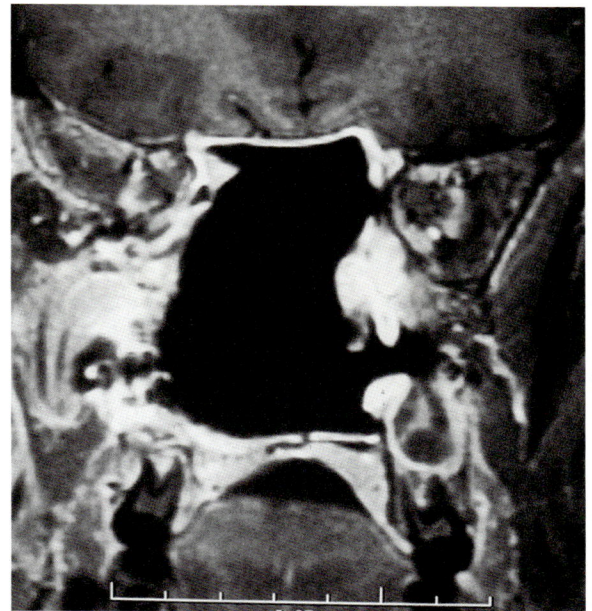

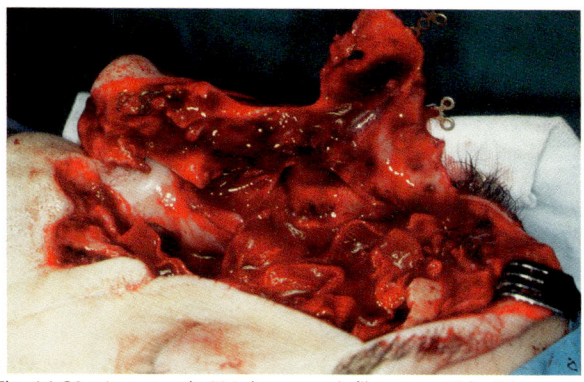

Fig. 14.**61 a** Imagem de RM de um angiofibroma estádio IV.
b Rinotomia lateral transfacial esquerda alargada para um hemangiopericitoma. **c** Imagem de RM pós-operatória.
d Aspecto pós-operatório.

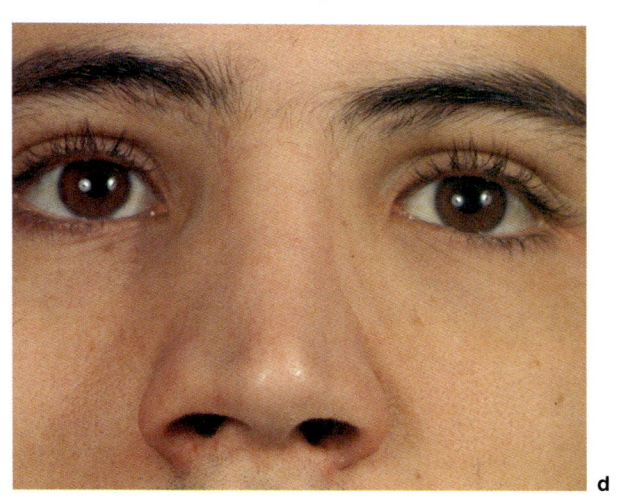

Cirurgia da hipófise

Terminologia e classificação

A hipófise pode ser operada de várias maneiras, as quais incluem:

- Transeptal, transesfenoidal.
- Transnasal.
- Por uma via de acesso de etmoidectomia externa.
- Através do sulco bucal superior da boca e em seguida transeptal, transesfenoidal.
- Por uma craniotomia, p. ex., uma via de acesso ântero-lateral, ou uma via de acesso frontal.

Indicações

Tumores da hipófise ocorrem em 9 de cada 100.000 pessoas e compreendem 10% dos tumores intracranianos. Os tumores hipofisários mais comuns em pacientes abaixo de 35 anos secretam prolactina e adrenocorticotropina, enquanto depois de 35–50 anos geralmente secretam hormônio do crescimento. Depois dessa época, tumores não-secretores são mais comuns. Sintomas podem ser causados pela pressão sobre a hipófise anterior e hipopituitarismo, ou por uma extensão extra-selar que pode produzir cefaléias, pressão sobre o quiasma óptico ou o cérebro. Os agonistas dos receptores da dopamina inibem a prolactina e fazem retrair-se muitos dos tumores secretores de prolactina. Os análogos da somatostatina têm um grau variável de sucesso

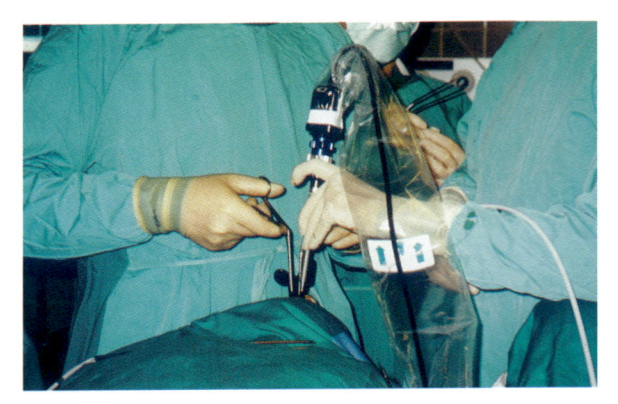

Fig. 14.**62** O neurocirurgião trabalhando com o rinologista.

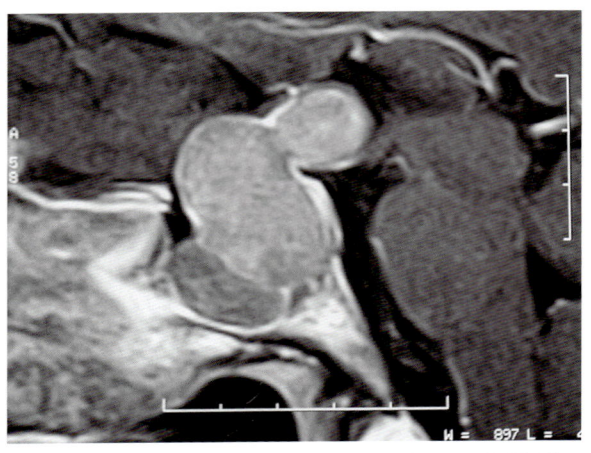

Fig. 14.**63** Reconstrução sagital de um macroadenoma da hipófise.

para reduzir a secreção e o tamanho dos tumores secretores de hormônio do crescimento. Receptores da dopamina também ocorrem em uma proporção dos tumores não-funcionantes, mas o tratamento a longo prazo produz melhora sustentada apenas em uma pequena proporção deste grupo. Cirurgia é o tratamento de primeira linha na acromegalia, na qual até 90% dos microadenomas são curados, embora os resultados não sejam tão bons em tumores maiores.

A cirurgia de doença hipofisária deve ser baseada em uma avaliação do paciente por uma equipe multidisciplinar (Fig. 14.**62**). O tratamento clínico de muitos tumores hipofisários reduziu a freqüência da necessidade de cirurgia em muitos pacientes. Tratamento clínico raramente é útil em tumores que se estendem para a área supra-selar e localizam-se acima do diafragma da sela. Tumores em ampulheta não podem ser facilmente operados usando-se unicamente uma via de acesso inferior, a não ser que seja necessária apenas diminuição parcial do volume do tumor e/ou uma biópsia.

Qualquer que seja a via de acesso usada ao seio esfenoidal e fossa hipofisária, o endoscópio dá excelente visibilidade dentro do seio esfenoidal, e com um endoscópio de 45° é possível ver mais detalhes dentro da fossa hipofisária do que com o microscópio. As vantagens das vias de acesso transnasal, transeptal ou bucal inferior é que elas evitam uma cicatriz externa, e ao remover a parte posterior do septo, vômer e parede anterior do esfenóide amplo acesso é obtido. Na técnica transnasal, a preservação de mucosa é uma vantagem adicional. Todas estas técnicas permitem que o cirurgião trabalhe bimanualmente se necessário. Isto é valioso no caso de sangramento moderado ou grave, porque esta situação então é controlada mais facilmente. É difícil lidar com sangramento se o único acesso foi endoscopicamente através de uma esfenoidotomia unilateral, mesmo se dois endoscopistas experientes estiverem trabalhando juntos com um segurando o endoscópio para possibilitar ao outro cirurgião o uso de ambas as mãos. Uma via de acesso de etmoidectomia externa produz uma cicatriz e tem o potencial de causar estenose do recesso frontal.

Anatomia cirúrgica

O vômer constantemente se une ao esfenóide na linha mediana, e este é um marco anatômico muito confiável. O septo intersinusal esfenoidal é freqüentemente assimétrico (> 75%), e as TCs pré-operatórias devem ser estudadas antes de se operar. O grau de pneumatização do esfenóide também varia bastante (Lang, 1989). Cortes axiais complementam os cortes coronais, e reconstrução sagital é útil (Fig. 14.**63**). O óstio esfenoidal natural é relativamente alto na parede posterior do esfenóide e freqüentemente está situado ao nível da concha superior. Ele pode ser facilmente visível depois de lateralização delicada da concha média. A parede anterior óssea do seio esfenoidal é muitas vezes fina ou deficiente 1–1,5 cm acima da coana posterior. A parede lateral do esfenóide tem impressões produzidas por várias estruturas:

1. No seu terço superior o nervo óptico pode causar impressão na sua superfície.
2. No seu terço médio o nervo maxilar pode formar uma intrusão quase horizontal, semicircular, que pode ser erradamente tomada pelo nervo óptico.
3. O grau de pneumatização do seio varia e influencia quão proeminentes as estruturas são na sua parede lateral. A pneumatização pode estender-se até o clivo, a asa menor e a raiz do processo pterigóide. Agenesia do seio esfenoidal ocorre em 0,7% dos pacientes. Ele é pequeno e limitado à face anterior do esfenóide (um seio conchal) em 5% dos casos. Em 28%, estende-se ao plano coronal ao nível da parede anterior do esfenóide (um seio pré-selar). E em 67% ele é ao mesmo tempo pré-selar e pós-selar.
4. A artéria carótida salienta-se na sua parede lateral inferior e pode ser deiscente em até 30% dos pacientes.
5. O nervo vidiano pode salientar-se no seu soalho.

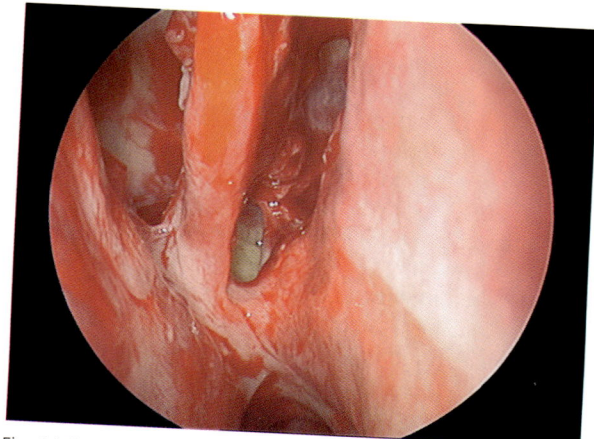

Fig. 14.**64** Via de acesso transnasal para aumentar uma esfenoidotomia antes de remover o dorso do vômer retrogradamente.

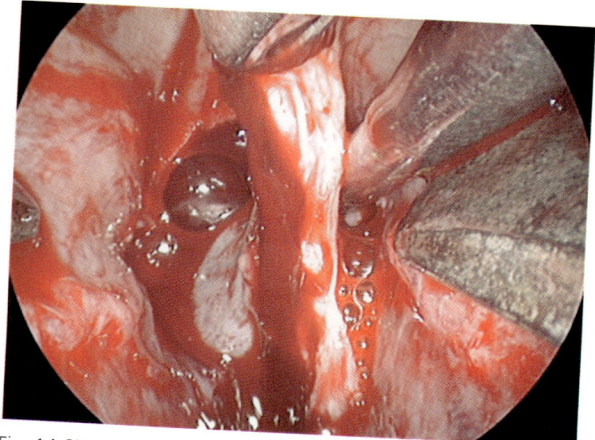

Fig. 14.**65** A via de acesso transeptal, removendo o dorso do vômer para chegar ao seio esfenoidal na linha mediana.

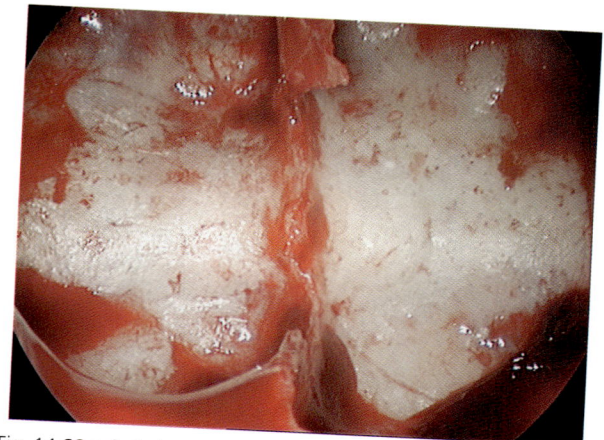

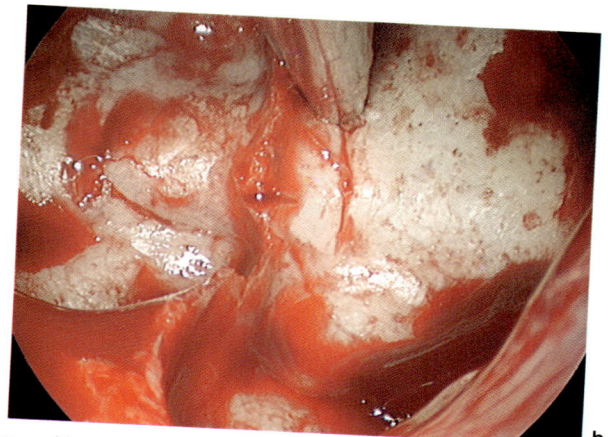

Fig. 14.**66 a, b** O dorso do septo intersinusal esfenoidal com a mucosa removida e um osteótomo sendo usado muito cuidadosamente para remover o osso fino sobre a hipófise.

Técnica cirúrgica

Uma via de acesso endoscópica transnasal começa por fazer-se uma esfenotomia no lado do tumor, ou, quando ele está na abertura mediana, no lado onde o seio é maior. A esfenotomia é aberta até o nível da base do crânio usando-se um saca-bocado de esfenóide. Diatermia com aspiração será necessária para deter sangramento do ramo posterior da artéria esfenopalatina quando se estiver abrindo a esfenotomia inferiormente (Fig. 14.**64**). Qualquer esporão do vômer deve ser removido. Depois de examinar cuidadosamente a imagem de TC e inspecionar endoscopicamente o seio esfenoidal para verificar a proximidade das estruturas laterais, a área lateral da sua parede pode ser removida se necessário. Um saca-bocado de antro de Kerrison é bom para fazer isto, porque o seu pequeno diâmetro significa que o osso será removido em pequenos pedaços com boa visibilidade. Se mais espaço for necessário cruzando a linha mediana, o vômer pode ser fraturado transversalmente ou pode ser incisado 1 cm à frente do esfenóide e removido. Onde o vômer se junta ao esfenóide ele pode ser muito grosso, mas raramente necessita desbastamento (Fig. 14.**65**). A hipófise muitas vezes se salienta para dentro do teto do esfenóide e o osso pode ser muito fino (Fig. 14.**66 a, b**). Se o osso for grosso, uma broca grossa de diamante deve ser usada para afiná-lo. Isto é melhor que uma broca de tungstênio, que pode agarrar e escorregar e potencialmente danificar outras estruturas. Uma ponta de diatermia é útil para abrir a dura fazendo uma incisão em cruz através dela. Um endoscópio de 45° dá excelente visibilidade e ajuda a evitar ir através do diafragma da sela. Um saca-bocado de Hajek ajuda a remover o osso sobre a hipófise (Fig. 14.**67 a, b**).

O tumor muitas vezes é de cor cinzenta, mas ocasionalmente pode ser vascular e sangrar moderadamente. A loja hipofisária pode ser fechada ao término

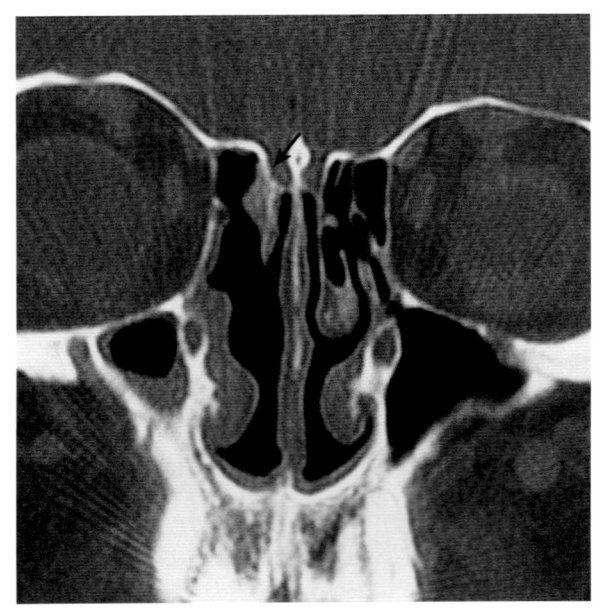

Fig. 15.6 Vazamento de LCR pós-cirúrgico da lamela lateral (seta).

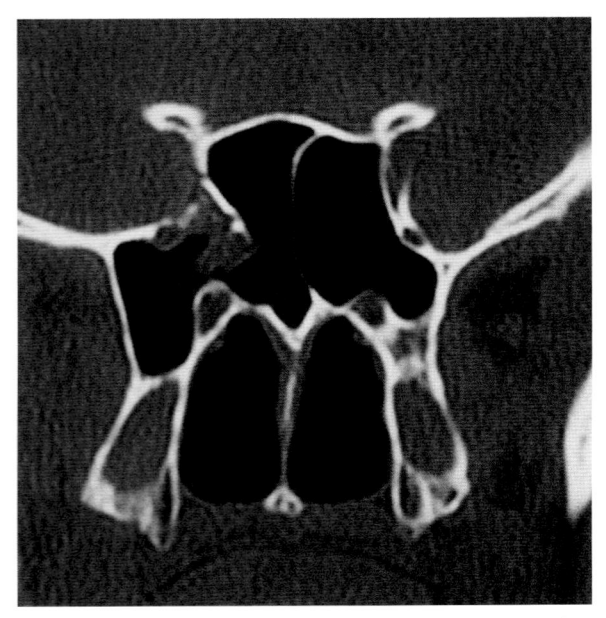

Fig. 15.7 Vazamento de LCR por uma fratura da parede lateral do seio esfenoidal.

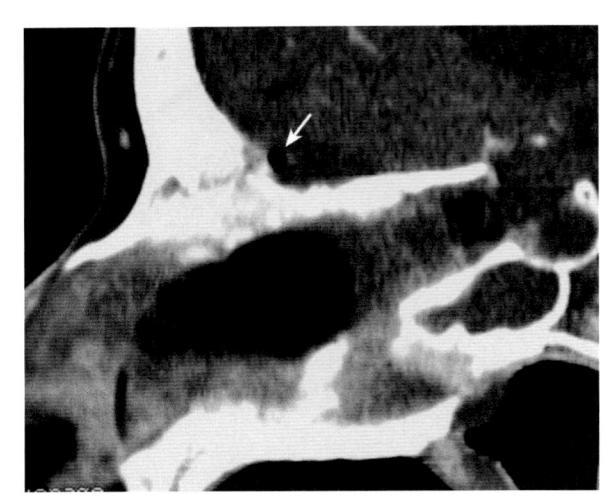

Fig. 15.8 Imagem de TC sagital mostrando um pneumocéfalo (seta) devido a um vazamento de LCR pela parede posterior do seio esfenoidal após cirurgia da hipófise.

vea etmoidal) perto da artéria etmoidal anterior (Fig. 15.6).

Os vazamentos de LCR pós-traumáticos comumente originam-se da lâmina cribriforme, a fóvea etmoidal e da parede posterior do seio frontal ou seio esfenoidal (Fig. 15.7). Os vazamentos da fossa craniana anterior e média que ocorrem após procedimentos neurocirúrgicos seguem-se mais comumente à cirurgia da hipófise (Fig. 15.8). Vazamentos neurocirúrgicos também vêm da parede posterior do seio frontal quando ele não foi cranializado, e são mais prováveis se um retalho de pericrânio não foi usado para reparar algum defeito dural.

Diagnóstico

- É vital localizar o lugar de um vazamento (Marshall et al., 2001 a).
- Qualquer líquido deve ser testado quanto a imunofixação de beta-2-transferrina (Fig. 15.9 a, b).
- Considerar se há um sistema de alta pressão subjacente.
- Fechamento bem-sucedido depende da definição do local exato de qualquer defeito.
- Nenhuma técnica única funciona em todas as situações.

O teste de glicose oxidase tem pouco valor preditivo e fornece muitos resultados falso-positivos para que seja útil ao fazer ou excluir este importante diagnóstico (Bateman e Jones, 2000); portanto, é obsoleto. É muito importante confirmar o diagnóstico com imunofixação de beta-2-transferrina, porque este é um teste extremamente específico e sensível. Rinite autonômica unilateral é incomum mas pode simular rinorréia de LCR, e esta é outra razão para confirmar o diagnóstico conforme descrito.

Em seguida, o local de qualquer defeito deve ser definido usando-se TC coronal de alta resolução (Lloyd et al., 1994; Simmen et al., 1997). Lembrar que as imagens de TC são constituídas de um efeito de elaboração de média, e por essa razão um defeito visto em duas fatias de 2 mm tende a ter pelo menos 6 mm de largura. Se a TC deixar de definir o local do defeito, IRM ponde-

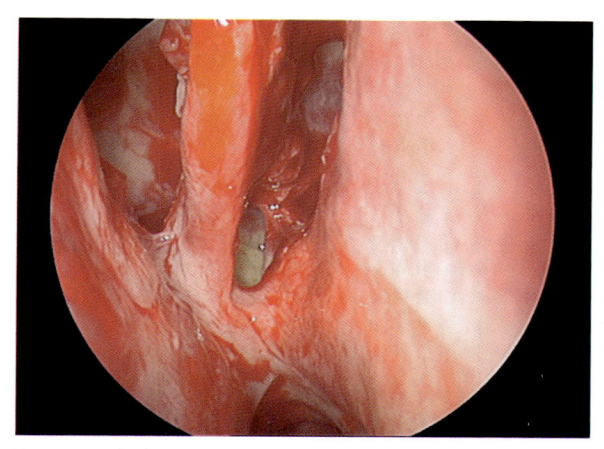

Fig. 14.**64** Via de acesso transnasal para aumentar uma esfenoidotomia antes de remover o dorso do vômer retrogradamente.

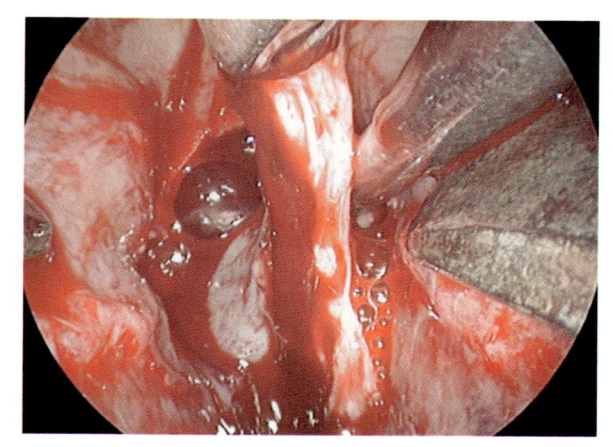

Fig. 14.**65** A via de acesso transeptal, removendo o dorso do vômer para chegar ao seio esfenoidal na linha mediana.

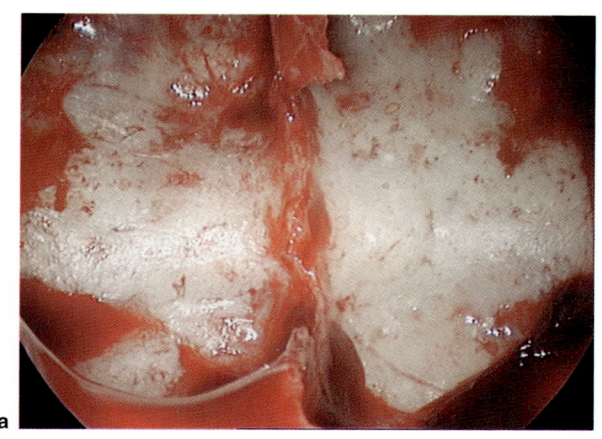

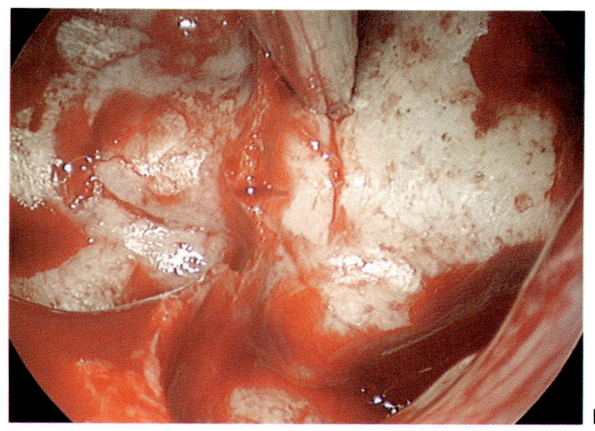

Fig. 14.**66 a, b** O dorso do septo intersinusal esfenoidal com a mucosa removida e um osteótomo sendo usado muito cuidadosamente para remover o osso fino sobre a hipófise.

Técnica cirúrgica

Uma via de acesso endoscópica transnasal começa por fazer-se uma esfenotomia no lado do tumor, ou, quando ele está na abertura mediana, no lado onde o seio é maior. A esfenotomia é aberta até o nível da base do crânio usando-se um saca-bocado de esfenóide. Diatermia com aspiração será necessária para deter sangramento do ramo posterior da artéria esfenopalatina quando se estiver abrindo a esfenotomia inferiormente (Fig. 14.**64**). Qualquer esporão do vômer deve ser removido. Depois de examinar cuidadosamente a imagem de TC e inspecionar endoscopicamente o seio esfenoidal para verificar a proximidade das estruturas laterais, a área lateral da sua parede pode ser removida se necessário. Um saca-bocado de antro de Kerrison é bom para fazer isto, porque o seu pequeno diâmetro significa que o osso será removido em pequenos pedaços com boa visibilidade. Se mais espaço for necessário cruzando a linha mediana, o vômer pode ser fraturado transversalmente ou pode ser incisado 1 cm à frente do esfenóide e removido. Onde o vômer se junta ao esfenóide ele pode ser muito grosso, mas raramente necessita desbastamento (Fig. 14.**65**). A hipófise muitas vezes se salienta para dentro do teto do esfenóide e o osso pode ser muito fino (Fig. 14.**66 a, b**). Se o osso for grosso, uma broca grossa de diamante deve ser usada para afiná-lo. Isto é melhor que uma broca de tungstênio, que pode agarrar e escorregar e potencialmente danificar outras estruturas. Uma ponta de diatermia é útil para abrir a dura fazendo uma incisão em cruz através dela. Um endoscópio de 45° dá excelente visibilidade e ajuda a evitar ir através do diafragma da sela. Um saca-bocado de Hajek ajuda a remover o osso sobre a hipófise (Fig. 14.**67 a, b**).

O tumor muitas vezes é de cor cinzenta, mas ocasionalmente pode ser vascular e sangrar moderadamente. A loja hipofisária pode ser fechada ao término

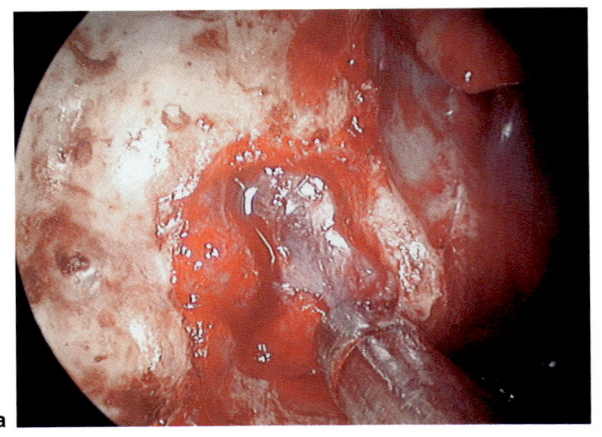

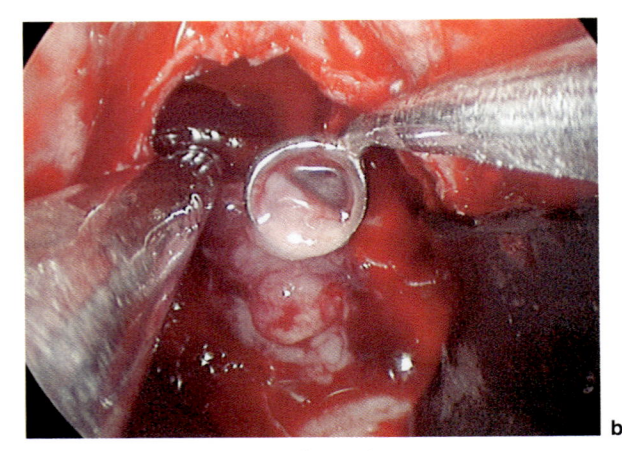

Fig. 14.**67 a** O teto do seio esfenoidal é removido para expor o soalho da hipófise. **b** Uma cureta de anel é usada para remover o tumor hipofisário.

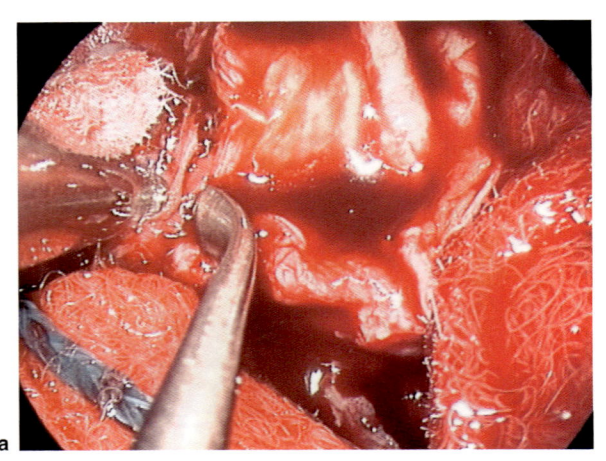

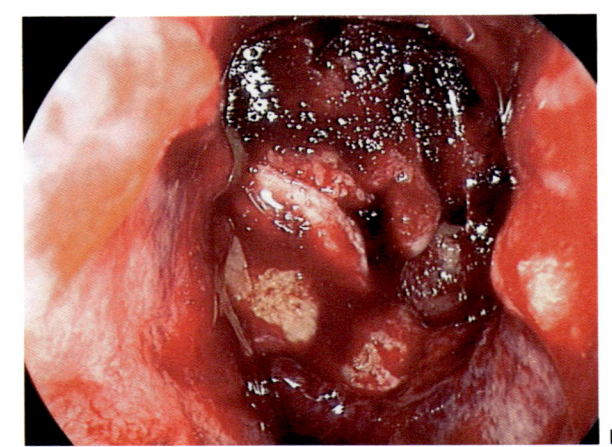

Fig. 14.**68 a, b** Se houver um vazamento de LCE, fáscia é colocada primeiro e em seguida é suportada por gordura.

do procedimento com osso septal sendo colocado no defeito ósseo. Se houver um vazamento de LCE, fáscia e gordura podem também ser necessárias a fim de detê-lo (Fig. 14.68 a, b).

É possível chegar à hipófise por uma esfenoidotomia limitada, embora isto reduza o acesso e a visibilidade, também oferecendo um acesso que não é centrado na linha mediana e aumentará a possibilidade de danificar estruturas laterais.

Técnicas cirúrgicas alternativas

Via de acesso transbucal-septal-esfenoidal

Nesta via de acesso, não há cicatriz externa, a via de acesso é em um ângulo dirigido para o teto do esfenóide, e ela dá boa visibilidade da hipófise. Este acesso envolve uma distância ou túnel mais longo para trabalhar do que outras vias de acesso. Grande parte do septo nasal é removida para permitir acesso, mas é vital preservar 0,5 cm anterior, a partir de onde o septo é fixado na espinha, a fim de evitar a perda do apoio da ponta. É judicioso remover eletivamente o segmento necessário de cartilagem intacto, de modo a que ele possa ser facilmente reinserido ao término do procedimento para minimizar o risco de uma perfuração, uma vez que lacerações septais muitas vezes ocorrem durante o procedimento. A recolocação da cartilagem, bem como a sutura de quaisquer lacerações reduzirão ao mínimo a possibilidade de criar uma perfuração.

Via de acesso por transetmoidectomia externa

Esta permite que o microscópio seja usado e o esfenóide possa ser aberto em um plano que chega a ele diretamente ao longo do eixo do nariz sobre a parede anterior do esfenóide. Entretanto, com este método o eixo de acesso para visualizar a hipófise não é ideal, há uma cicatriz externa e há a possibilidade de produzir estenose do recesso frontal.

Uma craniotomia (p. ex., uma via de acesso ântero-lateral) ou uma via de acesso frontal

São para lesões nas quais há uma extensão supra-selar importante, e estas técnicas situam-se fora dos objetivos deste livro.

Instrumentos úteis

1 Um *punch* de Hajek–Kofler para remover osso espesso. A manga giratória permite que suas maxilas sejam apontadas em qualquer direção e que o cabo fique em uma posição confortável para o operador.
2 Um *punch* de Kerrison permite remoção delicada controlada de pequenos segmentos de osso, e o ligeiro ângulo inverso das suas maxilas ajuda a remover o dorso do vômer.
3 Uma furadeira de haste longa com broca de diamante grossa para remover qualquer osso no teto do osso esfenóide de uma maneira controlada.
5 Um sistema guiado por computador.

15 Cirurgia da Base do Crânio

Nós não estamos advogando que a maioria das lesões na base do crânio e em torno dela devam ser ressecadas endonasalmente, mas acreditamos que o endoscópio pode oferecer acesso e visibilidade melhorados em circunstâncias específicas sem comprometer a ressecção do tumor. As seguintes circunstâncias são discutidas neste capítulo:

- Vazamentos de líquido cerebroespinal (LCR).
- Encefaloceles.
- Tumores benignos:
  - Mucoceles.
  - Papiloma invertido.
  - Osteoma.
  - Hemangioma.
  - Angiofibroma.
  - Schwannoma.
  - Cordoma.
  - Condroma.
  - Histiocitose de células de Langerhans.
  - Adenoma pleomórfico.
- Tumores malignos:
  - Neuroblastoma olfatório.
  - Melanoma maligno.
  - Plasmocitoma.

O tratamento de tumores da base do crânio deve ser feito com participação de uma equipe multidisciplinar e os cirurgiões devem ser capazes de efetuar uma via de acesso externa e saber como lidar com a maioria das possíveis complicações. Isto inclui ser capaz de mudar para uma via de acesso externa se necessário. Os seguintes princípios aplicam-se ao planejamento de procedimentos endoscópicos na base do crânio:

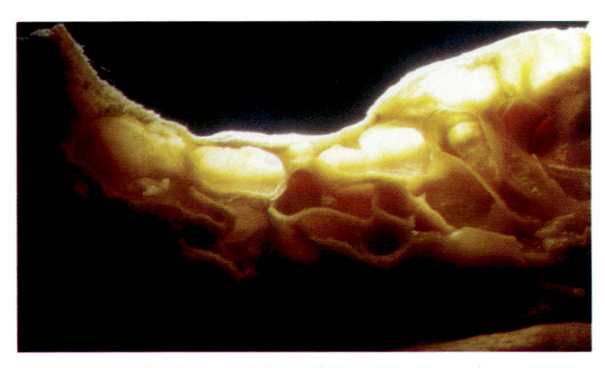

Fig. 15.1 Transiluminação da base do crânio mostrando como o osso pode ser fino.

- Compreensão da patologia de qualquer lesão na base do crânio é essencial no seu tratamento.
- Colegas das outras disciplinas devem ser envolvidos na elaboração de um plano de tratamento.
- Uma ampla variedade de equipamento é necessária para fazer este tipo de cirurgia.
- Deve ser feito imageamento para definir a extensão de qualquer tumor, e angiografia com ou sem embolização pode ser necessária.
- Aconselhamento pré-operatório é muito importante.

■ Tratamento das lesões da base do crânio com um vazamento de LCR

Terminologia e classificação

Um vazamento de LCR resulta de uma descontinuidade na dura, que pode ser espontânea, secundária a uma fratura, relacionada com trauma cirúrgico ou associada a patologia da base do crânio e/ou secundária a um sistema de alta pressão (Fig. 15.1).

Indicações

A principal razão para reparar um vazamento de LCR é que ele é associado a um risco de 10% por ano de desenvolvimento de meningite (Eljamel, 1993). Há debate sobre se um vazamento de LCR resultante de uma fratura da base anterior do crânio sempre necessita reparação, uma vez que uma certa proporção pára espontaneamente dentro de 6 semanas (a não ser aqueles da parede posterior do seio frontal ou com um defeito grande, que não tendem a parar). Aqueles nos quais um vazamento é reparado eletivamente ainda têm um risco ligeiramente aumentado de desenvolver meningite no futuro, mas este é menor que naqueles cujo vazamento pára espontaneamente. Em outras palavras, vazamentos ativos devem provavelmente ser reparados em qualquer fase.

Anatomia cirúrgica

A base do crânio é constituída anteriormente da parede posterior do seio frontal, que é osso frontal espesso que se estende posteriormente para formar o teto dos seios etmoidais (fóvea etmoidal) em cada lado da lâmina cribriforme que compreende parte do osso etmóide (Fig. 15.2). A lâmina cribriforme se junta à fóvea através da la-

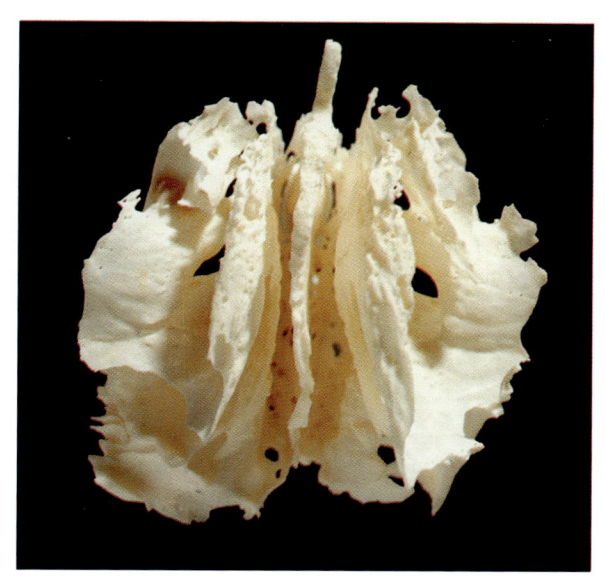

Fig. 15.**2** Um osso etmóide desarticulado mostrando a lâmina cribriforme com a crista *galli* em cima e a placa vertical do etmóide embaixo.

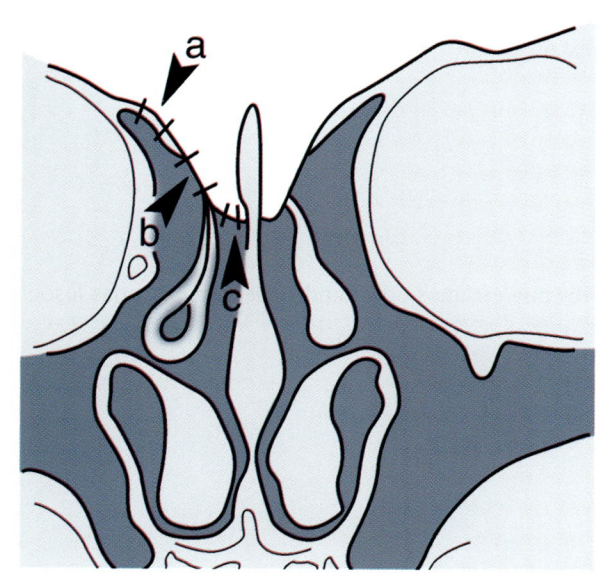

Fig. 15.**3** A seta **a** indica o teto dos seios etmoidais; a seta **b** indica a lamela lateral, e a seta **c** indica a área medial da lâmina cribriforme.

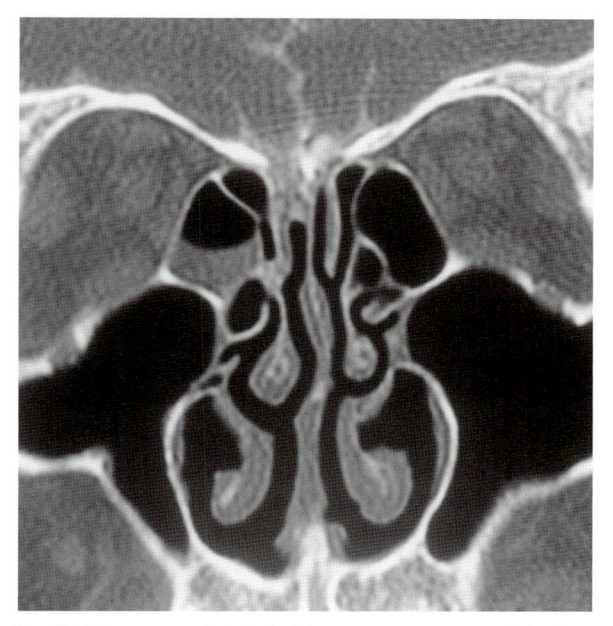

Fig. 15.**4** Vazamento de LCR devido a uma pequena encefalocele da lâmina cribriforme direita.

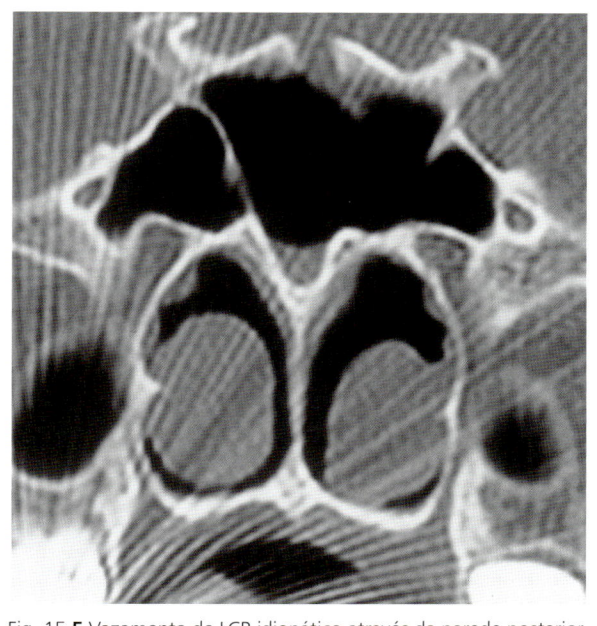

Fig. 15.**5** Vazamento de LCR idiopático através da parede posterior do seio esfenoidal próximo da linha mediana.

mela lateral e esta pode ser quase inexistente quando a lâmina cribriforme e fóvea etmoidal são no mesmo plano, ou ela pode formar o osso vertical fino que os conecta, dependendo de quanto a lâmina cribriforme mergulha dentro do nariz (Fig. 15.3). Posteriormente, o seio esfenoidal e as células aéreas etmoidais posteriores formam a relação inferior da base do crânio.

O local mais comum de um vazamento espontâneo de LCR é a área da lâmina cribriforme onde a dura em torno dos nervos olfatórios parece ter-se estendido através da lâmina cribriforme e rompido (Fig. 15.4). O vazamento mais comum seguinte é de um seio esfenoidal muito bem pneumatizado (Fig. 15.5). Um sistema com alta pressão pode ser um fator contributivo nestes casos e um *shunt* ou ventriculostomia pode ser necessária.

Vazamentos de LCR complicando cirurgia intranasal são muitas vezes encontrados em torno da lâmina *lateralis* (o osso fino que une a lâmina cribriforme à fó-

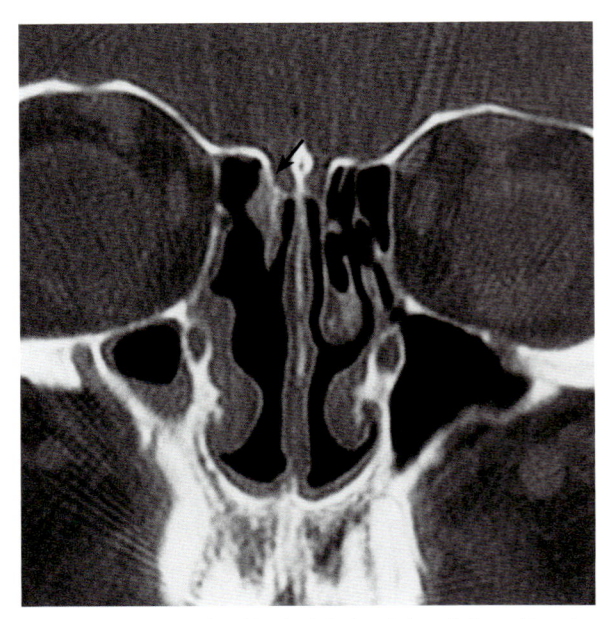

Fig. 15.6 Vazamento de LCR pós-cirúrgico da lamela lateral (seta).

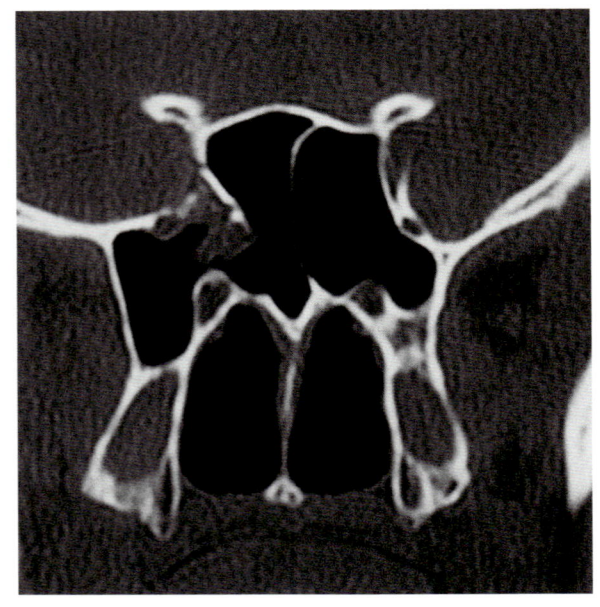

Fig. 15.7 Vazamento de LCR por uma fratura da parede lateral do seio esfenoidal.

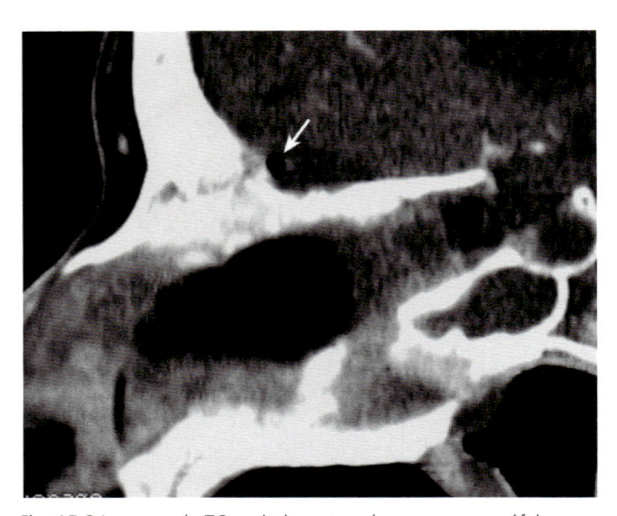

Fig. 15.8 Imagem de TC sagital mostrando um pneumocéfalo (seta) devido a um vazamento de LCR pela parede posterior do seio esfenoidal após cirurgia da hipófise.

vea etmoidal) perto da artéria etmoidal anterior (Fig. 15.6).

Os vazamentos de LCR pós-traumáticos comumente originam-se da lâmina cribriforme, a fóvea etmoidal e da parede posterior do seio frontal ou seio esfenoidal (Fig. 15.7). Os vazamentos da fossa craniana anterior e média que ocorrem após procedimentos neurocirúrgicos seguem-se mais comumente à cirurgia da hipófise (Fig. 15.8). Vazamentos neurocirúrgicos também vêm da parede posterior do seio frontal quando ele não foi cranializado, e são mais prováveis se um retalho de pericrânio não foi usado para reparar algum defeito dural.

Diagnóstico

- É vital localizar o lugar de um vazamento (Marshall *et al.*, 2001 a).
- Qualquer líquido deve ser testado quanto a imunofixação de beta-2-transferrina (Fig. 15.9 a, b).
- Considerar se há um sistema de alta pressão subjacente.
- Fechamento bem-sucedido depende da definição do local exato de qualquer defeito.
- Nenhuma técnica única funciona em todas as situações.

O teste de glicose oxidase tem pouco valor preditivo e fornece muitos resultados falso-positivos para que seja útil ao fazer ou excluir este importante diagnóstico (Bateman e Jones, 2000); portanto, é obsoleto. É muito importante confirmar o diagnóstico com imunofixação de beta-2-transferrina, porque este é um teste extremamente específico e sensível. Rinite autonômica unilateral é incomum mas pode simular rinorréia de LCR, e esta é outra razão para confirmar o diagnóstico conforme descrito.

Em seguida, o local de qualquer defeito deve ser definido usando-se TC coronal de alta resolução (Lloyd *et al.*, 1994; Simmen *et al.*, 1997). Lembrar que as imagens de TC são constituídas de um efeito de elaboração de média, e por essa razão um defeito visto em duas fatias de 2 mm tende a ter pelo menos 6 mm de largura. Se a TC deixar de definir o local do defeito, IRM ponde-

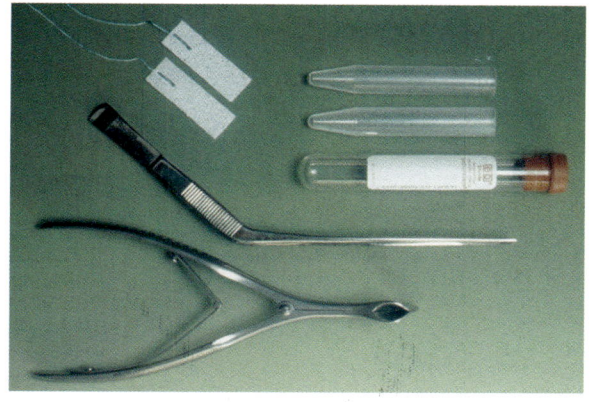

Fig. 15.**9 a** Os instrumentos usados para coletar LCR se este não puder ser coletado pelo paciente. **b** Imunofixação de beta-2-transferrina corada pela prata: coluna 1, soro do paciente; coluna 2, LCR; coluna 3, narina direita, positiva para beta-2-transferrina (seta); coluna 4, narina esquerda, ausência de beta-2-transferrina.

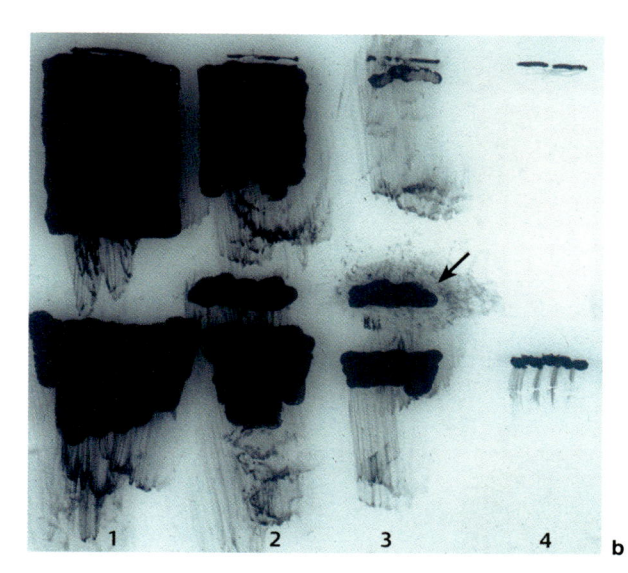

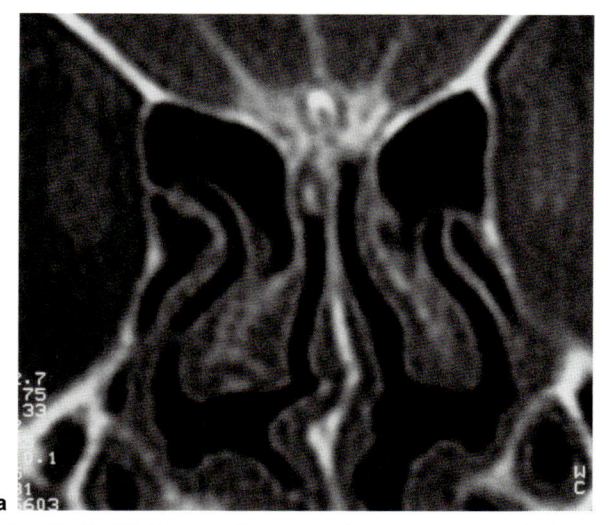

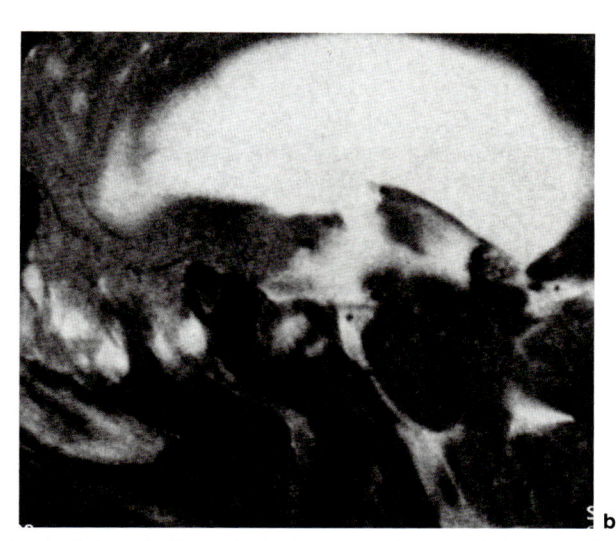

Fig. 15.**10 a** TC cisternografia mostrando contraste através da área medial da lâmina cribriforme direita. **b** Imagem de RM sagital mostrando um vazamento de LCR para dentro do seio esfenoidal.

rada para T2 pode ajudar (Stafford Johnson *et al.*, 1996). Isto superou a cisternotomografia (Fig. 15.**10 a, b**). Em uma pequena proporção de pacientes, o local do vazamento é incerto, ou depois de trauma pode ser que haja mais de um vazamento. Nestas circunstâncias, uma punção lombar diagnóstica ou pré-operatória com fluoresceína ajudará a definir a fonte do vazamento (Fig. 15.**11**). O uso de uma agulha "ponta de lápis" calibre 24 polimédica é associado com menos cefaléias do que o uso de agulhas biseladas padrão (Bateman et al., 1999) (Fig. 15.**12**). É vital assegurar que haja livre fluxo de LCE antes de proceder à injeção de qualquer fluoresceína. Isto minimiza a possibilidade de entrar no espaço circundante e causar aracnoidite. É importante aspirar 10

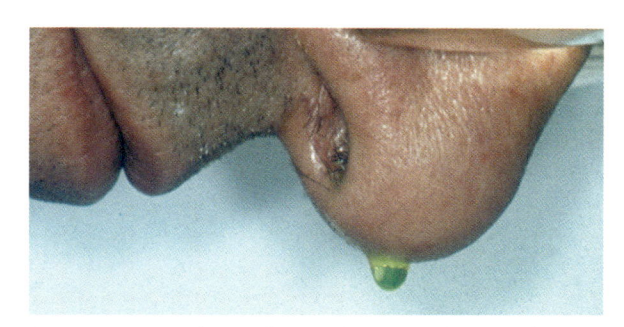

Fig. 15.**11** LCR corado com fluoresceína. Isto pode ser usado como um teste diagnóstico para confirmar que há um vazamento genuíno de LCR, bem como ajudar a localizar o lugar do vazamento.

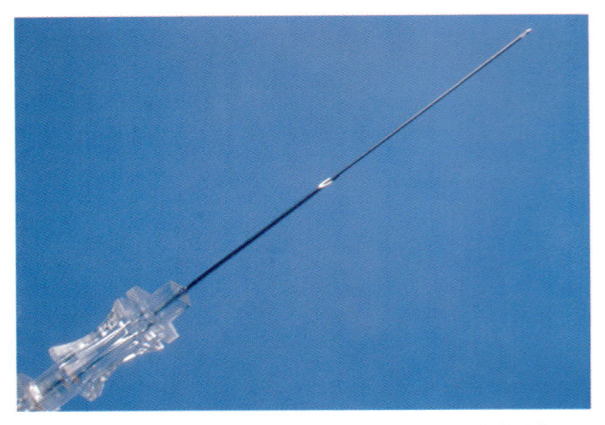

Fig. 15.**12** Uma agulha polimédica calibre 24 "ponta de lápis".

ml de LCR e diluir a fluoresceína com ele antes de o líquido ser lentamente reinjetado. Apenas 0,25–0,5 ml de fluoresceína sódica 5% especificamente para uso intratecal deve ser diluído com o LCR antes de ser reinjetado. O tempo ideal para a fluoresceína ser injetada é uma hora antes ou alternativamente depois da indução, mas deve ser concedido tempo para a fluoresceína atingir o local do defeito. Se o paciente for colocado em uma posição de cabeça baixa a 10° isto ajudará. O líquido parecerá amarelo-brilhante, a não ser que um filtro azul seja usado, quando se mostra verde fluorescente (Fig. 15.**13 a–d**).

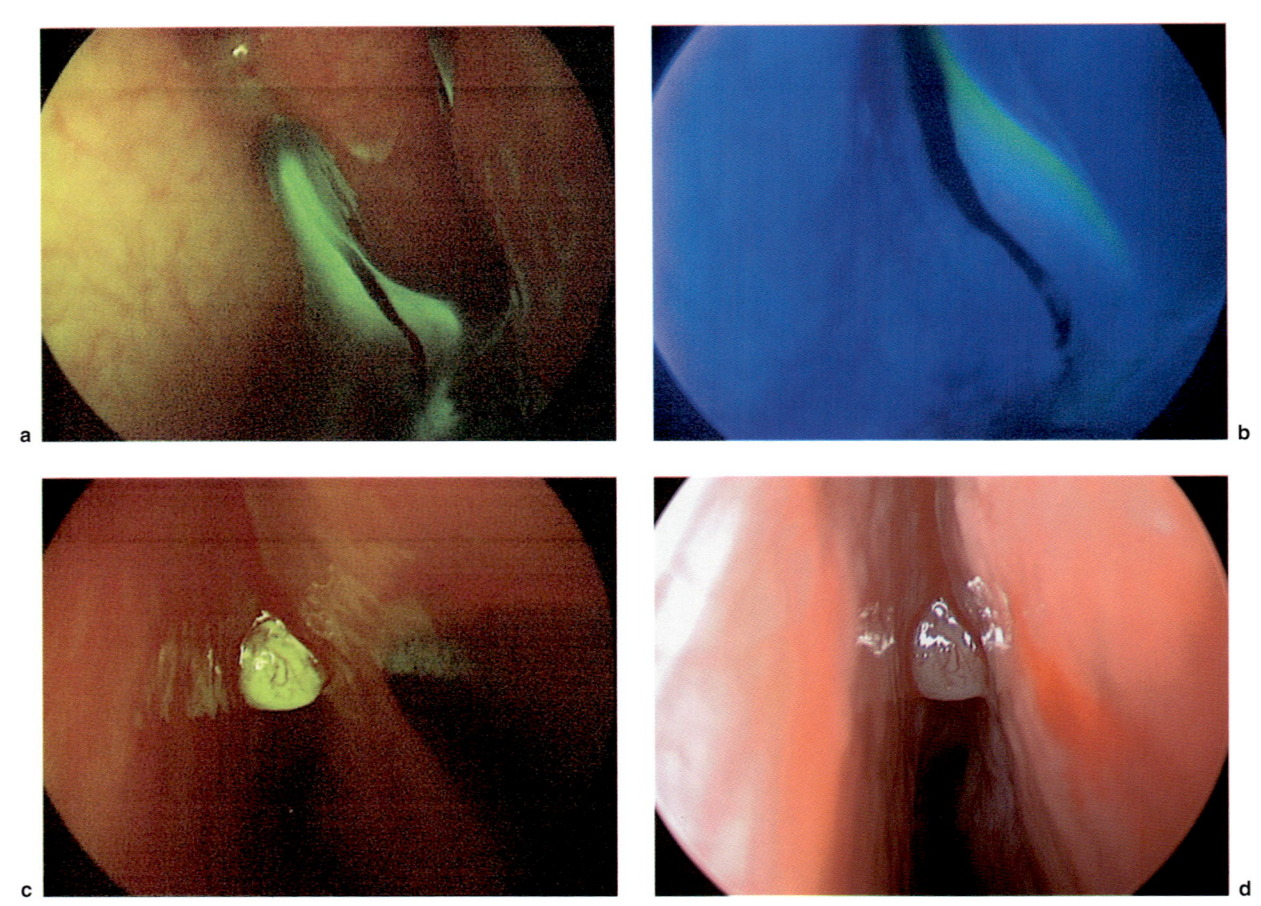

Fig. 15.**13 a** A fluoresceína deixando um rastro para baixo entre a concha média e o septo. **b** Com um filtro azul. **c** Isto foi seguido para cima para revelar uma pequena encefalocele com LCR brilhantemente corado com fluoresceína dentro dela. **d** Sem filtro.

Técnica cirúrgica

Materiais de enxerto

Fáscia pode ser colhida do músculo temporal, mas esta não é muito espessa e é de tamanho limitado. O reto do abdome fornece fáscia mais espessa por meio de uma incisão de 2 cm adjacente ao umbigo, e gordura também pode ser coletada ao mesmo tempo. Fáscia lata é muito grossa e uma lâmina grande pode ser colhida juntamente com gordura. Isto pode causar bastante desconforto local, mas é necessário se houver um defeito grande. Fáscia preferivelmente é usada colocada por baixo (*underlay*), mas isto nem sempre é possível. Gordura é útil para suportar um enxerto em posição. Ela pode atuar como cola para manter a fáscia no lugar, e torna desnecessária a cola de fibrina. Sempre é judicioso colher um pouco mais do que você pensa que necessitará. Se houver um defeito maior que 2 cm, pode ser desejável reforçar a reparação com cartilagem ou osso. Cartilagem pode ser disponível do septo. Caso contrário, uma via de acesso retroauricular à cartilagem da orelha obterá uma boa quantidade. Osso pode ser tirado do vômer ou concha inferior, mas a qualidade e quantidade da última variam. Para um defeito muito grande, pode ser necessário um enxerto de osso cortical. Um bom enxerto livre espesso de mucosa é obtido de uma turbinectomia inferior generosa, e pode ser dissecado do seu osso subjacente, mas tem que ser feito com cuidado usando pinça sem dente (Fig. 15.**14**).

Um método usado para fechar um vazamento é em grande parte determinado pelo tamanho do vazamento.

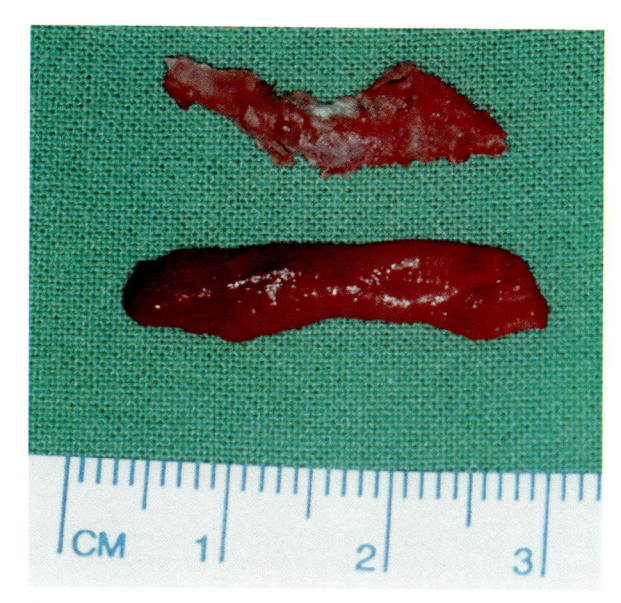

Fig. 15.**14** Enxerto livre de mucosa e fragmento de osso de uma concha inferior.

Um defeito da lâmina cribriforme

Uma vez o local do defeito tenha sido definido, a mucosa deve ser delicadamente dissecada e separada, avivando as bordas para definir o tamanho do defeito. Isto freqüentemente revela um defeito ósseo maior do que parecia em TCs. A maioria dos defeitos nesta área pode ser reparada por fáscia ou um enxerto livre de mucosa nasal da concha (Simmen e Bischoff, 1998) (Fig. 15.**15**). Defeitos maiores que 2 cm podem ser suportados por cartilagem de concha com fáscia ou mucosa sobreposta (*overlay*). Alguns cirurgiões advogam uma técnica "subposta" (*underlay*), colocando qualquer enxerto de mucosa embaixo da mucosa circundante (Fig. 15.**16 a, b**). É prudente não empurrar qualquer material intracranialmente, para minimizar a possibilidade de causar hemorragia.

Lamella lateralis

A área mais difícil de reparar é em torno da *lamella lateralis* porque ela é adjacente à artéria etmoidal anterior e o osso circundante é tão fino que qualquer instrumentação nesta área freqüentemente torna maior o defeito. Tendo avivado a mucosa em torno do defeito, nós usamos uma superposição (*overlay*) de fáscia ou mucosa de concha suportada por gordura ou celulose oxidada. Ou-

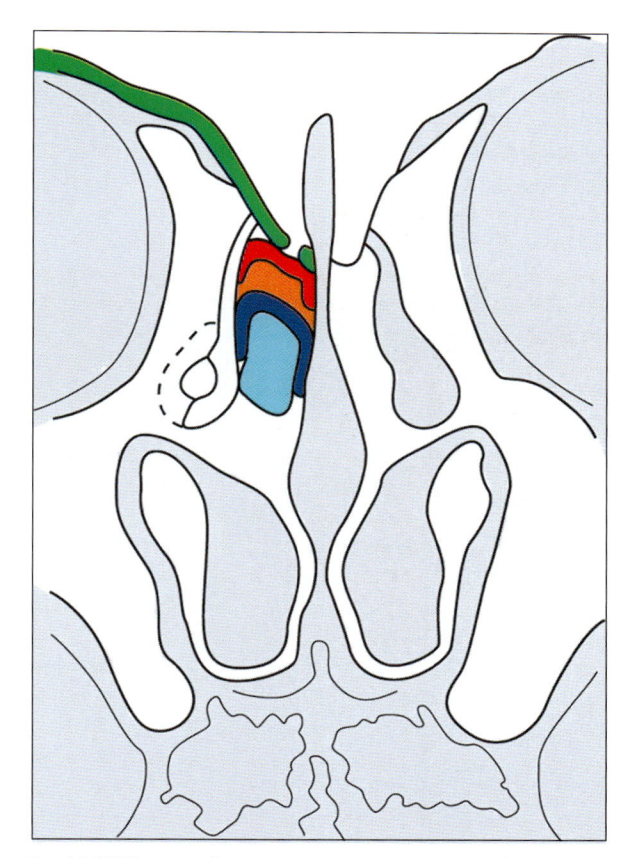

Fig. 15.**15** Diagrama linear para mostrar uma superposição (*overlay*) de fáscia com enxerto livre de mucosa que foi firmado com celulose oxidada para fechar um defeito na lâmina cribriforme.

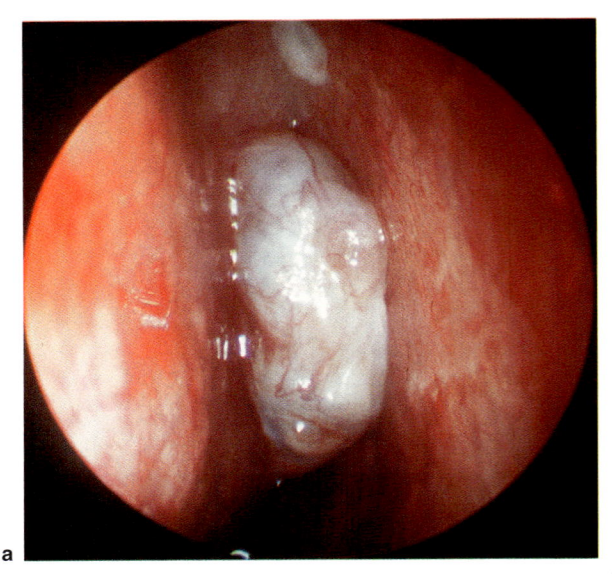

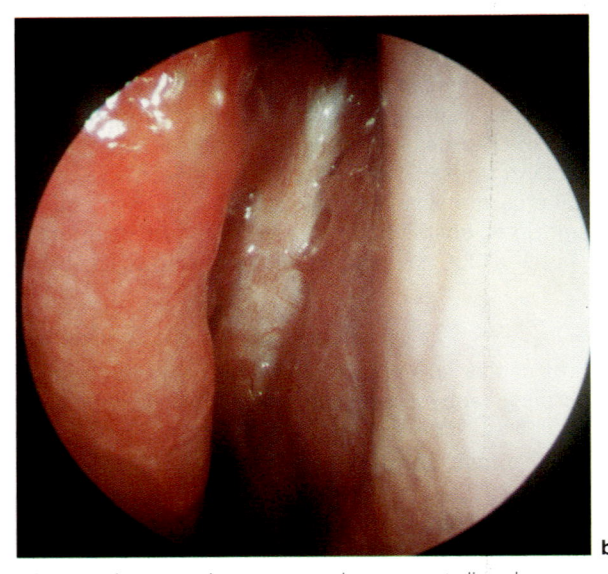

Fig. 15.**16 a** Uma encefalocele da área medial da lâmina cribriforme. **b** Dois anos pós-operatoriamente, quando um enxerto livre de osso e mucosa fora usado para vedar o vazamento.

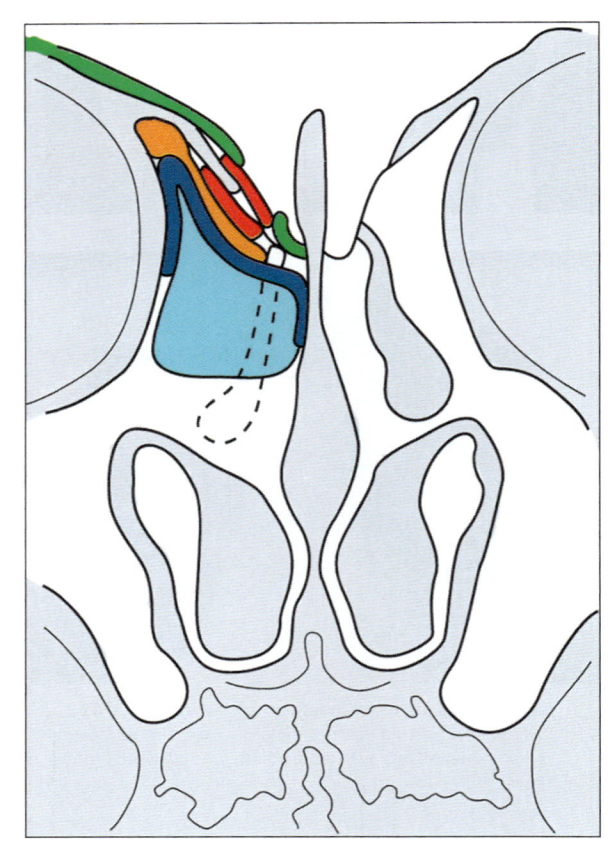

Fig. 15.**17** Diagrama linear para mostrar um retalho livre de mucosa usado para superpor-se à fáscia que fora colocada em cada lado do defeito. A mucosa da parte medial da concha média pode ser usada para fornecer um retalho vascularizado sobre qualquer reparação.

tra opção é remover cuidadosamente parte da concha média tendo dissecado e tirado dela a mucosa de modo que ela permanece inserida medialmente, e então virar a mucosa lateralmente sobre o defeito (Figs. 15.17, 15.18 a–c).

Teto do etmóide

Reparar defeitos nesta área é mais fácil porque o osso é mais espesso e a dura é bem formada. Os princípios são os mesmos que para a lâmina cribriforme. Muitas vezes, é mais fácil inserir um enxerto subposto *(underlay)* aqui, porque o osso é grosso e estável em torno do defeito (Figs. 15.19 a–d, 15.20 a–d).

Seio frontal

A reparação endoscópica de vazamentos de LCR no seio frontal raramente é possível, por causa do acesso e visibilidade reduzidos. Somente pequenos defeitos da área que podem ser vistos, saliantando-se anteriormente quando o recesso frontal foi aberto, podem ser tratados endoscopicamente. Se houver um defeito lateral na parede posterior do seio frontal, isto pode ser tratado com uma via de acesso extradural, reduzindo ao mínimo o risco de complicações intracranianas (Fig. 15.21 a–d). Geralmente um retalho coronal com remoção da parede anterior do seio frontal permite acesso ao defeito. É melhor preservar o pericrânio e recolocá-lo sobre o osso, que é refixado com miniplacas, uma vez que tentar rodar um retalho ósseo para baixo sobre periósteo conectado normalmente resulta em rasgá-lo, e então é de pouca utilidade. O local do defeito pode então ser definido e reparado com fáscia e gordura para man-

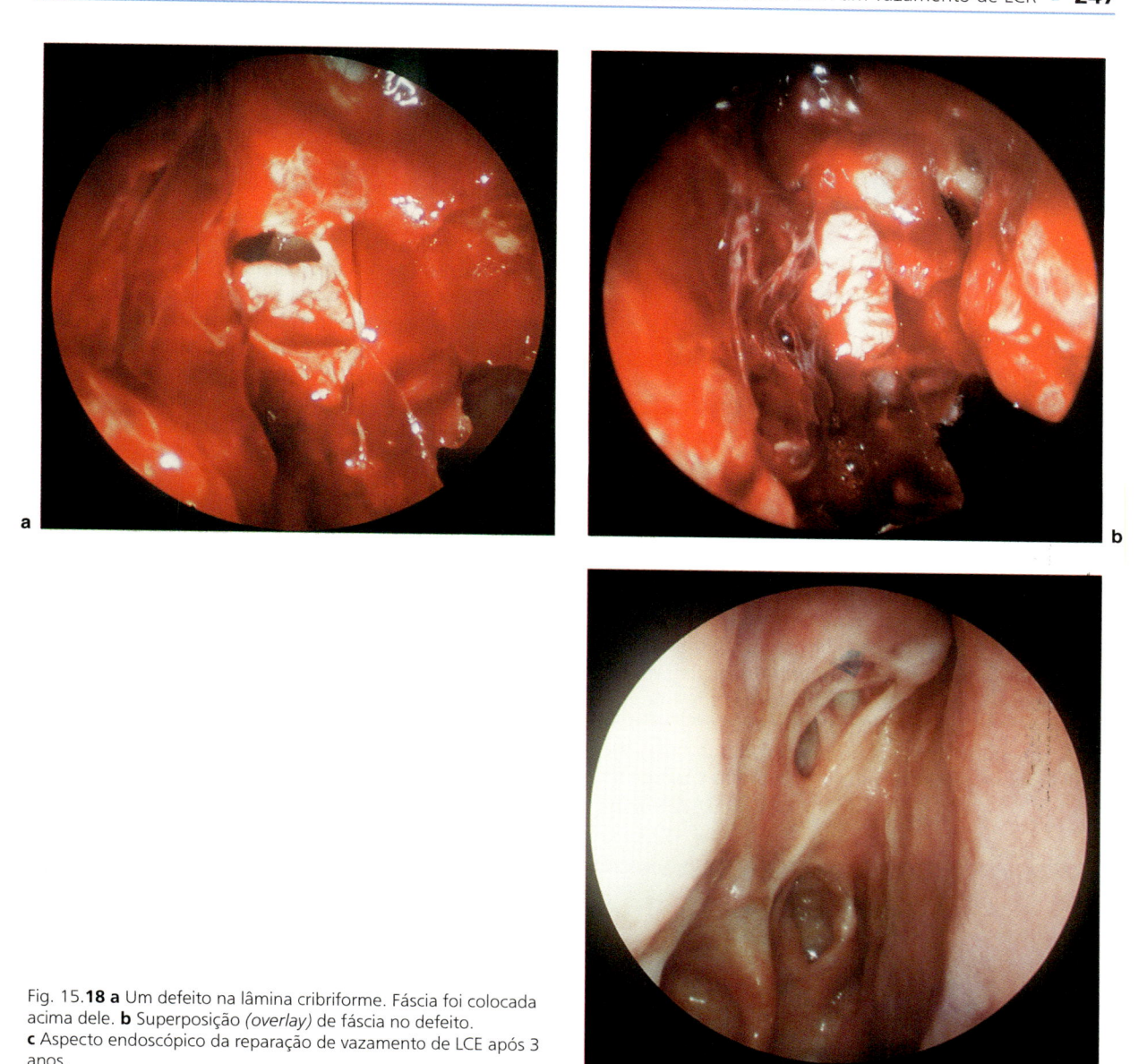

Fig. 15.**18 a** Um defeito na lâmina cribriforme. Fáscia foi colocada acima dele. **b** Superposição *(overlay)* de fáscia no defeito.
c Aspecto endoscópico da reparação de vazamento de LCE após 3 anos.

ter o enxerto em posição. Se houver ruptura grave do recesso frontal, então o seio frontal é obliterado com gordura (é imperativo remover toda mucosa sinusal subjacente e desbastar o osso que está coberto por mucosa com uma broca de diamante a fim de evitar deixar qualquer mucosa residual que possa levar à formação de uma mucocele) (Weber *et al.*, 1999).

Seio esfenoidal

Dentro do seio esfenoidal a maioria dos cirurgiões usa fáscia suportada por gordura (Fig. 15.**22 a–c**). A reparação é mais difícil quando o seio é extremamente pneumatizado lateralmente para dentro das placas pterigóides; definir suas bordas não é fácil. Nestes casos, é útil remover a raiz da placa pterigóide medial. Para fazê-lo, a artéria esfenopalatina tem que ser exposta e cauterizada com diatermia. É importante avivar as bordas de qualquer defeito antes de colocar um enxerto, porque isto parece ser uma parte importante para iniciar o processo de reparação.

Tamponamento e pós-operatório

Qualquer enxerto que seja usado, ele normalmente é suportado por gordura ou celulose oxidada; alguns cirurgiões usam um tamponamento anti-séptico para suportar isto. Permanência de um dia para o outro no hos-

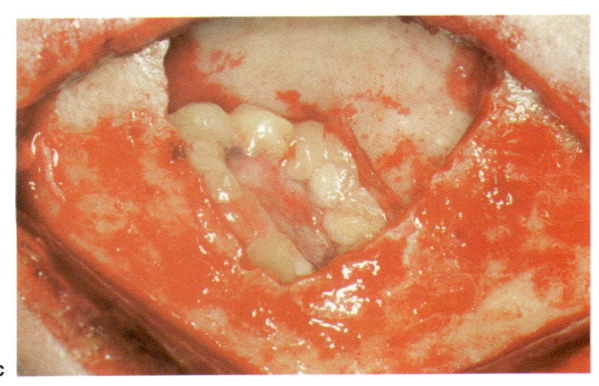

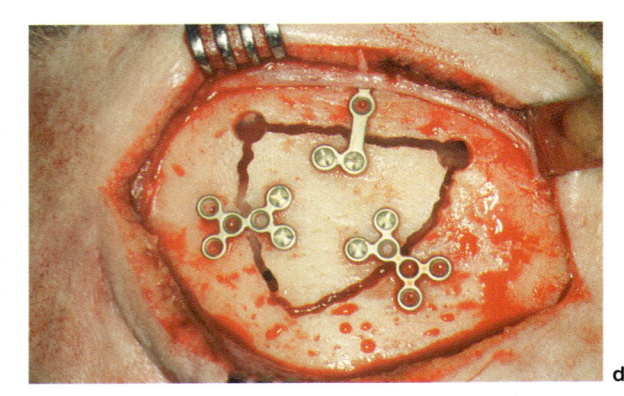

Fig. 15.**21 c** Enxertos de *overlay* de fáscia e gordura. Notar que a incisão foi feita através de um sulco na testa em um homem idoso. **d** Plaqueamento do retalho osteoplástico.

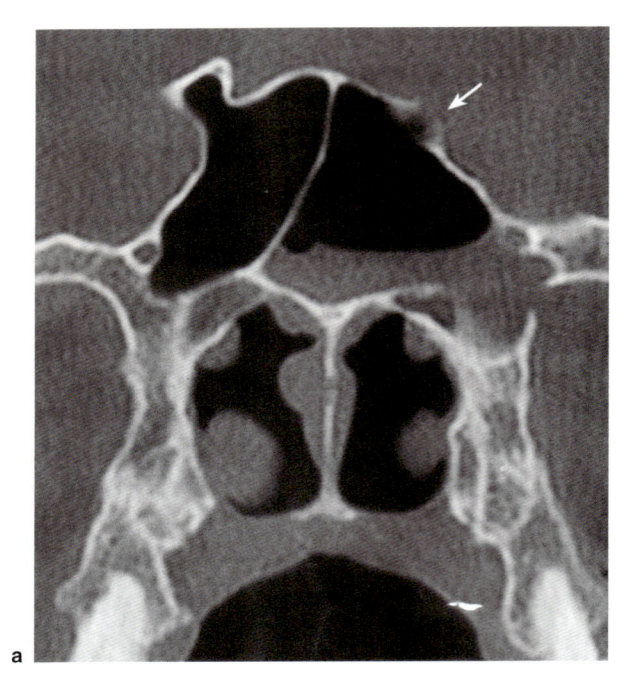

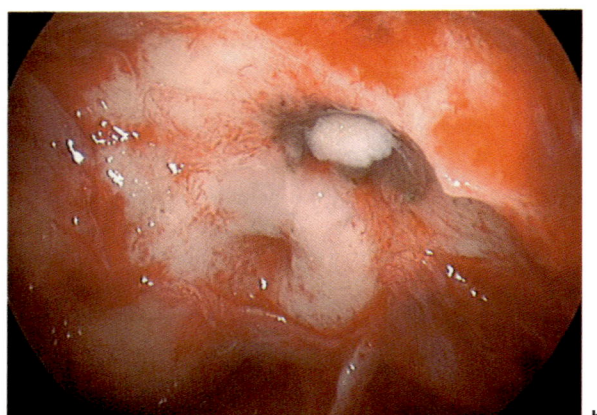

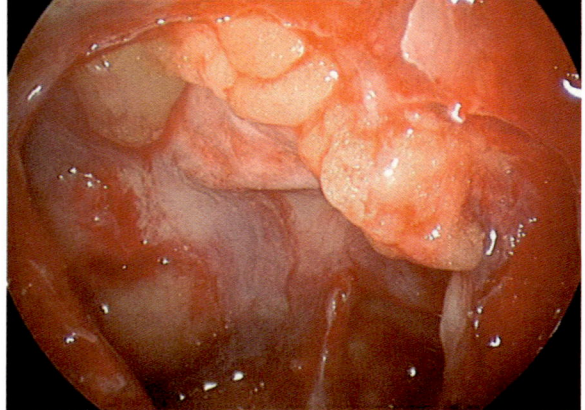

Fig. 15.**22 a** Imagem de TC coronal com um defeito no seio esfenoidal (seta). **b** Tampão de fáscia dentro do defeito entre o nervo óptico e a artéria carótida. **c** *Overlay* de fáscia e gordura na parede lateral do seio esfenoidal.

aproximadamente 75% (Jones, 2001 b; Simmen *et al.*, 1998). A reparação endoscópica de vazamentos de LCR ou encefaloceles anteriores e esfenoidais de LCR é agora o tratamento de escolha na maioria destas lesões. Uma metanálise recente (Hegazy *et al.*, 2000) confirma esta impressão. Ela reduz as importantes morbidade e mortalidade associadas a uma via de acesso transcraniana (perda do sentido do olfato, duração da hospitalização, epilepsia, edema cerebral, disfunção do lobo frontal, osteomielite do retalho ósseo frontal e raramente, mas importante, hemorragia intracraniana pós-operatória). Uma via de acesso extradural muitas vezes é necessária para defeitos da parede posterior do seio frontal, uma vez que estes podem não ser acessíveis endoscopicamente. Defeitos maiores que 5 cm não podem ser facilmente manejados endoscopicamente (Fig. 15.**23 a–c**). Se houver uma

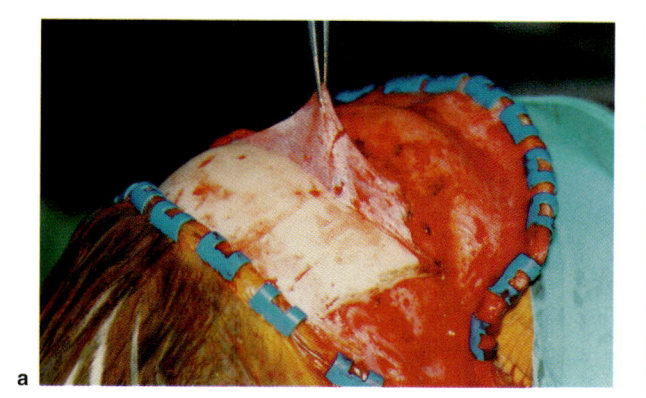

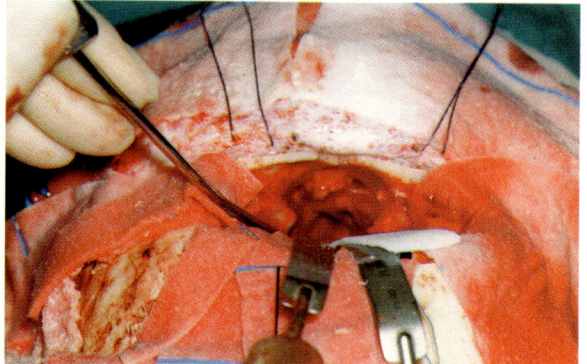

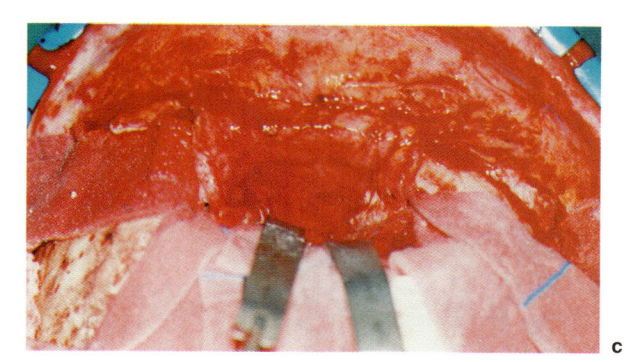

Fig. 15.**23 a** Levantamento de um retalho de pericrânio.
b Cranialização do seio frontal em um tumor da base anterior do crânio. Observar que a parede posterior do seio frontal e *toda* a mucosa do seio frontal foram removidas. **c** O retalho de pericrânio em posição.

malignidade associada ou deformidade estética importante, então cirurgia craniofacial necessita ser feita em conjunção com a reparação de um vazamento. A maioria dos outros vazamentos de LCR é altamente suscetível a uma reparação endoscópica.

Modificações e alternativas

Se um vazamento de LCR ocorrer em conjunção com um tumor da base do crânio ou uma fratura grave da base do crânio, uma craniotomia e remoção da parede posterior do seio frontal e seu revestimento, juntamente com reconstrução da parede anterior do seio frontal com lâmina desdobrada de osso da calvária estão indicadas (Donald, 1982). O uso de um retalho de pericrânio para cobrir qualquer defeito dural reduz a incidência de vazamentos de LCR pós-operatórios.

■ Encefaloceles

Terminologia e classificação

Uma encefalocele é uma hérnia de uma parte do conteúdo intracraniano através de um defeito no crânio. Encefaloceles podem apresentar-se como malformações óbvias ou podem ser ocultas e apenas vir à luz em seguida a uma complicação. As encefaloceles basais podem ser classificadas com base na sua localização em: transetmoidal (Fig. 15.**24 a, b**), esfenoetmoidal, transesfenoidal, frontoesfenoidal ou raramente basioccipital-nasofaríngea. As encefaloceles podem ser de origem congênita e representar uma anomalia primária do tubo neural e sua cobertura esquelética. As encefaloceles adquiridas podem ser pós-traumáticas (Fig. 15.**25 a, b**) ou seguir-se a neurocirurgia ou cirurgia dos seios paranasais.

Indicações

As pessoas com encefaloceles têm um risco aumentado de desenvolver meningite, particularmente se houver um vazamento ativo de LCR. A partir da base anterior do crânio, a encefalocele pode ser suficientemente grande para causar obstrução nasal. Encefaloceles podem ser associadas as anormalidades craniofaciais que exigem cirurgia por si mesmas.

Anatomia cirúrgica

O colo da encefalocele pode ser pequeno (Fig. 15.**26**) com um saco grande cujo conteúdo pode variar em extensão, mas qualquer tecido cerebral dentro dele tende a ser não-funcionante, a não ser que o saco seja séssil e de base muito ampla.

252 ■ 15 Cirurgia da base do crânio

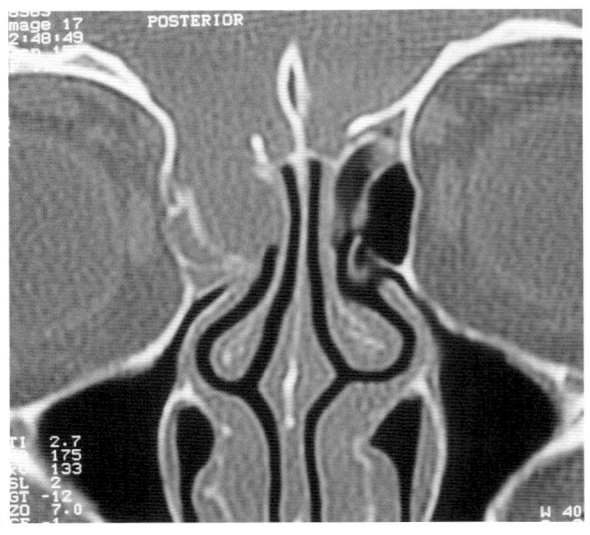

Fig. 15.**24** Imagens de **a** TC e **b** RM mostrando uma encefalocele do teto dos seios etmoidais direitos.

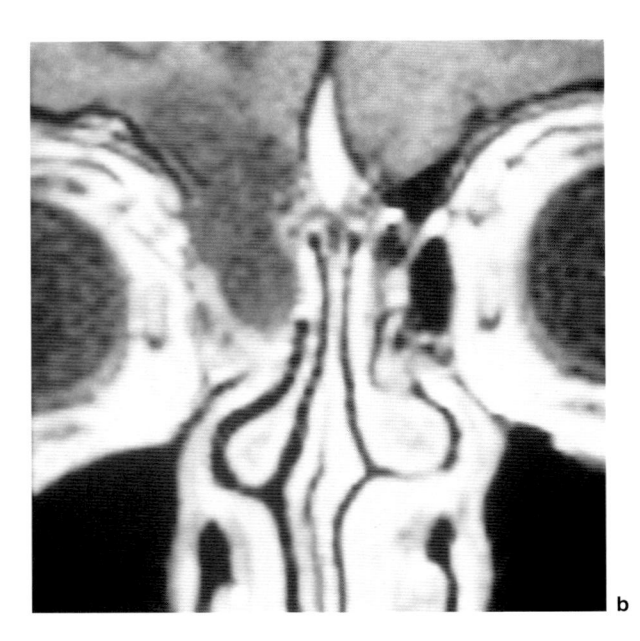

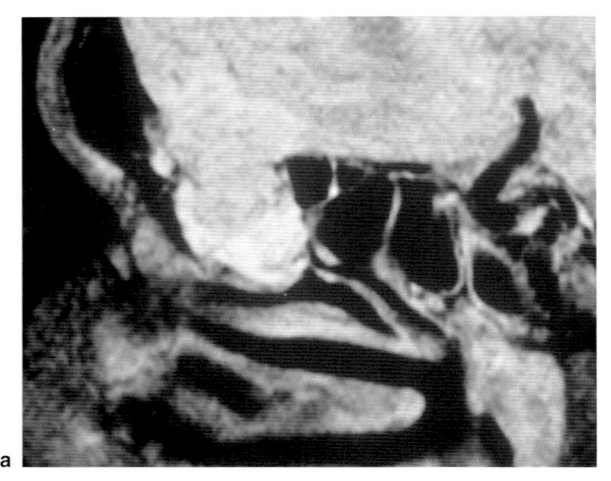

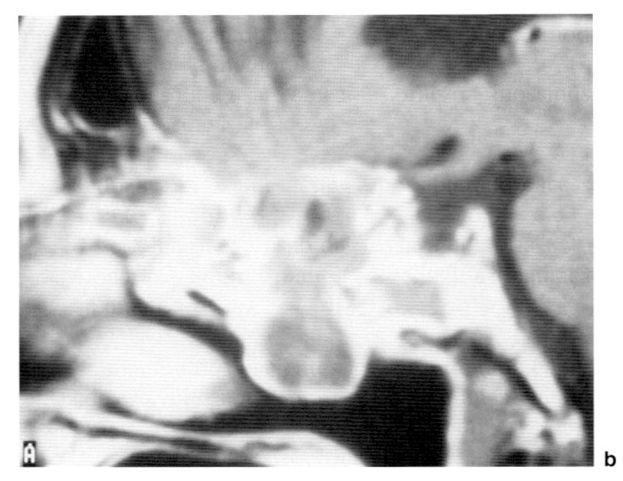

Fig. 15.**25 a** Imagem de RM sagital de uma encefalocele frontoetmoidal pós-traumática. **b** Imagem de RM sagital de uma encefalocele esfenoetmoidal 20 anos depois de radioterapia na base do crânio.

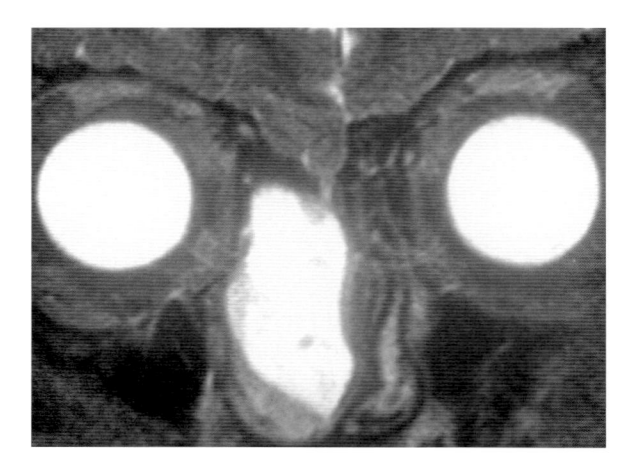

◁ Fig. 15.**26** Imagem de RM coronal de uma encefalocele em uma criança, fechada com sucesso endoscopicamente.

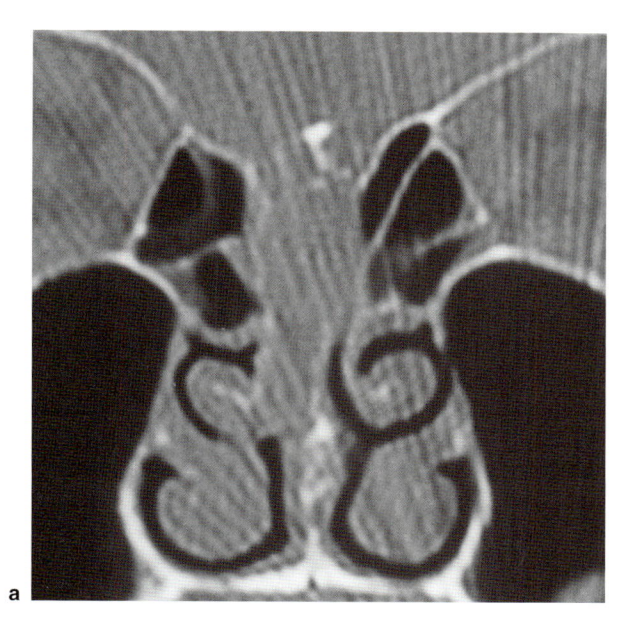

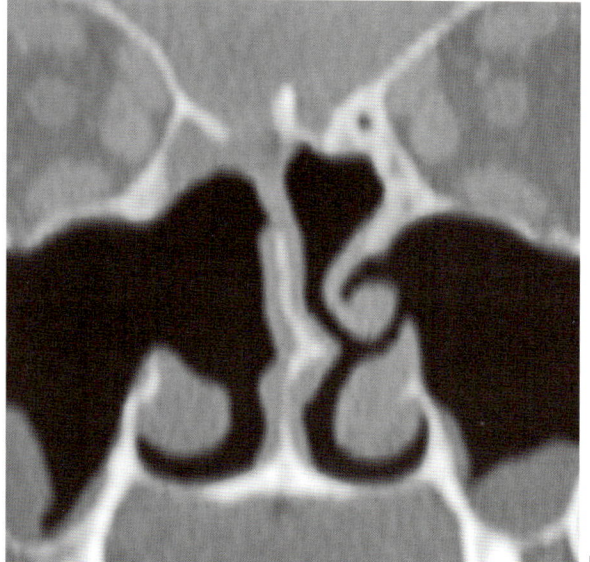

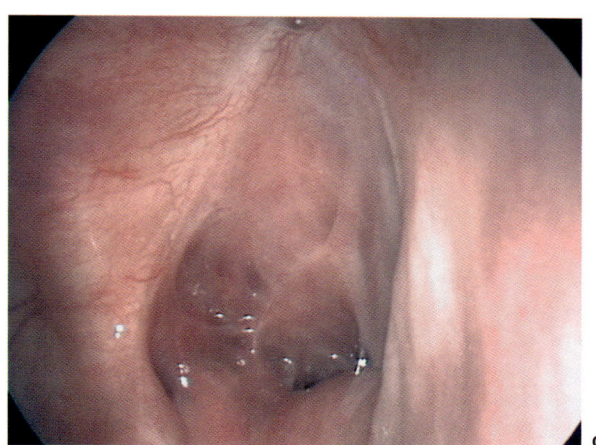

Fig. 15.**27 a, b** Imagens de TC coronal de uma encefalocele do teto etmoidal direito pré-operatoriamente (**a**) e pós-operatoriamente (**b**) com o defeito tendo sido reparado com um enxerto de fáscia em modo de subposição e superposição (*underlay* e *overlay*). **c** A vista endoscópica 3 anos depois da reparação.

Técnica cirúrgica

Endoscopia nasal ambulatorial e TC coronal de alta resolução podem ajudar a definir o local e o tamanho de qualquer defeito ósseo. RM é particularmente útil para definir o conteúdo do saco e a vascularidade do seu conteúdo.

A técnica cirúrgica é semelhante à descrita previamente para o tratamento de rinorréia de LCR. O colo da encefalocele é identificado e qualquer mucosa sobrejacente é removida, embora usualmente o saco tenha-se tornado tão distendido que a mucosa não é distinguível da dura. Se o tamanho do saco limitar o acesso para definir o seu colo, o saco pode ser incisado e desse modo esvaziado. Então é possível ressecar o saco para cima até o local do defeito. A encefalocele é então excisada e as bordas do defeito ósseo são avivadas. A encefalocele deve ser excisada uma vez que o tecido neural dentro dela é redundante, e pela sua redução intracranialmente é introduzida a possibilidade de um foco séptico (Marshall *et al.*, 2001 b). O defeito dural restante é então reparado exatamente como foi descrito para reparação de um vazamento de LCR (Fig. 15.**27 a–c**).

Técnicas cirúrgicas alternativas

Há um papel para técnicas extracranianas quando há um defeito extenso, sendo necessário adicional reconstrução craniofacial estética, ou quando não é possível visualizar o defeito.

Quando há um defeito grande ou múltiplos defeitos da base do crânio, uma via de acesso externa tran-

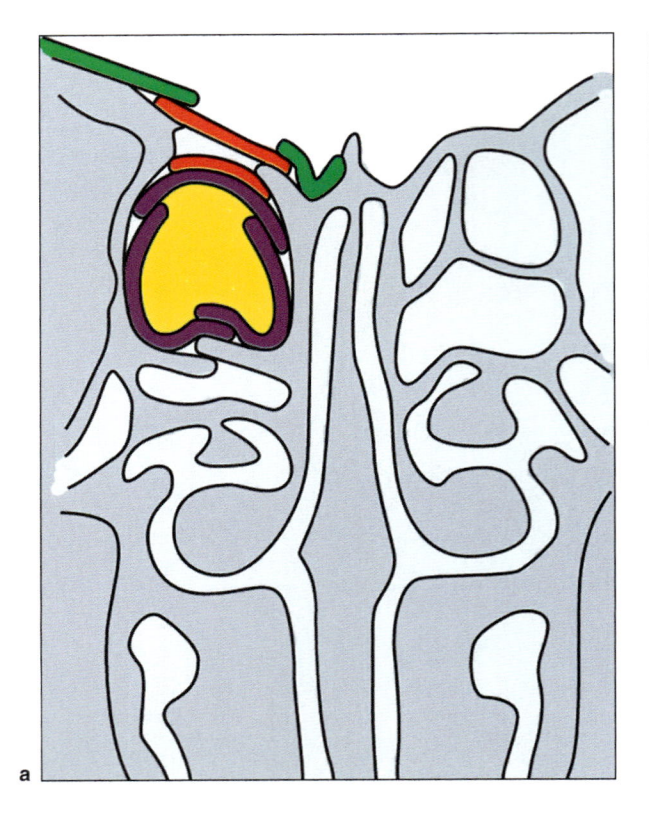

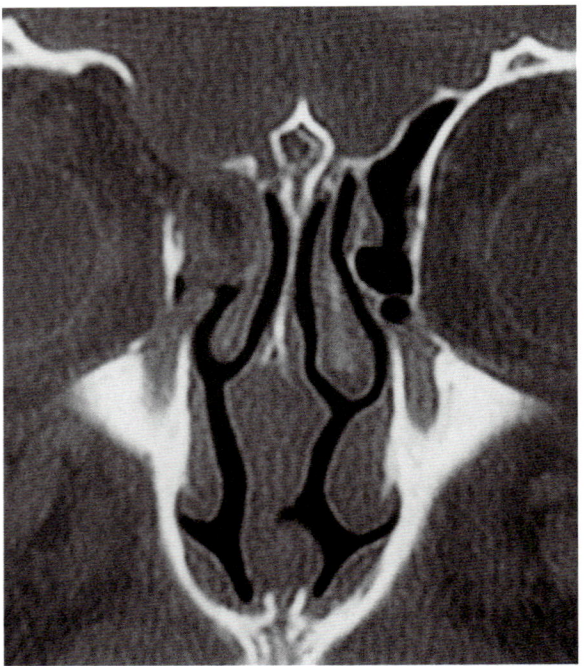

Fig. 15.**28 a** Diagrama linear de uma obliteração parcial transfrontoetmoidal para defeitos extensos, com preservação da mucosa olfatória. **b** TC pós-operatória.

setmoidal seguida por descascamento da mucosa em torno do defeito, seja ele o septo ou a concha média, o qual é a seguir coberto por fáscia e gordura antes que a mucosa não-descascada seja recolocada (Simmen et al., 1998) (Figs. 15.**28 a, b**, 15.**29 a–c**).

Tradicionalmente, as encefaloceles têm sido tratadas neurocirurgicamente por uma via de acesso transcraniana, o que se associa a importante morbidade: perda do sentido do olfato, hemorragia intracerebral pós-operatória, edema cerebral, epilepsia, disfunção do lobo frontal com déficits de memória e concentração, e potencial osteomielite do retalho ósseo frontal. Além destes riscos, a reparação por esta técnica exige 5–7 dias no hospital, perda do cabelo ao longo da linha de incisão, e um período sem dirigir pós-operatoriamente.

Uma via de acesso transcraniana permanece sendo o método de escolha em combinação com uma via de acesso extracraniana para lesões congênitas grandes com mais de 5 cm de diâmetro e quando é necessária reconstrução craniofacial estética.

Uma via de acesso transpalatal ou sublabial transeptal pode ser usada para reparar encefaloceles transesfenoidais. A morbidade destas técnicas é menor que em uma via de acesso intracraniana, mas elas são associadas a uma hospitalização mais longa, de vários dias, mais trauma de tecidos moles e desconforto, e o risco de uma perfuração ou descontinuidade dos músculos do palato.

■ Papel da cirurgia endonasal em tumores benignos

Princípios gerais

- Assegure-se de ter certeza da patologia da lesão (particularmente se a cirurgia tiver o potencial de causar alguma morbidade importante).
- Esteja precavido de outra patologia que possa simular neoplasmas benignos e malignos, por exemplo, pólipos inflamatórios, infecção fúngica, granulomatose de Wegener, sarcoidose e rinoscleroma (Jones, 1999 b).
- A excisão depende de um conhecimento completo da anatomia cirúrgica:
  – Assegure acesso e visibilidade adequados.
  – Assegure não danificar estruturas vitais circundantes.
  – Se for uma lesão vascular, tenha certeza de que o sangramento pode ser controlado.
- Seja capaz de converter para uma conduta aberta se necessário.
- O fato de uma lesão ser benigna não significa que ela não deva ser ressecada por completo, com poucas exceções: p. ex., quando a ressecção levaria a uma morbidade inaceitável ou correria risco de mortalidade como na displasia fibrosa da base do crânio, na qual a ressecção completa freqüente-

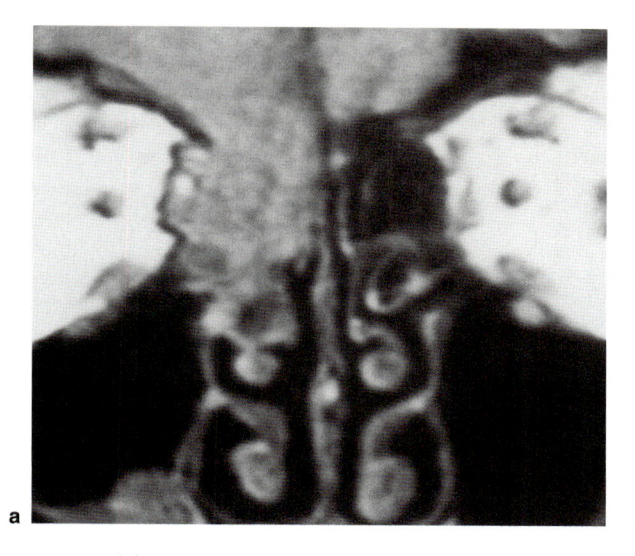

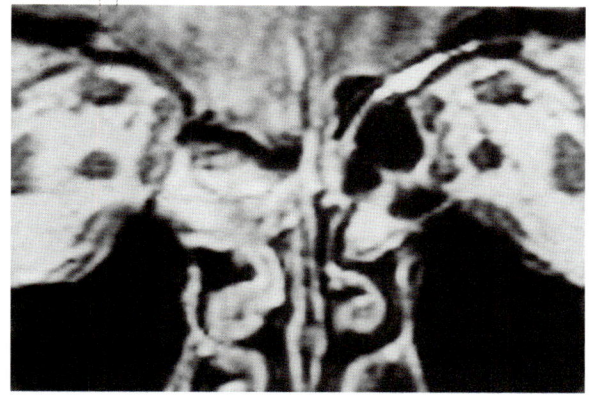

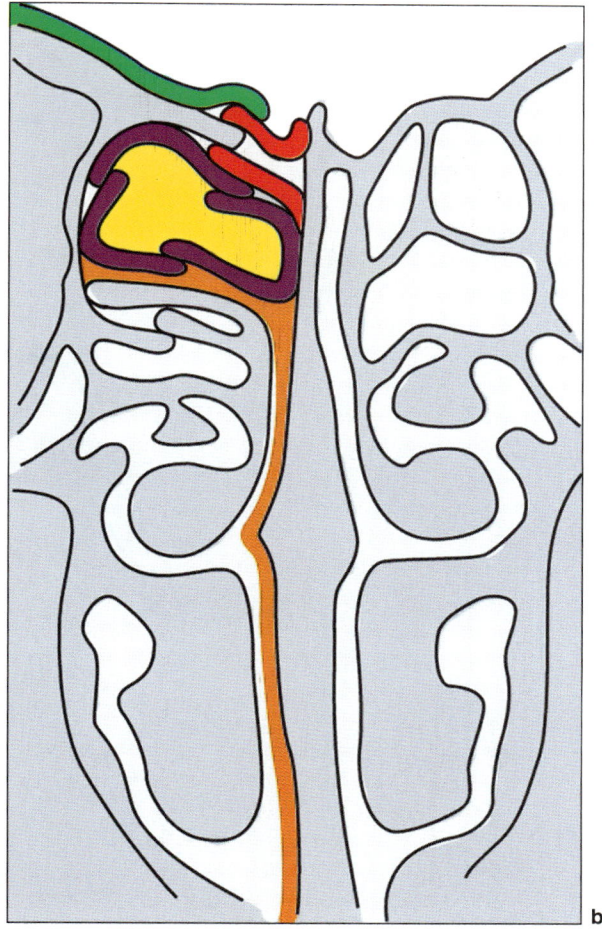

Fig. 15.**29 a** Imagem de RM coronal de encefalocele etmoidal direita. **b** Diagrama linear de obliteração parcial transfrontoetmoidal com gordura para grandes defeitos sem preservação de mucosa olfatória. **c** Imagem de RM coronal pós-operatória mostrando a gordura que foi usada para suportar a reparação do defeito da base do crânio.

mente não é possível sem causar lesão de um ou mais nervos cranianos ou vasos importantes.
- Ponderar os prós e os contras da intervenção: por exemplo, discreta assimetria estética em muitos pacientes com displasia fibrosa, contra a morbidade da cirurgia.
- Disponha de bom imageamento pré-operatório (isto inclui angiografia na maioria das lesões vasculares).
- Endoscopia muitas vezes tem o potencial de reduzir a morbidade da cirurgia, mas pode não ser necessariamente a melhor conduta se comprometer a margem de ressecção.
- A cirurgia da maioria das lesões benignas depende dos seus locais anatômicos; os locais podem ser agrupados, *grosso modo,* nas seguintes áreas:
    – Lâmina cribriforme e fóvea etmoidal.
    – Seio frontal.
    – Complexo etmoidal e órbita.
    – Seio maxilar, parede nasal lateral.
    – Fossa pterigopalatina.
    – Seio esfenoidal, clivo e seio cavernoso.

Condições específicas

Mucoceles

A maioria das mucoceles pode ser marsupializada endoscopicamente com mínima morbidade e com resultados em longo prazo que são tão bons quanto, se não melhores que, aquelas operadas por uma via de acesso externa convencional. Constatou-se que as preocupações de que a marsupialização de mucoceles pode não interromper sua expansão foram injustificadas. As mucoceles acessíveis com o endoscópio devem ser abertas tão amplamente quanto possível usando-se pinça cortante, a fim de minimizar a quantidade de tecido cicatricial que se forma em torno das bordas, e que poderia levar a uma recorrência (Fig. 15.**30 a–d**). Quanto mais largamente uma mucocele seja marsupializada, melhor (Fig. 15.**31 a, b**).

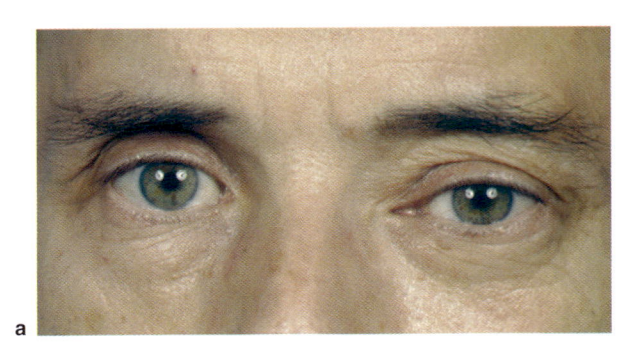

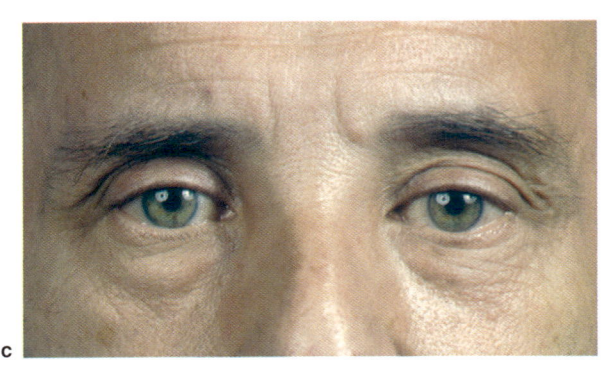

Fig. 15.**30 a** Desvio da órbita esquerda devido a uma mucocele. **b** Imagem de TC coronal – observar resto lateralizado típico da concha média após cirurgia prévia para polipose. **c** Vista pós-operatória depois da marsupialização endoscópica da mucocele. **d** Imagem de TC pós-operatória em seguida à drenagem endoscópica da mucocele.

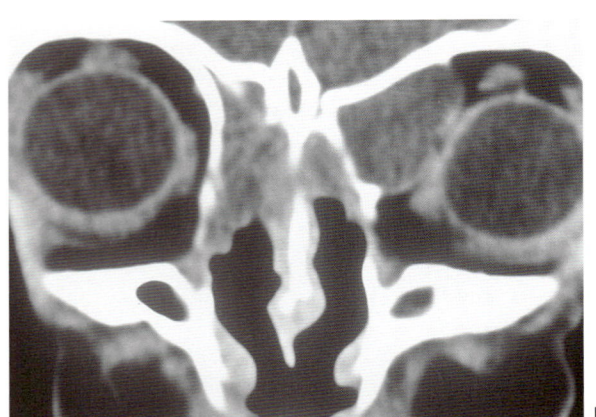

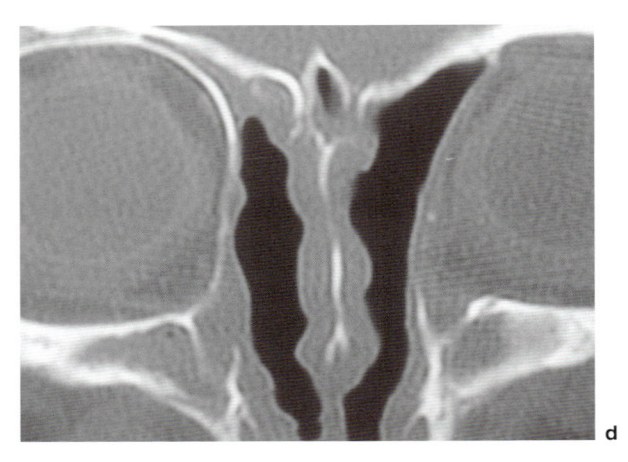

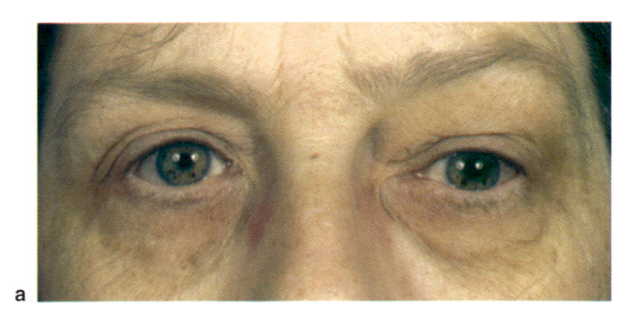

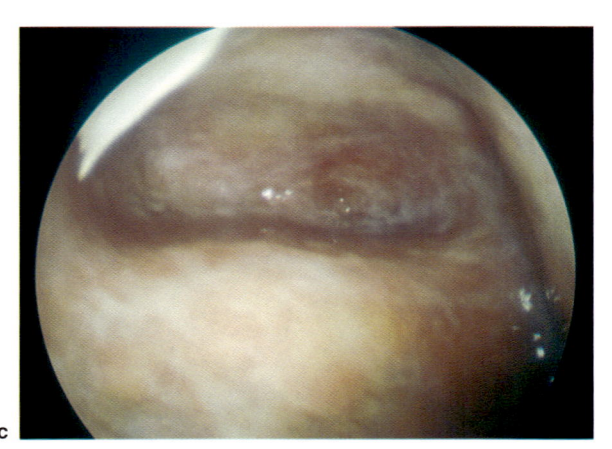

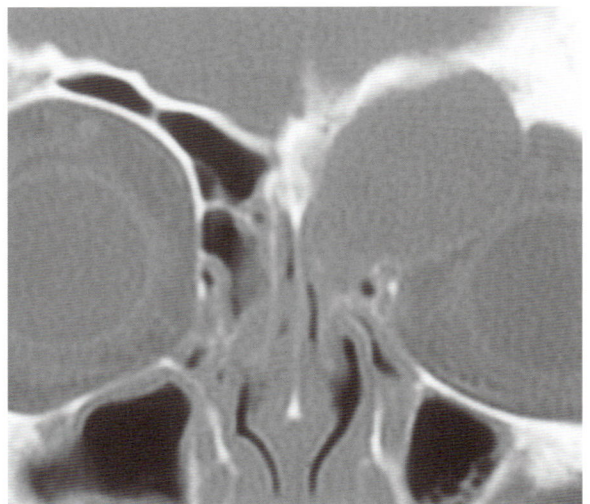

Fig. 15.**31 a** Olho esquerdo desviado devido a uma mucocele frontoetmoidal. **b** TC coronal de uma mucocele frontoetmoidal esquerda. **c** Vista endoscópica para dentro da mucocele marsupializada uma vez que seu conteúdo fora aspirado.

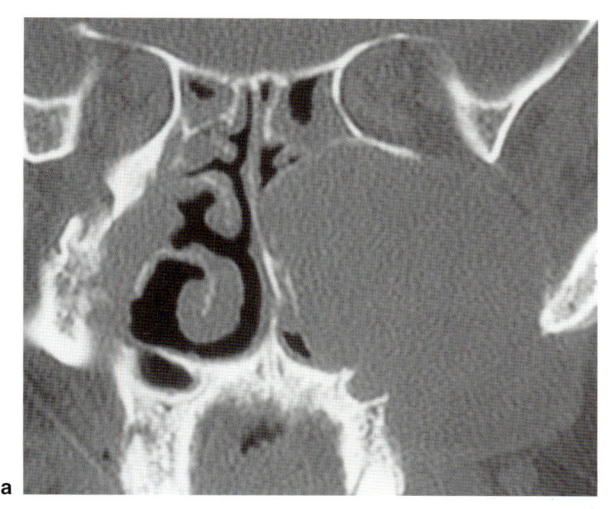

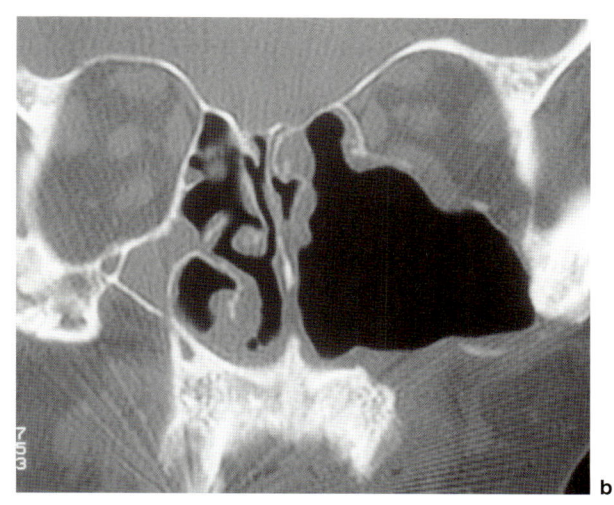

Fig. 15.**32** Imagens de TC coronal **a** pré-operatória e **b** pós-operatória de uma mucocele do seio maxilar esquerdo.

Mucoceles do seio maxilar são menos comuns. A maioria das mucoceles pode ser bem marsupializada com o endoscópio, exceto aquelas situadas na área lateral do seio frontal (Figs. 15.**32 a, b**; 15.**33**), aquelas que são secundárias a uma malignidade (que exigirão uma ressecção em bloco e uma ressecção craniofacial) e aquelas que são secundárias as patologias como doença de Paget ou displasia fibrosa, que tornam a conduta endoscópica tecnicamente difícil ou colocam o olho ou a dura sob um risco aumentado (Beasley e Jones, 1995 b). Uma vez que uma mucocele frontal e/ou etmoidal tenha sido marsupializada, a "casca" expandida de osso que resta pode muitas vezes ser empurrada manualmente a fim de corrigir qualquer dilatação óssea que possa causar um defeito cosmético ou desvio da órbita. Algumas mucoceles situadas posteriormente deixam a órbita desviada mesmo depois da marsupialização, e nesse caso a órbita necessitará ser descomprimida removendo-se a sua parede lateral como em uma descompressão orbitária (Conboy e Jones, 2003).

Por conseguinte, as mucoceles que não se prestam a uma conduta endoscópica incluem:

- Osso hipertrófico na área do recesso frontal.
- Cirurgia de revisão quando a operação prévia foi uma frontoetmoidectomia externa, e se a recorrência for localizada lateral à área que é acessível mesmo por meio de um procedimento de drenagem mediana.
- Uma mucocele frontal localizada lateralmente.
- Malignidade associada a uma mucocele.

Papiloma invertido

É importante excluir qualquer malignidade ou atipia coexistente presente quando do diagnóstico, porque estas ocorrem em 8–15% dos casos à apresentação, e jus-

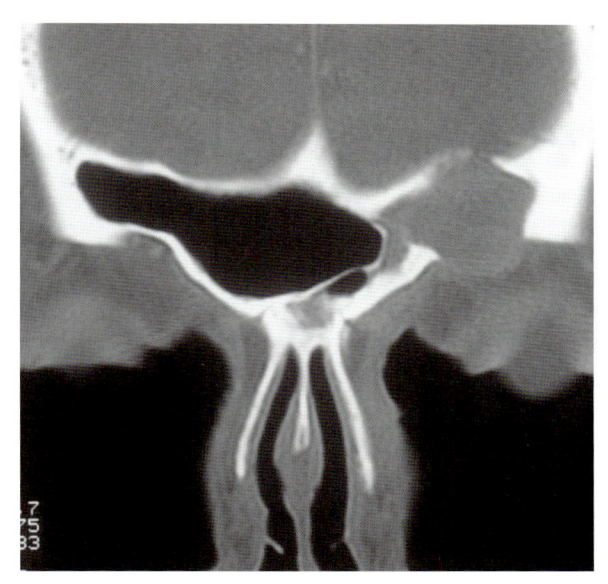

Fig. 15.**33** Mucocele situada lateralmente não acessível com um endoscópio.

tificam uma ressecção em bloco com possível radioterapia, dependendo da histologia e do grau de invasão (Fig. 15.**34 a, b**). É importante que todo tecido macroscopicamente doente seja examinado, a fim de evitar desperceber malignidade (Fig. 15.**35 a–d**).

O tratamento de lesões sem malignidade ou atipia é mais sujeito a debate, uma vez que a visão ortodoxa foi de que a excisão ampla leva a taxas reduzidas de recorrência e a um risco reduzido de transformação maligna. Uma revisão da literatura mundial mostra que, embora a transformação maligna ocorra, é muito incomum (Jones, 1998 b).

O principal determinante da conduta endonasal nas lesões benignas é a extensão da doença e se é possí-

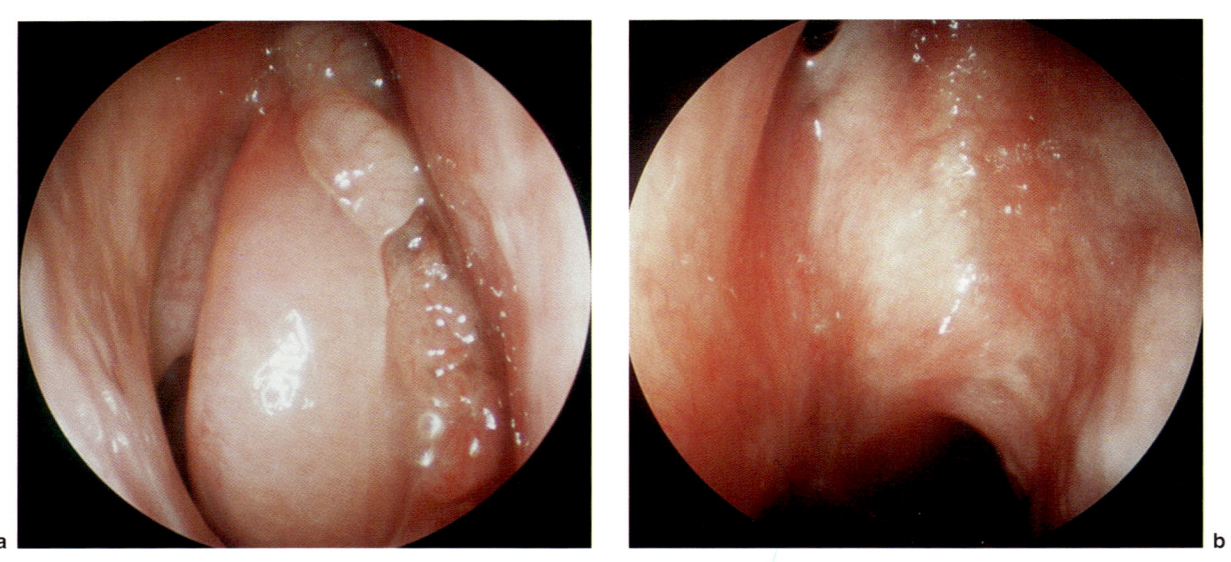

Fig. 15.**37 a** Papiloma invertido na fenda olfatória e **b** aspecto 7 anos mais tarde após a ressecção. A mucosa foi removida e o vazamento de LCR criado foi reparado com um enxerto superposto de fáscia.

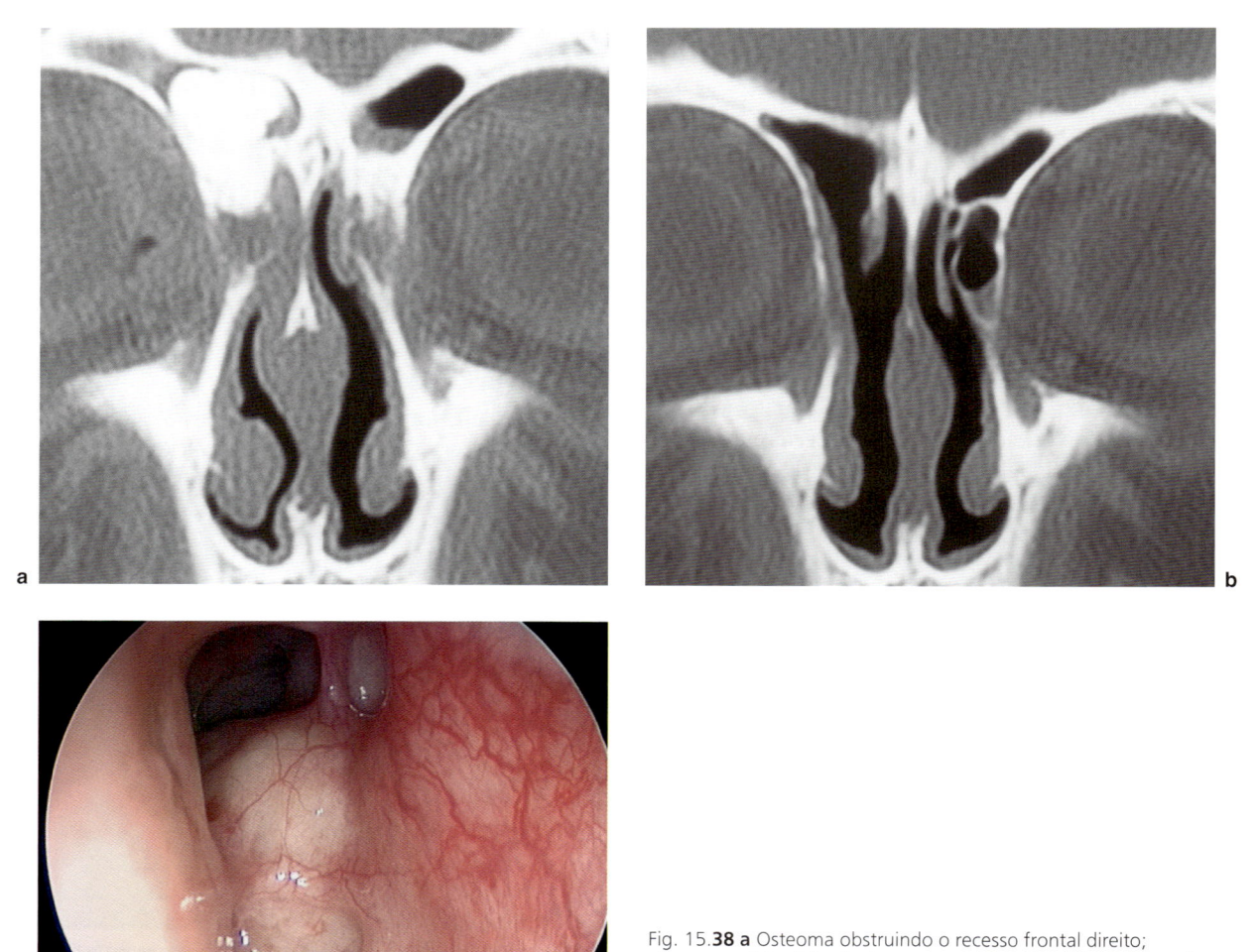

Fig. 15.**38 a** Osteoma obstruindo o recesso frontal direito; observar se há evidência de outra patologia dos seios paranasais, caso contrário, reavaliar a necessidade de operar. **b** Imagem de TC pós-operatória e **c** vista endoscópica.

so com um retalho septal ou um enxerto livre de mucosa ou combinar sua remoção com um procedimento de drenagem mediana.

Hemangioma

A maioria dos hemangiomas que aparecem na infância involui espontaneamente e nenhuma intervenção é necessária. Ocasionalmente eles podem aumentar, colocando em perigo estruturas vitais, e nesse caso esteróides ou interferon alfa-2 têm um papel (Ezekowitz *et al.*, 1992). Mais tarde na vida, menores hemangiomas capilares, venosos ou cavernosos podem apresentar-se, muitas vezes com epistaxe. Eles podem originar-se do septo ou das conchas e alarmar o paciente e o médico de atendimento primário, que pode suspeitar malignidade. Podem imitar granulomas piogênicos (granuloma *gravidarum*, que é devido a uma reação florida como resultado de trauma local, tipicamente no terceiro trimestre da gravidez) (Fig. 15.**40 a–d**). Exame endoscópico ambulatorial juntamente com palpação delicada com um explorador arredondado auxiliará a fazer o diagnóstico, porque isto ajudará a definir sua base e o diferenciará de um tumor hemorrágico originado da base do crânio ou da parede nasal lateral (Fig. 15.**41 a–c**). Todas estas lesões são facilmente removidas endoscopicamente após infiltração e tirando uma margem de tecido em torno delas. Hemangioma mais extenso não deve ser removido cirurgicamente a não ser que imageamento, incluindo angiografia, tenha mostrado que a ressecção e controle vascular são possíveis. Estas lesões exigem muitas vezes grande cirurgia, às vezes com embolização pré-operatória, uma vez que não se prestam à excisão endoscópica. Seus vasos sangüíneos não se contraem e o sangramento que ocorre com sua remoção pode ameaçar a vida (Fig. 15.**42 a–d**).

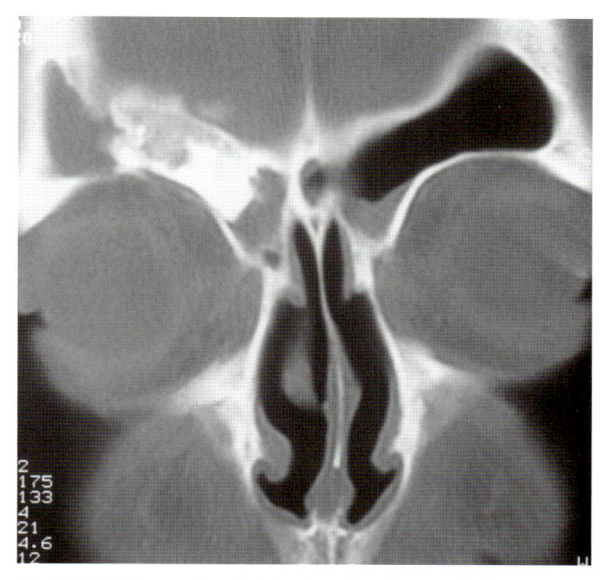

Fig. 15.**39** Osteoma situado lateralmente, não acessível endoscopicamente. Notar se há doença presente, caso contrário cirurgia raramente será justificada.

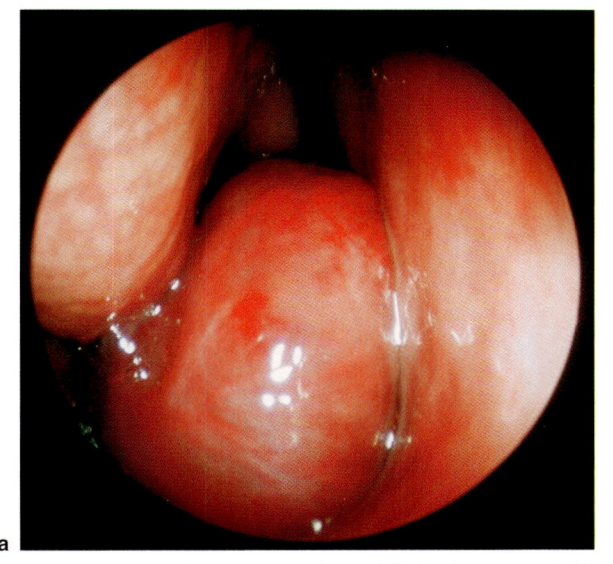

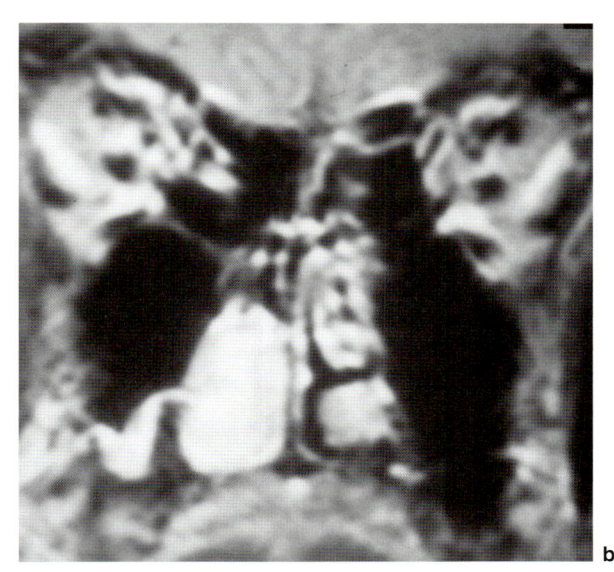

Fig. 15.**40 a** Hemangioma na cavidade nasal direita. **b** Imagem de RM coronal mostrando um hemangioma vindo da artéria esfenopalatina.
Fig. 15.**40 c, d** ▷

15 Cirurgia da base do crânio

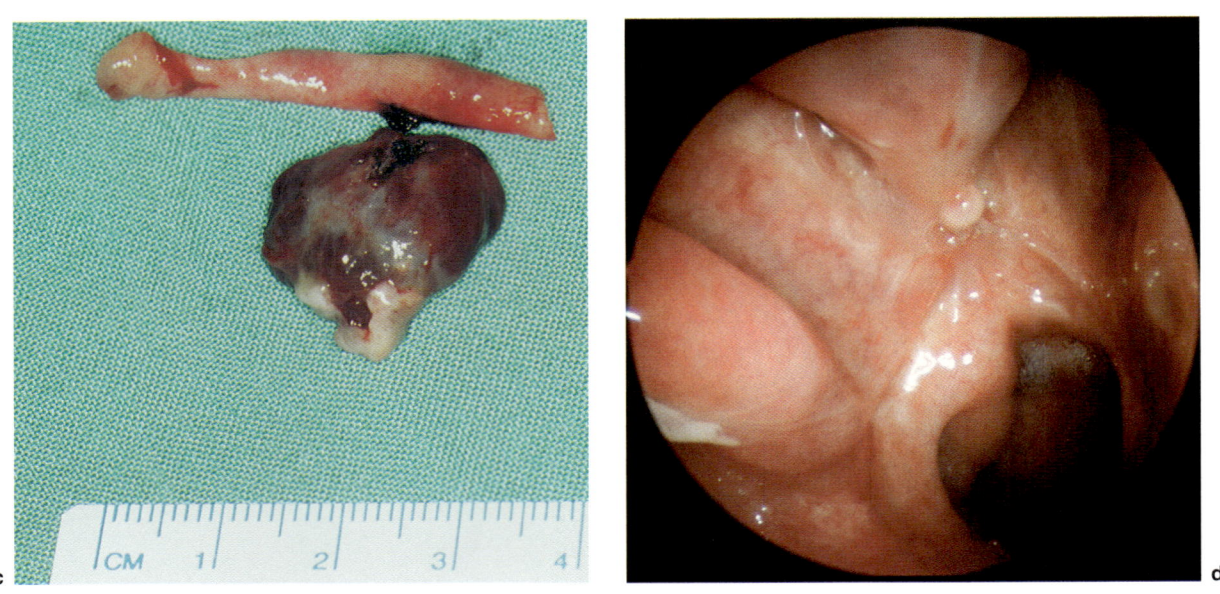

Fig. 15.**40 c** Peça operatória de hemangioma ressecado. **d** Cavidade pós-operatória subseqüente à ressecção de hemangioma.

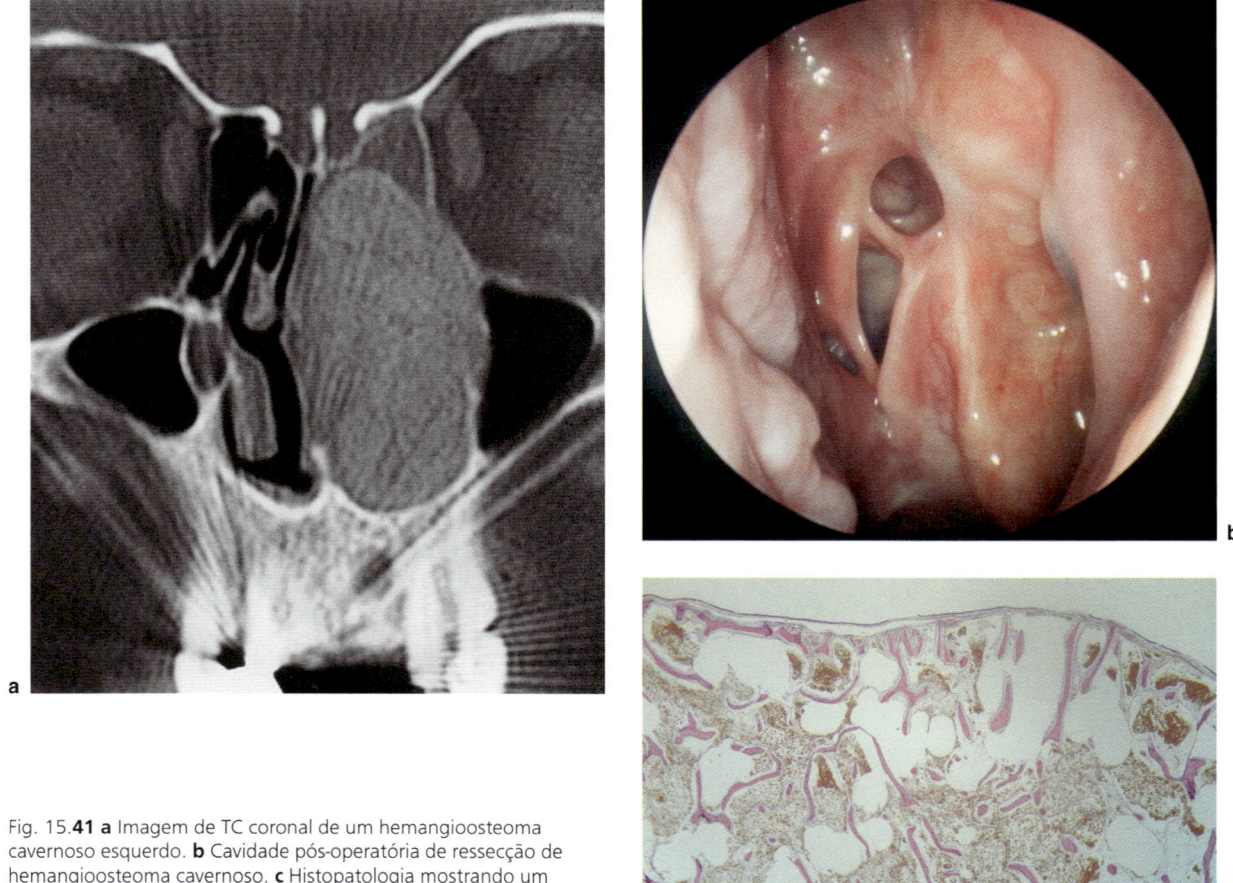

Fig. 15.**41 a** Imagem de TC coronal de um hemangioosteoma cavernoso esquerdo. **b** Cavidade pós-operatória de ressecção de hemangioosteoma cavernoso. **c** Histopatologia mostrando um hemangioosteoma.

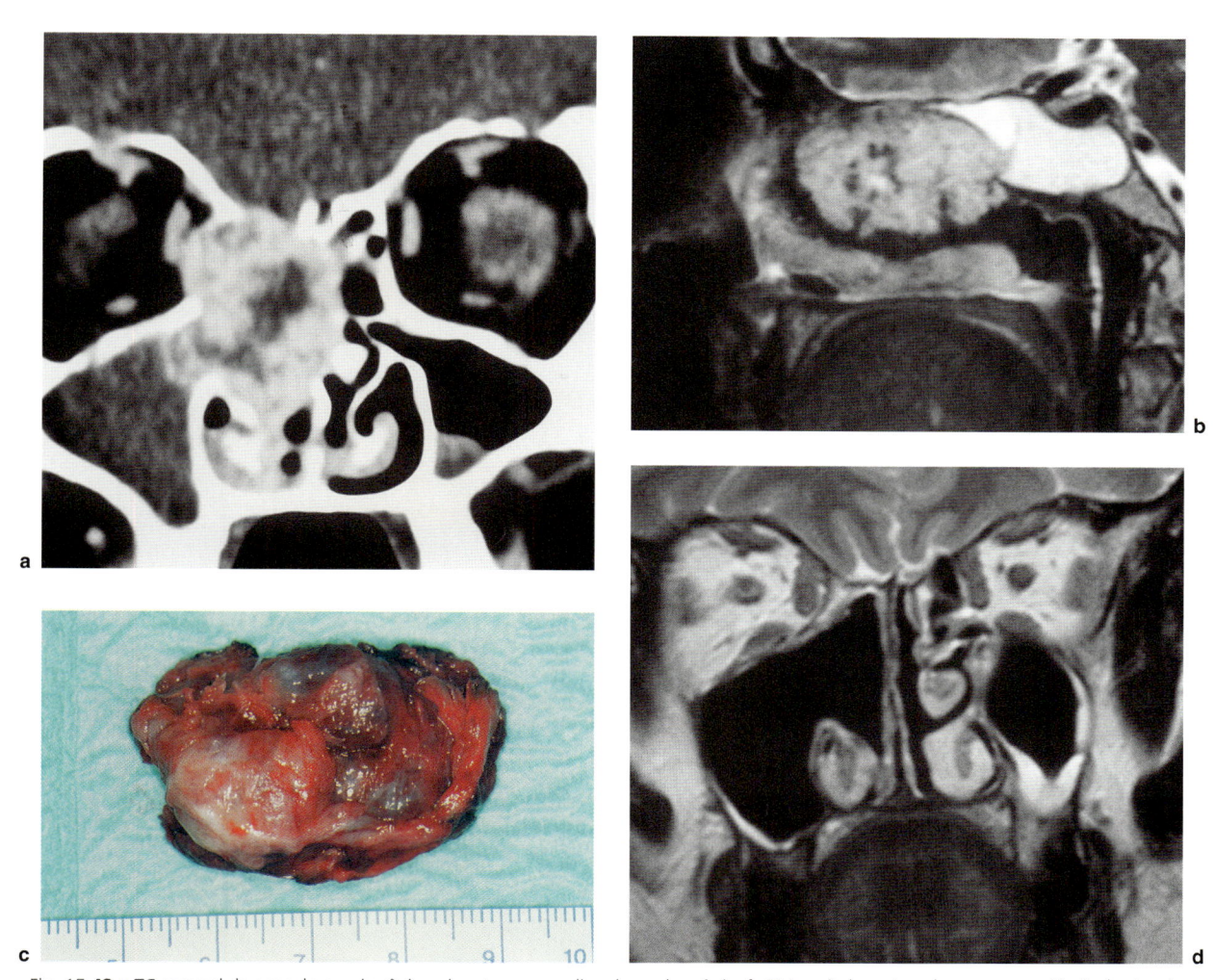

Fig. 15.**42 a** TC coronal de granuloma piogênico gigante que erodiu a base do crânio. **b** RM sagital mostrando vasos apreciáveis dentro do granuloma piogênico. **c** Peça operatória do granuloma piogênico. **d** RM coronal pós-operatória subseqüente à ressecção do granuloma piogênico.

Angiofibroma

Os angiofibromas originam-se do forame esfenopalatino na junção do processo esfenóide do osso palatino e do processo pterigóide do esfenóide. A possibilidade de excisão endoscópica depende do seu tamanho, do conhecimento do seu suprimento sangüíneo, e de se ele pode ser embolizado com segurança (Fig. 15.43 a–e). Não é possível excisá-los endoscopicamente sem embolização pré-operatória. A remoção total depende da acessibilidade e controle do seu suprimento sangüíneo. As vias de acesso convencionais são por uma rinotomia lateral e maxilectomia medial, fazendo *degloving* facial (Price *et al.*, 1988) ou transpalatalmente (Sessions *et al.*, 1993). As lesões maiores exigem a adição de uma via de acesso infratemporal lateral.

Os angiofibromas em estádios Ia, IIa ou IIb, de acordo com Fisch, podem prestar-se à excisão endoscópica (Enepekides, 2004). Estas lesões compreendem apenas um quinto de todos os angiofibromas (Newlands *et al.*, 1999). É importante que qualquer cirurgião que parta para uma ressecção endoscópica seja capaz de convertê-la para uma operação aberta, uma vez que o sangramento possa exigir isto. Também é importante poupar o sangue, ter pelo menos seis bolsas de sangue com prova cruzada e acesso a plasma congelado fresco.

A ressecção endoscópica consiste em uma sinusotomia maxilar tipo III, uma etmoidectomia e remoção da parede posterior do seio maxilar a fim de definir e grampear os ramos terminais da artéria maxilar e seus ramos esfenopalatinos. O esfenóide é aberto se o acesso for possível e a seguir a lesão é removida. O objetivo é remover a lesão inteira em uma só peça, mas ela freqüentemente é removida em vários pedaços. Muitas vezes é necessário tamponar e aplicar pressão na área, temporariamente, a fim de reduzir o sangramento antes que a tentativa seguinte seja feita para remover

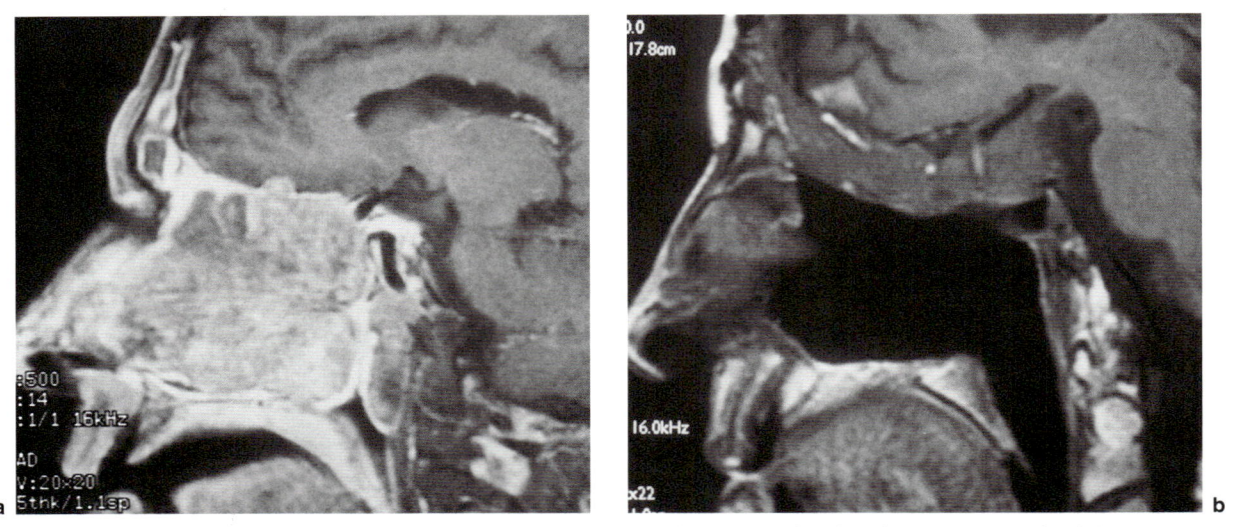

Fig. 15.**45** Vistas de RM sagital **a** pré-operatória e **b** pós-operatória de um cordoma removido subtotalmente por via endoscópica.

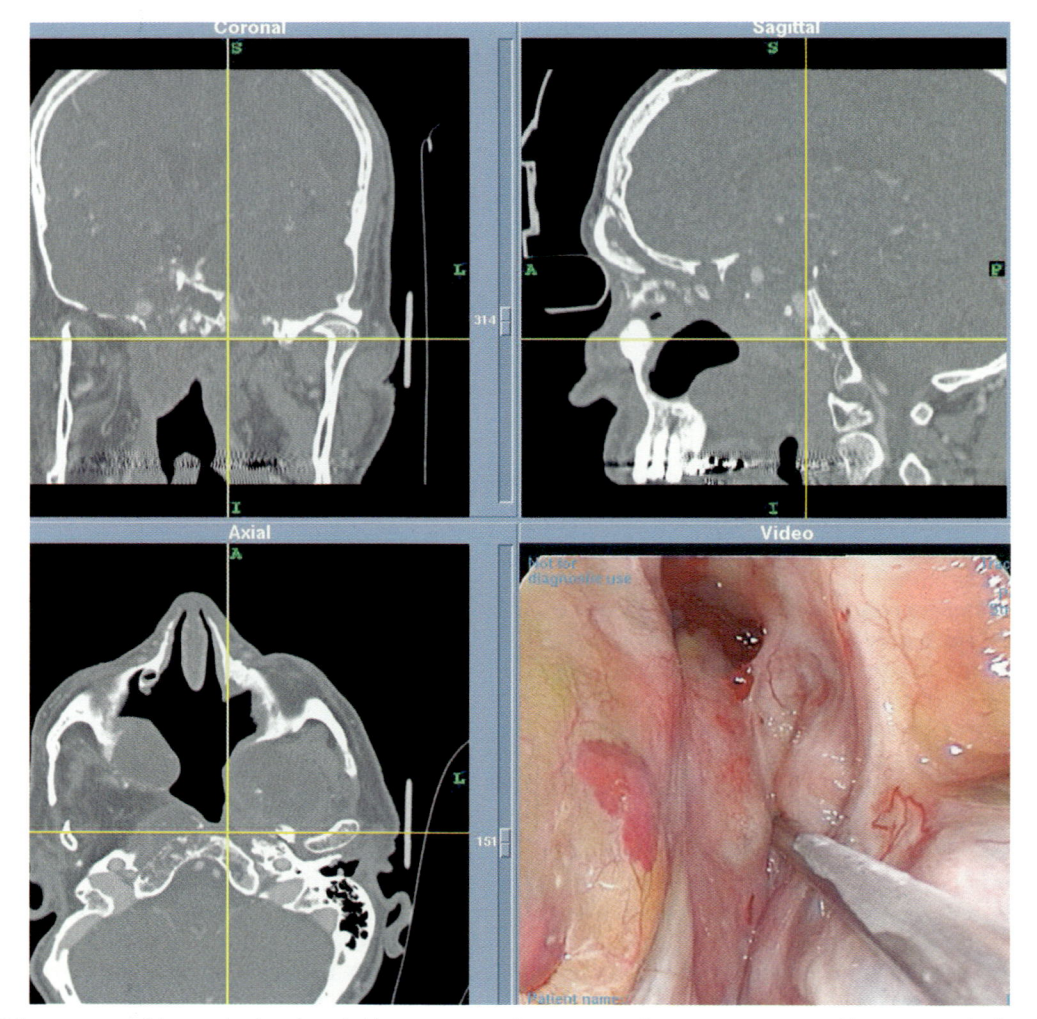

Fig. 15.**46** Vista peroperatória usando cirurgia assistida por computador em um cordoma recorrente removido por causa de deterioração da visão. Notar sua coloração amarelo-claro.

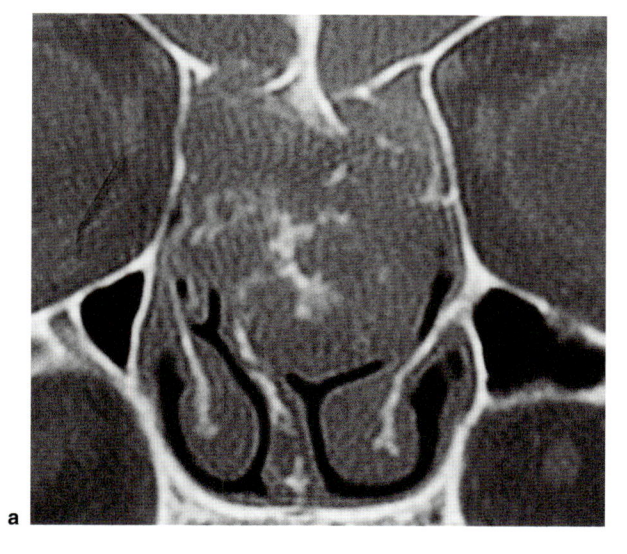

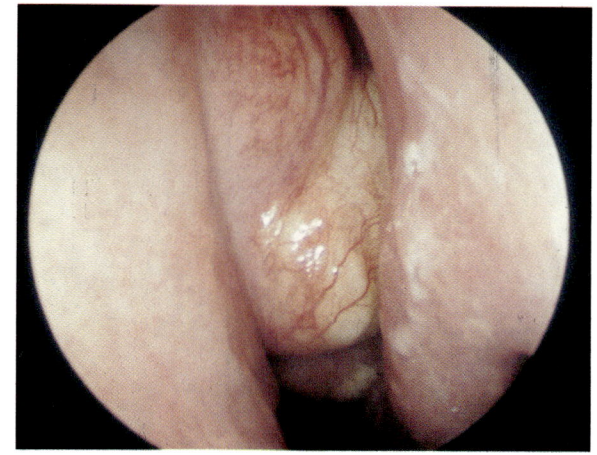

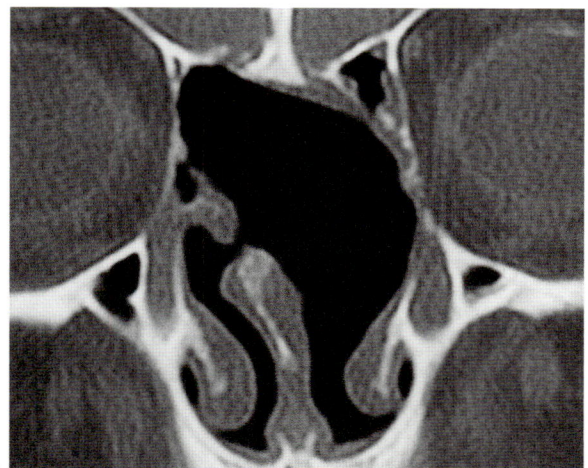

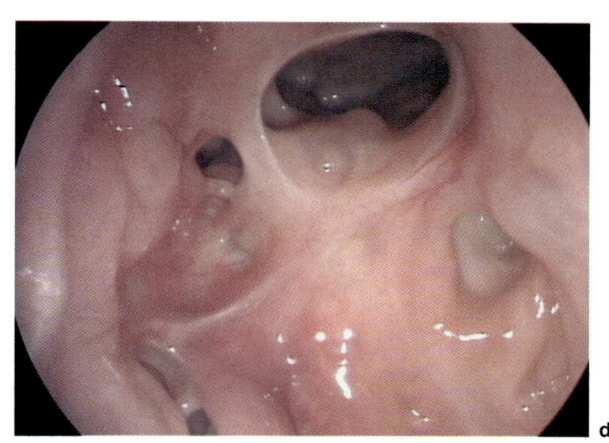

Fig. 15.**47 a** Imagem de TC coronal de um condroma da base anterior do crânio. **b** Aspecto endoscópico de um cordoma.
c Imagem de TC coronal pós-operatória e **d** aspecto endoscópico após ressecção do cordoma.

cisá-las completamente (Fig. 15.46). Esta operação normalmente envolve uma sinusotomia esfenoidal bilateral tipo III quando a esfenoidotomia é alargada até o soalho do seio e lateralmente para as estruturas vitais. As artérias carótidas e nervos ópticos podem quase ser esqueletizados usando-se uma furadeira de haste longa e uma broca grossa de diamante bem irrigada.

Os cordomas são moderadamente radiossensíveis, e radioterapia é muitas vezes feita em conjunção com a cirurgia. Cura é rara porque recorrência é comum, e embora o prognóstico a longo prazo seja mau eles muitas vezes crescem lentamente e os pacientes podem viver vários anos.

Condroma

Os condromas podem ser localizados nos seios etmoidais, maxila ou septo e podem ser suscetíveis à remoção endoscópica (Fig. 15.47 a–d). Se forem grandes e espalharem-se para fora dos seios paranasais, podem necessitar ser excisados por uma rinotomia lateral ou *degloving* facial.

Histiocitose de células de Langerhans

Estas lesões são raras nos seios paranasais e em adultos são normalmente autolimitadas. Esteróides intralesionais podem ser usados, mas raramente são necessários. Em crianças com menos de 2 anos, é uma doença multissistêmica desagradável que exige agentes quimioterápicos.

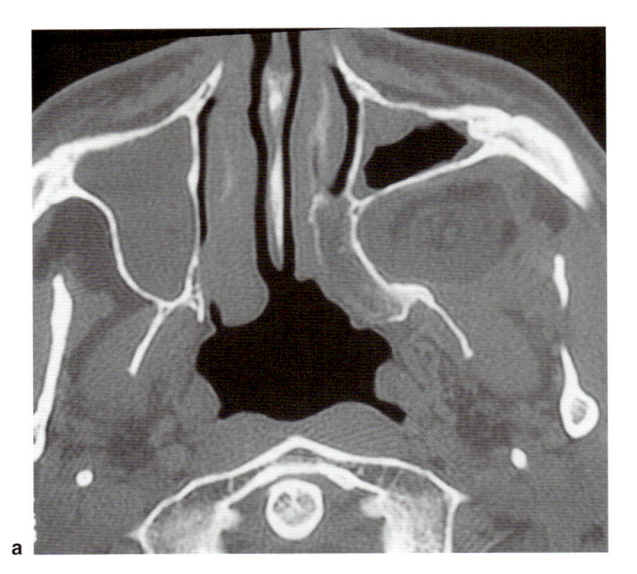

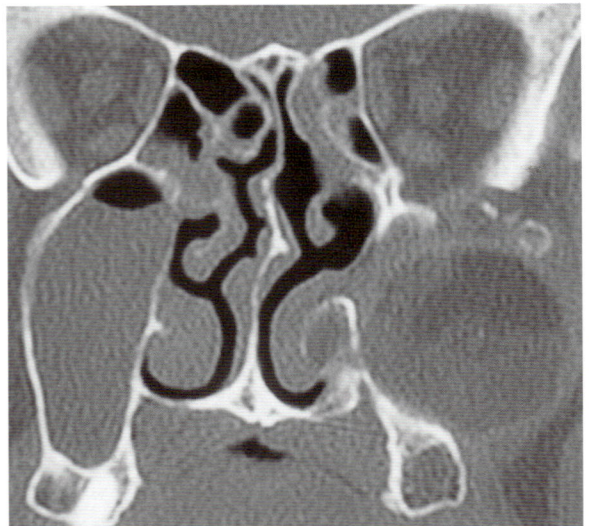

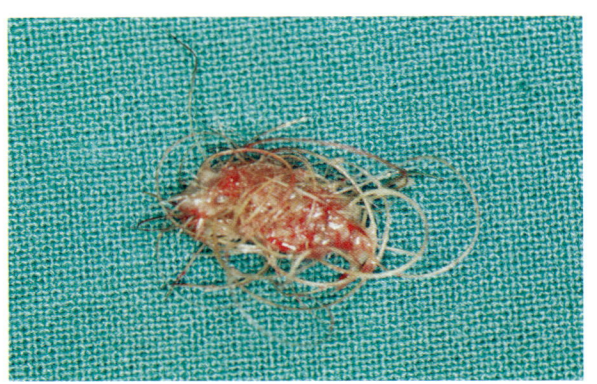

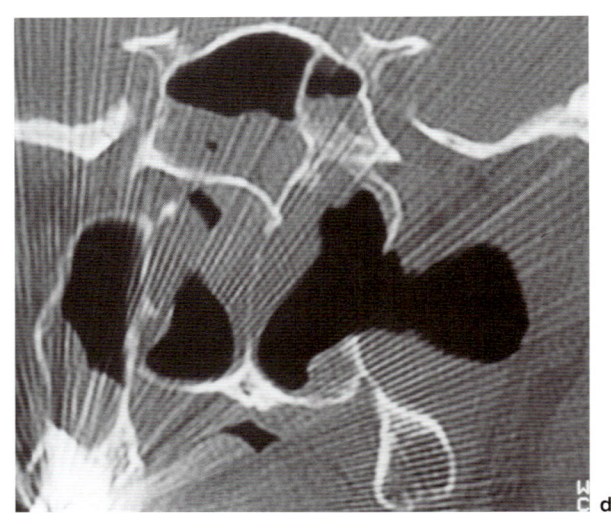

Fig. 15.48 Imagens de TC **a** axial e **b** coronal de um teratoma da fossa pterigopalatina esquerda. **c** Peça operatória e **d** imagem de TC coronal pós-operatória após ressecção de teratoma da fossa pterigopalatina.

Adenoma pleomórfico

Quando adenomas pleomórficos ocorrem, podem ser encontrados no septo e podem ser excisados endoscopicamente com uma margem pequena mas macroscopicamente limpa para deixar uma perfuração. Esta pode ser inspecionada quanto a recorrência e reconstruída mais tarde após um intervalo livre de doença. Ao remover uma destas lesões, é particularmente importante ter uma margem clara e removê-la em uma peça, de outro modo a recorrência é provável.

Outras lesões patológicas benignas

Quase todo tipo de lesão benigna foi descrito nos seios paranasais (Harrison e Lund, 1993). À parte as lesões mencionadas, o tratamento cirúrgico usualmente depende da localização anatômica (Fig. 15.48 a–d).

Condutas cirúrgicas para lesões benignas paranasais e da base do crânio

Lesões da lâmina cribriforme e fóvea etmoidal

Imageamento pré-operatório é vital para definir a extensão da doença e em particular a extensão de qualquer comprometimento intracraniano. A cirurgia para ressecar lesões nesta área deve feita quando há a perícia e os recursos para fazer uma craniotomia, se necessário, ou para lidar com quaisquer complicações intracranianas, embora estas sejam raras.

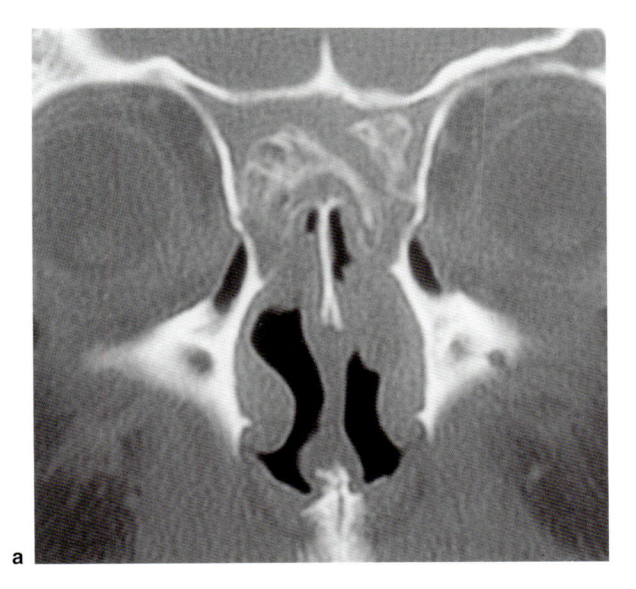

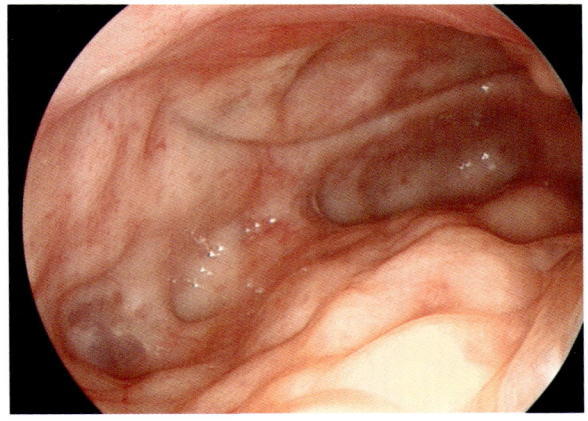

Fig. 15.**49 a** Imagem de TC coronal pré-operatória mostrando extenso papiloma invertido no seio frontal e calcificação característica dentro dele. **b** Vista endoscópica pós-operatória dos seios frontais 3 anos depois de um procedimento de drenagem mediana.

Os otologistas são familiarizados com a dura, tanto operando junto dela quanto lidando com ela quando lesada. Os rinologistas podem sentir-se menos confortáveis ao lidar com exatamente os mesmos problemas, mas lacerações da dura são facilmente tratadas (ver a seção sobre tratamento de vazamentos de LCR no Capítulo 15, p. 240). Os fundamentais princípios cirúrgicos são:

- Definir a extensão da lesão (isto em parte depende da radiologia).
- Estabelecer um plano pré-operatório que capacitará remover com segurança a lesão, mas também prever que problemas podem ser enfrentados e como eles poderão ser tratados. Por exemplo, pode ser criado um defeito da base anterior do crânio que seja maior do que poderia ter sido desejado. Idealmente consentimento do paciente deve ser obtido de tal modo que ele tenha sido avisado desta possibilidade. Um enxerto de fáscia ou cartilagem condral ou septal pode ser necessário para fechar algum defeito.
- Obter controle cirúrgicos definindo as margens da lesão.
- Não agarrar e torcer qualquer osso fixado à base anterior do crânio – inclusive a lesão – porque isto pode fraturar a base do crânio imprevisivelmente.
- Reconstruir qualquer defeito (ver as seções Tratamento de Lesões da Base do Crânio com um Vazamento de LCR e Encefaloceles, Capítulo 15).
- Sangramento e visibilidade reduzida são as principais causas de má técnica cirúrgica. É valioso despender tempo e usar vasoconstritores tópicos como epinefrina 1:10.000 em uma *patte* neurocirúrgica ou fita de gaze de 1 cm. Seções sobre a lâmina cribriforme ou *fovea* etmoidal podem ser removidas, e é melhor se a dura for preservada. É importante usar um aspirador fenestrado e não aplicar qualquer coisa que cause aspiração no tecido cerebral se ele for exposto. Dissecção cuidadosa, evitando trauma que poderia produzir sangramento intracraniano, e respeito pela dura possibilitarão a ressecção de tumores que comprometem a base do crânio se sua remoção for indicada.
- Pacientes que receberão cirurgia deste tipo devem assinar consentimento informado.

Seio frontal

A maioria das lesões benignas que comprometem o seio frontal é mais bem tratada por uma via de acesso externa (Beasley e Jones, 1995 a). Depois da sua remoção, a maioria das lesões nesta área resulta em uma perda de suporte lateral, que produz estenose do recesso frontal, embora isto possa levar anos para se desenvolver. Embora um procedimento de drenagem mediana possa ser feito para superar isto (Fig. 15.**49 a, b**), não é fácil, e uma incisão externa com reconstrução da parede lateral e mucosa do recesso frontal dá bom acesso e resultados. Uma lesão na parte lateral do recesso frontal usualmente escapa à remoção usando endoscópio. Uma incisão externa, preservando tanta mucosa sadia quanto possível para minimizar a possibilidade de formação de loculações, com reconstrução da sua parede, funciona bem. Se houver destruição acentuada do seio frontal, então obliteração pode ser necessária.

Poucas lesões frontais benignas são suscetíveis a ressecção endoscópica. Estas são normalmente na linha mediana e são removidas depois de ganhar controle removendo todas as células aéreas em torno delas e abrindo os recessos frontais. Cirurgia guiada por imagem pode ajudar nesta área.

Acesso para biópsias

É importante que todo tecido, quer pareça inofensivo quer não, seja enviado para exame histopatológico. Nós observamos que 1% de 2021 pólipos nasais tinham patologia que diferiu significativamente do diagnóstico do clínico, e isto então alterou o tratamento (Diamantopoulos e Jones, 2000). Biópsia endoscópica pode reduzir a morbidade (Trimas e Stringer, 1994), bem como preservar barreiras oncológicas de tal modo que uma ressecção em bloco possa potencialmente ser efetuada sem comprometer a ressecção oncológica, bem como aumentar a taxa de diagnóstico histopatológico. A biópsia deve idealmente ser feita após o imageamento, para que os artefatos que ocorrem depois da cirurgia não compliquem a interpretação da imagem (Myers e Carrau, 1993).

Monitoramento pós-operatório

O endoscópio oferece excelente visibilidade da parede nasal lateral ou cavidade craniofacial pós-operatória, quer a ressecção inicial tenha sido feita endoscopicamente ou não (Homer et al., 1997).

■ Papel da cirurgia endonasal na ressecção de tumores malignos

Embora o endoscópio tenha o potencial de ajudar a visualizar os seios paranasais e reduzir a morbidade associada à ressecção de lesões nesta área, é vital que a ressecção cirúrgica e suas margens *não sejam comprometidas* pelo uso destas técnicas. Compreensão da patologia das lesões nesta área e formulação de um plano de tratamento com uma equipe oncológica são importantes.

- Se o endoscópio for usado na remoção de uma lesão maligna, seu uso *não deve comprometer a extensão da ressecção.*
- O tratamento de todas as lesões malignas deve ser feito em conjunção com uma equipe multidisciplinar.
- A ressecção em bloco de tumores malignos constitui usualmente o principal objetivo do cirurgião. Entretanto, isto nem sempre é possível, e em algumas circunstâncias (tumor fazendo contato com a carótida interna, nervo óptico ou seio cavernoso) ocorrerá remoção sem uma margem limpa, ou remoção incompleta. Nestas circunstâncias, tratamento adicional como radioterapia ou quimioterapia freqüentemente é aplicado, dependendo da patologia, condição do paciente e benefício relativo, em comparação com a morbidade que ele pode produzir.
- Em estudos de doença maligna dos seios paranasais, apenas uma pequena minoria dos casos se presta à ressecção endoscópica (Tufano et al., 1999).
- O endoscópio pode ser usado para ajudar a definir a extensão intranasal de um tumor em conjunção com uma ressecção craniofacial (Thaler et al., 1999).
- Deve estar disponível a perícia para fazer uma craniotomia, caso se torne evidente que isto é necessário para ressecar o tumor ou lidar com uma complicação.
- É importante reconhecer quando a ressecção não é no interesse do paciente, por exemplo, tumor dentro dos lobos frontais, através da fáscia pré-vertebral ou afetando ambos os nervos ópticos (Sissons et al., 1989). Embora as técnicas mais recentes tenham ampliado o que pode ser ressecado, como lesões comprometendo o seio cavernoso, não há evidência de que aumentam a expectativa de vida ou reduzam a morbidade (Janecka et al., 1994).
- Acompanhamento mais longo do que o atualmente disponível, e experiências comparativas, são necessários antes que a ressecção endoscópica de tumores malignos possa ser advogada.

Técnica cirúrgica

Ressecção combinada craniofacial e endoscópica

O principal uso do endoscópio é para ajudar a obter uma margem inferior limpa (Fig. 15.53 a–e). Antes de operar, as radiografias e aspecto endoscópico necessitam ser estudados para estimar a extensão da lesão. Quando a margem do tumor não é nítida, é útil tirar biópsias endoscópicas ao início do procedimento e enviá-las para corte de congelação. A ressecção craniofacial pode então prosseguir, e o aguardo da resposta do patologista não prolongará o procedimento.

Uma frontoesfenoetmoidectomia completa pode ser feita afastada da margem tumoral, se possível para aumentar a margem da ressecção. O septo pode ser dividido endoscopicamente para ajudar a liberar a peça em bloco através da craniotomia. Se o tumor se estender para comprometer a parede medial da órbita, esta pode ser removida pela craniotomia, e o endoscópio pode ajudar a garantir que suas margens inferiores estejam limpas.

Ressecção endoscópica de tumores malignos da base anterior do crânio

Isto é controverso no momento presente. Nenhuma evidência existe, ainda, que suporte o "desbastamento" endoscópico de tumores seguido por radioterapia. Ressecção craniofacial em bloco permanece o padrão-ouro que aumentou a expectativa de vida nos tumores da base do crânio (Howard e Lund, 1993). A integridade da dura é crítica no manejo desta condição. Um tumor invadindo a dura associa-se a mau prognóstico, mas felizmente a dura muitas vezes forma uma boa barreira.

A ressecção endoscópica de lesões malignas da base do crânio pode ter um papel em tumores peque-

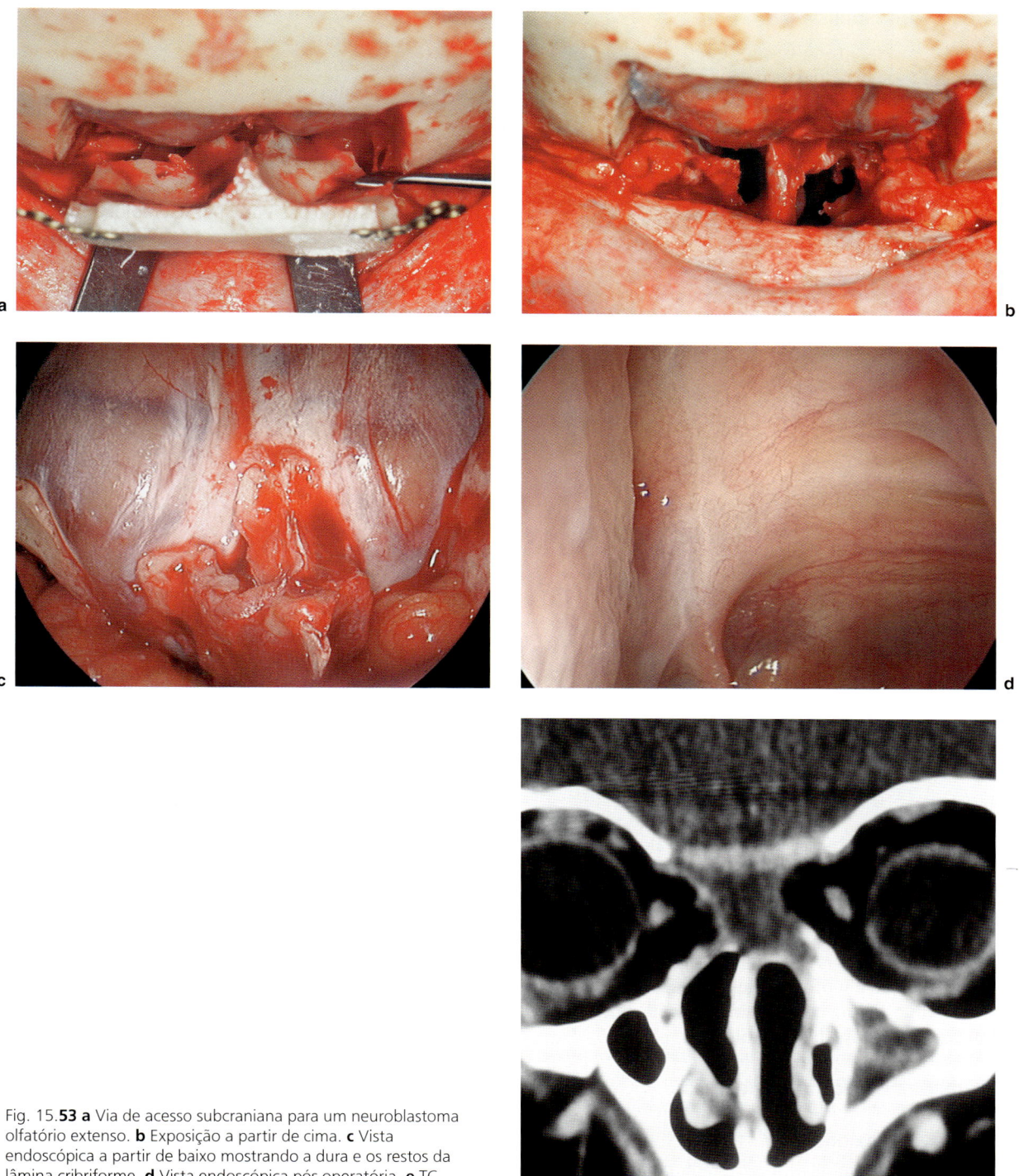

Fig. 15.**53 a** Via de acesso subcraniana para um neuroblastoma olfatório extenso. **b** Exposição a partir de cima. **c** Vista endoscópica a partir de baixo mostrando a dura e os restos da lâmina cribriforme. **d** Vista endoscópica pós-operatória. **e** TC coronal mostrando reconstrução com fáscia *lata*.

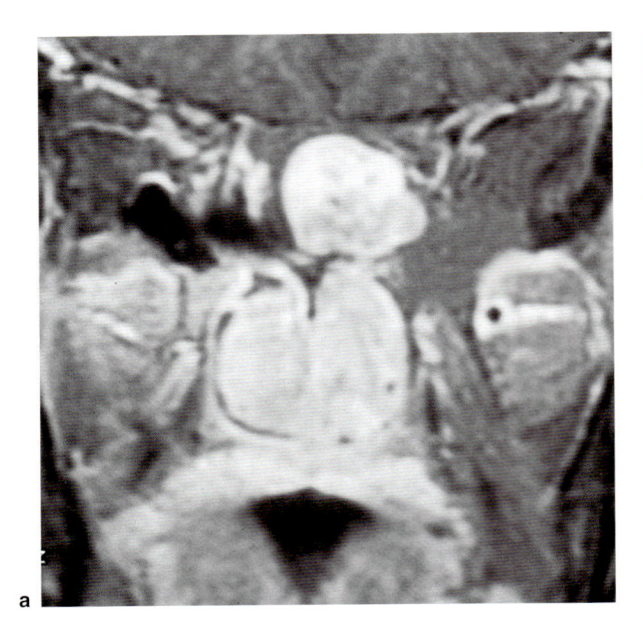

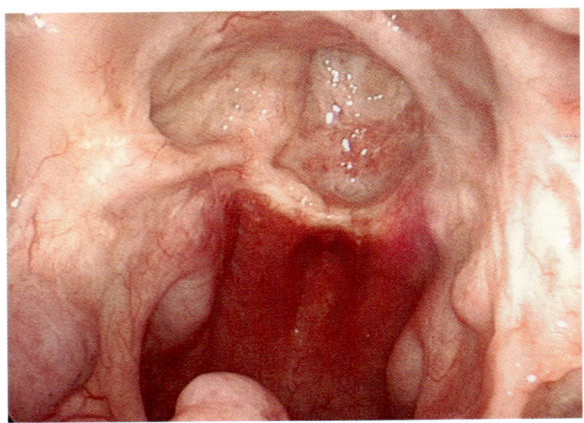

Fig. 15.**56 a** Imagem de RM coronal pré-operatória mostrando extenso melanoma maligno na nasofaringe posterior – grande parte dele era polipóide. **b** Aspecto pós-operatório 3 anos após remoção endoscópica da mucosa no septo, soalho do esfenóide e recessos esfenoetmoidais bilaterais.

As lesões solitárias podem ser excisadas mas, como são altamente radiossensíveis, devem apenas ser removidas se isto puder ser feito com mínima morbidade. Radioterapia é o tratamento de escolha. Quimioterapia adjuvante às vezes é indicada em uma tentativa de retardar a conversão em mieloma.

Outros tumores malignos da base do crânio

Presentemente, pouca evidência existe de que o endoscópio seja benéfico para ressecar outros tumores malignos que afetam a base do crânio ou os seios paranasais, por exemplo, adenocarcinoma (Fig. 15.58 a–f), carcinoma de células escamosas (Fig. 15.59 a–c), carcinoma nasofaríngeo, tumores neuroendócrinos outros que não neuroblastoma olfatório, linfoma (Quraishi *et al.*, 2000), carcinoma indiferenciado (Fig. 15.60 a–d), carcinoma de pequenas células, carcinoma cístico adenóide, sarcoma e metástases. Entretanto, alguns tumores malignos podem ser ressecados com uma margem tão ampla quanto possa ser obtida usando-se outras técnicas nas mãos de um cirurgião endonasal experiente. *Isto deve ser feito somente em conjunção com uma equipe multidisciplinar.*

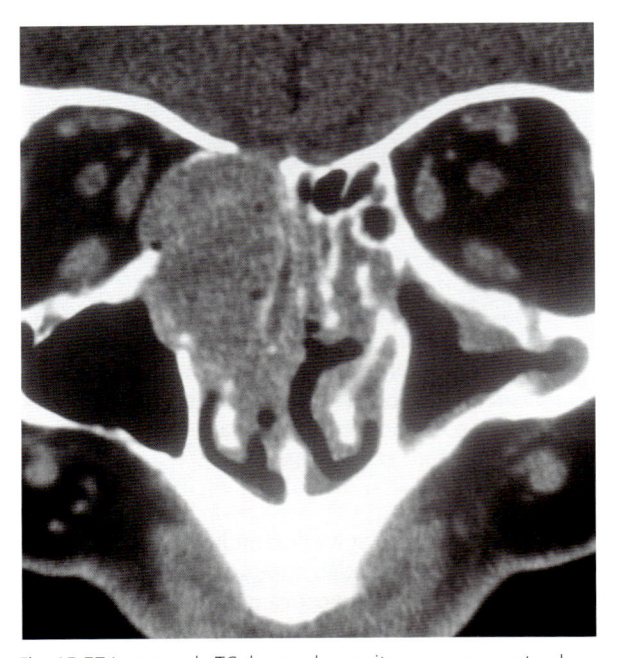

Fig. 15.**57** Imagem de TC de um plasmocitoma comprometendo os seios frontoetmoidais direitos.

2002). É importante procurar evidência de comprometimento sistêmico e a presença de paraproteína. Os plasmocitomas extramedulares apresentam-se como massas sésseis, pedunculadas ou polipóides com uma coloração amarelo-clara, e menos pacientes se convertem em mieloma múltiplo.

Fig. 15.**58** Imagens de TC pré-operatórias **a** coronal e **b** axial de adenocarcinoma da base posterior do crânio. Imagens de TC pós-operatórias **c** coronal e **d** axial de adenocarcinoma da base posterior do crânio – o paciente recebeu também radioterapia. **e** Aspecto endoscópico após 5 anos da cavidade nasal posterior e **f** vista de primeiro plano com recesso acima da hipófise (*).

Papel da cirurgia endonasal na ressecção de tumores malignos ■ 277

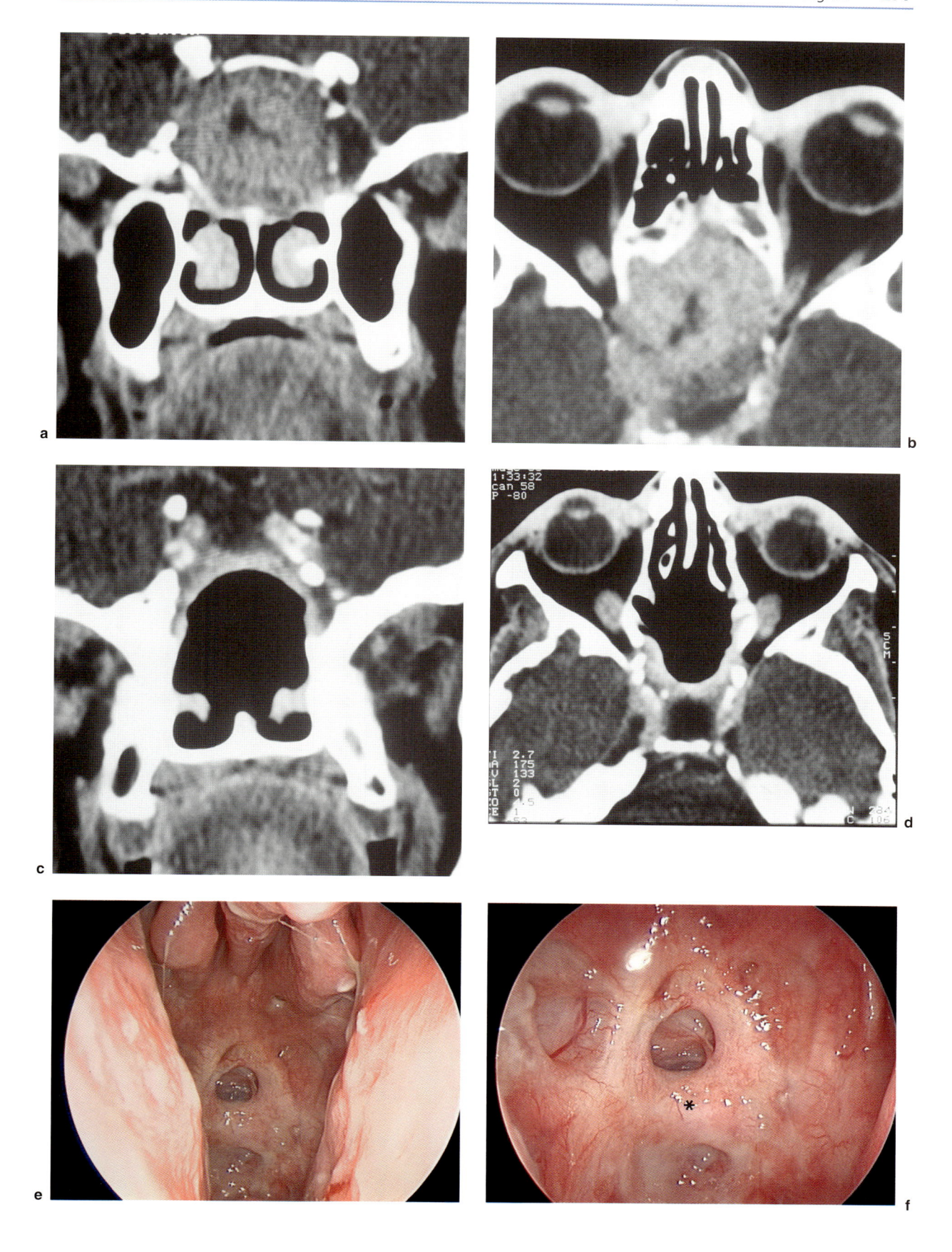

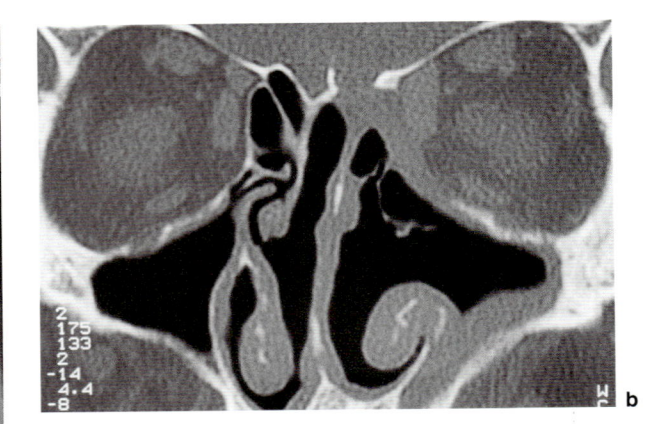

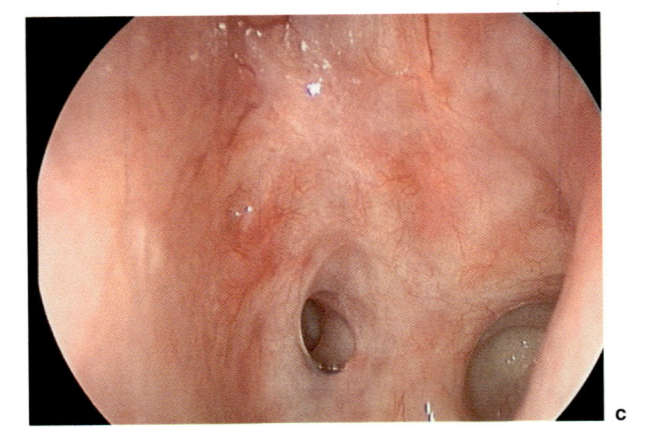

Fig. 15.**59 a** Imagem de RM pré-operatória e **b** imagem de TC após ressecção endoscópica e radioterapia de um carcinoma de células escamosas moderadamente diferenciado dos seios paranasais esquerdos. **c** Acompanhamento de 4 anos após ressecção endoscópica e radioterapia para carcinoma de células escamosas.

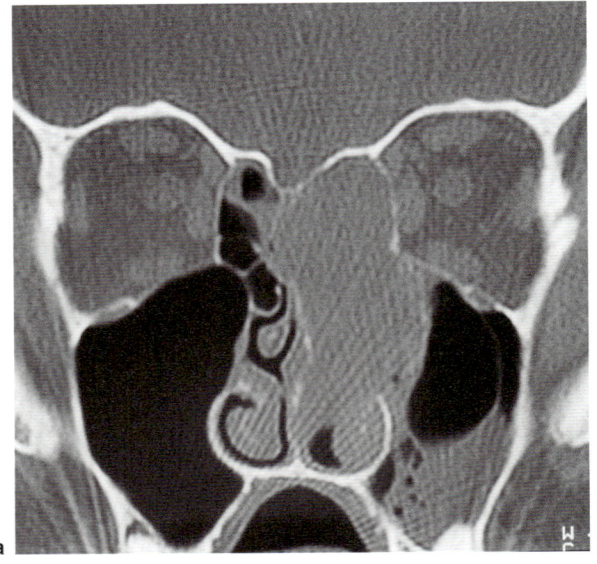

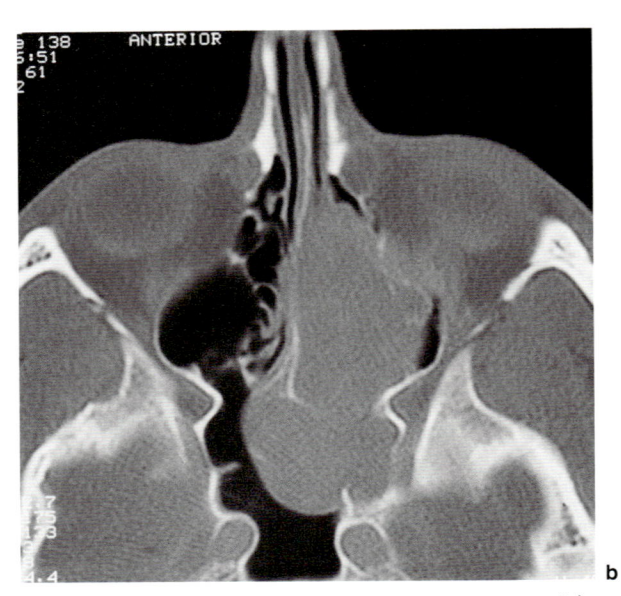

Fig. 15.**60 a, b** Imagens de TC pré-operatórias de um carcinoma indiferenciado comprometendo os seios paranasais.   Fig. 15.**60 c, d** ▷

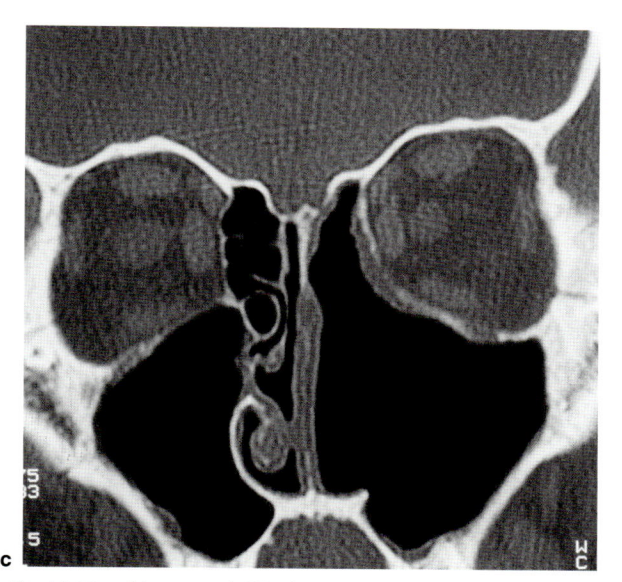

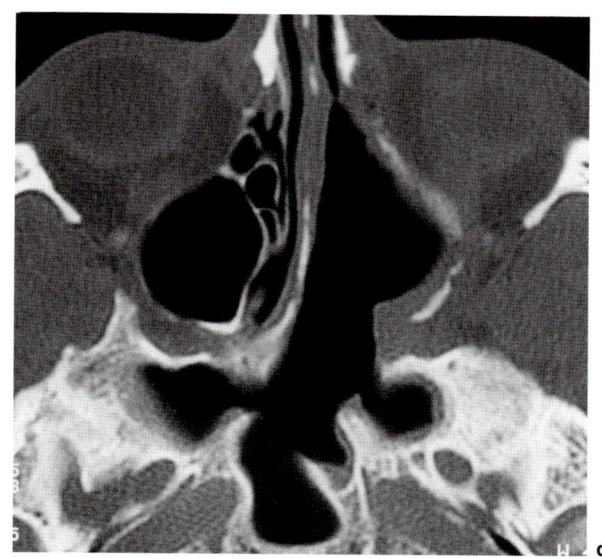

Fig. 15.**60 c, d** Imagens de TC pós-operatória e pós-radioterapia – o paciente morreu de metástases cerebrais 3 anos mais tarde.

Doença maligna recorrente ou residual

A redução endoscópica do volume de doença pode, às vezes, ajudar na paliação ao proporcionar uma via aérea nasal. O *laser* de KTP é particularmente útil para desbastar lesões hemorrágicas. O endoscópio tem pouco mais a oferecer nestas circunstâncias.

16 O Caminho à Frente

■ Avanços no tratamento clínico

Diz-se que para ser um bom cirurgião você tem que ser também um bom clínico. Manobras cirúrgicas não são capazes de curar a maioria dos pacientes com pólipos nasais não-infecciosos, mais do que são capazes de curar rinite alérgica. Avanços na instrumentação, cirurgia assistida por computador e a óptica podem refinar as técnicas cirúrgicas, mas parece provável que os principais avanços virão através de pesquisa sobre a etiologia e os mecanismos patológicos da rinite alérgica e idiopática e polipose nasal, e do desenvolvimento de novas terapias clínicas.

No momento presente, o tratamento clínico focalizou-se no tratamento da alergia e infecção. O que não está bem compreendido é a razão para as alterações inflamatórias que são encontradas na ausência de um agente infeccioso ou alergia – como convencionalmente compreendidos.

Pólipos nasais

A causa da maioria dos pólipos inflamatórios permanece um mistério, apesar do extenso trabalho de descrição da sua morfologia celular, IgE e perfis de citocinas (Kramer *et al.*, 2000), bem como de exploração de algumas possíveis associações genéticas (Irving *et al.*, 1997). Por que os pólipos nasais se apresentam quase duas vezes mais freqüentemente em homens, é desconhecido. Muitas vezes se diz que pólipos são causados por alergia, embora atopia não seja mais prevalente em pacientes com pólipos nasais do que na população como um todo (Slavin, 1997). Entretanto, uma proporção mais alta de mulheres que homens com pólipos nasais tem asma (Drake-Lee, 1987). Com isto em mente, é importante definir o termo atopia e não o tornar equivalente a asma, uma vez que a maioria das pessoas com asma de início tardio é não-atópica (*i. e.,* negativas ao teste de picada cutânea e com níveis normais de IgE sérica). Os pólipos nasais de pacientes atópicos e não-atópicos enviados para exame histopatológico são invariavelmente descritos como "alérgicos" por causa da presença de eosinófilos. Níveis elevados de IL-5 e IgE têm sido encontrados em ambos os grupos (Kramer *et al.*, 2000), de modo que é possível que haja "alergia" local a antígenos inertes inalados, antígenos bacterianos (Bachert *et al.*, 2001), fúngicos (Ponikau *et al.*, 1999) ou virais (Perelmurrer *et al.*, 1979).

Imunoglobulina E, citocinas e quimiocinas na rinite

Diversos pesquisadores descreveram a produção local de IgE em pacientes com teste de picada cutânea negativo (Huggins e Brostoff, 1975), e em uma proporção de pessoas que agora são classificadas como tendo rinite não-alérgica ou idiopática (Powe *et al.*, 2001, 2003). Vários grupos propuseram que a mucosa nasal teria a capacidade de produzir IgE alérgeno-específica localmente (Huggins e Brostoff, 1975; Kleinjan *et al.*, 2000; Powe *et al.*, 2001). Pode haver mecanismos outros que não alergia que possam produzir eosinofilia. Por exemplo, o resfriado comum demonstrou produzir um influxo prolongado de eosinófilos apresentando receptor a IgE nos pacientes com rinite alérgica (Van Benton *et al.*, 2001). As alterações mucosas são a conseqüência de uma infecção que regulou para cima as citocinas (Kramer *et al.*, 2000), resultou em quimiocinas como eotaxina-2 (Jahnsen *et al.*, 1999; Murdoch e Finn, 2000), e alterou a expressão genética do muco (Voynow *et al.*, 1998) ou a produção de proteoglicanos (Lee *et al.*, 2001)? Citocinas e quimiocinas atuam como mediadores, quimioatrativos e ativadores da inflamação, mas o gatilho para sua produção na ausência de infecção ou alergia não é conhecido.

Óxido nítrico

O óxido nítrico, um potente mediador biológico sintetizado a partir da L-arginina pela enzima NO sintase (NOS), é uma pequena molécula lipofílica que pode difundir-se rapidamente através das membranas celulares. Uma forma de NOS é a NO sintase neuronal encontrada nos nervos não-adrenérgicos, não-colinérgicos do sistema nervoso periférico; uma segunda é a NO sintase endotelial; e a terceira é a NO sintase indutível (Conboy e Jones, 2000). NO sintase indutível pode ser induzida por inflamação ou infecção e uma variedade de tipos de células, por citocinas pró-inflamatórias como IFN-γ, IL-1β e TNF-γ, por complexos imunes IgE ou por produtos bacterianos como lipopolissacarídeo e ácido lipotecóico, e por infecções virais. Em modelos animais, inibidores da NO sintase indutível reduzem a resposta de fase tardia após desafio com alérgeno. Camundongos com produção apagada *(knockout)* de NO sintase indutível parecem ter um fenótipo T_H1 intensificado com um aumento no IFN-γ e uma diminuição na IL-4. Inibidores da NO sintase indutível, portanto, têm potencial como agentes antiinflamatórios na rinite.

Novas estratégias terapêuticas

Tentativas terapêuticas de reduzir a ação de citocinas e quimiocinas oferecem promessa. O receptor a quimiocina CCR3 é expressado em mastócitos, eosinófilos, basófilos e linfócitos T ativados por IL-2. Parece que a ativação destes receptores locais pode influenciar a migração destas células para dentro da mucosa (Murdoch e Finn, 2000). Antagonistas dos receptores a quimiocinas têm o potencial de inibir eosinofilia em particular. Outros antagonistas dos receptores a quimiocinas que oferecem promessa são CXCR1 e 2.

A implementação de anticorpos monoclonais em humanos tem sido lenta porque, quando eles são criados a partir de células B de rato, são reconhecidos como estranhos. Entretanto, anticorpos híbridos estão agora sendo fabricados para bloquear uma variedade de moléculas como IgE (Adelroth *et al.*, 2000), IL-4 e IL-5, ou linhagens celulares inteiras como células T_H2 pela adição de exotoxinas aos anticorpos (Leckie *et al.*, 2000) (Fig. 16.1).

Outra estratégia é bloquear moléculas-chave envolvidas na inflamação. Experiências de receptores a IL-4 solúveis na asma já ocorreram (Borish *et al.*, 2001).

Foi sugerido que há um equilíbrio na resposta de células T auxiliares de um indivíduo entre as células T_H1 e T_H2 (Berger, 2000). As células T_H1 produzem citocinas que provocam as respostas pró-inflamatórias responsáveis pela matança de parasitas intracelulares e pela perpetuação das respostas imunes. As células T_H2 produzem citocinas associadas à promoção de respostas IgE e eosinofílicas na atopia (Fig. 16.2). Foi sugerido que na rinite alérgica e na asma estacional um indivíduo com predisposição genética para um sistema imune tendente a T_H2 poderia mover-se afastando-se desta tendência se exposto a certos estímulos ambientais cedo na vida (Openshaw e Walzl, 1999; Openshaw e Hewitt, 2000). Exposição precoce a agentes microbianos pode ser o estímulo apropriado que faz o sistema imune nestes indivíduos mover-se na direção de um sistema dependente de T_H1 (Strachan *et al.*, 2000). Sem esta programação biológica, o viés persistiria e o indivíduo tenderia na direção de um sistema dependente de T_H2 – por exemplo, atopia. Estão agora sendo procurados caminhos para aumentar a resposta de T_H1 por métodos como IL-12 recombinante ou receptores semelhantes a interruptores *(toll-like)* que reconhecem motivos de DNA nas bactérias e induzem IL-12 e outras defesas de hospedeiro quando ativados (Hemmi *et al.*, 2000).

Terapia genética é um termo amplo para muitas técnicas possíveis, incluindo neutralização de segmentos de genes e alteração da seqüência de genes ou o RNA mensageiro. Terapia anti-sentido envolve usar seqüências codificadoras complementares e ligá-las irreversivelmente ao RNA de sentido, impedindo tradução de proteínas, ou ao DNA genômico, bloqueando desse modo a transcrição. Embora o potencial destas técnicas

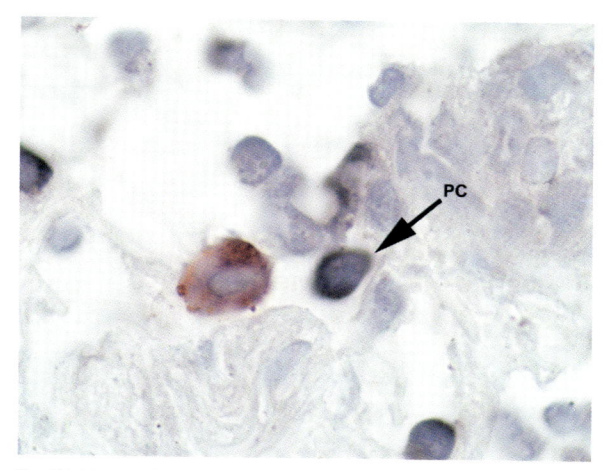

Fig. 16.1 Uma micrografia (×100) mostrando um mastócito que expressa IL-4 em estreita proximidade a uma célula plasmática (PC).

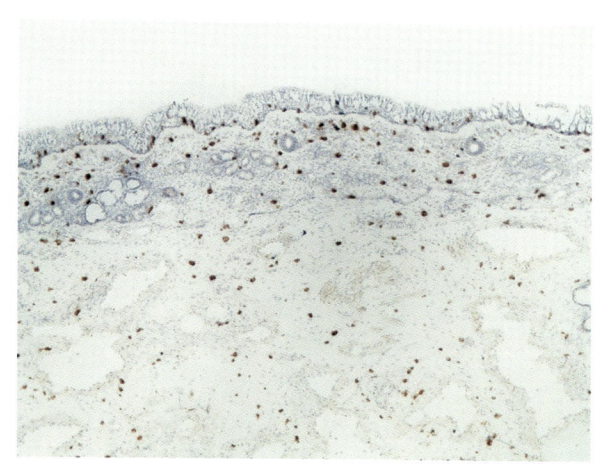

Fig. 16.2 IgE específica para alérgeno de pólen de gramínea é corada em castanho e está localizada em mastócitos dentro da mucosa nasal deste indivíduo atópico com rinite alérgica persistente.

seja grande, sua aplicação segura em humanos encontra grandes problemas presentemente.

Os inibidores de fosfodiesterases também têm potencial como agentes antiinflamatórios na rinite. O AMP cíclico (cAMP) é metabolizado por uma superfamília de fosfodiesterases e tem amplos efeitos de suprimir a atividade celular imune e inflamatória. Inibidor de fosfodiesterase-4 é a principal isoenzima hidrolisadora de cAMP em células inflamatórias e imunes. Inibidores de fosfodiesterase têm atividade sobre uma variedade de células inflamatórias humanas (basófilos, monócitos) *in vitro*. Podem também inibir a proliferação antígeno-induzida e produção de citocinas das células mononucleares periféricas obtidas de indivíduos atópicos. Seu desenvolvimento encerra promessa no tratamento de asma e rinite.

Uma melhor compreensão da genética da produção de muco (Voynow *et al.*, 1998) e da reologia do

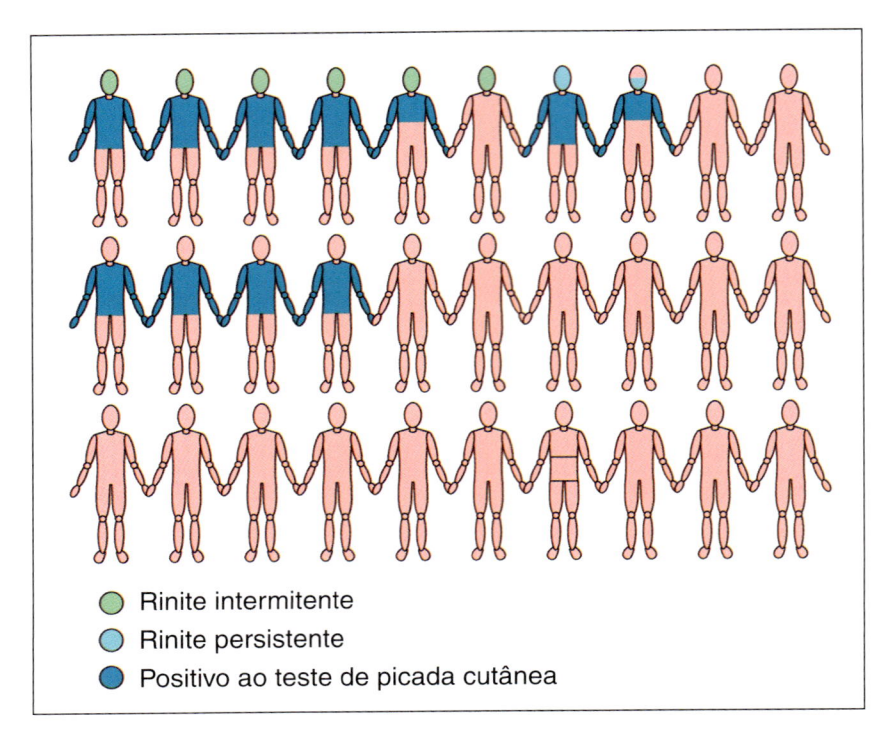

Fig. 16.3 A distribuição de testes de picada cutânea positivos na população geral.

- ○ Rinite intermitente
- ○ Rinite persistente
- ● Positivo ao teste de picada cutânea

muco (Quraishi *et al.*, 1998) pode ajudar aqueles nos quais estas pareçam anormais, e melhorar a combinação biorreológica ou a eficiência da limpeza mucociliar.

Imunoterapia

O uso de imunoterapia na rinite alérgica ao pólen de gramínea foi comprovado em curto e longo prazos (Durham *et al.*, 1999). Entretanto, se houver reatividade cruzada a uma variedade de alérgenos inalados, então a imunoterapia dirigida para um alérgeno é menos efetiva. Similarmente, a evidência para suportar evitação de alérgeno é mista. Os resultados da dessensibilização ao ácaro da poeira doméstica foram duvidosos. Imunoterapia a fungo após cirurgia para sinusite fúngica alérgica ajudou a prevenir recorrência, e foi postulado que isto pode ajudar os pacientes com rinossinusite de mucina eosinofílica (Ferguson, 2000). Os benefícios da evitação de alérgeno são debatidos. Quando há um alérgeno único acentuado, por exemplo, o ácaro da poeira doméstica, então empreender grandes esforços para evitar este alérgeno demonstrou ser útil. Entretanto, é discutível até que ponto estes estudos podem ser extrapolados para a clínica cotidiana, e se os pacientes estão dispostos a obedecer a estas medidas. Parece que meias medidas para reduzir exposição a esses alérgenos têm pouco efeito sobre a carga alérgica e tendem a ser pouco benéficas.

Marcadores de atopia

Na rinite alérgica há boa evidência epidemiológica e científica básica de que há um componente genético herdado que é responsável (Moffat *et al.*, 1994; Jones *et al.*, 1998 b). Entretanto, por que razão 15,5% das pessoas assintomáticas que têm um teste de picada cutânea positivo não desenvolvem quaisquer sintomas alérgicos (Droste *et al.*, 1996) (Fig. 16.3), e nem todas aquelas com uma IgE elevada têm sintomas de rinite (Panzani *et al.*, 1993) (Fig. 16.4)? Em outro estudo de testes de picada cutânea, 18% das crianças mudaram ao longo de um período de 2 anos (Droste *et al.*, 1996). Uma compreensão da evolução normal destes processos pode ajudar-nos a influenciar nosso estado imune e suprimir a resposta excessiva a alguns antígenos estranhos que leva aos sintomas da rinite alérgica.

Em suma, pesquisa sobre a patogênese de todas as formas de rinossinusite e uma melhor compreensão da sua etiologia e mecanismos inflamatórios deve conduzir a avanços no tratamento dos nossos pacientes.

Radiologia

A telerradiologia com transmissão eletrônica de dados e a disponibilidade de consulta *online* entre um radiologista e o cirurgião ORL pode ajudar quando é necessária uma segunda opinião. Similarmente, neste campo em crescimento rápido a cirurgia *online* pode ser usada como parte de um programa de ensino à distância.

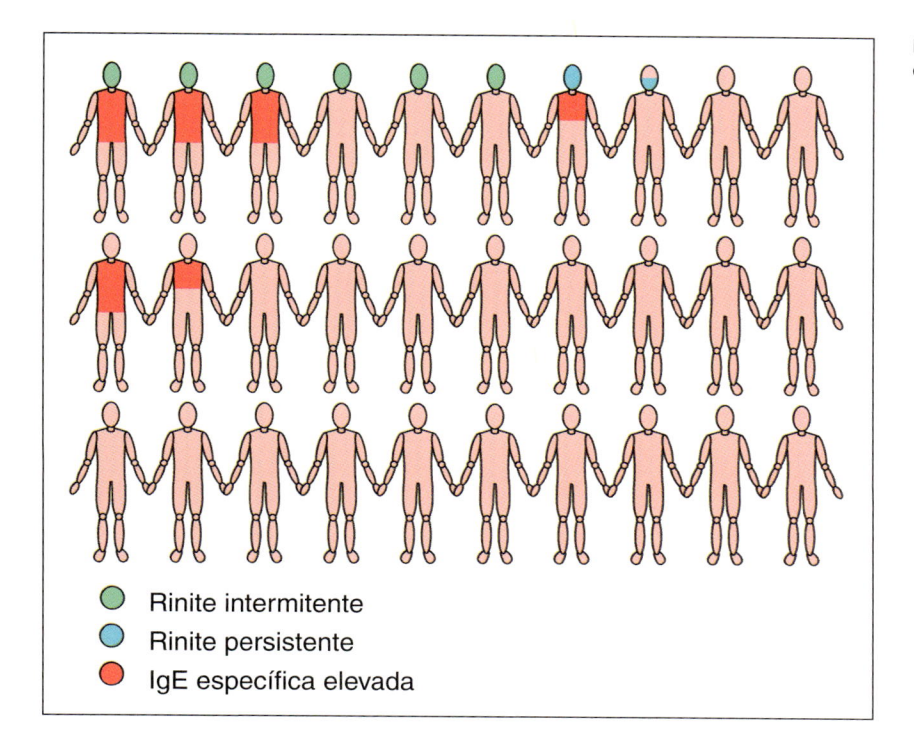

Fig. 16.**4** A distribuição de IgE sérica elevada na população geral.

○ Rinite intermitente
○ Rinite persistente
○ IgE específica elevada

A avaliação objetiva da olfação tem permanecido desconhecida e pouco solicitada, mas desenvolvimentos recentes como RM funcional mostram mais promessa que os testes eletrofisiológicos (Fig. 16.5).

■ Ferramentas cirúrgicas

Óptica e sistemas de câmeras em cirurgia

Embora a cirurgia endoscópica forneça uma excelente imagem, ela dá uma vista bidimensional de estruturas tridimensionais, e alguma profundidade de percepção é perdida. Alguns estudos sugerem que a visão tridimensional melhora o desempenho (Tevaearai *et al.*, 2000). Estão sendo feitas tentativas para colocar dois sensores digitais na extremidade de um sistema rígido de fornecimento de luz. O alinhamento das imagens dos sensores será tal que quando as imagens individuais forem fornecidas aos respectivos olhos, isto fornecerá visão estereoscópica. No presente, a definição das imagens e a fragilidade das câmeras torna este sistema impraticável.

Os sistemas de câmeras convencionais estão se tornando menores, mais leves, mais sensíveis à luz e com melhor definição. É provável que esta tendência continue. A tecnologia que permite registro digital de vídeo está progredindo para capacitar a "tirar a média" entre "quadros" capturados de informação, criando efetivamente uma imagem intermediária que é então colocada

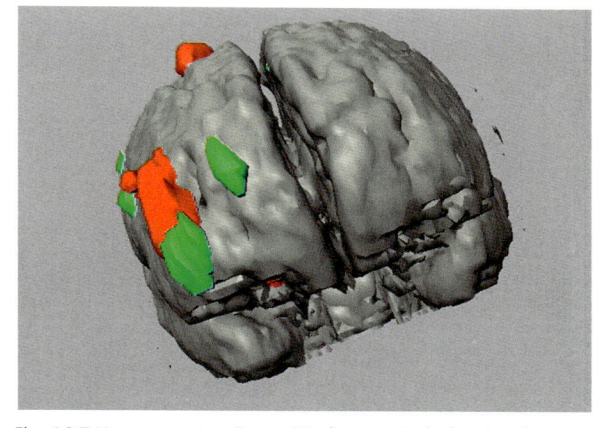

Fig. 16.**5** Uma reconstrução em 3D de um estudo funcional, por RM/PET (ressonância magnética/tomografia de emissão positrônica), com as áreas vermelhas mostrando atividade após estimulação com cheiro de rosa, e verde após estimulação com feromônios e cheiro de rosa. (Em colaboração com o Hospital da Universidade de Zurique.)

entre os "quadros" capturados. Isto dá um *playback* melhor e mais suave.

Parece difícil imaginar que a óptica dos modernos endoscópios possa ser aperfeiçoada, mas apenas recentemente o desenvolvimento do endoscópio de 45° melhorou significativamente a visibilidade do recesso fron-

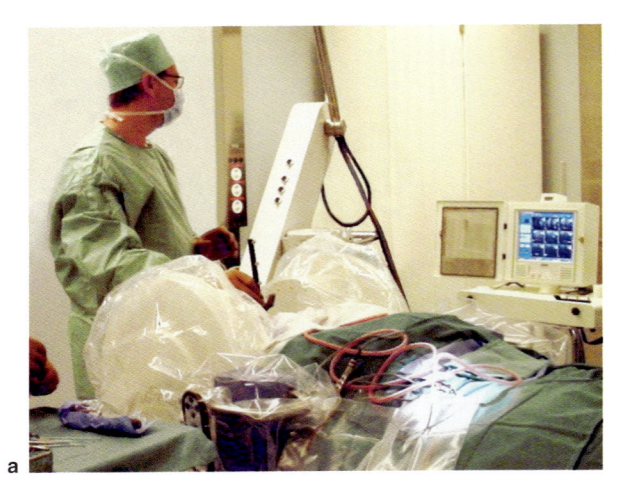

Fig. 16.**6 a** Montagem peroperatória de RM em tempo real.
A cabeça está entre as "roscas" da máquina de RM.
(Agradecimento ao Dr. R. Bernays, Universidade de Zurique.)
b Imagem de RM sagital peroperatória mostrando a posição da extremidade do endoscópio.

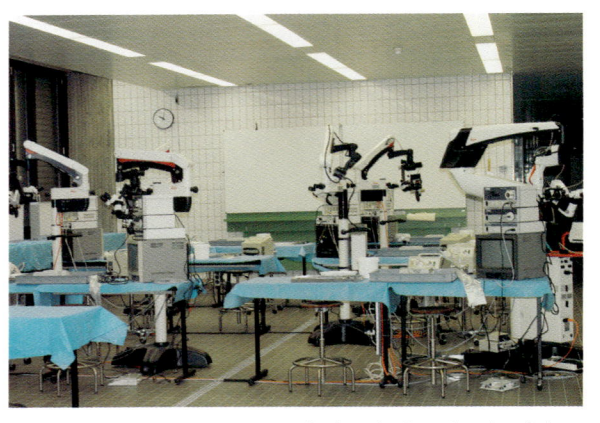

Fig. 16.**7** Montagem para o curso de cirurgia sinusal endoscópica.

tal. Há alguma distorção óptica e deformação da imagem periférica de todos os endoscópios, e isto pode ser melhorado.

O papel da RM em tempo real na sala de operações com instrumentos não-ferromagnéticos está sendo investigado. Ela tem um potencial particular quando há desvio cerebral em ressecção tumoral e leva em conta alterações que ocorreram como resultado da cirurgia. Presentemente demonstrou-se útil em cirurgia da hipófise e gliomas (Fig. 16.**6 a, b**).

Treinamento cirúrgico

O núcleo do treinamento cirúrgico em cirurgia sinusal endoscópica é baseado em cursos instrucionais práticos usando peças anatômicas (Groscurth et al., 2001) (Fig. 16.**7**). Boa preservação das peças é importante. O arcabouço ósseo dos seios paranasais constitui a base ideal para criação de um ambiente de realidade virtual que possa fornecer ao treinando a experiência de uma variedade de situações cirúrgicas hipotéticas. Tentativas para realizar isto estão em evolução, fornecendo ao mesmo tempo *feedback* visual e *feedback* háptico (uma sensação da força necessária para executar uma manobra), a fim de simular diferentes situações cirúrgicas (Rudman et al., 1998).

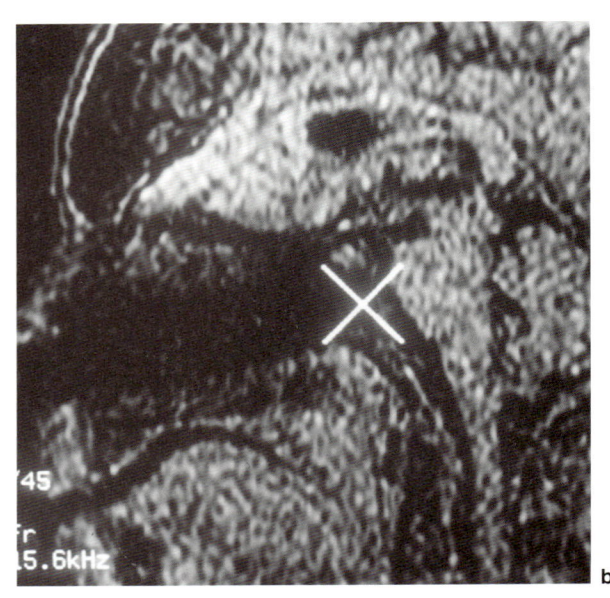

O treinamento dos rinologistas deve incluir o tratamento holístico de pacientes. O que abrange não apenas treinamento sobre como se comunicar com os pacientes, mas também o tratamento clínico de pacientes cuja doença não é unicamente limitada ao nariz (p. ex., asma, imunossupressão, sarcóide, vasculite e dismotilidade ciliar). Muitos rinologistas são cientes dos aspectos psicológicos dos sintomas rinológicos (Homer et al., 2000), todavia este assunto não é bem coberto na literatura médica ou em ensino e pesquisa. Muitos pacientes que se queixam amargamente de gotejamento pós-nasal ou catarro como sintomas principais descrevem-nos como tendo um efeito muito maior sobre sua vida, ou capacidade de funcionar, do que se poderia esperar. Um tema penetrante para o futuro é que os cirurgiões não devem perceber-se como sendo a única pessoa que pode ajudar seus pacientes, e que uma abordagem de equipe (enfermeiras clínicas, enfermeiras de asma e alergia) envolvendo outras disciplinas (imunologistas, pneumologistas, oftalmologistas, patologistas, radiologistas, neurocirurgiões, anestesiologistas) pode ajudar a todos (Gawandee, 2001).

Apêndice
Informação para os Pacientes

■ Cirurgia sinusal endoscópica

O que é cirurgia sinusal endoscópica?

Os seios são os espaços nos ossos da face para cima e para cada lado do nariz, e na testa e nas bochechas. Eles se abrem para dentro das passagens de ar do nariz, através de canais estreitos. Há vários seios, os quais são como aposentos que se comunicam um com o outro e abrem-se ou esvaziam para dentro do nariz. Infecção ou bloqueio nos seios pode bloquear o nariz, reduzir o sentido do olfato, e produzir muco infectado ou com alteração de cor, descendo pelo fundo do nariz para dentro da garganta. Quando a infecção e o bloqueio são graves, podem produzir dor.

A cirurgia endoscópica é realizada por um cirurgião usando telescópios para ver dentro do nariz e dos seios. O objetivo da operação é remover, em parte ou no todo, os seios, de tal modo que os seus canais de drenagem fiquem abertos. Isto é parecido com o trabalho de encanador nos seios, que ajudará a drenar qualquer infecção. A abertura dos seios também ajudará as nebulizações *(sprays)* ou gotas a chegarem ao revestimento dos seios. Muito freqüentemente a cirurgia produz uma melhora na respiração, bem como no sentido do olfato. O muco muitas vezes se torna menos abundante algumas semanas depois da cirurgia, mas isto é menos previsível; e como os seios normais produzem cerca de uma xícara de muco por dia, você deve esperar que perceberá algum, apesar da cirurgia.

O que eu posso esperar quando fizer esta operação?

A operação é realizada dentro do nariz; raramente há alguma incisão visível ou pontos de sutura – esta é uma das vantagens deste tipo de cirurgia. Depois da operação você poderá ter um curativo no nariz, de modo que o nariz dará sensação de bloqueado até que o tamponamento seja removido. Submeter-se à cirurgia sinusal endoscópica não é muito doloroso, mas você deve esperar desconforto moderado depois dela. Se você necessitar tamponamentos ou curativos nasais, estes são desconfortáveis durante alguns segundos quando são removidos. A maioria das pessoas vai para casa no dia da cirurgia ou na manhã seguinte à cirurgia, e necessita uma semana de afastamento do trabalho. Durante essa semana você poderá esperar sentir o nariz bloqueado com um corrimento nasal tingido de sangue que dura alguns dias.

Irrigação ou "ducha" nos seus seios é recomendada pelo menos três vezes por dia durante pelo menos as duas primeiras semanas, e se o revestimento do seu nariz estava muito infectado ou danificado você poderá necessitar continuá-la durante mais tempo. Muita umidade para o nariz (p. ex., inalações de vapor de uma cuba ou uma sauna facial) muitas vezes é útil para soltar secreções, mas você é aconselhado a assoar o seu nariz delicadamente durante os primeiros quatro dias. Analgésicos simples comuns são recomendados. Depois de cerca de uma semana você terá uma visita marcada para voltar à clínica para que as cavidades dos seios sejam verificadas. O benefício completo da operação pode não ser sentido até várias semanas mais tarde, porque a cirurgia produz algum inchaço dentro do nariz, o qual leva algum tempo para regredir.

Que complicações podem ocorrer?

Todas as pessoas têm algum sangramento ou muco tingido de sangue pelo nariz durante alguns dias depois da operação, e especialmente depois que quaisquer curativos são removidos. Um sangramento nasal regride com alguma pressão colocada em cada lado da parte inferior do nariz durante 20 minutos. Diz-se que gelo esmagado ou um pacote de ervilhas geladas colocado em cima do nariz pode ajudar, mas muito ocasionalmente o sangramento pode ser suficientemente intenso para necessitar que tamponamento seja colocado no nariz ou, muito raramente, um retorno à sala de operações. Muito ocasionalmente alguma equimose leve da operação pode aparecer nas pálpebras durante a semana depois da cirurgia, mas isto não é sério e regride por si mesmo.

Raramente, pessoas que tinham sentido do olfato antes da cirurgia acabam por perdê-lo. É muito mais comum seu sentido do olfato melhorar do que era antes – embora isto não possa ser garantido. Ocasionalmente, os seios podem ficar infectados após a cirurgia. Isto seria reconhecido por um aumento na dor em torno do nariz ou do olho, talvez com uma febre ou uma dor de cabeça forte. Se isto acontecer, você precisa telefonar para o hospital e retornar para verificação e tratamento. É importante lembrar, no entanto, que a maioria das pessoas que fazem cirurgia deste tipo não experimenta absolutamente nenhuma complicação.

Irrigação

Algumas operações no nariz deixam a superfície cruenta no lado interno, como se esfolada. Mas diversamente de uma esfoladura, no joelho por exemplo, você não tem uma casca seca com cura por baixo. No nariz a "casca" fica muito encharcada com todo o muco produzido. A intervalos, o muco pode ocasionalmente secar, e quando várias camadas de muco fazem isto, é formada uma crosta. Micróbios podem coletar-se dentro de uma crosta grossa, e ela pode ficar infectada e interferir na cura.

A fim de manter os seus seios limpos e sadios depois da sua cirurgia, será útil você aplicar ducha no nariz regularmente. Para começar, é uma boa idéia fazer isto pelo menos três vezes por dia durante as primeiras duas semanas, e a seguir reduzir, conforme seja instruído. Geralmente isto significa diminuir o número de vezes que você aplica ducha a cada dia, se o seu nariz ficar mais limpo ou você não estiver retirando muito muco ou muitas crostas.

É comum sentir-se entupido durante as primeiras duas a três semanas em seguida à cirurgia, até que o revestimento tenha se estabilizado. O seu nariz pode escorrer um bocado durante os primeiros dias, com muco tingido de sangue. Também é normal sentir alguma pressão embaixo do nariz e na testa, e você pode precisar tomar alguns analgésicos durante os primeiros dias.

Existem *sprays* comerciais para aplicar a irrigação com ducha, que têm a vantagem de ser estéreis e fáceis de usar. Estes são como água do mar parcialmente dessalinizada e esterilizada e podem ser aplicados sob pressão em um jato de água ou uma nebulização. Eles são úteis para acostumar você a lavar o seu nariz.

Para lavar o nariz sem usar um *spray* comercial, faça a seguinte mistura: misture meia colher de chá de sal, meia colher de chá de açúcar e meia colher de chá de bicarbonato de sódio em meio litro de água fervida que foi deixada esfriar. O problema com isto é que tem gosto salgado e você necessita cuspi-lo se chegar à parte de trás do nariz. Ponha uma certa quantidade da mistura em um pires, ou na palma da sua mão, feche uma narina com um dedo, e então fungue a solução para dentro da outra narina. Deixe escorrer para trás. Quando você tiver se acostumado à sensação, tente fungar forte de modo que possa limpar qualquer coágulo sangüíneo velho ou muco. Continue até que nenhum detrito seja lavado para fora, e então faça o mesmo com a outra narina. Se você for aconselhado a usar gotas ou nebulizador nasal, aplique-o depois que tiver feito a irrigação.

Alergia nasal

Alergia

Esta é devida a alérgenos, ou substâncias respiradas para dentro que fazem o revestimento nasal inchar, produzir mais líquido e ficar irritado. O alérgeno que causa esta reação afeta o revestimento do nariz e o faz liberar substâncias químicas que causam inchaço e obstrução, bem como um aumento nas secreções. Os nervos que existem no nariz são irritados e isto produz coceira, espirros e corrimento.

O que é um alérgeno?

Um alérgeno é uma partícula irritante que produz uma reação alérgica. Os alérgenos mais comuns são pólens, mofos, alérgeno de ácaro da poeira doméstica, e a saliva seca de animais como gatos e cães.

Alergia intermitente

A alergia aparece em certas épocas do ano quando os pólens são carregados pelo vento. Exemplos são pólens de árvores na primavera como amieiro, aveleira, carvalho, olmo e bétula; pólen de gramíneas no começo ao meio do verão – principalmente capins e gramas; no outono, pólens de ervas e esporos de mofos.

Alergia persistente

Os alérgenos perenes ou "do ano todo" dão sintomas persistentes que são semelhantes à variedade estacional ou febre do feno mas estão presentes o tempo todo. Os alérgenos mais importantes são o ácaro da poeira doméstica e pêlos de animais.

Alergia perene também pode ser pior na estação da febre do feno, se a pessoa também for sensível a pólen.

Diagnóstico

Um diagnóstico é feito com base na história e no exame clínico. Isto é ajudado por investigações como testes de picada cutânea que ajudam a descobrir quais os alérgenos que contribuem para o problema. Um teste de picada cutânea é um teste simples que envolve colocar estas substâncias sobre a pele e fazer uma diminuta picada que é muito superficial e não tira sangue.

Tratamento

Evitação de alérgeno

Isto significa fazer um esforço para evitar o alergênio ou partícula irritante que é responsável pela alergia. Estas medidas são mais eficazes se você for alérgico somente a uma substância em particular. Para alergia ao ácaro de poeira doméstica, a evitação significa que é necessário muito esforço, uma vez que o uso de vidraças duplas para poupar energia, junto com o uso de aquecimento central, aumentou o número de ácaros de poeira doméstica que vivem nas nossas casas. Estas medidas parecem ser valiosas somente se forem aplicadas de modo completo.

Medidas de controle do ácaro de poeira doméstica
(Isto é principalmente útil se for o único alérgeno que está causando um problema.)

Dormitório
- Usar capas impermeáveis ao alérgeno no colchão, edredom e travesseiros, idealmente cobrindo o conteúdo inteiro.
- Lavagem a quente semanal dos lençóis.
- Evitar tapetes e carpetes se possível – soalhos de madeira ou cerâmica são ideais. Se você tiver carpetes, estes podem ser aspergidos com um *spray* antiácaro de poeira doméstica que reduzirá o número de ácaros por vários meses.
- Passar aspirador no chão semanalmente (isto não deve ser feito pelo paciente).
- Tirar poeira a úmido semanalmente (isto não deve ser feito pelo paciente).
- Cortinas de algodão – lavar periodicamente.
- Usar um aspirador com filtro, mas não usar no colchão porque isto dispersará o alérgeno no ar.

Outros aposentos
- Remover poeira de mobília estofada.
- Remover poeira a úmido e aspirar pelo menos duas vezes por semana, idealmente feito por outra pessoa que não o paciente.
- Brinquedos revestidos com pêlos ou tecido podem ser lavados ou colocados no congelador durante a noite para reduzir ácaros.
- Enquanto os aposentos estão sendo limpos, qualquer pessoa afetada deve ficar em outro lugar.

Animais de estimação
- Lavar os animais regularmente (o principal alergênio são proteínas salivares secas na pelagem, e estas são muito solúveis em água).
- Nada de animais no quarto de dormir.

Métodos de evitação de pólen
- Manter janelas fechadas quando a contagem de pólen é alta, particularmente no fim da tarde e começo da noite.
- Usar filtro de partículas de alta eficiência (HEPA) no carro.
- Agora são disponíveis condicionadores e circuladores de ar com filtro de pólen que podem ser usados para diminuir a contagem de pólen dentro de casa.

Tratamento clínico

Se a evitação de alérgeno não reduzir os sintomas do paciente suficientemente, então medicação pode ser de auxílio. Se for possível prever o início dos sintomas como na febre do feno, então é melhor começar a medicação antes do início dos sintomas em vez de aguardar até que eles tenham começado.

Sprays ou gotas de esteróides tópicos

Esteróides podem ser aplicados topicamente (na superfície) usando-se *sprays* ou gotas nasais, ou eles podem ser tomados pela boca. A nova geração de nebulizações ou gotas de esteróides tópicos nasais pode ser tomada para controlar sintomas durante muitos anos, uma vez que muito pouco é absorvido para dentro do corpo. Esteróides nasais tópicos são particularmente eficazes para melhorar a via aérea nasal, bem como para ajudar a reduzir coceira, espirros e corrimento nasal. Ocasionalmente estes *sprays* podem produzir alguma secura ou manchas de sangue. Se o *spray* for usado na mão direita para a narina esquerda, e vice-versa, o sangramento pode ser minimizado porque o *spray* não atinge sempre a mesma parte do divisão pelo meio do nariz (o septo).

Esteróides em forma de comprimidos podem fornecer bom alívio de sintomas se os problemas forem graves, mas os efeitos são de curta duração e eles têm que ser usados parcimoniosamente por causa de preocupação com efeitos colaterais.

Anti-histamínicos

A histamina é uma substância química importante liberada das células dentro do revestimento nasal em resposta ao contato com um alérgeno nasal. A histamina aumenta o fluxo sangüíneo para o nariz, causando prurido, espirros e uma descarga aquosa.

Anti-histamínicos são usualmente tomados em comprimidos e funcionam bloqueando o efeito da histamina quando ela for liberada. Eles são mais eficazes se tomados regularmente e *antes* que ocorram quaisquer sintomas. Anti-histamínicos são de algum auxílio para reduzir os sintomas de coceira e espirros, mas têm pouco efeito em reduzir entupimento nasal.

Efeitos colaterais são incomuns, particularmente com os anti-histamínicos mais recentes, mas eles podem ocorrer e algumas vezes interagir com outras medicações que você pode estar tomando, portanto, leia a bula e se houver alguma dúvida faça contato com o seu farmacêutico ou médico antes de tomar qualquer medicação.

Sprays nasais anti-histamínicos também são disponíveis. Eles têm mínimos efeitos colaterais mas não são tão eficazes quanto esteróides nasais tópicos para ajudar nos sintomas de bloqueio.

Brometo de ipratrópio

Dado por nebulizador, o brometo de ipratrópio reduz o corrimento aquoso na rinite "autonômica". Esta é uma condição na qual as glândulas secretam mais muco. Ela é normalmente encontrada em pessoas com mais de 60 anos e há poucos outros sintomas exceto um corrimento transparente. Brometo de ipratrópio tem pouco efeito em melhorar bloqueio nasal, um sintoma que raramente é perturbador na rinite autonômica.

Cromoglicato de sódio

O cromoglicato de sódio reduz a liberação de histamina. Ele pode reduzir prurido nasal, espirros e corrimento aquoso mas tem que ser tomado muito regularmente para ser eficaz. Tem que ser usado quatro vezes por dia, de modo que pode ser difícil de lembrar de tomar regularmente, em comparação com uma ou duas vezes ao dia dos *sprays* esteróides nasais. Não é tão eficaz quanto esteróides nasais tópicos.

■ Infecção dos seios

"Sinusite infecciosa" é um termo usado para descrever qualquer inflamação ou inchaço do revestimento produtor de muco de um seio ou de todos os seios (pansinusite) quando decorrentes de uma infecção.

■ Causas associadas

A maioria dos problemas segue-se a um resfriado ou infecção por vírus do trato respiratório superior. A infecção faz o revestimento na abertura do seio inchar-se, e leva à acumulação de muco nos seios. O muco pode então ser infectado por bactérias. Infecções por fungos são muito raras e ocorrem esporadicamente.

Uma extração dentária ou infecções de raízes dentárias podem ocasionalmente causar problemas, porque as raízes dos dentes estão próximas do seio na bochecha.

Alguma inflamação dos seios pode ocorrer depois de uma infecção, mesmo quando não há nenhuma evidência da presença de quaisquer micróbios. A inflamação pode ser devida aos efeitos tardios de uma infecção bacteriana quando alguma inflamação continua. Infecção também pode ser devida a um vírus. Não é sabido ou compreendido por que uma pequena proporção de pessoas tem problemas "crônicos" e outras não. A imunidade de algumas pessoas (a capacidade do seu corpo de combater infecção) é baixa e isto significa que elas são mais propensas a ter problemas.

Sintomas

Sinusite aguda causa dor sobre o seio afetado, usualmente a bochecha, ou em um lado da testa, um nariz entupido e/ou um corrimento, sensação de mal-estar e uma temperatura aumentada. Dor facial isoladamente, *sem* qualquer sintoma nasal, raramente é devida a doença sinusal, e muitas vezes é causada por outros tipos de dor como dor do segmento mediofacial, cefaléia tipo tensional, enxaqueca, dor dentária ou neuralgia do trigêmeo.

A sinusite é crônica quando os sintomas persistirem mais de três meses. As características são principalmente de congestão nasal, e há um corrimento nasal mucoso que freqüentemente é indolor em um paciente que se sente bastante bem.

Tratamento

Tratamento clínico

Antibióticos são importantes no tratamento da sinusite infecciosa aguda e devem ser dados durante *pelo menos sete dias depois* que os sintomas desapareceram e muitas vezes por 14 dias completos. É importante que os antibióticos sejam dados durante esta extensão de tempo porque eles não entram muito bem no seio infectado. Alívio da dor é importante porque sinusite aguda é muito dolorosa. Para ajudar a drenagem de pus do seio, pode ser usado um descongestionante nasal local. Esta é uma das poucas situações em que um nebulizador descongestionante tópico é uma boa idéia, mas ele deve ser usado apenas por um tempo limitado (até sete dias – pode causar dano se for usado durante mais tempo). Inalações de vapor podem ajudar a afinar o muco espessado.

Tratamento cirúrgico

Cirurgia é usada para ajudar a drenagem do seio comprometido quando antibióticos não funcionam.

Complicações

As complicações da sinusite são raras por causa do uso de antibióticos. Como os seios rodeiam o olho em três lados, inflamação e infecção podem alastrar-se à cavidade orbitária. Inchaço em torno do olho, o olho salientando-se, visão diminuída ou uma amplitude diminuída de movimentos oculares com dor exigem, todos, consulta urgente para evitar qualquer dano permanente ao olho.

Osteomielite (infecção do osso), principalmente do osso frontal (que constitui a testa), é rara mas se for deixada pode levar a um abscesso na testa. Extensão da infecção ao cérebro é rara e usualmente ocorre inesperadamente. Associa-se a uma cefaléia progressiva, sonolência e vômito a esforço. Auxílio médico urgente deve ser procurado.

Inchaço da bochecha, em vez de em torno do olho, raramente é devido a doença sinusal e geralmente é devido a um problema originando-se dos dentes.

▪ Pólipos nasais

Um pólipo é um inchaço do revestimento do nariz, que comumente é devido à inflamação deste revestimento.

Os pólipos nasais vêm do revestimento do nariz e freqüentemente se originam dos seios etmoidais (na face, em cada lado do nariz), os quais drenam para dentro da cavidade nasal. Os pólipos nasais contêm líquido inflamatório e embora possam ser associados a alergia e infecção, a razão exata pela qual algumas pessoas os adquirem, e outras não, é desconhecida. Alergia não é mais comum em pessoas com pólipos nasais que em pessoas que não têm pólipos.

Condições associadas a pólipos nasais

Pólipos nasais podem ocorrer em associação a doenças mais gerais como asma de início adulto; uma associação incomum é com intolerância à aspirina, e muito ocasionalmente eles ocorrem em crianças com fibrose cística.

Asma de início adulto em vez de asma da infância é associada a pólipos nasais. Vinte a 40% dos pacientes com pólipos terão asma também. Oito em cada 100 pacientes com pólipos também têm asma e sensibilidade à aspirina, e nestes pacientes os pólipos tendem a recidivar mais que em outras pessoas.

Sintomas e sinais

Pólipos nasais são globalmente quatro vezes mais comuns em homens que em mulheres, mas em pessoas que têm asma de início adulto eles ocorrem igualmente em ambos os sexos. A incidência é entre 1 por 100 e 20 por 1.000, e depois da idade de 60 anos a probabilidade de desenvolvimento de pólipos declina.

Os pólipos parecem pequenas uvas, e podem aparecer isoladamente ou em cachos na cavidade nasal. Eles podem causar.

- Nariz entupido.
- Nariz escorrendo e/ou espirros.
- Deficiência do sentido do olfato e paladar.
- Catarro.

Pólipos unilaterais (em um só lado)

Pólipos nasais em um lado apenas são raros e são associados com uma variedade de condições que necessitam investigações adicionais em adultos e crianças.

Investigações

Endoscopia na clínica usando um pequeno telescópio iluminado pode ajudar a ver o nariz para excluir infecção ou qualquer característica incomum.

Tratamento

Tratamento clínico

É sabido que a maioria dos pólipos inflamatórios se retrai quando são usados *sprays* ou gotas nasais contendo esteróides nasais tópicos. As novas gotas ou nebulizações de esteróides nasais locais podem ser usadas para controlar sintomas durante muitos anos, uma vez que muito pouco é absorvido para dentro do organismo; eles podem funcionar bem, mas pode levar até seis semanas de tratamento antes que o seu benefício completo seja sentido. Esteróides em comprimidos podem fornecer bom alívio, mas os efeitos são de curta duração e eles são usados parcimoniosamente por causa de preocupações com efeitos colaterais. Se os medicamentos não funcionarem, então cirurgia geralmente é capaz de ajudar.

Tratamento cirúrgico

Quando o tratamento clínico falhou, os pólipos podem ser removidos cirurgicamente, e isto freqüentemente ajuda o paciente a respirar melhor. Em três de cada quatro pacientes com pólipos, estes retornam depois de um período médio de 6 anos. Se os pólipos retornarem repetidamente, os seios podem ser limpos e abertos e admite-se que isto dá um período mais longo livre de sintomas. Mesmo depois da cirurgia, tratamento clínico local muitas vezes ainda é necessário usando *sprays* ou gotas antiinflamatórias para retardar a recorrência de pólipos.

▪ Aconselhamento para os pacientes após cirurgia endoscópica de pólipos nasais

Um endoscópio é muitas vezes usado para ajudar a ver melhor os pólipos e seios, e este tipo de cirurgia é chamado cirurgia sinusal endoscópica.

1. Repousar durante alguns dias.
2. Não assoar o seu nariz com força durante dois dias, mesmo apesar de o seu nariz poder estar dando a sensação de entupimento – fungue!
3. Gotas nasais e/ou inalação de vapor podem ser aconselhadas a você pelos médicos. A equipe médica ou de enfermagem lhe dará instruções sobre como fazer isto se for necessário.
4. É normal sentir entupimento durante vários dias e, embora isto melhore em uma ou duas semanas, pode levar 6 meses antes que a melhora máxima seja sentida.
5. É normal ter muco tingido de sangue durante alguns dias.
6. NÃO é normal ter desconforto que fica pior dia a dia; se isto acontecer, você deve procurar conselho da enfermaria ou seu médico.
7. Se ocorrer sangramento, pinçar o nariz durante 10 minutos enquanto fica sentado verticalmente com a

cabeça inclinada para a frente. Se o sangramento persistir, fazer contato com a enfermaria, seu médico ou a sala de emergência mais próxima.

■ Complicações da cirurgia endoscópica de pólipos nasais

- Em casos raros, o nariz sangra tanto, depois da cirurgia, que mais curativos nasais têm que ser colocados e muito ocasionalmente o paciente tem que voltar à sala de operações a fim de deter o sangramento.
- Uma auditagem recente mostrou uma taxa de complicação global de 9 por 1.000 em cirurgia sinusal endoscópica, o que se compara favoravelmente com outras técnicas para remover pólipos.
- Aderências – tiras de tecido entre o septo (a divisão central do nariz) e a parede lateral do nariz – podem formar-se nos primeiros dias depois da cirurgia, e você pode ajudar a preveni-las aplicando a irrigação regularmente e vindo ao departamento de pacientes externos para o seu nariz ser verificado, na semana depois da cirurgia. Se aderências estiverem começando a se formar, você pode necessitar alguma limpeza da cavidade do nariz.
- O osso entre a órbita e os seios é fino, e se o cirurgião atravessar este osso, então o paciente ficará com um olho preto durante alguns dias. Isto não é um problema por si só, desde que o paciente não assoe o nariz ou prenda um espirro nos quatro dias após a cirurgia, caso contrário isto pode soprar ar para dentro dos tecidos e causar inchaço em torno do olho durante alguns dias. Se a cirurgia penetrar mais fundo na órbita, os músculos do olho podem ser lesados, causando visão dupla ou mesmo cegueira, mas estas complicações são muito raras e o cirurgião fará todo o possível para evitar isto.
- O teto da cavidade nasal é o soalho do cérebro. Há um saco contendo líquido que está situado em torno do cérebro, e o líquido é chamado líquido cérebro-espinal. Se o cirurgião penetrar neste saco, pode causar um vazamento do líquido cérebro-espinal. Se isto for reconhecido, muitas vezes é possível repará-lo no momento da cirurgia. Esta é uma complicação incomum. Se um vazamento de líquido cérebro-espinal não for reconhecido até mais tarde, ele necessitará ser reparado, de outro modo o paciente pode desenvolver meningite.
- O canal da lágrima, que drena lágrimas do olho, corre para dentro do nariz e ocasionalmente pode ser danificado pela cirurgia sinusal endoscópica; isto pode causar um olho lacrimejante. Isto é incomum e é possível corrigir com cirurgia para drenar o sistema lacrimal para dentro do nariz, se necessário.
- A cirurgia de pólipos nasais muitas vezes ajuda a restaurar o sentido do olfato se ele estava faltando, embora tratamento clínico continuado com *spray* nasal ou gotas nasais muitas vezes seja necessário para evitar que os pólipos retornem. Entretanto, aproximadamente 1% dos pacientes perde seu sentido do olfato depois deste tipo de operação.

Referências

Adelroth E, Rak S, Haahtela T, Aasand G, Rosenhall L, Zetterstrom O, Byrne A, Champain K, Thirlwell J, Della C (2000) Recombinant humanised mAb-E25, an anti-IgE mAb, in birch pollen-induced seasonal allergic rhinitis. Journal of Allergy and Clinical Immunology 106(2): 253-259.

Albritton FD, Kingdom TT, DelGaudio JM (2001) Malleable registration mask: application of a novel registration method in image guided sinus surgery. American Journal of Rhinology 15(4): 219-224.

Anand VK, Kacker A (2000) Value of radiologic imaging and computer assisted surgery in surgical decisions of the anterior skull base lesions. Rhinology 38(1):17-22.

Anon JB, Lipman SP, Oppenheim D, Halt RA (1994) Computer-assisted endoscopic sinus surgery. Laryngoscope 104(7): 901-905.

Anon JB, Klimek L, Mosges R, Zinreich SJ (1997) Computer-assisted endoscopic sinus surgery. An international review. Otolaryngologic Clinics of North America 30(3): 389-401.

Bachert C, Gevaert P, Holtappels G, Johansson SG, van Cauwenberge P (2001) Total and specific IgE in nasal polyps is related to local eosinophilic inflammation. Journal of Allergy and Clinical Immunology 107(4): 607-614.

Barki S, Carney, SA, Jones NS, Downes RN (1998) Endonasal laser assisted dacryocystorhinostomy. Hospital Medicine 59(3): 210-215.

Bateman N, Jones NS (2000) Rhinorrhoea feigning CSF leak: nine illustrative cases. Journal of Laryngology and Otology 114: 462-464.

Bateman N, Mason J, Jones NS (1999) Use of fluorescein for detecting cerebrospinal fluid rhinorrhoea: A safe technique for intrathecal injection. ORL J Otorhinolaryngol Relat Spec. 61: 131-2.

Beasley N, Jones NS (1995 a) The brow incision for access to the anterior skull base and paranasal sinuses. Journal of Laryngology and Otology 109: 134-136.

Beasley N, Jones NS (1995 b) The role of endoscopy in the management of mucocoeles. American Journal of Rhinology 9(5): 251-256.

Beasley NJ, Jones NS, Downes RN (1995) Enophthalmos secondary to maxillary sinus disease: single-stage operative management. J Laryngol Otol. 109: 868-70.

Benninger MS (1997) Nasal endoscopy: its role in office diagnosis. American Journal of Rhinology 11(2): 177-180.

Bent P, Cuilty-Siller C, Kuhn FA (1994) The frontal cell as a cause of frontal sinus obstruction. American Journal of Rhinology 8(4): 185-191.

Berger A (2000) Science Commentary: Th1 and Th2 responses: what are they? BMJ 321: 424.

Bolger MWE and Kennedy DW (1992) Nasal endoscopy in the outpatient clinic. Otolaryngologic Clinics of North America 25(4): 791-801.

Bolger WE, Mawn CB (2001) Analysis of the suprabullar and retrobullar recesses for endoscopic sinus surgery. Annals of Otology, Rhinology and Laryngology Supplement 186 110(5 part 2): 3-14.

Bolger WE, Butzin CA, Parsons DS (1991) Paranasal sinus bony anatomic variations and mucosal abnormalities: CT analysis for endoscopic sinus surgery. Laryngoscope 101(1 part 1): 56-64.

Borish LC, Nelson HS, Corren J, Bensch G, Busse WW, Whitmore JB, Agosti JM (2001) Efficacy of soluble IL-4 receptor for the treatment of adults with asthma. Journal of Allergy and Clinical Immunology 107(6): 963-970.

Bradley PJ, Jones NS, Robertson I (2003) Diagnosis and management of esthesioneuroblastoma. Curr Opin Otolaryngol Head Neck Surg. 11: 112-118.

Briner HR, Simmen D (1999) Smell diskettes as screening test of olfaction. Rhinology 37: 145-148.

Briner HR, Simmen D, Jones N (2003) Impaired sense of smell in patients with nasal surgery. Clin Otolaryngol. 28: 417-419.

Carney S, Jones NS (1996) Idiopathic rhinitis: idiopathic or not? Clinical Otolaryngology 21: 198-202.

Cartellieri M, Vorbeck F (2000) Endoscopic sinus surgery using intraoperative computed tomography imaging for updating a three-dimensional navigation system. Laryngoscope 110(2 part 1): 292-296.

Cartellieri M, Vorbeck F, Kremser J (2001) Comparison of six three-dimensional navigation systems during sinus surgery. Acta Otolaryngologica 121(4): 500-504.

Casiano RR, Numa WA, Falquez AM (2000) Endoscopic resection of olfactory esthesioneuroblastoma. American Journal of Rhinology 15: 271-279.

Caversaccio M, Bachler R, Ladrach K, Schroth G, Nolte LP, Hausler R (1999) The "Bernese" frameless optical computer-aided surgery system. Computer Aided Surgery 4(6): 328-334.

Chee LWJ, Sethi DS (1999) The endoscopic management of sinonasal inverted papillomas. Clinical Otolaryngology 24: 61-66.

Conboy N, Jones NS (2000) NO and the paranasal sinuses: a re-view. Clinical Otolaryngology 25: 337-341.

cronologia da, 22–39
  otimização da, 37
  sinusal, 30, 285
    prévia, 30
    endoscópica, 285
      informação ao paciente, 285
  objetivos da, 40–49
    nos pacientes com rinossinusite, 40–49
      mucosa doente, 40
      em condições específicas, 40
      qualidade de vida, 46
  da hipófise, 46, 235
    terminologia, 235
    classificação, 235
    indicações, 235
    anatomia cirúrgica, 236
    técnica cirúrgica, 237, 238
      alternativas, 238
    instrumentos úteis, 239
  benefícios da, 144
    como comunicar, 144
  riscos da, 144
    como comunicar, 144
  assistida, 162
    por computador, 162
      montagem pré-operatória, 164
      modelagem, 164
      posicionamento, 164
        do paciente, 164
        do cirurgião, 164
        do equipamento, 164
      registro, 164
      métodos de localização, 166
      exibição de imagens, 166
      tempo de operação, 167
      fatores econômicos, 167
      ensino, 168
      em tempo real, 168
      monitoramento peroperatório, 168
        da função óptica, 168
  de atresia coanal, 228
    terminologia, 228
    classificação, 228
    indicações, 228
    anatomia cirúrgica, 228
    técnica cirúrgica, 228, 230
      bilateral, 228
      unilateral, 228
      alternativas, 230
    instrumentos úteis, 230
  da base do crânio, 240 -279
    tratamento das lesões, 240
      com vazamento de LCR, 240
    encefaloceles, 251
      terminologia, 251
      classificação, 251
      indicações, 251
      anatomia cirúrgica, 251
      técnica cirúrgica, 253
        alternativas, 253
    endonasal, 254, 272
      em tumores, 254, 272
        benignos, 254
        malignos, 272
    conduta para lesões benignas, 268
      paranasais, 268

Cirurgião(ões)
  assento do, 150
    na sala de operações, 150
  posição do, 150
    na sala de operações, 150
  operando com dois, 151
Citocina(s)
  no tratamento clínico, 280
    da rinite, 280
Clivo
  conduta cirúrgica, 270
Complexo
  etmoidal, 270
    conduta cirúrgica, 270
Complicação(ões), 145
  específicas, 146
    incisão externa, 146
    papiloma invertido, 146
    osteíte local, 147
    infecção, 147
    visuais, 147
    polipose recorrente, 147
  prevenção de, 171–188
    peroperatórias, 171
      sangramento, 171
      hérnia de gordura, 173
      violação da órbita, 173
      vazamento de LCR, 177, 180
        intra-operatório, 180
      hemorragia retroorbitária, 181
      cantotomia lateral, 181
      cantólise inferior, 181
      lesão, 183
        do reto medial, 183
        do nervo óptico, 183
    pós-operatórias, 183
      sangramento, 183
      aderências, 184
      epífora, 184
      enfisema periorbitário, 185
      anosmia, 185
      formação de crostas, 187
      infecção, 187
      osteíte, 187
      dor neuropática, 188
  tratamento de, 171–188
    peroperatórias, 171
      sangramento, 171
      hérnia de gordura, 173
      violação da órbita, 173
      vazamento de LCR, 177, 180
        intra-operatório, 180
      hemorragia retroorbitária, 181
      cantotomia lateral, 181
      cantólise inferior, 181
      lesão, 183
        do reto medial, 183
        do nervo óptico, 183
    pós-operatórias, 183
      sangramento, 183
      aderências, 184
      epífora, 184
      enfisema periorbitário, 185
      anosmia, 185
      formação de crostas, 187
      infecção, 187
      osteíte, 187
      dor neuropática, 188
Concha(s)
  média, 102, 112, 113
    tratamento das, 102
      técnica cirúrgica, 102
        alternativa, 103
    paradoxal, 112
      variações anatômicas, 112
    bífida, 113
      variações anatômicas, 113
    extremidade polipóide da, 113
      variações anatômicas, 113
  superior, 102
    tratamento das
      técnica cirúrgica, 102
        alternativa, 103
  bolhosa, 112
    variações anatômicas, 112
Condroma
  cirurgia do, 267
    endonasal, 267
Consentimento
  informado, 142
    no pré-operatório, 142
  termo de, 144–147
    e informações ao paciente, 144–147
Cooperação
  interdisciplinar, 128
Cordoma
  cirurgia do, 265
    endonasal, 265
Crânio
  base do, 46, 240–279
    defeitos da, 46
      reparação de, 46
    cirurgia da, 240–279
      tratamento das lesões, 240
        com vazamento de LCR, 240
      encefaloceles, 251
      endonasal, 254, 272
        em tumores benignos, 254
        em tumores malignos, 272
      conduta para lesões benignas, 268
        paranasais, 268
Craniotomia, 239
Cronologia
  da cirurgia, 22–39
    otimização da, 37
Crosta(s), 28
  formação de, 187, 192
    como complicação, 187
    no pós-operatório, 192
Cuidado(s)
  pré-operatórios, 130–143
    diagnóstico, 130
      confirmar o, 130
    tratamento clínico máximo, 131
      revisão do efeito, 131
    condição imediata, 131
      otimizar a, 131
    investigações relevantes, 132
      verificar as, 132
    história clínica, 134
      rever a, 134

Índice Remissivo ■ **299**

TC pré-operatória, 134
    lista de verificação da, 134
procedimento, 141
    planejamento do, 141
    estadiamento do, 141
    consentimento informado, 142
perioperatórios, 148–168
    anestesia, 148
        local, 148
        geral, 148
    sala de operações, 150
        arrumação da, 150
    instrumentos, 154
        endoscópios, 154
        sistemas de câmeras, 154
        aspiradores, 155
        exploradores de bola, 156
        curetas, 156
        pinças, 157, 158
            de Blakesley, 157
            Mackay-Grunewald
                Rhinoforce, 157
            retrógradas, 158
        cortantes curvos, 157
        saca-bocado, 158, 159
            de antro de Stammberger
                Rhinoforce, 158
            de Hajek-Kofler, 158
            rotatório, 158
            tipo cogumelo, 159
            de antro de Kerrison, 159
        elevador de Freer, 159
        bisturi de foice, 159
        tesouras, 159
            de Belluci, 159
            de Zurich, 159
        pinça saca-bocado, 159
            látero-mordedora de
                Stammberger, 159
        pinça de agarrar antro, 160
            de Heuwieser, 160
        pinça-girafa, 161
            de Kuhn-Bolger, 161
        shavers a motor, 161
        aparadores, 161
        furadeira, 161
        diatermia com aspiração, 162
            unipolar, 162
            bipolar, 162
    cirurgia assistida, 162
        por computador, 162
Cureta(s), 156

D

Dacriocistorrinostomia, *ver DCR*
DCR (Dacriocistorrinostomia)
    terminologia, 194
    classificação, 194
    indicações, 194
    anatomia cirúrgica, 195
    avaliação, 195
    técnica cirúrgica, 196, 201
        princípios de, 201
        alternativas, 201
    a *Laser*, 199

Stents, 201
    instrumentos úteis, 202
    revisional, 202
    canalículo comum, 202
        patologia de, 202
Defeito(s)
    durais, 46
        reparação de, 46
    da base, 46
        do crânio, 46
        reparação de, 46
Desbridamento, 191
Descompressão
    da órbita, 46, 221
        terminologia, 221
        classificação, 221
        indicações, 221
        anatomia cirúrgica, 221
        técnica cirúrgica, 222
        instrumentos úteis, 225
    do nervo, 46, 225
        óptico, 46, 225
            terminologia, 225
            classificação, 225
            indicações, 225
            anatomia cirúrgica, 226
            técnica cirúrgica, 226
            instrumentos úteis, 227
Diagnóstico
    preciso, 1
        como chave do sucesso, 1
    organização do, 22–39
        história do paciente, 22
            obstrução nasal, 22
            catarro, 24
            espirros, 25
            sentido do olfato, 26
            dor, 26
            pressão, 26
            crostas, 28
            sangramento, 28
            sintomas relevantes, 29
                fora do trato respiratório, 29
            cirurgia sinusal, 30
        paciente, 30
            bem, 30
            doente, 30
        exame, 30
        investigações, 31
        tratamento, 32
            resposta ao, 32
    confirmar o, 130
    no pré-operatório, 130
Diatermia
    com aspiração, 162
        unipolar, 162
        bipolar, 162
Dica(s), 169–170
    na sala de operações, 169
    anestesista, 169
        objetivos do, 169
        preparação, 169
        cirúrgicas, 169
    operação, 170
        objetivos da, 170
Doença(s)
    fúngica, 12

dentária, 15
    sinusite secundária a, 15
        maxilar, 15
da mucosa, 109
    evidência de, 109
        endoscópica, 109
inflamatórias, 116
maligna, 279
    recorrente, 279
    residual, 279
Dor, 26
    facial, 11
    neuropática, 188
        como complicação, 188
    no pós-operatório, 192
Drenagem
    do seio frontal, 209
        procedimento de, 209
        terminologia, 209
        classificação, 209
        indicações, 209
        contra-indicações, 210
        anatomia cirúrgica, 210
        técnica cirúrgica, 212, 218
            alternativas, 218
        instrumentos úteis, 219
Ducto
    nasolacrimal, 44
        distal, 44
        obstrução do, 44

E

Edema
    facial, 29
        e trato respiratório, 29
        superior, 29
Elevador
    de Freer, 159
Encefalocele(s)
    terminologia, 251
    classificação, 251
    indicações, 251
    anatomia cirúrgica, 251
    técnica cirúrgica, 253
        alternativas, 253
Endoscópio(s)
    uso do, 154
Enfisema
    periorbitário, 185
        como complicação, 185
Epífora
    como complicação, 184
Epistaxe
    cirurgia da, 44
Equipe
    auxiliar, 154
        arrumação das, 154
        na sala de operações, 154
Esfenoetmoidectomia
    terminologia, 87
    classificação, 87
    indicações, 88
    anatomia, 88
    técnica cirúrgica, 88, 94
        alternativas, 94
    instrumentos úteis, 97

Espirro(s), 25
Estado
  imune, 132
    no pré-operatório, 132
Estenose
  do recesso frontal, 186
    como complicação, 186
Esteróide(s)
  sistêmicos, 35
    uso de, 35
Estratégia(s)
  terapêuticas, 281
    novas, 281
Etmoidectomia
  anterior parcial, 65
    terminologia, 65
    classificação, 65
    indicações, 65
    anatomia, 66
    técnica cirúrgica, 67, 68
      alternativas, 68
Exame
  e otimização, 30
    do diagnóstico, 30
  de pacientes externos, 106
Excursão
  endoscópica, 106–120
    exame, 106–120
      endoscópico, 106–120
        de pacientes externos, 106
      variações anatômicas, 106–120
        células aéreas, 111
          do *agger nasi*, 111
        concha bolhosa, 112
        concha média, 112, 113
          paradoxal, 112
          bífida, 113
          extremidade polipóide da, 113
        processo uncinado, 114
          paradoxal, 114
          pneumatizado, 114
        óstios acessórios, 114, 116
          dos seios maxilares, 114, 116
      condições específicas, 106–120
        das variações anatômicas, 116
        de diferentes patologias, 116
      doença da mucosa, 109
        evidência endoscópica, 109
Expectativa(s)
  do paciente, 5
    lidar com, 5
Explorador(es)
  de bola, 156

F

Fator(es)
  econômicos, 167
    da cirurgia assistida, 167
      por computador, 167
Ferramenta(s)
  cirúrgicas, 283
    óptica, 283
    sistemas de câmeras, 283
    treinamento cirúrgico, 284

Fontanela
  posterior, 116
    seio maxilar na, 116
      óstio acessório do, 116
Fossa
  pterigopalatina, 270
    conduta cirúrgica, 270
Freer
  elevador de, 159
Frontoesfenoetmoidectomia
  terminologia, 98
  classificação, 98
  indicações, 98
Frontoetmoidectomia
  terminologia, 69
  classificação, 69
  indicações, 70
  anatomia, 71
  técnica cirúrgica, 78, 84
    alternativas, 84
    instrumentos úteis, 87
Função
  óptica, 168
    monitoramento da, 168
    peroperatório, 168
Fundamento(s)
  da cirurgia, 40
    em condições específicas, 40
    lógicos, 40
    objetivos, 40
Furadeira, 161

H

Hemangioma
  cirurgia do, 261
    endonasal, 261
Hemorragia
  retroorbitária, 181
Hérnia
  de gordura, 173
Heuwieser
  pinça de, 160
    de agarrar antro, 160
Hipófise
  cirurgia da, 46, 235
    terminologia, 235
    classificação, 235
    indicações, 235
    anatomia cirúrgica, 236
    técnica cirúrgica, 237, 238
      alternativas, 238
    instrumentos úteis, 239
Histiocitose
  de células de Langerhans, 267
    cirurgia da, 267
    endonasal, 267
História
  do paciente, 22
    obstrução nasal, 22
    catarro, 24
    espirros, 25
    sentido do olfato, 26
    dor, 26
    pressão, 26
    crostas, 28

sangramento, 28
sintomas relevantes, 29
  fora do trato respiratório, 29
cirurgia sinusal, 30
paciente, 30
  bem, 30
  doente, 30
clínica relevante, 134
  rever a, 134
  no pré-operatório, 134
Hospital
  pós-operatório no, 189
    tamponamentos, 189
      nasais, 189
    irrigação, 190
    tratamento clínico, 191

I

Iluminação
  da sala de operações, 154
Imagem(ens)
  exibição de, 166
    na cirurgia assistida, 166
      por computador, 166
    precisão, 166
Imunodeficiência
  e trato respiratório, 30
    superior, 30
Imunoglobulina
  E, 280
    no tratamento clínico, 280
    da rinite, 280
Imunoterapia
  no tratamento clínico, 282
Incisão
  externa, 146
    como complicação, 146
Infecção(ões), 116
  e trato respiratório, 30
    superior, 30
  como complicação, 147, 187
  dos seios, 288
    informação ao paciente, 288
    causas associadas, 288
Informação(ões)
  ao paciente, 144–147, 285–290
    benefícios da cirurgia, 144
      como comunicar, 144
    riscos da cirurgia, 144
      como comunicar, 144
    trabalho, 145
      tempo afastado, 145
    vôo, 145
      conselho sobre, 145
    complicações, 145, 146
      específicas, 146
        incisão externa, 146
        papiloma invertido, 146
        osteíte local, 147
        infecção, 147
        visuais, 147
        polipose recorrente, 147
    cirurgia sinusal, 285
      endoscópica, 285
      irrigação, 286

alergia, 286
  nasal, 286
infecção dos seios, 288
  causas associadas, 288
  pólipos nasais, 289, 290
    cirurgia endoscópica de, 289, 290
      aconselhamento após, 289
      complicações, 290
Infundibulotomia
  terminologia, 50
  indicações, 51
  anatomia, 51
  técnica cirúrgica, 55, 58
    alternativas, 58
  instrumentos úteis, 63
Instrumento(s)
  úteis, 63, 87, 97, 202, 207, 209, 219, 225, 227, 230, 232, 239
    na infundibulotomia, 63
    na uncinectomis, 63
    na sinusotomia, 63, 87, 97
      maxilar, 63
      frontal, 87
      esfenoidal, 97
    na frontoetmoidectomia, 87
    na esfenoetmoidectomia, 97
    na DCR, 202
    no manejo da artéria, 207
      esfenopalatina, 207
      etmoidal anterior, 209
    no procedimento de drenagem, 219
      do seio frontal, 219
    na descompressão, 225
      orbitária, 225
      do nervo óptico, 227
    na cirurgia, 230, 239
      de atresia coanal, 230
      de hipófise, 239
    na maxilectomia, 232
      medial, 232
  endoscópios, 154
  sistemas de câmeras, 154
  aspiradores, 155
  exploradores de bola, 156
  curetas, 156
  pinças, 157, 158
    de Blakesley, 157
    Mackay-Grunewald Rhinoforce, 157
    retrógradas, 158
    cortantes curvos, 157
    saca-bocado, 158, 159
      de antro de Stammberger Rhinoforce, 158
      de Hajek-Kofler, 158
      rotatório, 158
      tipo cogumelo, 159
      de antro de Kerrison, 159
    elevador de Freer, 159
    bisturi de foice, 159
    tesouras, 159
      de Belluci, 159
      de Zurich, 159
    pinça saca-bocado, 159

látero-mordedora de Stammberger, 159
pinça de agarrar antro, 160
  de Heuwieser, 160
pinça-girafa, 161
  de Kuhn-Bolger, 161
shavers a motor, 161
  aparadores, 161
  furadeira, 161
  diatermia com aspiração, 162
    unipolar, 162
    bipolar, 162
Investigação(ões)
  e otimização, 31
  do diagnóstico, 31
  relevantes, 132
    no pré-operatório, 132
      testes alérgicos, 132
      estado imune, 132
      parâmetros hematológicos, 133
  olfação, 133
  visão, 133
Irrigação, 190
  informação ao paciente, 286

K
Kerrison
  saca-bocado de, 159
  de antro, 159
Kuhn-Bolger
  pinça-girafa de, 161

L
Lâmina
  cribriforme, 268
    lesões da, 268
  fovea, 268
  etmoidal, 268
    lesões da, 268
Langerhans
  células de, 267
    histiocitose de, 267
      cirurgia endonasal da, 267
Laser
  DCR a, 199
LCR (Líquido Cerebroespinal)
  vazamento de, 177, 180, 240
    intra-operatório, 180
      tratamento, 180
    lesões da base do crânio com, 240
      tratamento das, 240
Lesão(ões)
  do reto, 183
    medial, 183
  do nervo, 183
    óptico, 183
  da base do crânio, 240
    com vazamento de LCR, 240
      tratamento das, 240
  benignas, 268
  patológicas, 268
  paranasais, 268
    conduta cirúrgica para, 268
  da lâmina, 268

cribriforme, 268
fovea, 268
etmoidal, 268
Líquido
  cerebroespinal, *ver* LCR
Localização
  métodos de, 166
    sistemas, 166
      eletromagnéticos, 166
      ópticos, 166
      eletromecânicos, 166
      sônicos, 166

M
Mackay-Grunewald
  Rhinoforce, 157
    pinça de, 157
Manejo
  da artéria, 202, 207
    esfenopalatina, 202
      terminologia, 202
      classificação, 202
      indicações, 203
      anatomia, 203
      técnica cirúrgica, 204, 206
        alternativas, 206
      instrumentos úteis, 207
    etmoidal anterior, 207
      terminologia, 207
      classificação, 207
      indicações, 207
      anatomia cirúrgica, 207
      técnica cirúrgica, 208, 209
        alternativas, 209
      instrumentos úteis, 209
Marcador(es)
  de atopia, 282
    no tratamento clínico, 282
Marsupialização
  endoscópica, 197
    do saco, 197
      com instrumentos convencionas, 197
Maxilectomia
  medial, 230
    terminologia, 230
    classificação, 230
    indicações, 230
    anatomia cirúrgica, 231
    técnica cirúrgica, 231, 232
      alternativas, 232
    instrumentos úteis, 232
Melanoma
  maligno, 274
Mesa
  cirúrgica, 150
    na sala de operações, 150
Monitoramento
  peroperatório, 168
    da função óptica, 168
  pós-operatório, 272
Morbidade
  cirúrgica, 6
    minimizar a, 6
Mucocele(s)
  cirurgia da, 42, 255
    endonasal, 255